中文翻译版

膝关节疾病诊治

The Knee Made Easy

主　编　〔英〕哈拉兰博斯·帕纳约托·查兰伯斯
（Charalambos Panayiotou Charalambous）
主　译　付维力　李　箭

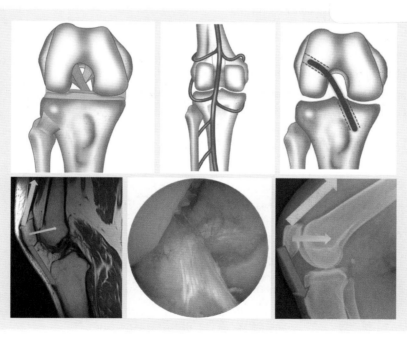

科学出版社

北　京

图字：01-2022-6632

内 容 简 介

本书从膝关节的解剖学、生物力学、临床查体、放射影像，以及常见的临床症状和疾病等方面展开叙述。每种临床疾病都按照背景、临床表现、辅助检查和治疗方案选择进行阐述。本书包括很多关键图表、临床图片和放射学资料，以阐明在膝关节上的常见操作。本书还提供了临床实践中评估、诊断和治疗膝关节疾病的"手把手"指导。

本书可作为医学生、全科医师、骨科及运动医学专科医师和物理治疗师等学习及治疗常见膝关节疾病和改善医疗效果的重要指南。

图书在版编目（CIP）数据

膝关节疾病诊治 /（英）哈拉兰博斯·帕纳约托·查兰伯斯 (Charalambos Panayiotou Charalambous) 主编；付维力，李箭主译 . -- 北京：科学出版社，2024. 6.
ISBN 978-7-03-078682-1

Ⅰ . R684

中国国家版本馆 CIP 数据核字第 20242BW148 号

责任编辑：王海燕 / 责任校对：张 娟
责任印制：师艳茹 / 封面设计：牛 君

First published in English under the title

The Knee Made Easy

by Charalambos Panayiotou Charalambous

Copyright © Springer Nature Switzerland AG, 2022

This edition has been translated and published under licence from

Springer Nature Switzerland AG.

科 学 出 版 社 出版
北京东黄城根北街 16 号
邮政编码：100717
http://www.sciencep.com

北京汇瑞嘉合文化发展有限公司印刷

科学出版社发行 各地新华书店经销
*
2024 年 6 月第 一 版 开本：889×1194 1/16
2024 年 6 月第一次印刷 印张：24 1/2
字数：675 000
定价：249.00 元
（如有印装质量问题，我社负责调换）

主　译　付维力　李　箭
副主译　江　东　张正政　雷鹏飞
译　者　（按姓氏笔画排序）

毛云鹤　四川大学华西医院骨科运动医学中心

石俊俊　山西医科大学第二医院骨科

付维力　四川大学华西医院骨科运动医学中心

邢更彦　中国人民解放军总医院第三医学中心骨科

朱建伟　四川大学华西医院骨科运动医学中心

朱搏宇　中国人民解放军总医院第五医学中心骨科

刘　宁　郑州市骨科医院运动创伤/关节镜科

江　东　北京大学第三医院运动医学科

李　沭　四川大学华西医院

李　箭　四川大学华西医院骨科运动医学中心

李宇晟　中南大学湘雅医院骨科

杨　勇　烟台市烟台山医院

杨国勇　成都第一骨科医院

吴　关　北京积水潭医院运动损伤科

何成奇　四川大学华西医院康复医学科

何泽艳　四川大学华西医院

张　磊　中国中医科学院望京医院关节镜及运动医学科

张正政　中山大学孙逸仙纪念医院骨外科

张里程　中国人民解放军总医院第一医学中心骨科

张凯搏　四川大学华西医院骨科运动医学中心

张承昊　四川大学华西医院骨科运动医学中心

陈　伟　河北医科大学第三医院骨科创伤急救中心

陈　曦　四川大学华西医院骨科运动医学中心

郑　江　西安市红会医院运动医学诊疗中心

郑佳鹏　中国人民解放军联勤保障部队第909医院骨科

项　涛　四川大学华西基础医学与法医学院人体解剖学教研室
夏青红　四川大学华西医院
柴　伟　中国人民解放军总医院第四医学中心骨科学部关节外科
倪婷婷　四川大学华西医院
徐志宏　南京大学医学院附属鼓楼医院运动医学与成人重建外科
徐青镭　青岛市第八人民医院骨二科
唐　静　四川大学华西医院放射科
陶春静　北京航空航天大学医学科学与工程学院
曾　超　中南大学湘雅医院骨科
谢　兴　北京大学第三医院运动医学科
雷鹏飞　浙江大学医学院附属第一医院骨科
蔡友治　浙江大学医学院附属第一医院骨科
蔡宗远　上海交通大学生物医学工程学院
樊瑜波　北京航空航天大学医学科学与工程学院

膝关节是人体最大、最复杂的关节，其解剖结构包括骨、软骨、半月板、肌腱、韧带、滑膜滑液、周围血管神经等结构。膝关节疾病的病因包括创伤、炎症、肿瘤、发育、代谢、免疫等多方面。随着全民健身的开展和人口老龄化的加剧，膝关节伤病的发病率逐年升高。与此同时，随着膝关节亚专业的逐步细化，以及新技术和新理念的相互渗透，膝关节疾病的诊断和治疗亟待标准和规范。

《膝关节疾病诊治》全面系统地介绍膝关节疾病的认识和诊治，以一种简洁易读的方式呈现信息，并将膝关节这个庞大而复杂的主题分解为更小、更易于理解的部分。本书从膝关节的解剖学、生物力学、临床查体、放射影像，以及常见的临床症状和疾病等方面展开叙述。每种临床疾病都按照背景、临床表现、辅助检查和治疗方案选择进行阐述。本书包括很多关键图表、临床图片和放射学资料，以阐明在膝关节上的常见操作。提供临床实践中评估、诊断和治疗膝关节疾病的"手把手"指导。本书由在膝关节外科领域具有丰富临床经验的骨科医师撰写，是医学生、全科医师、骨科及运动医学专科医师和物理治疗师等学习及治疗常见膝关节疾病和改善医疗效果的重要指南。

在本书即将付梓之际，感谢参与翻译的膝关节运动医学、关节外科、创伤亚专业及康复科等医师的辛勤工作和支持，感谢四川大学华西医院及科室近年来对临床学科发展的支持，我们力争在翻译过程中体现原书的原汁原味。

由于对疾病认识的局限及翻译水平有限，本书的翻译若有不尽如人意之处，恳请广大读者和同行给予反馈、批评和指正，以便再版时及时修改，使之日臻完善。更期待基于我国医师经验的膝关节伤病专著能够早日出版。

付维力

四川大学华西医院教授、博士生导师

四川大学华西医院骨科研究所副所长

四川省医师协会运动医学医师分会副会长

李 箭

四川大学华西医院教授、博士生导师

四川大学华西医院骨科副主任、运动医学中心主任

中华医学会运动医疗分会副主任委员

原著前言

本书旨在为读者提供常见膝关节疾病的基本认识和理解，并指导如何处理这些膝关节疾病。它面向本科生、研究生、规培生、专培生及专科医师等，受众广泛。医学专业人员（医学生、全科医师、骨科医师），以及健康专业人员（物理治疗师等）也都能从中获益。它不仅是为了传递日常临床实践的知识，还可为医学考试提供参考。

本书试图以一种易读、简洁的方式呈现信息，并将膝关节这个庞大而复杂的主题分解为更小、更易于理解的部分。此外，本书试图拆开并解释那些可能很难理解的膝关节外科的概念。我们不仅尝试提供知识和信息，还尝试激发横向思维。

我要感谢 Springer Nature 的项目助理 Vignesh Iyyadurai，感谢他在完成本书的过程中给予的支持。感谢同事在编写本书的过程中提供的建设性反馈，特别是 Blackpool Victoria 医院放射科指导医师 Wael Mati 博士。

我特别感谢 Chrysanthos Therapontos 通过插图展示了本书的许多概念，以及 Tariq Kwaees 帮助展示了临床查体技术。

Charalambos Panayiotou Charalambous

谨以此书献给我的父母、我的老师及帮助过我的人！

目 录

第 1 章 引 言

当开始认识和处理膝关节疾病时，必须认识到膝关节的正常结构和功能。因此，第 2 ～ 4 章介绍了膝关节的临床解剖学及正常膝关节的生物力学和功能。

成功治疗膝关节疾病的第一步是获得完整的临床病史。临床病史包括症状、起病、进展和严重程度，同时也应明确患者的一般状况、功能需求、个人情况和期望。虽然主要采用开放式提问，但具体提问对于更好地掌握当前问题和做出初步诊断也至关重要。因此，第 5 章介绍了获取膝关节主诉临床病史的结构化方法。

临床查体的体征可以补充临床病史，并证明或修正临床医师通过问诊得到的临床诊断。因此，第 6 章介绍了如何进行结构化临床查体，重点介绍了膝关节评估中描述的许多专科查体。结构化临床查体可以确保重要的体征不会被忽视。

临床病史和查体有助于指导最可能的诊断及潜在的鉴别诊断。一旦确定了患者症状的可能来源，医师将进一步检查，以确认或排除临床诊断。因此，第 7 章概述了膝关节疾病诊断中可能用到的潜在放射学和神经生理学检查，帮助读者了解这些检查可能提供的信息，还讨论了诊断性局部麻醉药物和步态分析的价值。

在处理膝关节疾病时，可以进行广泛的潜在干预，决定何时及如何进行干预是一项技能。因此，第 8 章介绍治疗膝关节疾病面临的一些挑战，并讨论膝关节疾病阶梯管理的作用；第 9 ～ 11 章则讨论了注射和针刺疗法的原理和技术，以及膝关节支具及用于治疗疑难膝关节疾病的常见手术方法。

物理疗法在膝关节疾病的治疗中发挥着巨大的作用，无论是单独治疗还是与其他干预措施相结合。虽然本书没有对治疗膝关节疾病使用的物理疗法进行详尽的描述，但第 12 章从外科医师的角度向读者介绍了一些物理治疗原则。

患者没有明确临床诊断，但有疼痛、僵硬、交锁、肿胀、不稳定或无力等症状。虽然常见症状有共同的病因，但对这些症状的病因进行全面考虑可以确保不忽略异常病情。因此，第 13 ～ 20 章描述了对常见膝关节症状潜在原因的结构化考虑，还讨论了如何检查和处理这些症状。

第 21 ～ 72 章则是对特定膝关节疾病而不是症状的介绍。这些章节更详细地介绍了临床实践中可能遇到的常见疾病、发病机制、流行病学特征、临床症状和体征，以及针对每种疾病的检查和治疗原则。

做出临床诊断不仅依赖于知识，还有赖于构建临床思维过程的能力，保持开放的心态，识别重要的信息，排除不重要的信息，本书旨在鼓励和帮助医师培养这些技能。同样当涉及临床治疗时，本书强调一种解决方案并不适合所有人，必须个体化地考虑患者的情况。临床医师和患者之间的共同决策在众多治疗方法中起着至关重要的作用。手术被认为是许多膝关节疾病的最后治疗手段，必须谨慎考虑。

作为创伤和骨科的顾问医师，原著者在英国完成了所有本科和研究生培训，而书中的指导来源于其个人经验、高阶段指导老师、同行和同事的教导和"智慧"，以及广泛的文献综述。所呈现的大部分内容普遍可用，并且已尽一切努力确认和引用其原始来源。有些人可能不完全同意所提出的观点，有些人可能持相反的观点，但鉴于我们所做的许多事情的不确定性，这是可以理解和接受的。尽管如此，仍希望读者能从中获益，并在临床实践中采纳一些建议。

（付维力 李 箭 译）

第 2 章　膝关节的临床解剖

本章主要阐述膝关节的正常解剖，包括其相关的骨、韧带、肌肉和肌腱，以及血液供应和神经支配，还有这些结构之间的临床联系。

一、膝关节解剖结构

从最深层到最浅层按层次探究膝关节的解剖结构：①骨；②关节囊和韧带；③肌肉及其肌腱；④皮下组织和皮肤。

参与构成膝关节的骨包括：①股骨；②胫骨；③髌骨；④腓骨。

以上各骨之间两两连结，形成以下关节：①胫股关节；②髌股关节；③上胫腓关节。

（一）股骨

股骨是全身最大的骨，可分为以下三部分。①近端：包括股骨头和股骨颈；②中段：包括股骨干；③远端：包括股骨髁。

股骨头通过股骨颈与股骨干相连。在冠状面上，股骨颈与股骨干之间形成约 125°（120°～140°）的夹角，称颈干角；在轴位面上，股骨颈相对于股骨其余部分通常前倾，这与穿过远端股骨髁后方的一条线（后髁线）有关，一般在发育成熟后前倾角约呈 16°（±6°）。偶尔会有股骨颈后倾的个例，称为股骨后倾。

股骨远端有 2 个突向远端的骨性膨起，称为内侧髁和外侧髁。两者前方通过滑车和髁间切迹相连，后方以髁间窝相隔。

股骨外侧髁的内外径和前后径均大于内侧髁。而内侧髁更长，相对于外侧髁更伸向远端（图 2-1）。

股骨髁的前、下和部分后表面有关节软骨覆盖，并在胫股关节处与胫骨连接。

股骨滑车是股骨远端前面两髁之间的 "U" 形凹槽（图 2-2）。其内外侧面覆以关节软骨，并与髌骨连结形成髌股关节。滑车外侧面较内侧面宽广，延伸至近端，且角度更陡峭。覆盖于滑车表面的关节软骨比覆盖于髌骨表面的关节软骨更薄，厚度仅 2～3mm。

在股骨内侧髁的内面有 2 个突起，分别是内上髁和收肌结节。

在股骨外侧髁的外侧面只有一个类似的突起，即外上髁。

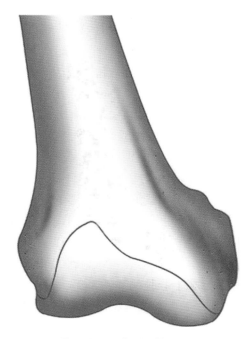

图 2-1　股骨远端显示内侧髁较外侧髁更向下突出

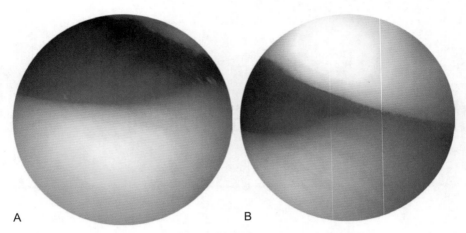

图 2-2　髌股关节的关节镜下观，显示 "U" 形滑车

连接股骨内、外侧髁后方的连线为后髁线；连接股骨内、外上髁的连线为解剖上髁间线。前者较后者内旋约 3°。

（二）胫骨

小腿有 2 块骨，即胫骨与腓骨。胫骨为两者中较大的骨，毗邻腓骨，位于小腿内侧。胫骨与腓骨之间的纤维膜较厚实，称为骨间膜。

胫骨分为以下三部分。

（1）上端膨大：近端平台与股骨远端构成胫股关节。

（2）中段骨干：即胫骨体。

（3）下端膨大：远端胫骨穹窿与距骨连结，参与构成踝关节。

胫骨平台向内、外侧突起形成内、外侧髁。其中内侧髁的前后径和内外径均大于外侧髁（图 2-3）。内、外侧髁上面在内外侧方向凹陷，在前后方向则不同。这种差异及尺寸的不同，使得它们在 X 线片上有所区别。①内侧髁：呈凹形；②外侧髁：呈凸形。

胫骨内、外侧髁之间以髁间隆起隔开，髁间隆起有 2 个突向上的结节，即髁间内侧结节和髁间外侧结节。内、外侧髁的上面覆以关节软骨，与股骨远端形成胫股关节。外侧髁的外侧与腓骨头相连结，形成上胫腓关节。

位于内、外侧髁以远胫骨前面中线的骨性隆起为胫骨粗隆 / 结节。

胫骨后面两髁之间为髁间窝。

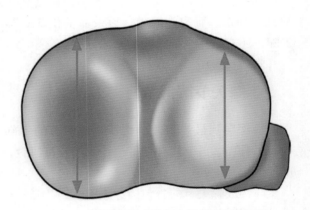

图 2-3　内侧髁前后径和内外径大于外侧髁

外侧髁前外侧面有隆起，名为 Gerdy 结节（髂胫束向下附着于此）。

胫骨体呈三棱形，具有前、内、外三缘，以及内、外、后三面。其最突出的前缘也称胫骨嵴，易于皮下扪及。

（三）髌骨

髌骨（膝盖骨）是人体最大的籽骨，位于膝关节的前方。

髌骨呈三角形，边缘圆钝，尖朝下。其前面平坦，后面被一个竖嵴分为以下 2 个关节面：①内侧面；②外侧面。

髌骨关节面有关节软骨覆盖，与股骨滑车构成髌股关节。由于髌股关节承受巨大的压力，髌骨的关节软骨非常厚，可达 7mm。

在生命初期，髌骨由软骨构成，因此在膝关节 X 线片上不可见。3 ～ 6 岁髌骨开始骨化。通常有 2 个骨化中心同步进行，并最终融合。若融合异常，将导致二分髌骨（通常为 1 个大的主要骨块和 1 个小的外上骨块），形成软骨连接而非骨连接（图 2-4）。三分髌骨甚至多分髌骨也偶

有发生。这种融合异常可能会在创伤后进行膝关节影像检查时首次被发现，继而被误诊为急性髌骨骨折。

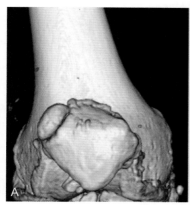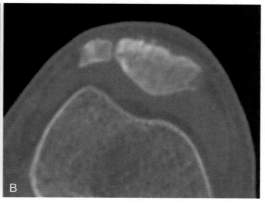

图 2-4　二分髌骨 CT 图片

（四）腓骨

腓骨是小腿 2 块骨中较小的骨，位于小腿后外侧，紧贴胫骨。腓骨与胫骨之间借骨间膜相连，上端在胫腓近侧关节连结，下端在胫腓远侧关节（踝关节的组成部分）连结。腓骨分为以下 4 个部分：①头：即近端；②颈：即头与干之间；③体：即中段骨干；④外踝：即远端。

腓骨头有朝向内上的关节面与胫骨外侧髁连结。其后部有突向上的腓骨头尖。

（五）腓肠豆

腓肠豆是一个小籽骨，在膝关节出现的概率为 10% ～ 30%，有证据显示其出现的概率在不断上升。它在股骨外侧髁后方，位于腓肠肌外侧头的前面。腓肠豆与股骨外侧髁相连结。

腓肠豆既可以是骨性的，也可以是软骨性的。它可能是单个，也可能由 2 个或多个部分组成，因此在影像学检查时可能被误诊为游离体。

腓肠豆与腓总神经关系密切。

二、膝关节

膝关节位于股骨远端、胫骨近端和髌骨后面（图 2-5），包含以下 2 个关节。

（1）胫股关节：位于股骨内、外侧髁与胫骨

内、外侧髁之间。

（2）髌股关节：位于髌骨与股骨滑车（髌面）之间。

（一）膝关节的关节囊

膝关节的关节囊向后上方附着于股骨两髁和髁间窝的上缘；前方衬于髌支持带深面，直至髌骨上缘。髌骨上方没有关节囊，使髌上囊与关节腔相通；在内侧延伸至股骨关节面边缘；在外侧延伸至腘肌肌腱管上方。关节囊向下有短距离的延伸，前面附着于胫骨关节缘下 6mm 以内；后面附着于胫骨髁间窝关节缘 14mm 以内；在胫骨两侧附着于关节面下缘。

（二）膝关节的滑膜

膝关节的滑膜衬于纤维关节囊深面。它覆盖交叉韧带的前面和侧面，因此交叉韧带位于关节囊内滑膜外（位于关节囊的纤维层和滑膜层之间）。滑膜也衬于髌下脂肪垫和腘肌肌腱的深面。

膝关节滑膜与髌上囊（向上延伸于股四头肌深面，髌骨上一掌宽）的滑膜相连结。

（三）韧带

韧带是连结 2 块骨的纤维结缔组织。膝关节具有以下韧带（图 2-6）。

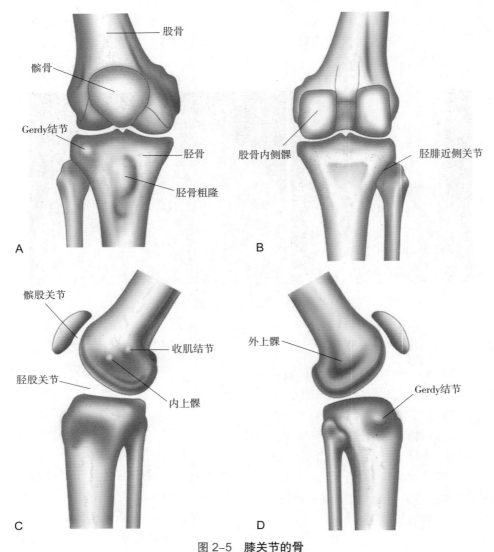

图 2-5　膝关节的骨
A. 前面观；B. 后面观；C. 内侧面观；C. 外侧面观

1. 内侧（胫侧）副韧带　由三部分组成。

（1）内侧副韧带浅层：起于股骨内上髁，向下附着于胫骨近端内侧面；止点附着较广，宽 2～4mm，长 12～18mm，在关节线下 6～8cm，沿鹅足腱（由缝匠肌、股薄肌和半腱肌肌腱融合而成）深面，止于胫骨上端内侧。

（2）内侧副韧带深层：起于股骨内上髁，向下在胫骨关节面边缘下 2～3mm 止于胫骨上内侧。该部分紧贴关节囊和内侧半月板外缘。膝关节外翻损伤常首先撕裂内侧副韧带深层，然后才撕裂内侧副韧带浅层。

（3）后斜韧带：为关节囊后内侧增厚部分，从收肌结节延伸到胫骨后表面。

2. 外侧（腓侧）副韧带　起于股骨外上髁上方的后面，走行向下，附着于腓骨头前外侧面。

3. 腘腓韧带（弓状韧带）　起于腘肌肌腹与肌腱相交处，止于腓骨尖的后上内侧。

4. 豆腓韧带　起于腓肠豆，止于腓骨尖顶端。

5. 前外侧韧带　位于髂胫束深面，起于股骨外上髁上后方，在胫侧关节线下 4～10mm，Gerdy 结节后 2cm，于 Gerdy 结节与腓骨头连线中点处止于胫骨近端。

6. 交叉韧带　膝关节有两条交叉韧带，即前交叉韧带（anterior cruciate ligament, ACL）和后交叉韧带（posterior cruciate ligament, PCL）（图 2-7 和图 2-8）。

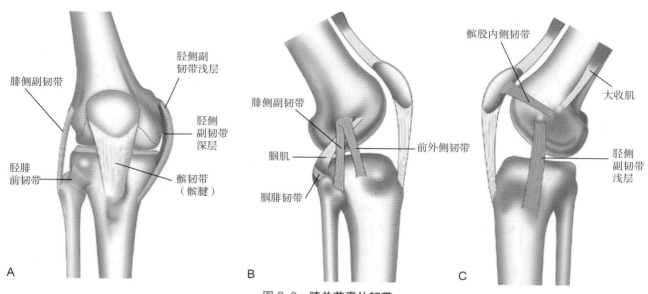

图 2-6　膝关节囊外韧带
A. 前面观；B. 外侧面观；C. 内侧面观

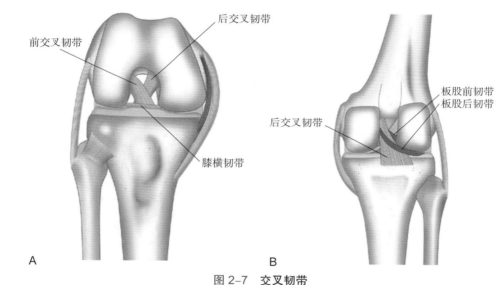

图 2-7　交叉韧带
A. 前面观；B. 后面观

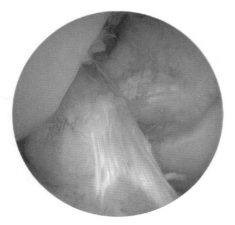

图 2-8　前、后交叉韧带关节镜下观

（1）ACL：起于股骨外侧髁内下面，止于胫骨内侧髁间结节外侧的胫骨平台前部，包含以下 2 束纤维（图 2-9）。①前内侧束：从其股骨起点的上部至胫骨止点的前内侧部。②后外侧束：从其股骨起点的下部至胫骨止点的后外侧部。

ACL 平均宽 8mm（5 ~ 14mm），其前内侧束较后外侧束厚。前交叉韧带中部较其起止点窄。其关节内长度约为 32mm（23 ~ 45mm）。

（2）后交叉韧带：起于股骨髁间切迹顶部内侧，即股骨内侧髁外侧面的前下部；走行向后下，在中线上止于胫骨上面的后部，并向胫骨平台远端延伸 12～17mm。后交叉韧带包含以下 2 束纤维（图 2-10）。①前外侧束：起于髁间切迹顶部；②后内侧束：主要起于髁间切迹内侧壁。

后交叉韧带前外侧束的纤维在胫骨上的止点位于后内侧束者的前方。

后交叉韧带的股骨起点和胫骨止点都明显宽于其中部，其中扇形的股骨起点的宽度是胫骨止点的 1.7 倍。该韧带长 29～38mm，而横切面宽 11～13mm。前外侧束较后内侧束粗壮。

考虑到后交叉韧带紧密附着于胫骨关节表面，在全膝关节置换术中即使植入保留后交叉韧带的植入物，胫骨平台切除时也会部分分离后交叉韧带止点。基于这种特点，Matziolis 等报道在胫骨水平切除（倾斜度为 0°）时，（45±30）% 的后交叉韧带胫骨附着分离；而以更倾斜（倾斜度为 7°）的方式切除时，（70±25）% 的后交叉韧带胫骨附着分离。胫骨切除会导致约 20% 的男性患者和 24% 的女性患者的后交叉韧带完全失去

胫骨附着。因此，Matziolis 等建议通过保留后交叉韧带附着区的骨皮质来替代胫骨平台的完全切除，以保留后交叉韧带的胫骨附着。

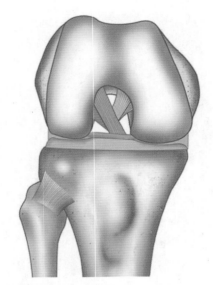

图 2-9　前交叉韧带具有前内侧束（绿色）和后外侧束（红色）

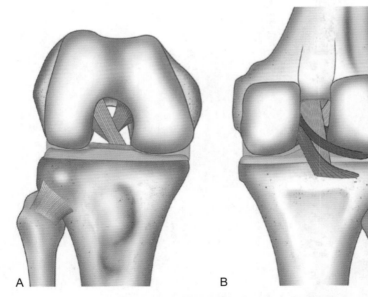

图 2-10　后交叉韧带具有前外侧束（绿色）和后内侧束（红色）

7. 内侧髌股韧带　在收肌结节下前约 9.5mm（4～22mm）、内上髁的上后方起于股骨远端内侧，移行为宽阔的止点，止于髌骨内侧缘的上 2/3，但也可能延展至整个髌骨内侧缘。其髌骨止点宽约 28mm（16～39mm），明显宽于其股骨起点。该韧带位于股内侧肌远端深面，虽薄但坚韧，长约 56mm。

8. 内侧髌胫韧带　在关节线下约 14mm，起于胫骨前外侧，止于髌骨下内侧缘。

9. 内侧髌板韧带　在内侧髌胫韧带上方，起于髌骨下内侧缘，止于内侧半月板。

10. 外侧髌股韧带　起于股骨外上髁，止于髌骨外侧缘最宽处。

11. 外侧髌板韧带　连于髌骨下外侧部与外侧

半月板前外侧部之间。

12. **外侧髌胫韧带** 该韧带为股四头肌肌腱腱膜止于髌骨和髌韧带的一部分，附着于胫骨粗隆和 Gerdy 结节之间的胫骨近端。

13. **板股韧带** 可分为板股前韧带（Humphrey 韧带）和板股后韧带（Wrisberg 韧带）。起于外侧半月板的后角，分别沿后交叉韧带前方或后方斜向内上方，止于股骨内侧髁。约 50% 的膝关节具有这 2 条韧带，但几乎所有人具有其中一条板股韧带。Gupte 等对 78 具标本的解剖研究发现，93% 的个体至少具有一条板股韧带。板股前韧带的出现率为 74%，板股后韧带的出现率为 69%。有 50% 的标本，2 条板股韧带都存在，这些个体比只有一条板股韧带或没有板股韧带的个体更年

轻。原著者认为，板股韧带在年轻个体中的出现率较高，可能与它们随着年龄的增长而发生退变有关。

（四）半月板

半月板是位于股骨髁和胫骨髁之间的纤维软骨板。有以下 2 个半月板。①内侧半月板：位于股骨内侧髁与胫骨内侧髁之间（图 2-11）；②外侧半月板：位于股骨外侧髁与胫骨外侧髁之间（图 2-12）。

从上面观，半月板呈"C"形，切面观呈外厚内薄的楔形。内侧半月板较外侧半月板大而狭窄。外侧半月板覆盖 75% ～ 90% 的胫骨外侧髁，而内侧半月板仅覆盖 50% ～ 75% 的胫骨内侧髁（图 2-13）。

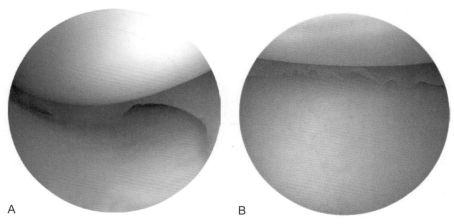

A   B

图 2-11　内侧半月板的关节镜下观
波纹形外观提示内侧半月板完整

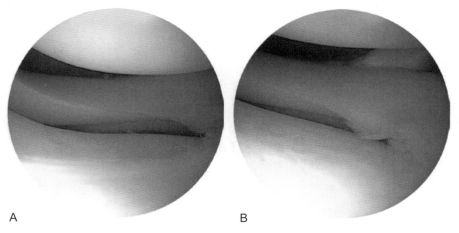

A   B

图 2-12　外侧半月板的关节镜下观，可见腘肌肌腱越过其后

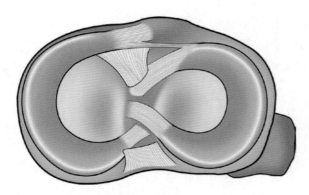

图2-13　内、外侧半月板上面观

半月板由以下三部分组成。①前角；②体部；③后角。

半月板的前后角附着于胫骨髁间隆起。其外侧缘附着于关节囊和胫骨。外侧半月板的胫骨附着在前2/3与后1/3交界处，被腘肌肌腱中断。

半月板间的膝横韧带连结内、外侧半月板的前角。

成人仅半月板的外周部分（约外1/3）具有较好的血供（图2-14）。

因此按其血管分布，半月板可分为以下3个区。

1. 外侧　红区，富含血管。

2. 内侧　白区，无血管。

3. 中间　红-白区带，介于红区与白区之间。

（五）膝关节脂肪垫

膝关节周围有些脂肪聚集，典型的脂肪垫在大体外观上呈黄色分叶状。膝关节涉及以下3个脂肪垫（图2-15，图2-16）：①髌上脂肪垫；②股前脂肪垫；③髌下脂肪垫。

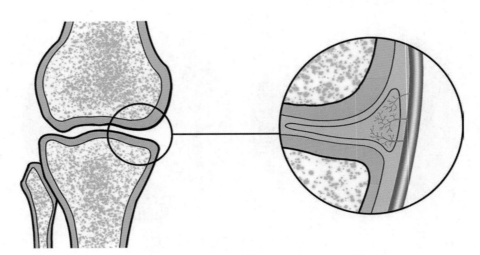

图2-14　半月板的血供

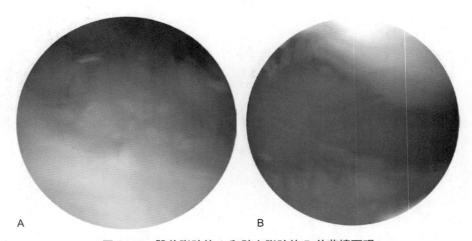

图2-15　股前脂肪垫A和髌上脂肪垫B关节镜下观

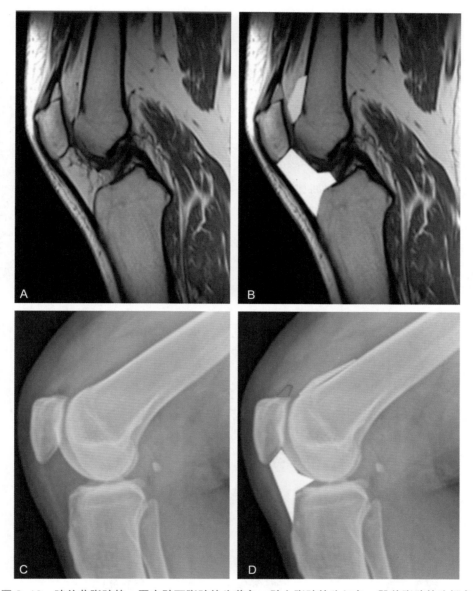

图 2-16　膝关节脂肪垫，图中髌下脂肪垫为黄色、髌上脂肪垫为红色、股前脂肪垫为橙色

髌上脂肪垫：位于股四头肌远端和髌骨上极之后，髌上囊之前，呈三角形。

股前脂肪垫：位于股骨远端前方，髌上囊之后。

髌下脂肪垫：上至髌骨下极；下达胫骨平台前部；前至髌韧带；后抵股骨髁、髁间切迹和半月板前角。

髌下脂肪垫：①具有中心体和内、外侧突，部分人有上突。②具有一个上纵沟和一个下横沟。③横沟位于前交叉韧带胫骨止点之前，髌下皱襞（韧带黏膜）以下。后者构成此沟的顶。

④由髌下皱襞将其连于髁间切迹。⑤其深面和沟有滑膜覆盖，位于滑膜外。⑥主要由胫后神经支配。⑦具有浅、深动脉丛，血液供应丰富。⑧仅严重营养不良时会出现萎缩。

异常病变可能出现在沟内，如腱鞘囊肿、游离体和结节性滑膜炎。

三、上胫腓关节

上胫腓关节位于胫骨外侧髁与腓骨头之间。腓骨头和胫骨外侧髁的关节面大小、形态和斜度变化较大。基于关节面的形态，胫腓近侧关节有多种类型。根据关节的轴，可将其简化为以下 2 种主要类型。

1. 水平型 关节面呈圆形，位于胫骨外侧突起之后。

2. 倾斜型 具有更小的关节面。

胫腓近侧关节为滑膜关节，关节面覆以透明软骨。有附着于关节周围的关节囊包绕。该关节囊内衬滑膜，在多数情况下，通过腘肌肌腱隐窝与膝关节腔通连。胫腓近侧前、后韧带加强关节囊以提高稳定性。

四、肌肉

膝关节周围有以下肌肉。①连接骨盆与胫腓骨的肌肉；②连接骨盆与股骨的肌肉；③ 连接股骨与胫腓骨的肌肉；④ 连接股骨与足的肌肉；⑤连接胫腓骨与足的肌肉。

（一）连接骨盆与胫腓骨的肌肉

1. 股四头肌 由 4 块肌肉构成，位于大腿前部（图 2-17，图 2-18）。

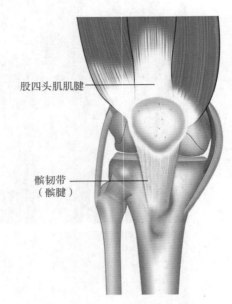

图 2-17 膝关节前面观

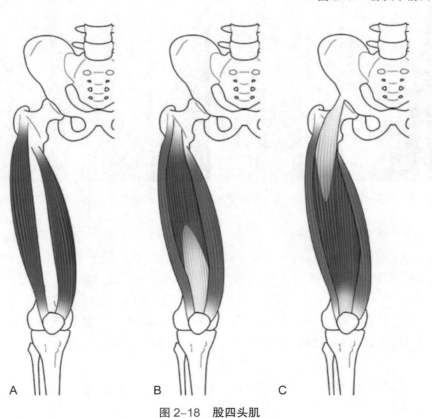

图 2-18 股四头肌

（1）股直肌：位于大腿正中，覆盖其余 3 块肌的大部分。其起于髂前下棘，向下行止于股四

头肌肌腱中心。

（2）股外侧肌：起于股骨前外侧面及外侧肌

间隔，从大转子平面向下延伸。肌束斜向内下，约与股骨长轴呈 40°。

（3）股内侧肌：起于股骨前内侧面和内侧肌间隔。肌束斜向外下，约与股骨长轴呈 50°。股内斜肌为股内侧肌的一部分，其起于收肌结节和内侧肌间隔的下部，斜向内下，约与股骨长轴呈 65°。

（4）股中间肌：位于股外侧肌和股内侧肌之间，股骨之前，股直肌（通过一个滑膜囊分隔）之后。该肌起于股骨干前面，向下移行为股四头肌肌腱深层，止于髌骨上极。

股四头肌肌腱是由该肌的 4 个组成部分形成的三层结构。其浅部为股直肌，中部为股内、外侧肌，深部为股中间肌。该腱附着于髌骨上极，部分纤维形成一层腱膜，越过髌骨前面，并紧密附着于该面，继而在髌骨下极形成髌韧带。髌韧带位于髌骨下极与胫骨粗隆之间。腱膜也参与髌骨内、外侧支持带组成。股四头肌由股神经支配（$L_2 \sim L_4$）。

2. 髂胫束　为包绕股部肌肉的阔筋膜外侧部纵向增厚形成。其起于髂嵴前外侧面，止于胫骨上端的 Gerdy 结节。在髋关节水平近端，髂胫束分为浅、深两层包裹阔筋膜张肌，在大转子水平该肌向远端融合成阔筋膜张肌一层。其起始处的后缘，还接受部分臀大肌肌腱的汇入（图 2-19A）。

在垂直下降途中，髂胫束在股部通过外侧肌间隔连于股骨。它也通过强壮的纤维带附着于股骨下端和外上髁。在膝关节平面，髂胫束位于软组织的浅层，向前与股四头肌肌腱、髌骨和髌韧带相连；向后与股二头肌和腓骨头相连。

根据在膝关节不同位置时的紧张程度，髂胫束可分为以下三部分。①前部：屈膝时紧张；②中部：半屈膝时紧张；③后部：伸膝时紧张。

3. 股二头肌　具有 2 个头。①长头：起于坐骨结节。②短头：起于股骨粗线外侧及外侧髁上线。

股二头肌的二头汇合成一个总腱，止于腓骨头。长头由坐骨神经中的胫神经支配，短头受腓总神经支配（图 2-20）。

4. 半膜肌　以腱膜起于坐骨结节而得名，止于胫骨上端内侧。该肌位于股后内侧部。其下端有 2 个主要的附着点。

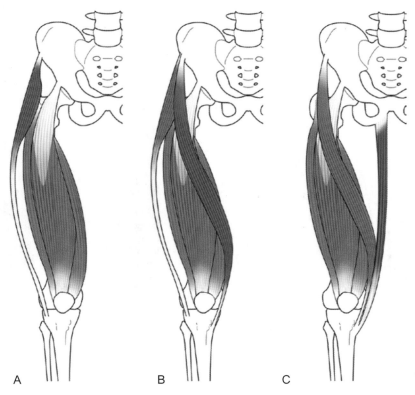

图 2-19　A. 髂胫束；B. 缝匠肌；C. 股薄肌

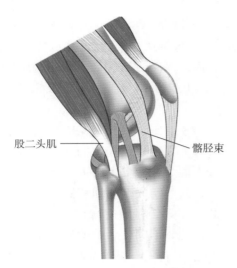

图 2-20　膝关节外侧面观

绕过胫骨内侧髁，在髁下止于胫骨体内侧面上端。在止于胫骨处股薄肌肌腱位于半腱肌肌腱的近端，被缝匠肌肌腱覆盖，三者共同形成鹅足腱。该肌受闭孔神经支配（图 2-19C，图 2-21）。

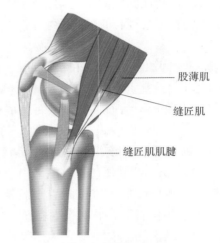

图 2-21　膝关节内侧面观

（1）主止点：在关节线下约 1cm，较宽地附着于胫骨内侧平台后部上方的骨性隆起。

（2）前止点：在胫侧副韧带浅部近端附着点深面附着于胫骨上端。

该肌由坐骨神经中的胫神经部分支配。

5. 缝匠肌　起于髂前上棘，斜行向下内越过股前部，止于胫骨上端内侧面，参与形成鹅足腱。该肌肌腹窄而长，受股神经支配（图 2-19B）。

6. 股薄肌　起于耻骨联合和耻骨弓，沿股内侧垂直下行，移行为索状长腱，经股骨内侧髁后方，

7. 半腱肌　起于坐骨结节下部和股二头肌长头。该肌细长，向下移行为管状长腱，绕过胫骨内侧髁、越过胫侧副韧带，在缝匠肌肌腱止点深面、股薄肌止点之下，止于胫骨内侧面上端。半腱肌由坐骨神经中的胫神经部分支配（图 2-21 和图 2-22）。

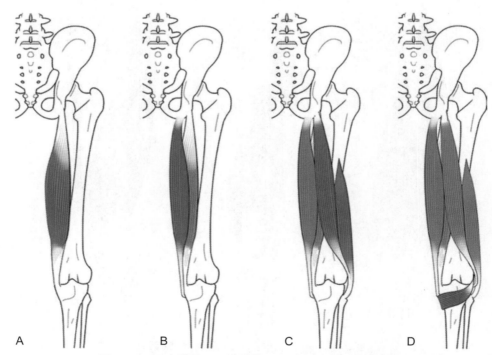

图 2-22　A. 半膜肌；B. 半腱肌；C. 股二头肌；D. 和腘肌

（二）连接骨盆与股骨的肌

大收肌为宽大的三角形肌，位于股内侧部。该肌包含两部分。

（1）耻-股部（收肌部或浅部）：起于耻骨下支和坐骨支，止于从大转子延伸至股骨粗线间的骨嵴，以及股骨粗线内侧。该部分接受闭孔神经后部支配。

（2）坐骨-髁部（深部）：起于坐骨结节，肌束较厚，移行为管状肌肌腱止于股骨内侧髁上的收肌结节。该部分接受坐骨神经支配。

在大收肌肌腱与其附着于股骨间有一些间隙，其中最下方的为收肌肌腱裂孔。股血管穿经此裂孔抵达腘窝。

（三）连接股骨与胫骨的肌

腘肌在比目鱼肌线以上，起于胫骨后面，行向上外侧，移行为管状腱，止于股骨外侧髁的外侧面。该肌腱与外侧半月板隔以腓侧副韧带，由胫神经（L_5、S_1）支配（图 2-22D）。

（四）连接股骨与足的肌

1. 腓肠肌　位于小腿后部，有 2 个头（图 2-23）。

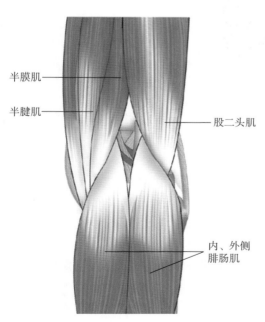

图 2-23　膝关节后面观，显示腓肠肌在股骨的起点

（1）外侧头：起于股骨外侧髁后部。

（2）内侧头：起于股骨内侧髁后部。

腓肠肌和比目鱼肌向下移行为共同的总腱（跟腱），止于跟骨。该肌接受胫神经支配。

2. 比目鱼肌　位于腓肠肌深面，起于腓骨头和腓骨干上端的后面，以及胫骨内侧缘。它与腓肠肌肌腱膜汇合形成跟腱，止于跟骨。该肌由胫神经支配。

比目鱼肌可以牵拉胫骨相对于股骨后移，因此具有协同前交叉韧带的作用；与此相反，腓肠肌则牵拉胫骨向前，而具有拮抗前交叉韧带的作用。

五、滑膜皱襞

膝关节滑膜皱襞是突入膝关节的滑膜样结构，是在发育过程中将膝关节腔分割成三部分的胚胎滑膜残余。当这些滑膜皱襞被吸收后，膝关节腔合而为一。而在某些个体，则可能只部分或根本不消失，因此在出生后的膝关节中依然存在。它们通常是偶发的无症状存在，但也可能出现病变，导致膝关节功能障碍。膝关节滑膜皱襞可分为以下三部分（图 2-24 和图 2-25）。

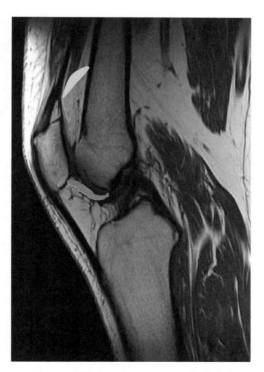

图 2-24　髌下滑膜皱襞（红色）与髌上滑膜皱襞（黄色）

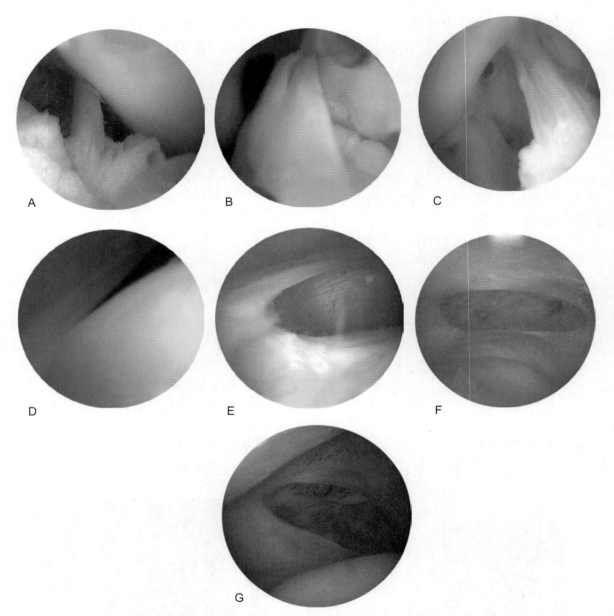

图 2-25　髌下滑膜皱襞（A～C），髌内侧滑膜皱襞（D 和 E）及髌上滑膜皱襞（F 和 G）

1. 髌上滑膜皱襞　分隔膝关节腔与髌上囊。

2. 髌下滑膜皱襞　位于前交叉韧带之前，由髁间切迹突向髌骨尖的髌下脂肪垫。

3. 髌内侧滑膜皱襞　沿膝关节囊纵行于髌骨内侧关节面内侧。

六、滑膜囊

膝关节周围有一些滑膜囊。它们位于不同层次的软组织之间（如肌、腱、韧带）或软组织与骨之间，可减少摩擦，促进相互滑动（图 2-26）。

临床上它们可能会发生炎症或变厚，导致疼痛。在膝关节周围的滑膜囊如下。

1. 与膝关节腔相通的滑膜囊　有以下 2 个。

（1）髌上滑囊：位于髌骨上方，一般与膝关节囊相通。

（2）半膜肌滑囊，也称腘窝或 Baker 滑囊：位于半膜肌走行的胫骨附着点之上，在半膜肌走行与腓肠肌内侧头股骨附着之间可能存在膝关节后方关节囊缺损，并与此滑囊相通。

2. 不与膝关节腔相通的滑膜囊　有以下 6 个。

（1）髌前滑囊：位于髌骨前方。

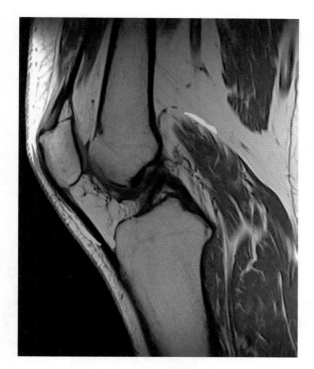

图 2-26　滑膜囊位置
髌前滑囊为红色，髌下浅滑囊为橙色，髌下深滑囊为绿色，半膜肌滑囊为黄色

（2）髌下浅滑囊：位于髌韧带前方。

（3）髌下深滑囊：位于髌韧带与胫骨前面之间。

（4）鹅足滑囊：位于鹅足肌腱止点与胫侧副韧带胫骨附着点之间。

（5）股二头肌滑囊：位于股二头肌肌腱股骨止点与腓侧副韧带之间。

（6）髂胫束滑囊：位于髂胫束与股骨外侧面之间。

七、解剖学概述

作为中轴骨的脊柱，通过骶骨与骨盆相关节，而自由下肢骨与中轴骨的连结如下。①股骨头在髋关节与骨盆相关节；②行于骨盆与股骨间的肌肉和韧带。

（一）膝关节各骨的空间定位

1. 冠状面　股骨头通过股骨颈与股骨干相连。在冠状面上股骨颈与股骨干之间呈约125°（120°～140°）夹角。

从冠状面观察，膝关节包括股骨长轴、胫骨长轴及胫股关节的关节面轴。股骨长轴被认为是解剖长轴（图 2-27）。

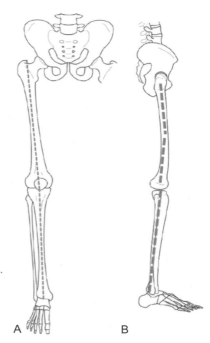

图 2-27　股骨解剖轴（红色）与胫骨解剖轴（绿色）的冠状面观与矢状面观

（1）股骨解剖轴：为连于转子区以下的股骨干中心与股骨滑车中心的连线。其与垂直线（从骨盆耻骨联合向下的垂线）之间呈9°夹角（外上向内下）。

（2）胫骨解剖轴：为连于胫骨平台中心与胫骨穹窿中心的连线。其与垂直线（沿耻骨联合向下的垂线）之间呈约3°夹角（上外向下内）。

（3）股骨远端关节轴：为股骨内、外侧髁最下端点之间的连线。

（4）胫骨近端关节轴：为胫骨内、外侧髁最上端点之间的连线。

（5）股骨解剖轴与远端关节轴之间的夹角约呈9°（外翻）。

（6）胫骨近端关节轴与胫骨解剖轴之间的夹角呈2°～3°（内翻）。

（7）股-胫解剖轴：股骨解剖轴与胫骨解剖轴之间的夹角约呈6°（外翻）。这是临床在评估冠状面排列时测量的角度。

2. 矢状面　从矢状面观察，股骨呈前凸状。

Hasegawa 等在日本志愿者的站立矢状位放射影像上测量中轴骨和下肢（图 2-28～图 2-31），结构显示如下。

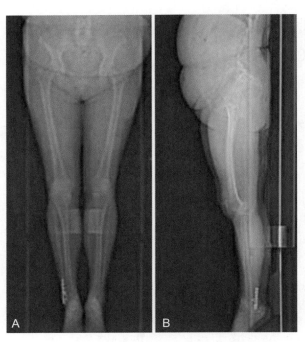

图 2-28 下肢放射学检查评估下肢长度和力线

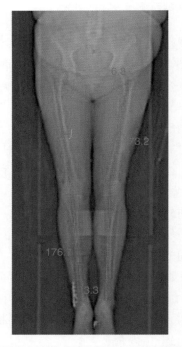

图 2-29 下肢放射学检查评估股骨与胫骨解剖轴之间的夹角

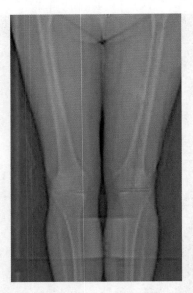

图 2-30 下肢放射学检查评估股骨解剖轴和股骨远端关节线轴之间的角度

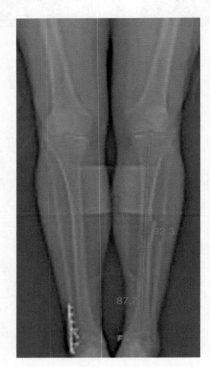

图 2-31 下肢放射学检查评估胫骨解剖轴和胫骨近端关节线轴之间的角度

（1）从股骨头中心至股骨髁间切迹中心的股骨长轴相对于从股骨头中心至第一骶骨终板下缘中点的骨盆轴呈前伸位，骨盆与股骨二轴间的夹角约呈 197°（95%CI：195°～198°）。

（2）各骨长轴与胫骨长轴之间的夹角约呈 1.6°（95%CI：0.8°～2.3°），略呈前伸位。

髌骨位于股骨下端滑车近端的前面。

3. 水平面　当双足向前分开与髋等宽站立时，股骨远端相对于骨盆的旋转如下。

（1）连结左右髂前上棘的骨盆冠状轴与髁后线的夹角：约为 11°±7°（内旋）。

（2）股骨颈与骨盆冠状轴（左右髂前上棘连线）的夹角：约为 4°±6°。

髁后线相对于连结股骨内外上髁之间的上髁间轴位内旋（图 2-32）。髁后线可作为全膝关节置换术中股骨假体旋转的定位参考。然而，在股骨外侧髁存在缺陷（如外翻畸形）时，后髁线的内旋转角度明显增大，使其不能成为股骨假体定位的可靠参考。

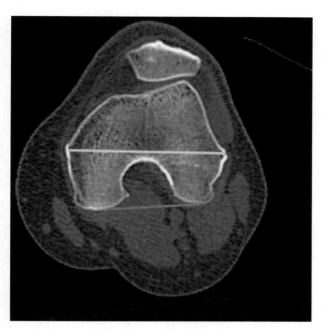

图 2-32　髁后线（红色）相对于上髁间线（黄色）内旋

（二）膝关节软组织结构概述

考虑上述各种结构的同时，应考虑到相关膝关节软组织区域。

1. 膝关节前部　股四头肌肌腱止于髌骨上极，然后形成一薄层腱膜越过髌骨前面，并牢固地附着其上。该腱膜向两侧延续为髌骨内外侧支持带，向下融入起于髌骨下极而止于胫骨粗隆的髌韧带。

2. 收肌管　是位于股内侧中 1/3 的一个三角形间隙，其边界如下。①外侧壁：为股内侧肌；②内侧壁：为长收肌与大收肌；③顶：为缝匠肌及其深面的筋膜。

收肌肌腱裂孔位于收肌管下端，为大收肌与股骨之间的裂隙。

收肌管的内容物：①股动脉；②股静脉；③隐神经。

3. 膝关节内侧层次结构　膝关节内侧和前内侧部的软组织可以分为三层。

（1）第一层，即最浅层。从前方覆盖股内侧肌的筋膜，延伸向后覆盖缝匠肌。

（2）第二层，即中间层。胫侧副韧带浅层、髌股内侧韧带和后斜韧带。

（3）第三层，即最深层。胫侧副韧带深层和关节囊。

第一层和第二层参与构成髌骨内侧支持带。

鹅足腱是一组止于胫骨前内侧近端的肌腱，包括缝匠肌、股薄肌、半腱肌。

它们与深面的胫骨间隔以鹅足滑囊。

这 3 组肌腱在胫骨上止点的排列类似鹅足，故以此命名（图 2-33）。

缝匠肌肌腱的浅层腱膜止于小腿筋膜浅层；股薄肌与半腱肌的肌腱被小腿筋膜浅层覆盖。偶尔出现副股薄肌或副半腱肌。

4. 膝关节外侧层次结构　膝关节外侧和前外侧的软组织可以分为三层。

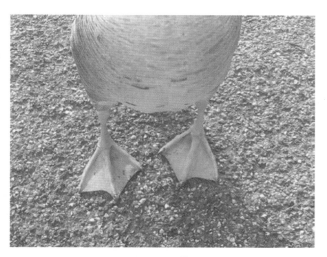

图 2-33　鹅足

（1）浅层：即深筋膜。覆盖髌骨并可与之分离，在外侧增厚成为髂胫束的一部分。

（2）中间层：股四头肌肌腱膜。

（3）深层：即关节囊。此区囊增厚形成髌股外侧韧带和髌板外侧韧带。

（三）腘窝

腘窝位于膝关节后方，呈菱形。其四边的肌肉组成如下。①上外侧为股二头肌；②上内侧为半腱肌与半膜肌；③下外侧为腓肠肌外侧头；④下内侧为腓肠肌内侧头。

腘窝窝底由股骨腘面、腘肌和胫骨上端构成；窝顶为股筋膜。

腘窝的内容物包括胫神经、腓总神经、腘动脉、小隐静脉、淋巴结、半膜肌滑囊（图 2-34）。

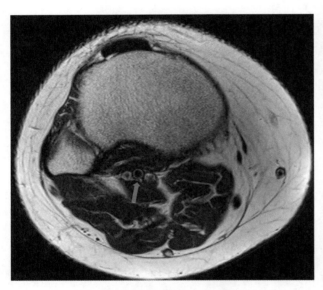

图 2-34　腘窝内的神经血管束（红色箭头）

八、膝关节区域的动脉供应

血液供应对于膝关节至关重要，血供障碍可能会导致发育中或成熟的骨坏死，或损伤骨骺而导致儿童生长中断。同样血液供应对于股四头肌也非常重要，因为血液供应不足的区域容易出现肌腱变性和撕裂。两个相邻的血管供应区的交界处可能成为循环不良的区域，称为边界区域。衰老、病变（如骨坏死）均可引起供血不足，创伤或手术也可能继发血供不足。

1. 股动脉　为下肢的主要动脉。作为主动脉的终末支之一，髂外动脉在腹股沟韧带中点（髂前上棘与耻骨联合连线中点，此处可扪及股动脉搏动）深面移行为股动脉，继而进入股前部。它发出股深动脉，走行向后下，分支至髋关节（包括股骨头和股骨颈）和股部肌。股动脉还发出膝降动脉供应膝关节。

2. 腘动脉　继续下降至股内侧，行经收肌管抵达股后部，穿过收肌肌腱裂孔进入腘窝，移行为腘动脉。在腘窝可扪及腘动脉搏动。腘动脉发出关节支供应膝关节，并向下行于腓肠肌与腘肌之间，在腘肌下缘分为 2 个终末支（图 2-35）：胫前动脉、胫后动脉（胫腓干）。胫后动脉（胫腓干）又可分为 2 支：胫后动脉、腓动脉。

（1）胫前动脉：向前穿经胫骨与腓骨之间的骨间膜，进入小腿前部。之后该动脉在胫骨与腓骨之间下行，越过踝关节前方抵达足背，移行为足背动脉。在足背蹬长伸肌肌腱外侧可扪及足背动脉搏动。足背动脉终支向下穿经第一跖骨间隙至足底，与足底外侧动脉吻合形成足底深弓。胫前动脉供应小腿前部的肌肉及足。

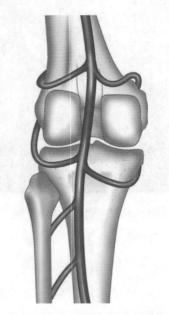

图 2-35　腘动脉发出膝关节支

（2）胫后动脉：在小腿后部继续向下，穿经位于内踝后方的踝管，与胫神经伴行进入足底，并分为足底内侧动脉和足底外侧动脉。在内踝后下方可扪及其搏动。胫后动脉供应小腿后方和外侧。

（3）腓动脉：在腓骨后方下降，进入小腿后部，供应小腿后外侧各肌。

3. 闭孔动脉　在盆腔内起于髂内动脉，穿经闭孔膜管进入股内侧部并分为前后两支。

（1）前支：供应耻骨肌、闭孔外肌、收肌群和股薄肌。

（2）后支：供应臀部深层肌。

4. 臀动脉　臀区主要由臀上动脉和臀下动脉供应。它们起于髂内动脉，穿坐骨大孔进入臀部。

臀上动脉行经梨状肌上方；臀下动脉行经梨状肌下方。臀下动脉还发出分支供应股后部。

5. 膝关节动脉　膝关节动脉网的大量小动脉分支在膝关节周围相互吻合，形成膝关节动脉网供应膝关节。从腘动脉发出的膝关节动脉包括以下 4 支。①膝上外侧动脉；②膝上内侧动脉；③膝下外侧动脉；④膝下内侧动脉。

在股骨髁、胫骨髁和髌骨有丰富的骨内血液供应。同样浅深软组织、韧带和半月板滑膜缘也有丰富的血管。

（一）髌骨的血液供应

髌骨的血供值得特别考虑，其主要来源有 2 个。①从髌骨前面内侧 1/3 穿入的动脉；②在髌韧带深面从髌骨下极进入的动脉。

髌骨动脉的这种分布具有以下重要的临床意义。

（1）与其他骨的动脉从远端入骨类似，髌骨在横行骨折后，其近侧部存在缺血坏死的风险。

（2）外科手术可能损伤从髌骨前面进入的动脉，因此要尽可能减少对髌骨周围组织的分离，以保护髌骨血管网。

（3）在全膝关节置换术中可能因切除脂肪垫而损害髌骨的血供。

（二）股四头肌肌腱的血供

供应股四头肌肌腱的动脉来源有多个，这些动脉分支穿入肌腱后在其中相互吻合。供应股四头肌肌腱的动脉包括：①旋股外侧动脉降支；②膝上内侧动脉和膝上外侧动脉。

Petersen 等报道股四头肌肌腱深部有一约 30mm×15mm 的无血管区。Yepes 等定位到无血管区位于髌骨上极上方 1～2cm 处，该区域与肌腱自发性撕裂的位置相关。

九、膝关节区域的静脉

膝关节区域有多条静脉，具体如下。

1. 腘静脉　位于腘窝，为胫后静脉向上的延续。该静脉上行经过腘窝，穿收肌肌腱裂孔进入股前部，移行为股静脉。其收纳膝关节静脉血。

2. 大隐静脉　为皮下浅静脉，起于足背静脉弓内侧，经内踝前方上行于小腿内侧，继而经膝关节内侧后方进入股部，在腹股沟韧带下方与股静脉汇合。

3. 股静脉　为腘静脉的延续，与股动脉伴行向上，与大隐静脉汇合后移行为髂外静脉。

4. 小隐静脉　也是浅静脉，起于足背静脉弓外侧，经外踝后方至小腿后面，继续上行至腘窝汇入腘静脉。

十、膝关节区域的神经支配

膝部的神经支配丰富，源于多支神经。其支配类型多变，且各支之间分布区有重叠。

下肢包括膝关节神经支配由起源于腰丛和骶丛的腰神经根、骶神经根及其发出的周围神经构成（图 2-36），具体分支如下所述。

（一）膝关节与下肢的感觉神经支配

描述感觉支配的术语如下所述。

1. 皮神经节　由一特定脊神经根所支配的皮肤区域。

2. 周围神经感觉区　是由一支可能由多对脊神经根分支组成的特定神经所支配的皮肤区域。

区分脊神经分布的皮神经节 / 肌节与周围神经感觉区的差异，对于认识相关体征与临床发现类型的对应关系至关重要。脊神经根就像由电网入户的主电缆，当进入房屋后就分为多路支线，点亮每个房间；当灯熄灭后，通过检查是个别房间灯不亮，还是多个房间不亮，就可以判断是支线还是总线出问题了。

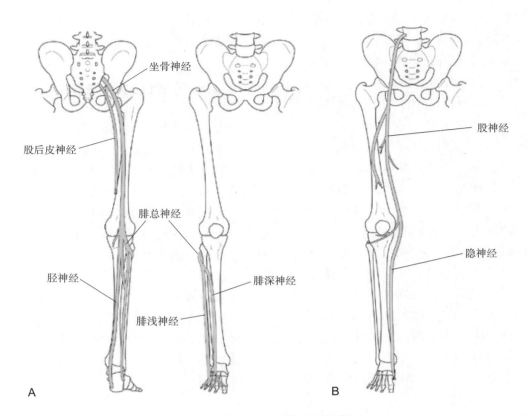

图 2-36　下肢的主要神经

（二）膝关节与下肢的运动神经支配

运动神经支配涉及的描述术语如下。

1. 肌节　是由一对特定脊神经根所支配的区域。

2. 周围神经支配区　是由一支特定神经所支配的区域。

（三）膝关节与下肢的神经

支配下肢的皮节和神经支配区如图 2-37 和图 2-38 所示。

下肢的皮节支配区一般会有重叠，而一些部位则完全仅由一支胫神经根支配，这些可以检查到的皮节如下。①第 1 腰神经（L_1）：对应髂腹股沟区；②第 2 腰神经（L_2）：对应股部中部前面；③第 3 腰神经（L_3）：对应膝部内侧；④第 4 腰神经（L_4）：对应内踝；⑤第 5 腰神经（L_5）：对应足背第 1、2 趾间隙；⑥第 1 骶神经（S_1）：对应足外侧缘；⑦第 2 骶神经（S_2）：对应股部中部后面。

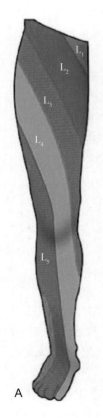
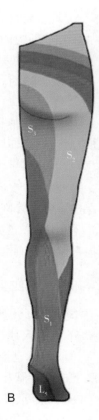

图 2-37　下肢的皮节

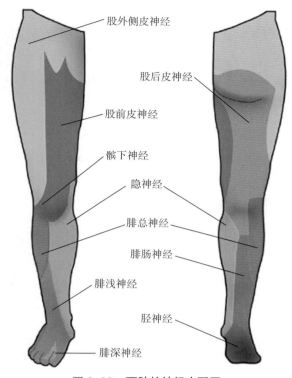

图 2-38　下肢的神经支配区

支配膝关节与下肢的具体周围神经如下。

1. **腰丛**　位于腰部，在腰椎横突之前的腰大肌内。此丛由第 12 胸神经前支的一部分和第 1～4 腰神经前支相互交织而成。第 1～4 腰神经前支分为几个索，汇合后发出腰丛的 6 支主要神经，包括：①髂腹下神经；②髂腹股沟神经；③生殖股神经；④股外侧皮神经；⑤闭孔神经；⑥股神经。

2. **骶丛**　位于盆腔后壁前面，由来源于第 4 腰神经前支一部分和第 5 腰神经前支组成的腰骶干，与第 1～4 骶神经前支相互交织而成。它们分成若干索，再汇合后发出若干神经，支配盆部结构及下肢。支配下肢的神经包括：①臀上神经；②臀下神经；③阴部神经；④股后皮神经；⑤坐骨神经。

3. **坐骨神经**　在梨状肌与臀大肌深面经坐骨大孔出盆腔，进入股后部，下行至腘窝上角分为两支：①胫神经；②腓总神经。

坐骨神经支配以下结构：①腘绳肌；②半腱肌；③半膜肌；④股二头肌内侧头；⑤大收肌坐骨头；⑥髋关节的关节支。

4. **腓总神经**　为坐骨神经的外侧分支，包含从 L_4、L_5 和 S_1、S_2 脊神经前支发出的神经纤维。发出

后腓总神经沿腘窝上外侧边下降至膝关节后外侧，经股二头肌肌腱深面转折向前，转折前位于腓骨头后方，继而绕过腓骨颈外侧，走行至腓骨长肌深面分支为以下 2 支：①腓浅神经；②腓深神经。

腓总神经还发出以下结构：①股二头肌短头神经；②膝关节和胫腓近侧关节的关节支；③小腿外侧皮神经，支配小腿外侧上段皮肤；④腓肠外侧皮神经，与起自胫神经的腓肠内侧皮神经汇合形成腓肠神经，支配小腿后外侧的皮肤。

值得注意的是，约 10% 的个体腓总神经分支更高，当手术中从膝关节后外侧入路时尤其要注意。

5. **腓深神经**（L_4、L_5、S_1、S_2）　与胫前血管伴行下降，在骨间膜前方进入小腿前部，向下越过踝关节进入足背。腓深神经支配小腿前部肌的以下肌肉。①胫骨前肌；②趾伸肌；③跨长伸肌；④第 3 腓骨肌。

腓深神经也发出皮支支配跨趾与第二趾之间的第一趾蹼间隙足背皮肤。

6. **腓浅神经**（L_5、S_1、S_2）　支配小腿外侧部肌的以下肌肉：①腓骨长肌；②腓骨短肌。

腓浅神经的皮肤支配区为小腿前外侧，以及除第一趾蹼间隙（腓深神经支配）以外的足背。

7. **隐神经**（L_3、L_4）　为单纯感觉神经，在腹股沟韧带下方股三角内发自股神经，与股动、静脉伴行下降于缝匠肌深面，继而穿入收肌管。在股骨内上髁上约 10cm，隐神经从股内侧肌与大收肌之间穿过深筋膜，出收肌管，下行于缝匠肌与股薄肌之间，在小腿内侧与大隐静脉伴行。在踝部，该神经分为前、后两支，分别终止于内踝的前方和后方。在膝关节近端，隐神经有一较大分支，即髌下神经。

隐神经支配以下部分：①髌骨前面；②小腿前内侧面；③踝部内侧（内踝）和足近端。

8. **髌下神经**　为单纯感觉神经，发自隐神经，行向内侧支配膝关节前部的皮肤。

髌下神经与缝匠肌的毗邻关系有个体差异。它既可以从缝匠肌前缘或后缘浅出，也可以在股下部穿经缝匠肌肌腹，甚至在鹅足腱上方穿经缝匠肌肌腱。

同样，髌下神经与髌韧带的毗邻关系也有个体差异（图 2-39）。

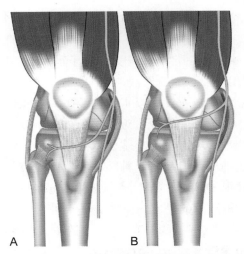

图 2-39　髌下神经与髌股关节线和髌韧带关系的主要类型

（1）多数个体在髌韧带内侧越过胫股关节线。

（2）约 1/3 的个体在胫股关节线的上方越过髌韧带。

Kerver 等发现髌下神经可能有 1～3 支，他们在研究中测量到从髌骨尖平面到最上的髌下支横行段的平均垂直距离约 70mm（35～87mm）。

Ackmann 等在尸体标本的研究中，比较了全膝关节置换术中使用的 3 种皮肤切口损伤髌下神经的风险，具体如下。①髌旁内侧切口：发生率为 53%；②正中切口：发生率为 47%；③髌旁外侧切口：发生率为 30%。

9. 胫神经　在股后部下端起自坐骨神经（L_4～S_3 脊神经根），向下行经腘窝内侧，然后在腓肠肌和比目鱼肌肌腱弓深面进入小腿后部。在小腿后部胫神经下行于胫骨后面达小腿下端，然后在内踝后方，经屈肌支持带深面，与胫后动静脉伴行穿经踝管。在踝管下方，胫神经发出足底内侧和足底外侧神经两个终末支。胫神经支配小腿后群肌，并通过足底内侧和足底外侧神经支配足底的肌，同时也支配小腿和足的皮肤感觉。

胫神经支配的肌肉如下。

（1）腓肠肌、腘肌、比目鱼肌、胫骨后肌、趾长屈肌和拇长屈肌。

（2）足的小肌：胫神经支配的感觉支。

（3）膝关节支。

（4）腓肠内侧皮神经：与腓总神经发出腓肠外侧皮神经汇合成腓肠神经，支配小腿后外侧感觉。

（5）跟内侧神经。

（6）足底内侧神经：①内侧 3½ 趾跖面；②内侧 3½ 趾背侧甲床。

（7）足底外侧神经：①跖面外侧。②外侧 1½ 趾。③外侧 1½ 趾背侧甲床。

（四）膝关节的皮肤感觉支配

支配膝关节皮肤感觉的主要皮神经包括以下几个。

1. 膝关节前　股神经，主要是股前皮神经。

2. 前内侧部

（1）隐神经：主要是髌下神经。

（2）闭孔神经：超过 40% 的个体缺如。

3. 膝关节外侧　①股神经发出的股外侧皮神经。②腓总神经。

4. 膝关节后　股后皮神经。

5. 后内侧部　隐神经。

6. 后外侧部　腓总神经。

（五）膝关节的深感觉支配

韧带、关节囊和滑膜的神经，也由作用于关节的肌肉的神经支配。

参与膝关节深感觉支配的神经包括：①股神经，如隐神经；②闭孔神经；③胫神经；④腓总神经。

具体分布区如下。

（1）隐神经：髌上隐窝、髌骨和关节囊前内侧与前外侧。

（2）胫神经：关节囊、髌下脂肪垫和胫腓近侧关节。

（3）腓总神经：关节囊前外侧、髌下脂肪垫和胫腓关节。

（4）闭孔神经：关节囊后内侧上部和前内侧。

（5）关节囊后方：主要由闭孔神经后支和胫神经支配，偶尔由腓总神经和坐骨神经支配。

Sakamoto 等对尸体标本的研究显示，股神经发出分支至髋关节和膝关节的前内侧，这些分支来自同一股神经束。因此他们用感觉神经的周围支分叉支配髋关节和膝关节来解释髋关节疼痛牵涉膝关节的原因。

（项　涛　译）

第 3 章 膝关节的生物力学——胫股关节

本章介绍有关膝关节运动的方位和组件，以及影响胫股关节运动的肌肉。此外还探讨作用在胫股关节上的力和维持其稳定性的各种结构。

一、膝关节屈曲／伸直时的胫股关节活动

股骨相对于胫骨可以滚动（相当于车轮在路上滚动）、滑动（相当于车轮在冰面上滑动）和定点旋转（相当于车轮原地旋转）（图 3-1）。

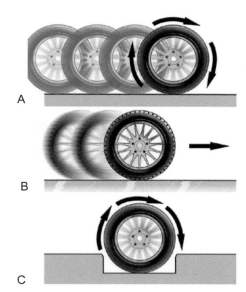

图 3-1　膝关节屈曲／伸直期间的股骨髁运动类似于车轮滚动、滑动、定点旋转

以往研究表明股骨内侧髁和外侧髁表现为不同的运动模式，这与其独特的解剖特征，即股骨内侧髁较外侧髁更狭长有关。

当膝关节屈曲时，股骨外侧髁向后滚动并相对于胫骨滑动。

屈膝高达 110°，股骨内侧髁旋转，但不向后滚动或滑动。随着屈膝程度增加，内侧髁发生轻微后移，但后移程度远小于股骨外侧髁。

因此，股骨髁"后滚"主要发生在外侧髁而不是内侧髁。

随着膝关节屈曲，股骨髁和胫骨之间的接触点向后移动。股骨髁不是完全圆形的，因此接触点的位置不平行于股骨髁的位置，因此接触点可能会向后移动，而股骨内侧髁接触点不发生后移。

二、膝关节伸直的启动（螺旋归位机制）

在伸直末期时，膝关节轻微过伸，并随着交叉韧带和侧副韧带的收紧而稳定。由于股骨内侧髁比外侧髁狭长，当足不固定时（开链运动），在膝关节伸直最后 20° 的过程中胫骨相对股骨外旋约 15°，可以看到胫骨结节明显地横向移动。这种现象称为螺旋归位运动。当足固定在地面时（闭链运动），通过股骨相对胫骨的内旋来实现相同的效果。

膝关节从伸直到屈曲过程中会发生逆向的螺旋归位机制。值得注意的是，这种运动不是必然的（仅与解剖学因素有关），因膝关节运动可能受其他动态因素的影响，屈膝早期膝关节允许发生一些被动的内外旋。

三、膝关节活动范围

运动范围可理解为发生在特定方向上的可运动范围（解剖运动范围）。然而重要的是要认识到，在现实中由于解剖结构（骨和软组织）等其他因素的影响，健康的个体之间的运动范围可能存在很大差异。因此将患侧膝与另一侧健康膝进行比较，可能会提供更有意义的信息，而不是简单地将其与普通人群的健康膝关节进行比较。

运动范围也可以理解为运动的功能范围。其定义为以舒适有效的方式进行日常生活活动所需的最小运动范围，并且通常远小于解剖运动范围。

尽管恢复完整的运动范围是膝关节疾病治疗的合理目标，但也应该认识到完成许多日常生活活动并实现有效功能所需的运动范围较小。另外值得注意的是，膝关节功能运动范围取决于个体的具体情况和功能需求。由于职业、宗教或休闲（运动）等原因，某些人可能需要比平均"标准"更高的活动水平。

胫股关节的解剖运动可以在 3 个平面上进行描述——矢状面、轴位向和额状面，对西方人群的膝关节运动范围研究，一些参考数值如下。

（一）矢状面

1. 主动活动　过伸 10° 至屈曲 134°。
2. 被动活动　过伸 15° 至屈曲 145°。

（二）轴位向（横断面）

膝关节完全伸直位，由于股骨和胫骨髁呈锁扣状态，通常无此方位运动。

屈膝 90° 时，可外旋 45°，内旋 30°。

（三）额状面

膝关节完全伸直位，由于股骨和胫骨髁呈锁扣状态，通常无此方位运动。

屈膝达 30° 时，可有轻微的外展或内收。

（四）功能运动范围

大多数日常活动需要的运动范围比在胫股关节处可实现的运动要少得多。

Rowe 等使用灵活的电子测角仪在多项功能活动中检查了 20 名正常西方受试者（平均年龄为 67 岁）的正常日常生活中的膝关节运动，他们评估了正常步态、斜坡行走、上下楼梯、使用标准和矮的椅子，以及使用浴缸，结果如下。

（1）正常步态和坡度需要屈膝小于 90°。

（2）上 / 下楼梯（165mm 立板，280mm 踏板）和坐下或从椅子（高 380mm 或 460mm）上起身需要屈膝 90° ～ 120°。

（3）使用浴缸需要屈膝约 135°。①进：包括站在浴缸旁边、踏入和坐在浴缸中（高 590mm）；②出：包括坐在浴缸中到站起来、走出、站在浴缸旁边。

研究者得出结论，实现屈膝 110° 是受伤或手术后膝关节康复的合理目标。

然而，有些人可能需要比平均值多得多的运动。在亚洲和中东，许多活动都是在蹲、跪或盘腿坐下后进行的。这些活动的运动范围与西方人群相比通常更大。同样，伊斯兰教和日本的传统仪式都需要深跪祈祷。

Hemmerich 等研究表明，足跟向上的深蹲需要的最大平均屈膝范围约为 157°。Zhou 等评估了健康中国人盘腿而坐的下肢运动学，表明需要膝关节屈曲约 132°。

四、产生运动的肌肉

肌肉通过肌腱附着在骨骼上。收缩时，会沿着受肌肉附着的起点、肌纤维方向和肌腱止点的方向上施加应力。通过收缩，肌肉可以：

（1）根据拉力方向移动部分躯体。伸膝时股四头肌收缩，使胫骨相对于股骨向前移动。

（2）减慢沿与其拉力相反的方向发生部分躯体的运动：从完全伸直的位置屈膝，股四头肌收缩对抗重力的影响并防止不受控制的腿部下垂。

（3）对抗相反方向作用的肌肉，在特定位置上稳定部分躯体。腘绳肌收缩方向与 ACL 损伤膝关节的股四头肌作用方向相反，可限制胫骨的前移，从而提高胫股关节的稳定性。

（4）稳定部分躯体使其在其他肌肉的作用下旋转关节而不平移，这相当于作用在车轮上的力。如果力不受阻碍，将导致轮子旋转，但也会在水平方向上施加平移的力。然而如果同时对车轮施加相反的力，可以稳定车轮，使其简单地旋转而不平移。该力可以施加在相反的方向，引起车轮旋转，或施加在其他方向，如关节面垂直力，以增加摩擦阻力。股四头肌在膝关节屈曲时收缩，对抗腘绳肌肌腱的作用，并限制胫股关节的移动。

通过识别肌肉相对于作用关节的解剖起止点，可以确定肌肉在收缩时可以实现的运动。这可以评估这些肌肉的力量，并在膝关节运动或稳定性受损时成为诊断的基础。

在考虑膝关节运动时，重要的是要意识到肌肉可能具有以下主要功能。

（1）肌肉的不同部位对移动或稳定躯体（如股四头肌的不同头）可能有不同的影响。

（2）肌肉可以根据腿部位置发挥不同的作用（小腿内旋和外旋的腘绳肌）。

这些功能可能有助于部分解释以下问题。

（1）不同个体之间肌肉功能障碍的不利影响可能观察到的差异。

（2）针对不同个体之间特定肌肉的锻炼所实现的力量改进的差异。

股四头肌和腘绳肌已证实在膝关节功能活动时会相互协调发挥作用。

（1）股四头肌：①所有 4 个头：可伸膝；②股直肌：可屈髋。

（2）腘绳肌（半膜肌、半腱肌和股二头肌）：作用于髋关节和膝关节，因此是双关节肌肉。

1）半腱肌：①躯干固定时伸髋；②屈膝；③屈膝时内旋小腿。

2）半膜肌：①伸髋；②屈膝关节；③屈膝时内旋小腿。

3）股二头肌长头：①伸髋；②屈膝；③屈膝时外旋小腿。

（3）股薄肌：①内收、内旋和屈曲髋关节；②屈曲膝关节。

（4）大收肌：①伸展和内收髋关节；②附着在股骨粗线的部分充当股骨外旋肌；③附着在收肌结节上的部分充当股骨内旋肌。

（5）缝匠肌：①屈曲髋关节和外旋股骨；②屈曲膝关节并内旋小腿。

（6）髂胫束：①伸展、外展和外旋髋关节；

②有助于膝关节外侧稳定性，抵抗相对股骨上的胫骨内翻和内旋。

（7）腘肌

1）当足与地面接触时（闭链）：在膝关节屈曲开始时，在胫骨上外旋股骨，解锁膝关节。

2）当足不与地面接触时（开链）：在膝关节屈曲开始时在股骨上内旋胫骨。

3）有助于屈曲膝关节。

4）腘肌与外侧半月板相连，并在屈膝时将其向后拉，以避免其在胫骨和股骨之间受到挤压。

控制胫股关节运动的肌肉

控制胫股关节运动的肌肉可分为以下几类。

1. 伸展类　股四头肌。

2. 屈曲类

（1）腘绳肌：①半膜肌；②半腱肌；③股二头肌。

（2）股薄肌。

（3）缝匠肌。

（4）腘肌。

3. 内旋类　①半膜肌；②半腱肌；③缝匠肌；④股薄肌。

4. 外旋类　股二头肌。

五、步态

了解到膝关节的运动后，将膝关节运动与整个步态周期相联系是很重要的。

正常步态分为以下两个阶段。

1. 支撑期　①足跟触地；②足掌触地；③足后跟离地；④足趾离地。

2. 摆动期　①髋关节伸展；②膝关节屈曲；③踝关节背伸；④髋关节屈曲。

步态周期中膝关节的运动可总结如下。

（1）每一步膝关节伸展 2 次：①在摆动阶段结束时；②站立后期。

（2）在摆动阶段膝关节表现出最大的屈曲度：①足趾离地后不久；②足跟着地前。

（3）胫骨在屈曲时内旋，在伸展时外旋。

注意每个步态阶段的膝关节屈曲 / 伸展。

1. 支撑期

（1）足后跟触地至足掌触地：膝关节屈曲。

（2）足掌触地至足后跟离地：膝关节屈曲完成并开始伸展。

（3）足跟离地到足趾离地：伸展完成，膝关节再次开始弯曲。

2. 摆动期

（1）足趾离地后很快达到最大膝关节屈曲度。

（2）最大伸展发生在足后跟触地之前。

股四头肌和腘绳肌在步态周期中收缩和放松，以实现所需的膝关节运动。

（1）支撑中期股四头肌高度收缩。

（2）然后随着膝关节的伸展逐渐下降。一旦躯干移动到膝关节前方，被动伸展稳定，因此股四头肌放松。

（3）在支撑期结束时，膝关节开始屈曲。身体位于膝关节前方并提供稳定支撑，此时股四头肌没有收缩。

（4）随着摆动期的进行，股四头肌会收缩以伸展膝关节，对抗重力，在足后跟触地之前使腿减速并稳定膝关节。

（5）至摆动期结束前，腘绳肌的共同收缩限制了膝关节的过度伸展。

（6）在足跟触地和足掌触地之间，随着腘绳肌收缩，膝关节屈曲。

（7）腘绳肌在足趾离地时收缩以屈膝，从而在摆动期保持足部离地间隙。

六、胫股关节传递的力

膝关节是一个承重关节，通过胫股关节传递巨大的力。

通过膝关节传递的力来源如下。

（1）传递重力，即身体和大腿的重力。

（2）地面反作用力（ground reaction force, GRF），即地面在承重时施加的反作用力。

（3）周围肌肉收缩产生的力，这些力以保持肢体的空间位置，使骨骼彼此相对移动，并实现关节稳定性。

（4）周围软组织中的力（如韧带张力）。

（5）关节面之间的摩擦力。

（6）作用在关节上的肌肉产生的压应力和剪切力。

（7）足和胫骨的加速力。

对作用在胫股关节上的力进行分析，表明在一般日常活动中膝关节会传递巨大的力，大多数合力为体重（body weight，BW）的 2.2～3.5 倍。与特定活动相关的力如下。①下楼梯：3.5 倍体重；②上楼梯：3.2 倍体重；③水平行走：2.6 倍体重；④下坡行走（19°坡度）：8 倍体重；⑤单腿站立：2.6 倍体重；⑥膝关节弯曲动作：2.5 倍体重；⑦站起动作：2.5 倍体重；⑧坐下动作：2.3 倍体重；⑨双腿站立：1.1 倍体重；⑩测力计上骑行：1.2 倍体重，故认为骑行是对膝关节低强度的活动。

膝关节在正常步态下有以下 2 个峰值力。①足跟触地后股四头肌收缩，负重腿承受体重；②当前脚掌离地时，推动身体向前。

七、胫股关节负荷

需考虑静态和动态状态下的胫股关节负荷。接下来描述机械轴和内收力矩。机械轴代表体重通过下肢传递到地面的力线，而内收力矩代表 GRF 在膝关节上的作用。

八、承重——机械轴

在评估胫股负荷时，要考虑整个下肢的负重轴及其对膝关节的影响。这是对负重肢体的静态评估，可阐明在双腿站立时体重如何通过下肢和膝关节传递到地面。

当站立不动时，身体和下肢可以类比有腿的桌子。桌子的重量（不包括它的腿的重量）在与桌子平面接触的点上传递到桌腿上，并通过它们到达地面。就下肢而言，这种连接是在髋关节处，股骨头与骨盆相连，进而与中轴骨骼和身体其余部分相连。承重轴可通过站立位下肢全长 X 线检查来评估。

负重轴由一条连接股骨头中心和远端踝关节胫骨穹窿中心的连线表示。这条线通常穿过或非常接近膝关节的中心，并与垂直轴（从耻骨联合垂直朝向地面的轴）呈 3° 夹角。

在正常膝关节中，负重轴通过胫骨内侧嵴的内侧，但在内翻畸形中向内侧移动，在外翻畸形中向外侧移动。

关于负重，股骨的机械轴和胫骨的机械轴也可以描述为穿过这些骨骼的重量传递轴（图 3-2）。

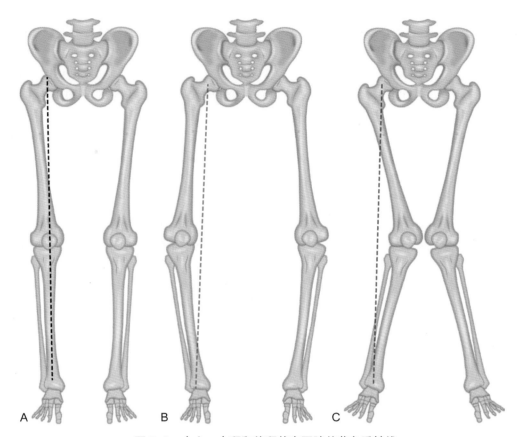

图 3-2　中立、内翻和外翻状态下膝关节负重轴线

（1）股骨机械轴：即连接股骨头中心和股骨远端中心（膝关节中心）的连线。

（2）胫骨机械轴：即连接胫骨平台（膝关节）中心和远端胫骨穹窿中心的连线。

（3）股骨机械轴和股骨远端关节轴线之间的角度（外翻约 3°）。

（4）胫骨近端关节轴线和胫骨机械（或解剖）轴之间的角度（内翻约 3°）。

股骨和胫骨的机械轴结合在一起形成下肢的机械轴。在正常下肢力线中，下肢的机械轴与整个下肢的负重轴一致。然而，在存在畸形的情况下，机械轴和承重轴之间可能存在偏差。

股骨机械轴和胫骨机械轴之间的角度称为股胫机械角（mechanical femoro-tibial angle，MFTA）（正常为 180°）。

单独描述股骨和胫骨的机械轴，对于关节置换术中置换关节面方向的规划非常重要。在没有股骨和胫骨解剖畸形的情况下，可以根据股骨和胫骨的解剖轴定位来规划关节植入的方位。然而在存在解剖畸形的情况下，这种依靠解剖轴定位的方法就难以满足需求。此时将关节假体方向与所需重建的机械轴对齐可以得到所需的结果。

值得注意的是，负重轴并不能完全反映动态条件下膝关节负荷的大小，可能只能预测约 50% 的峰值作用力。还应考虑其他应力，如肌肉共同收缩和韧带拉伤，以及 GRF 参与膝关节负荷。

同样，负重轴可能无法完全预测膝关节应力分布。Johnson 等将静态负重轴与通过步态分析动态测量的胫骨平台负荷进行比较，发现在约 70% 的外翻病例中，负荷保持在内侧。这表明与静态负重轴所预测的相比，膝关节负荷更靠近内侧。因此静态检查时，不建议将膝关节 X 线片完全作为动态负荷分布的参考。

Johnson 等还确定了内翻 / 外翻胫股角，在该角度下内侧或外侧间室将分别承载整体负载。

（1）内翻 4°：负载完全由内侧间室承载。

（2）外翻 15°：负载完全由外侧间室承载。

因此，对于低角度胫股外翻角度，负荷主要是内侧。对于内翻畸形，几乎完全是内侧平台上的负荷。

上述静态机械轴和动态负重之间缺乏相关性可能是由于静态和动态条件下作用在膝关节上应力不同。①在静态膝关节中立位，GRF 通过膝关节中心，不存在水平应力；②在静态膝关节内翻时，GRF 方向往膝关节中心内侧移动，内侧间室承载的负荷相应更大；③在膝关节动态负荷期间（在步态的站立阶段），GRF 有一个额外的水平应力，这会更多地向内侧移动其应力。

机械轴用于指导如何执行重新调整力线，将重量从超载的间室转移。

在膝内翻截骨术（开口楔形、闭合楔形）中，内翻畸形得到纠正。这会横向移动机械轴。机械轴通常移位至胫骨平台内侧边缘到外侧边缘宽约 62%，接近外侧嵴的位置（Fujisawa 点）。然而，这个数值不是绝对的，具体的移位范围应根据个体特征差异而有所不同。

然而，在承重轴上的这种静态变化可能不能完全代表动态载荷时间室压力的等效变化。即使机械轴重新校正，韧带的张力也可能会影响间室应力和接触压力。Agneskirchner 等研究表明：①不松解内侧副韧带（medial collateral ligament, MCL）的开放楔形胫骨高位截骨术（high tibial osteotomy, HTO）会导致胫股关节内侧间室的压力明显增加，尽管机械轴已移位外翻；②只有在 MCL 完全松解后，才会在开放楔形 HTO 后观察到内侧间室压力明显降低。

九、膝关节内收力矩

在动态情况下评估下肢和膝关节的受力传递时，要考虑膝关节的内收力矩。

（1）下肢施加在地面上的力是由于身体和肢体重量施加在足和地面的接触点上。

（2）地面对足施加一个大小相等且方向相反的力，该力从与足的接触点开始并向上通过体重中心（通常位于 S_2 椎骨水平）。该地面反作用力 GRF 可以在冠状面和矢状面观察到。

冠状面 GRF 与膝关节的关系

站立不动时，双腿通常分开。走路时，髋部和胫骨内收。因此在步态的支撑期，足与地面接触，腿处于内收位置。这从正面看时很明显，在上下楼梯时更明显。这意味着足部与地面接触点位于膝关节内侧。

因此，GRF 向上向量通过以下 2 个关键点：①足的压力中心；②身体的重心。

作用在膝关节内侧　鉴于 GRF 的方向和位置，会导致膝关节内收（内翻）力矩（拉动胫骨相对于股骨进一步内收）。这导致内侧间室的压力大于外侧间室，因此大部分应力通过内侧间室（图 3-3）。

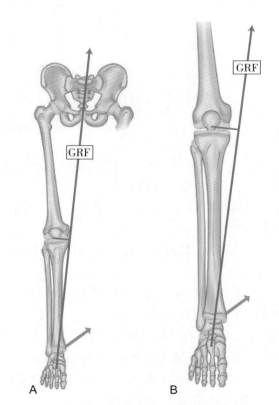

图 3-3　GRF 引起的内收力矩

由此产生的内收力矩导致内侧间室压迫和外侧间室放松，而外侧间室受到外侧韧带结构和髂胫束的抵抗。因此，内侧间室负载主要由 GRF 决定。相比之下，外侧间室传递的力主要是由于肌肉和韧带的作用。这可以解释内侧间室较容易发生退变和骨关节炎的原因。

内收力矩 = 力 × 作用点距膝关节的距离

GRF 相对于膝关节越靠内侧，内收力矩越大。

了解内收力矩有助于确定影响内收力矩大小的一些因素。GRF 相对于膝关节中心的方向、位置及大小会影响内收力矩的大小（图 3-4 ～ 图 3-6）。

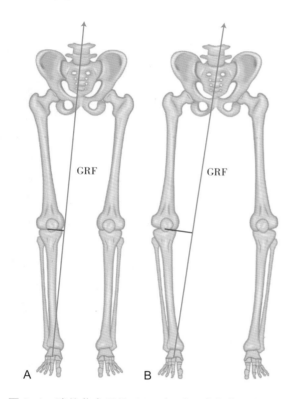

图 3-4　膝关节内翻使 GRF 相对于膝关节向内侧移动，增加内收力矩

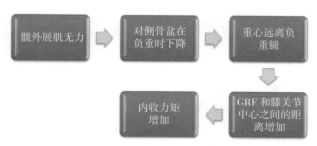

图 3-5　髋外展肌无力可能导致作用在膝关节上的内收力矩增加

（1）重心相对于足与地面接触中心的位置会

影响 GRF 的方向。髋外展肌无力可能导致重心远离负重腿，增加内收力矩。

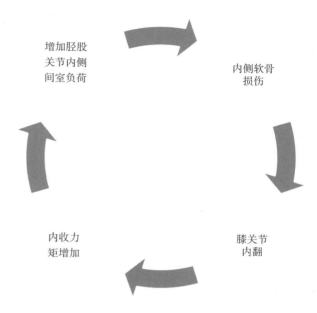

图 3-6　关节软骨退变导致内收力矩增加，进而导致软骨进一步退变

（2）膝关节的力线会影响 GRF 相对于膝关节的位置（内翻角度增加）。

（3）GRF 越大，内收力矩就越大。GRF 的大小还受体重的影响，即随着体重的增加，GRF 和内收力矩也会增加。

内收力矩在临床上很重要，因为它与膝关节内侧间室关节炎的严重程度、症状及关节炎进展速度有关。

此外，认识内收力矩有助于考虑干预措施，以最大限度地减少胫股关节负荷，并改善由关节炎引起的临床症状。膝关节的内收力矩可以通过以下方式减少。

（1）使用外侧楔形矫形器侧向移动足与地面的接触点。

（2）改善肢体力线，可通过以下方式减小内翻角度；①减少内侧间室应力的可拆卸膝关节支架；②力线矫形手术，如截骨术。

（3）减少 GRF。方法包括：①减重；②使用拐杖或其他步行辅助设备。

（4）改变某些步态参数。例如，①将躯干移到站立的肢体上，将重心移向站立的腿，减少内收力矩（图 3-7）；②通过足外旋行走向外侧移动足压力中心。

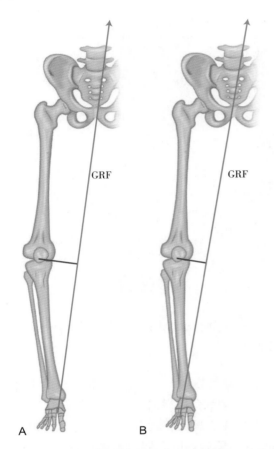

图 3-7　足外侧楔形矫形器可侧向移动 GRF，减少作用于膝关节上的力臂，从而减小内收力矩

十、半月板和膝关节负荷

在考虑胫股关节的生物力学时，必须考虑内侧半月板和外侧半月板的活动情况。它们具有以下重要功能：①分散膝关节负荷，减少关节面上的局部应力；②传输重量，分担负载；③增强润滑；④提高稳定性。

内侧半月板和外侧半月板在膝关节伸直时可分别传递其间室负荷的 50% 和 70%，在屈曲时可分别传递其间室负荷的 85% 和 90%。

当在表面上施加力时，产生的应力取决于施加力的区域：

应力 = 力 / 受力的面积

受力的面积越大，产生的应力越小。

2 个相互契合的表面（凹面对凸面）之间的接触面积大于 2 个相互不契合的表面（平面对凸面或凸面对凸面）之间的接触面积（图 3-8）。

因此，当 2 个关节面接触并通过它们传递力时，产生的局部应力取决于 2 个关节面之间的接触面积。局部高水平的应力会对关节软骨产生不利影响，导致早期退变。股骨和胫骨关节面并不完全一致，因此在任何一点上，施加负载都不会均匀地分布在整个关节面。内侧股骨髁是凸面的，而内侧胫骨髁是凹面的，因此存在一些契合度。相比之下，股骨外侧髁和胫骨外侧髁都是凸面的，这会增加它们的接触点负荷。半月板有助于增加接触面积，

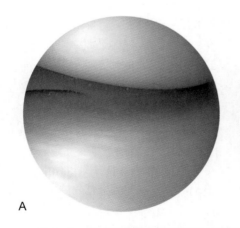
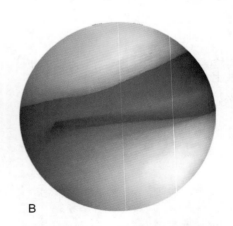

图 3-8　内侧和外侧间室的关节镜下显示内侧和外侧胫骨平台的不同几何形状

从而降低接触点峰值应力。股骨胫骨的关节面接触相当于人直接坐在一块坚硬的岩石上。而半月板相当于一个软垫，可以缓解因岩石的局部压力而引起的疼痛（图 3-9）。

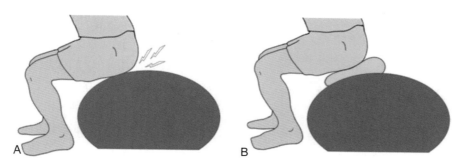

图 3-9　半月板就像一个软垫，可减少应力，类似于人坐在坚硬的岩石上时使用软垫

股骨通过关节面的接触点将力传递到胫骨。如果接触面积很大，则力会分布在该区域，因此关节软骨的任何点都不会受到高应力。相反，如果接触面积较小，则局部应力较大，因此关节软骨上的应力较高。

半月板切除术术后接触面积减少，因此接触压力增加。

内侧半月板切除术术后的接触压力可能会增加 100%，而外侧半月板切除术术后的接触压力可能会增加 200% ～ 350%。

十一、水上运动的膝关节受力

水上运动常用于膝关节康复，使得关节活动和力量增强，同时将膝关节的负荷降至最低。与其他运动相比，水上运动产生的浮力可减少膝关节的负荷。

Kutzner 等研究表明，在水中进行负重和动态运动，关节受力减少 36% ～ 55%。还必须考虑水中与肌肉动作相反的阻力。kutzner 等的研究还表明，在非负重水上活动期间，高速运动可将关节力量增加约 60%，这是进行水上运动计划时要考虑的一个因素。

十二、胫股关节的稳定性

胫股关节稳定性是指关节保持其关节面正常对位关系以避免出现临床症状的能力。

关节不稳定被认为是一个关节面相对于另一个关节面的异常活动。这可以是关节面之间完全失去接触的脱位，也可以是关节面之间保持一些接触的半脱位。

必须将关节不稳定与松弛区分开来。关节不稳定时，患者有症状，与关节面之间的异常活动有关。相比之下，松弛是指检查时明显的异常移动（通常是由于检查者施加的力），但没有临床症状。

（一）关节稳定性

在考虑关节的稳定性时，可以考虑静态和动态稳定装置。

1. 静态稳定装置　是指形状和尺寸不变，不能根据稳定需求而改变参数的装置，主要包括以下三类。①关节面形状，主要包括：相衬的表面，如球窝关节；不相衬的表面，如平面关节、球头对平面关节。②关节内负压提供吸力维持关节面间的稳定。③韧带、半月板。

韧带是连接 2 块骨的纤维结构。韧带是静态稳定装置，因为它们不能主动改变形状或大小来限制运动。相反，当施加力时它们所能做的就是从静止、松弛的状态伸展到绷紧状态。韧带可以通过以下 2 种方式提供稳定性。

（1）约束效应：韧带允许 2 块骨之间沿着韧带走行方向运动，直到伸展到不允许进一步运动的最大长度为止。

（2）支撑效应：韧带就像一道栅栏，限制了垂直于韧带方向的运动。

膝关节韧带主要是采用约束效应。

韧带发挥作用的方式可能会受到韧带与骨骼的连接方式（起止点）的影响。韧带可以类比通过栓船柱将船锚定的栓绳（图 3-10）。①栓绳穿过船坞甲板，可以使船在各方向活动直到栓绳绷紧。这种方法可能无法阻止船以一定角度侧向移动，甚至与相邻船只相撞。②栓绳穿过船的两侧并绕过船背，可以阻止船漂入海洋，同时也限制了它可以侧向移动的程度。

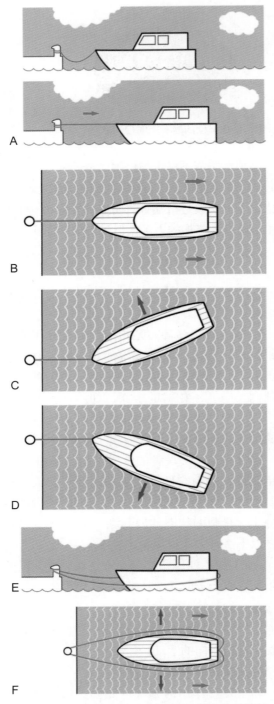

图 3-10 韧带类似于通过栓船柱将船锚定的栓绳

在明确韧带的起止点及沿韧带发生关节轴向运动 / 位移时，可确定下述内容。①韧带抵抗的位移方向；②导致韧带撕裂所需的位移方向；③骨畸形对韧带重建移植物的影响。

2.动态稳定装置 是指那些可以根据情况改变它们在关节上施加的力的装置。这里的"力"指的是肌肉作用于关节的力，可发生以下情况。①将关节面接触压在一起。②抵抗使关节分开的力。

肌肉收缩调整施加在骨骼上的力，从而根据情况调整关节稳定性。这好比一个人拉动锚定船的栓绳以控制栓绳的松紧度（图 3-11）。

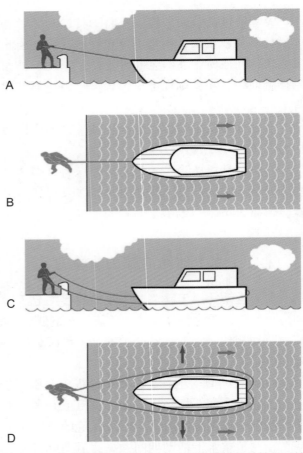

图 3-11 肌肉收缩调整好比一个人拉动锚定船的栓绳以控制栓绳的松紧度

肌肉被认为是关节的主要稳定装置。这可以解释为什么主要韧带撕裂的关节可以继续保持稳定，从而恢复正常活动。此外，通过加强某些肌肉，可以在关节上施加更大的稳定力。同样通过让肌肉以更平衡和协调的方式工作，从而改善关节稳定性。

肌电图研究表明，股四头肌 / 腘绳肌的协同活动发生在正常的日常功能性活动（如步行、上下楼梯）中，这种活动在韧带损伤的患者中更为重要。

（二）胫股关节的静态稳定装置

胫股关节潜在的稳定装置可总结为以下几类。

1. 骨骼形态　股骨和胫骨的形状不会赋予实质的内在稳定性。胫股关节包括弯曲的股骨远端（球的一部分），与几乎平坦的表面衔接，这使得关节在本质上不稳定。这与髋关节是球窝关节形成对比，并且髋臼是深窝。胫股关节的内侧是凸出的股骨远端与凹陷的胫骨表面连接形成关节；而胫股关节的外侧部分是凸出的股骨远端与一个凸出或平坦的胫骨近端表面连接形成关节。这几乎就像一个冰淇淋球放在圆锥体顶部，而髋关节则类似于放在塑料杯中的冰淇淋球，人们可以很容易地理解哪个更容易滑出（图 3-12）。

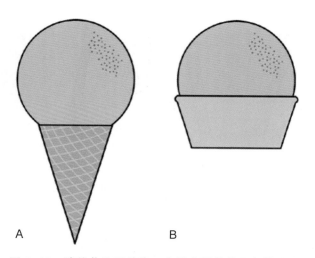

图 3-12　膝关节几乎就像一个放在圆锥体顶部的冰淇淋球，而髋关节则类似于放在塑料杯中的冰淇淋球

既往研究证实：①随着内侧胫骨平台的深度的增加，胫股关节稳定性增加；②随着股骨内侧髁的球形度增加，胫骨稳定性降低。

（1）胫骨斜度：从侧面看，胫骨的上部有一个斜度（前部高于后部，形成一个向后的斜度）。它通过测量垂直于胫骨骨干中部的线与代表胫骨平台后倾的线之间的角度来量化。通常为 10° 左右。因此，股骨有向后向下方下滑的趋势。

（2）股骨切迹的形状：金字塔形切迹可能比圆顶形切迹更稳定。

（3）胫骨内侧嵴的体积：随着胫骨内侧嵴体积的增加，胫股关节稳定性增加。

研究还证实：①个体之间胫骨斜度的大小存在很大差异；②特定个体膝关节之间的斜度存在差异；③内侧和外侧胫骨斜度存在个体差异；④在完整的膝关节中，对膝关节施加压力（负重期间）会在胫骨上产生前向的剪切力，导致胫骨相对于股骨前移。前移会受到完整 ACL 的抵抗。这种前向力的大小也可能会受到周围骨骼形态的影响。以上几点解释了某些人容易发生 ACL 撕裂的原因，即他们的骨骼几何形状可能会增加 ACL 的应力。此外，也可解释一些人即便 ACL 撕裂，也能够维持膝关节稳定，而某些人则不能。在某些情况下，骨骼形态可能有助于代偿损伤的 ACL 造成的不稳定（图 3-13 和图 3-14）。

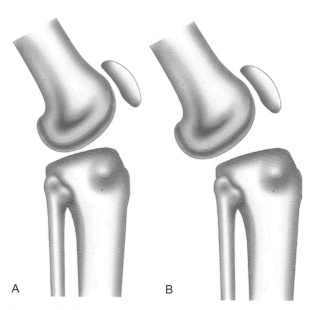

图 3-13　随着胫骨平台后倾角度增加，股骨倾向于在胫骨上向后滚动，从而增加 ACL 的应力

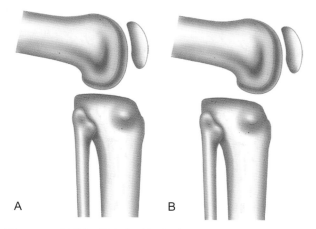

图 3-14　随着胫骨平台后倾角减小或倒转，股骨相对于胫骨倾向于向前滚动，从而增加 PCL 的应力

2. 半月板　改善了关节面的一致性，尤其是在外侧间室的半月板就像 2 个不平整表面之间的垫子。半月板后角还通过充当两者之间的楔子来限制股骨在胫骨上的有效后移范围（相当于胫骨相对于股骨的前移）。半月板止于胫骨，并通过韧带结构连接到股骨。半月板连接 2 块骨，因此它们有助于膝关节稳定性，充当 "安全绳" 的功能。

3. 关节内压力　在胫股关节中发现关节内负压有抽吸作用，但这对关节稳定性的影响很小。

4. 髌腱　可在前后方向上起到被动维持膝关节稳定装置的作用。它可以通过在股骨上施加支撑效应和胫骨的后移来限制胫骨的前移，发挥 "安

全绳" 的功能。

5. 膝关节囊

（1）胫股关节囊薄且松，尤其是其上部。然而关节囊有助于韧带稳定性的加强。

（2）内侧副韧带抵抗胫骨相对于股骨的外翻，由以下三部分组成：①浅层束；②深层束；③斜束。

（3）关节囊的后部抵抗胫骨相对于股骨的前移。

6. 膝关节韧带　膝关节韧带在支撑膝关节和提供稳定性方面的作用类似于牵拉秋千椅的 2 条绳索。ACL 断裂可以比作摆动中的绳索断裂（图 3-15）。

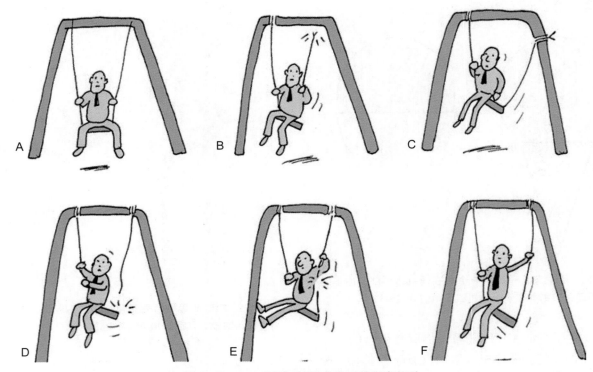

图 3-15　ACL 断裂可以比作秋千的绳索断裂

A. 秋千的 2 条绳索都绷紧且平衡，就可以愉快地沿着既定方向摆动；B. 如果一根绳索不能摆动，且摆动绳固定点断裂并飘浮在空中，则类似于 ACL 从其股骨起点的骨性撕脱；C. 摆动绳固定点下移并重新连接到较低的位置，则类似于 ACL 从其股骨起点撕脱并愈合到 PCL；D. 绳索摇椅位置断裂，类似于 ACL 胫骨止点处撕脱；E. 摆动绳长度的 1/2 处断裂，类似于 ACL 中间撕裂；F. 摆动绳伸长，则类似于 ACL 拉伸和拉长变得松弛，这可以在儿童胫骨撕脱中观察到，尽管撕脱的碎片在解剖位置愈合，但拉伸的 ACL 可能会导致持续的不稳定

在考虑韧带对关节稳定性的贡献时，重要的是要考虑主要约束和次要约束。

（1）主要约束：是对特定平移或成角提供主要反作用力的一种结构。

（2）次要约束：一种在较小程度上对特定平移或成角提供反作用力的结构，当主要约束功能

失调时发挥功能。

下面描述了在各个方向上对胫股关节不稳的各种韧带约束。

1. 前部松弛（胫骨平移）

（1）主要约束：ACL。

（2）次要约束：MCL。

2. 后部松弛（胫骨平移）

（1）主要约束：PCL。PCL 的前外侧（anterior lateral，AL）束 是限制胫骨屈膝 30°～120° 时后移的主要约束，而后内侧（posterior medial，PM）束成为更大角度屈曲的主要约束。

（2）次要约束：PLC、半月板股骨韧带。

3. 外翻松弛

（1）主要约束

1）浅层 MCL：整个膝关节屈曲过程发挥作用，在屈曲 30° 时更明显。

2）后内侧关节囊：伸直。

（2）次要限制：① ACL、PCL、后关节囊；② MCL 深层。

4. 内翻松弛

（1）主要约束：LCL、PLC。

（2）次要约束：膝关节伸直时的 ACL。

5. 胫骨外旋

（1）主要约束：PLC。外侧结构从近端到远端时向后通过，因此它们随着胫骨内旋而松弛，随着胫骨外旋而变紧。它们抵抗胫骨外旋的能力在膝关节屈曲 30° 时最大。它们在屈曲 90° 时发挥较小的作用。

腘腓韧带是所有屈曲角度下胫骨外旋的主要约束。

（2）次要约束：PCL（屈曲 90°）、MCL、ACL。

6. 单根韧带对胫股关节稳定性的作用　有助于胫股关节稳定的膝关节主要韧带的功能如下所述。

（1）ACL：胫骨相对股骨前移的主要限制。

AM 束：是屈曲 90° 时限制胫骨前移的主要约束。

PL 束：是屈曲 20° 时的主要约束。

因此，AM 束损伤对前抽屉试验的影响更大，PL 束损伤对 Lachman 试验的影响更大。

ACL 还可以在膝关节伸展时抵抗胫骨相对股骨内旋和内翻。

因此，ACL 可能会在做以下动作时发生损伤。①膝关节过伸；②胫骨在股骨上的内旋。

（2）PCL：主要限制胫骨在股骨上的后移。

1）AL 束：在膝关节伸展时松弛，在膝关节弯曲时收紧。是膝关节屈曲 30°～120° 时，胫骨后平移的主要约束。

2）PM 束：在膝关节伸展时很紧，弯曲时会松弛，并在过度弯曲时变紧，是极度屈曲时，胫骨后移的主要约束。

因此，当膝关节伸展时 PCL 对稳定性没有贡献，这可能是许多 PCL 撕裂患者不表现出膝关节不稳症状的原因。

PCL 还抵抗胫骨在股骨上的外旋。

因此，PCL 可能会在以下动作时发生损伤。①膝关节屈曲时胫骨相对于股骨的后移，如由于胫骨前方向后直接压力迫使其向后；②胫骨在股骨上的外旋。

（3）内侧副韧带：抵抗胫骨相对于股骨的外翻和外旋。因此它可能在以下动作时受伤：①迫使胫骨相对于股骨向外移动；②相对于股骨外旋胫骨。

在接受外翻负荷时，MCL 深层通常在 MCL 浅层之前损伤。

（4）外侧副韧带：抵抗胫骨相对于股骨的内翻和外旋。外侧韧带是膝关节屈曲 5°～25° 时对抗内翻的主要约束。因此，它可能会在以下动作时发生损伤。①迫使胫骨相对于股骨向内侧移动；②相对于股骨外旋胫骨。

（5）半月板股骨韧带：作为胫骨相对于股骨向后平移的次要约束。当 PCL 撕裂时，它们可能保持完整，并且可以通过充当 PCL 撕裂后的内部夹板来帮助 PCL 的愈合。

（三）胫股关节的动态稳定装置

胫股关节的主要稳定性是由跨越膝关节的肌肉收缩引起的。这是为了稳定股骨上的胫骨。当它们同时向相反方向施加力时，它们可能会形成力偶维持平衡并提供稳定性。

1. 矢状位力偶　①前部：股四头肌；②后部：腘绳肌（图 3-16）。

2. 冠状位力偶　①内侧稳定装置：半膜肌、鹅足、股内侧肌；②外侧稳定装置：股二头肌、髂胫束、股外侧肌。

矢状面股四头肌/腘绳肌力偶：①股四头肌将胫骨向前拉；②腘绳肌将胫骨向后拉。

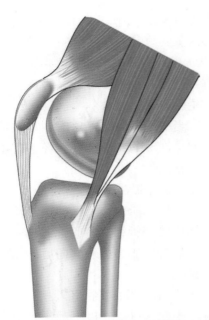

图 3-16　股四头肌向前拉胫骨，腘绳肌向后拉胫骨，形成力偶

它们的共同作用是阻止胫骨相对于股骨向后或向前滑动。然而如果这些肌肉之一较弱，胫骨可能会被其余完整的肌肉向前或向后拉。如果其中一方异常活跃，可能会出现类似的失衡。

在韧带断裂的情况下，腘绳肌/股四头肌的协调尤其重要，可补偿失去韧带的影响。这对于 ACL 缺失的膝关节很重要，其中腘绳肌充当 ACL 功能的主动肌并补偿其断裂的影响，而股四头肌充当拮抗肌。

腘绳肌/股四头肌的协调可最大限度地减少韧带的张力，从而降低其断裂的风险。同样韧带重建后的肌肉协调有助于防止移植物过度张力，从而降低移植失败的风险。

（四）核心控制和胫股关节稳定性

在考虑膝关节稳定性时，重要的是要认识到不仅仅是胫骨相对于股骨的移动，还要考虑以下问题。

（1）胫骨与股骨相连，股骨在髋关节处与骨盆相连。

（2）骨盆在骶髂关节处与腰骶椎（中轴骨骼的一部分）相连。

（3）中轴骨骼具有各种组件，它们彼此之间展现出活动性。

因此，为了完成膝关节的协调运动，需要股骨在骨盆上，以及中轴骨的良好控制和协调运动。通过这种方式，中轴骨骼可以为股骨提供一个稳定的平台，供股骨移动，股骨可以为胫骨提供一个稳定的平台。

股骨在骨盆上的控制和协调由从骨盆到股骨的各种肌肉提供，中轴骨骼的控制和协调由核心肌群提供。

而核心肌群描述为一个"盒子"，具有以下特点。①腹肌在前面；②椎旁肌肉、胸腰筋膜和臀肌在后面；③隔膜形成上面；④盆底、髋关节肌肉（髋内收肌、臀中肌、髂腰肌、髋伸肌）构成下面。

核心肌群提供束缚的功能，有助于在休息和肢体运动期间稳定脊柱（类似于举重者佩戴腰带以在举重过程中获得更多稳定性）。隔膜的收缩会增加腹压，有助于稳定腰椎。

核心肌群为下脊柱和下肢工作提供了一个稳定的平台。一个稳定的核心肌群允许下肢进行强有力的协调运动。较弱的核心肌群无法提供以协调方式发生肢体运动所需的稳定性，以发挥足够的力量来实现其目标。较弱的核心肌群类似于举重运动员试图举起一根在两端之间有相当大的重量不平衡的杠铃。

因此，为了提高胫股关节的稳定性，不仅需要处理股骨和胫骨之间的肌肉，还需要处理提供骨盆和核心稳定性的肌肉。这可以通过提高肌肉力量和耐力来实现。可以训练个人的单独肌肉或作为一组肌肉的一部分来募集肌肉。一旦肌肉被唤醒和募集，进一步的训练可以增强其功能。

核心活动的核心是本体感觉，即潜意识地感知关节位置和身体部位运动的能力。

（五）髋部肌肉

与核心肌群一样，髋部肌肉功能的充分发挥有助于提高膝关节稳定性。髋部肌肉活动可控制股骨的位置，限制可能导致不稳定的膝关节姿势或力量分布。需要考虑的髋部肌肉有髋伸肌、髋外展肌、髋外旋肌。

这些肌肉的肌力减弱可能会导致膝关节动态外翻，增加 ACL 的张力，并在跳跃着地时容易导致 ACL 撕裂（图 3-17）。

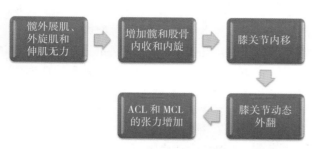

图 3-17　髋部无力可能导致落地时膝关节的动态外翻，增加 ACL 和 MCL 的张力

同样，矢状面的肌群无力容易导致 ACL 撕裂。跳跃落地时，髋膝关节处于前屈状态，地面反作用力从膝关节后方通过。这会在膝关节产生一个屈曲力矩，与股四头肌的收缩相反。股四头肌的收缩将胫骨相对于股骨向前拉，这会增加 ACL 的张力，并可能增加 ACL 撕裂的风险。较弱的髋伸肌（臀大肌、腘绳肌）可以通过躯干的后倾来代偿。然而这可能会增加膝关节的前屈力矩，导致股四头肌的激活程度更高，ACL 承受的张力更大。与男性相比，女性在步态和着地时膝髋关节和躯干屈曲度较小，ACL 撕裂的风险增加（图 3-18）。

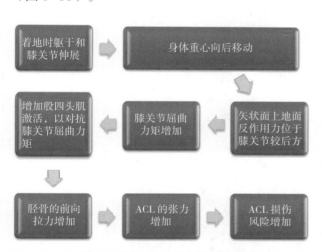

图 3-18　着地时躯干和膝关节伸展可能会导致 ACL 的张力增加

相比之下，躯干屈曲着地会使重心前移，并减少膝关节的屈曲力矩，从而减少股四头肌的发力和前交叉韧带张力。更大的膝关节屈曲也可能会增加腘绳肌的激活，这可能会减少 ACL 上的胫骨前向剪切力。

因此，为了降低 ACL 撕裂风险，临床建议以躯干和膝关节屈曲的姿势着地（图 3-19），具体姿势如下。①增加躯干、髋关节和膝关节的屈曲度；②髋关节外展，膝外翻较小。

十三、胫股关节退变的生物力学

关节软骨的退变和随后的骨关节炎（csteoarthritis, OA）的进展可能受到生物学和生物力学因素的影响。

1. 生物学因素　关节软骨的特性：具体如下。①适应已增加或重复的载荷；②损伤后的再生能力；③抵抗局部炎症反应造成分解，滑膜炎的出现先于膝关节 OA 的放射学指征。

2. 生物力学因素　生物力学因素包括导致关节软骨异常负荷的以下任何情况。

（1）作用在膝关节上的整体力增加：①体重增加；②内收力矩增加；③肌肉共同收缩增加。

（2）胫股关节局部受力增加

1）关节面匹配丧失，继发于创伤后骨折畸形、畸形愈合。

2）半月板保护丧失（退化或外伤性撕裂、手术切除）。

3）关节不协调，如关节内骨折导致的畸形愈合。

4）关节不稳定导致关节一致性丧失和局部过载。

5）力线不良，负重轴偏离正常位置，这可能是以下原因所致。①增加关节软骨的局部负荷（接触应力）；②容易发生半月板撕裂。由于负载增加和半月板活动性降低，继发于股骨和胫骨之间的压力增加。膝内翻会使内侧半月板撕裂的风险增加 2 倍；膝外翻易患外侧半月板撕裂。

（一）ACL 完整的原发性内侧间室 OA

在 ACL 完整的膝关节内侧间室 OA 的发展中可以考虑以下因素。由于内收力矩，大部分负重负荷通过膝关节内侧间室，因此更容易发生退化。OA 始于膝关节伸展导致的胫骨前内侧关节炎，原因如下。①负重时膝关节主要处于伸展状态。②胫骨与股骨关系的维持通过膝关节内完好的 ACL 实现，因此胫骨平台前部比胫骨平台后部承受更多的负荷。随着关节软骨磨损和丢失，内翻畸形发展，内收力矩进一步增加。MCL 不会缩短，因为膝关节每次屈曲时，股骨都会恢复到正常完整且厚实的胫骨软骨上，从而将 MCL 拉长到一定长度。随着疾病的进展，ACL 退化，甚至功能失调。ACL 功能障碍时，胫骨相对于股骨前移。这导致胫骨后部的负荷增加，关节炎在胫骨后方进展。在膝关节屈曲期间，MCL 不能再伸展到正常长度，即 MCL 在伸展和屈曲时都较短，故 MCL 收缩。最终 OA 移动到内侧间室。

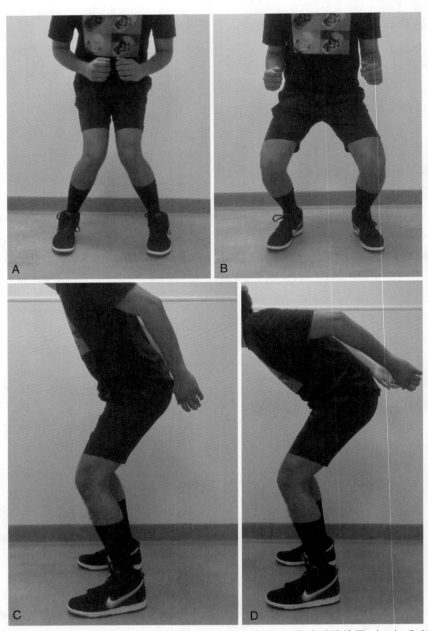

图 3-19　着地时髋部内收（A）和躯干伸展（C）着地会增加 ACL 张力。着地时髋外展（B）和躯干屈曲（D）可减小 ACL 张力

　　在这种情况下，如果 OA 仅限于胫骨平台的前内侧部分，单间室膝关节置换术可能是一种合适的手术治疗选择。随着关节炎进展到后内侧或外侧间室，全膝关节置换术可能更合适。

　　ACL 变性在存在软骨缺损的膝关节中非常常见，并且可能参与膝关节 OA 的发病机制（图 3-20）。

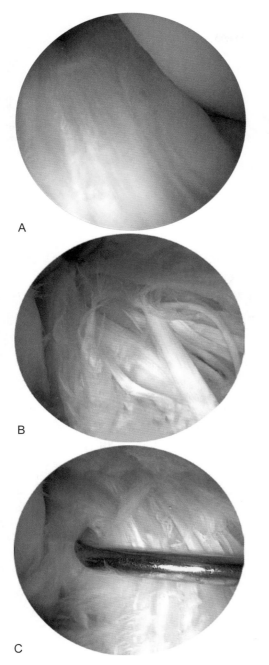

图 3-20　非退化（A）和退化（B 和 C）的 ACL 关节镜下图片

（二）继发于 ACL 缺损的 OA（由于先前的撕裂）

在 ACL 缺损的膝关节内侧间室 OA 的发展过程中可以考虑以下因素。胫骨相对于股骨前移，导致在伸展时胫骨后部接触股骨，从而导致胫骨平台后部的负荷增加。因此，ACL 缺损时，内侧间室的关节炎从后内侧开始。在这些情况下，MCL 的长度保持不变，并且通常不会累及外侧间室。

以下因素可能会影响手术治疗方案的选择。①如果膝关节不稳定是主要症状，ACL 重建可以在进行内侧间室膝关节置换术之后进行（如果有持续疼痛）。②如果疼痛和不稳定都很令人苦恼，ACL 重建联合内侧间室膝关节置换术是一种选择。这种联合手术的预后已证明与存在完整 ACL 的内侧间室膝关节置换术的预后相似。

（三）与 PCL 缺损相关的 OA

慢性 PCL 缺损与膝关节 OA 风险增加有关，尤其是内侧间室 OA 和髌股关节间室 OA。尸体研究表明，PCL 切断会增加内侧间室和髌股关节的接触压力，因此易导致它们退变。

（四）原发性外侧间室 OA

外侧间室 OA 的发展过程可以考虑以下因素。

在严重的外翻畸形中，负重轴穿过带有 GRF 的外侧间室，引起外翻力矩。因此，严重的外翻畸形与外侧间室 OA 有关。

然而在轻度外翻膝关节中，内收力矩传递到膝关节内侧。即使是轻度外翻也会增加发生外侧间室 OA 的风险，这表明有其他生物力学因素起作用。这些因素可能包括以下几个。

（1）肌肉同步收缩增加，增加了关节接触压力。

（2）外侧间室对载荷变化的敏感度较高，因为相对于内侧间室，外侧间室表面的一致性较差。

（3）随着膝关节外翻，外侧半月板退变的风险增加，外侧间室对外侧半月板缺失的敏感度更高（由于其关节面的匹配性较差）。外侧半月板变性可能是由于局部负荷增加和继发于压力增加的半月板活动性降低。

Felson 等和 Hayashi 等研究指出：①外翻 1°～3° 与外侧 OA 进展风险增加有关；②外翻大于 3° 与 MRI 检查显示非 OA 膝关节软骨损伤有关。外翻与进行性外侧半月板损伤有很大的相关性。

（蔡宗远　译）

第 4 章　膝关节的生物力学——髌股关节

本章描述了髌股关节（patellofemoral, PF）运动的方向和组分，以及作用于髌骨以实现该运动的肌肉。此外还探讨了作用于髌股关节的力、有助于稳定髌骨与股骨滑车连接的各种结构及导致髌股关节退变的生物力学因素。

髌股关节是指髌骨后表面和股骨滑车之间的关节。髌骨具有多种生物力学功能，具体如下。

（1）增强股四头肌的功能，促进膝关节伸直。

（2）增加股四头肌相对于膝关节旋转中心的力臂（因为它使股四头肌肌腱相对于膝关节中心的位置更加靠前）。

（3）集中股四头肌肌腱的拉力，增加其效力。

（4）最大限度地减少股四头肌肌腱和股骨之间的摩擦。

髌骨可以相对于股骨滑车产生不同方向的移动。主要运动是膝关节屈曲时从近端向远端移动。此外，髌骨还具有以下功能。

（1）内侧和外侧平移。

（2）内侧和外侧旋转，下极分别指向内侧和外侧。

（3）内侧或外侧倾斜，内侧或外侧切面分别向滑车后方倾斜。

（4）上倾或下倾，髌骨的上极或下极分别向滑车后方倾斜。

一、髌股关节运动

1.膝关节完全伸直时，髌骨位于股骨滑车近端，略偏向中线外侧。在伸直状态下髌骨稍微向外倾斜可能是正常的，但这种倾斜通常是可逆的。

2.当膝关节屈曲时，髌骨向中心移动，外侧面最先接触，然后是内侧面。

3.髌骨在膝关节屈曲 10°～20° 时与股骨滑车接触，而在超过 30° 时，其中心位于髁间沟处。髌骨也会向外侧旋转，因此在极度屈膝时主要是髌骨外侧面与股骨髁接触。

4.Lin 等评估了膝关节自主从屈曲 15° 到完全伸直时的体内髌骨运动。在膝关节伸直过程中，髌骨发生以下运动。①伸展 8°；②向外侧倾斜2°；③向外侧平移 3mm；④向近端平移 10mm。

5.在开始屈曲时，髌骨的远端部分与股骨滑车的近端部分接触。随着屈曲角度的加大，髌骨的关节区向近端移动，而股骨的关节区则向后下方移动。因此，屈曲角度增加时，髌骨和股骨滑车之间的接触面积也会增大。

二、髌骨运动与股骨和胫骨的关系

1.髌骨位于股四头肌肌腱内，因此不与股骨远端相连。然而髌骨通过髌腱止于胫骨。因此髌骨跟随着胫骨运动，但股骨和髌骨可以相互独立运动。

2.当脚没有支撑时（开链运动），胫骨可以相对于股骨进行旋转。髌骨随胫骨一起相对于股骨移动。

3.在负重过程中，当足和胫骨支撑在地面（闭链运动）时，股骨可能发生相对于胫骨的内旋。股骨的这种内旋发生在髌骨之下，这使得股骨滑车的外侧部分更接近髌骨的外侧面。在负重活动中，髌骨外侧半脱位和外侧髌骨关节面对股骨的压迫，可能是股骨在髌骨下旋转所致，而不是由于髌骨相对于股骨的外侧旋转或倾斜。

三、髌股关节力

髌股关节承受着很高的传递力，可以是体重的几倍。了解髌股关节力有助于解释它们在各种病理情况下的变化，并有助于应用干预措施以最大限度地减少由于这种力的变化而引起的症状。

髌股关节力是指髌骨和股骨之间的压缩力（图4-1）。由以下因素造成。①股四头肌拉力；②髌腱张力。

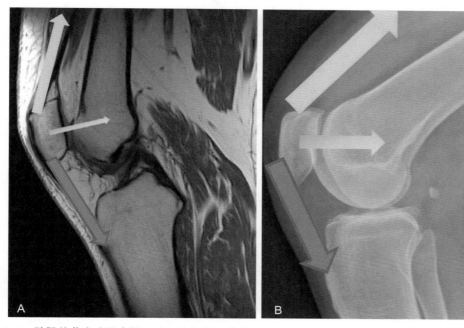

图 4-1　髌股关节力（图中股四头肌为橙色，髌腱张力为蓝色，关节合力为红色）。屈曲时关节力要大得多

髌股关节力受以下因素影响。①股四头肌收缩的强度：髌股关节力随收缩强度增加而增加；②髌腱张力：髌股关节力随张力增加而增加；③膝关节屈曲程度：髌股关节力随膝关节屈曲角度增大而增加。

出现如图 4-2 所示的表现的原因，可以考虑以下几点。股四头肌肌腱和髌腱与髌骨的连接，就像在髌骨的两端连接了两根绳子，一根绳子向上拉，一根向下拉。如果两根绳子都在一条线上，它们将会使髌骨悬挂在垂直方向上，而不能将其压在股骨滑车上。相反，如果两根绳子都以类似的方向拉动髌骨，将其向后拉向滑车，那么髌骨对滑车的作用力将增加。因此，膝关节伸展时，髌股关节力变小；而膝关节屈曲时，髌股关节力变大。同样，绳子的张力越大（相当于股四头肌收缩和髌腱拉紧的程度），对髌骨的拉力就越紧，从而使髌骨对抗滑车的髌骨关节力越大。

股四头肌收缩的程度与试图对抗膝关节屈曲有关，而膝关节屈曲受 GRF 的影响。另外，膝关节屈曲也受腘绳肌收缩的控制。

GRF 是由体重与地面接触产生的。在矢状面，GRF 源于足与地面的接触点，并向上传递到身体的重心（位于骶骨前方，约 S_2 水平）。因此 GRF 的大小和方向可能有助于确定股四头肌的活动状态，从而确定生理和病理状态下髌股关节力的大小。

在膝关节完全伸展或过伸时，地面反作用力作用在膝关节前面，因此不需要股四头肌收缩来保持膝关节伸直。然而当膝关节弯曲时（如下蹲），地面反作用力作用在膝关节后面，因此股四头肌需要收缩以对抗膝关节进一步弯曲。膝关节的弯曲是由腘绳肌的收缩引起的，而股四头肌对其起拮抗作用。因此，髌股关节力受膝关节屈曲程度的影响，即膝关节屈曲角度越大，髌股关节力越大（图 4-3）。

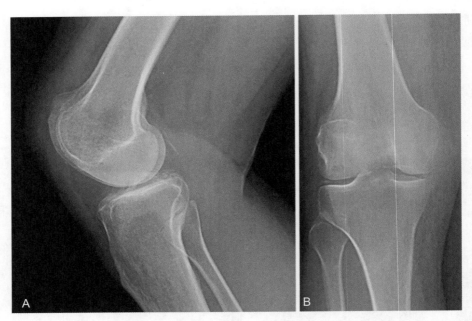

图 4-2　髌骨缺失（外伤髌骨切除后）降低了股四头肌的效率，因为这使其更接近膝关节的中心。膝关节能够继续活动并发挥功能，但股四头肌的效率较低

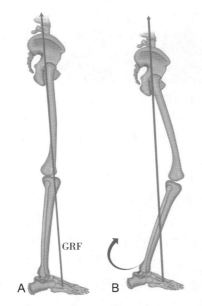

图 4-3　膝关节伸直和屈曲时，矢状面上的 GRF

（1）在膝关节完全伸展时，髌股关节力为零，因为没有力作用在髌股关节上。

（2）膝关节屈曲时，髌股关节力随着膝关节屈曲程度的加深而增加。膝关节屈曲 135° 时，大小为 12.9 倍 BW。

髌股关节力的大小也可能随着进行的活动而变化，文献中报道的一些数值如下。①在平地行走时，为 0.6BW；②慢跑时，为 7.7BW；③跳跃时，为 20BW。

Trepczynski 等使用一种肌肉骨骼模型计算胫股关节力和髌股关节力，报告指出：①髌股关节力峰值为 2.9 ~ 3.4 BW，在活动中的变化不大；②不同活动的髌股关节力峰值显示出明显变化，从步行时的小于 1BW 到高屈曲活动时的大于 3BW。

由于股四头肌的偏心收缩，下楼梯时髌股关节力比上楼梯时小。下楼梯时的髌股关节力可能要比平地行走高 8 倍。

骑自行车时的髌股关节力比其他日常活动要小（约 1.3BW）。已经证明，骑自行车时的髌股关节力随着运动负荷的增加和车座高度的降低而增加，但与蹬车频率和足的位置无关。

考虑髌股关节力与矢状面 GRF 的关系，也可以解释某些疾病中的股四头肌活动。

（1）在髋伸肌无力的情况下，个人可以将身体重心向后移动，以实现髋关节伸展。这使 GRF 矢量进一步远离膝，增加了股四头肌对抗 GRF 所需的力量。

（2）在固定的屈曲畸形中，GRF 从膝关节的后方经过，增加了股四头肌必须完成的力。屈曲畸形越大，GRF 的杠杆臂就越大，因此股四头肌需要的反作用力也越大。由于屈曲畸形是固定的，股四头肌必须持续保持活跃，以对抗负重时膝关节的屈曲姿势。

（3）在股四头肌紧张或髌腱紧张的情况下（如外伤后或手术后瘢痕），股四头肌需要更强地收缩，因此需要施加更大的力才能发生运动，这就增加了髌骨和滑车之间的压力。

（4）在股四头肌无力的情况下，身体前倾使得重心前移，因此 GRF 更接近膝关节，从而减少股四头肌所需的力。

（5）在髌股关节疼痛的情况下，患者在活动时可能会试图保持膝关节伸直，如下楼梯时。这样做是为了减少股四头肌的收缩范围，减小髌股关节力，从而减轻疼痛。

四、髌骨接触压力随膝关节屈曲的变化

髌股关节接触压力受施加的力和受力面积的影响。

应力 = 力 ÷ 受力面积

因此局部应力（相当于髌股关节接触压力）受髌骨和滑车接触区域的影响。随着膝关节的弯曲，当髌骨与滑车接触时，髌骨的接触部分向近端移动，滑车部分向后方移动，接触面积会增加。

因此，髌股关节应力会在膝关节屈曲 30° ～ 90° 时增加，在屈曲 90° 时最高。膝关节屈曲角度越大，接触面积就越大，接触应力就越小。髌骨的退变往往发生在那些对应膝关节屈曲 40° ～ 80° 的关节区域，因为这些区域的接触压力很高。

五、髌骨的不对称负荷

同样重要的是，要认识到髌股关节的负荷可能不是对称的，其中一个面的负荷可能比另一面更大。①髌骨向外侧移动或倾斜会将髌骨的外侧面压迫到滑车上；②髌骨向内侧移动或倾斜会将髌骨的内侧面压迫到滑车上（图 4-4）。

髌骨通过髌腱与胫骨相连，因此胫骨的旋转通常会拖动髌骨来改变局部髌股关节负荷（图 4-5，图 4-6）。

（1）胫骨外旋：增加髌骨外侧面和滑车之间的压力。

（2）胫骨内旋：增加髌骨内侧面和滑车之间的压力。

（3）胫骨外旋与不稳定和外侧挤压综合征有关。

（4）尸体研究表明，胫骨结节的外侧偏移会增加髌股关节外侧接触压力，而结节内侧偏移会降低这种压力。

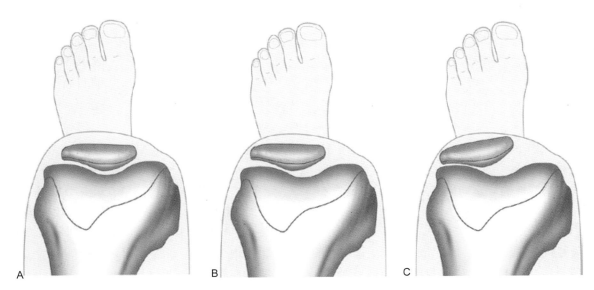

图 4-4　髌骨正常排列（A）、髌骨外移（B）、髌骨外倾（C）

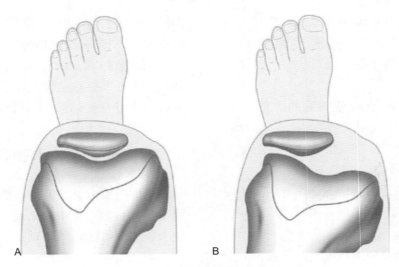

图 4-5　髌骨下的股骨内旋

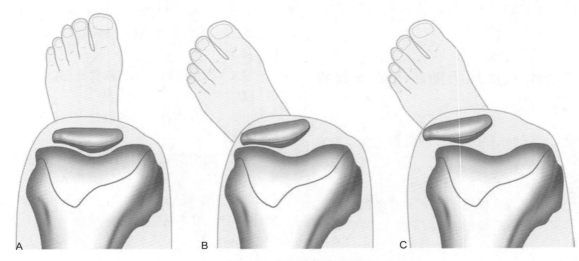

图 4-6　胫骨外旋拖动髌骨

相反，股骨旋转会导致髌骨相对于股骨的平移。

（1）股骨内旋：滑车外侧面压迫髌骨外侧面，增加接触压力。

（2）股骨外旋：滑车内侧面推动髌骨内侧面，增加接触压力。

任何导致髌骨相对于股骨轨迹不良的情况都可能改变髌股关节力，从而改变接触压力。这些情况可能是结构性的或是功能性的。

（一）结构性

1. 股骨颈前倾（股骨颈比正常情况下更前倾）。这导致股骨的代偿性内旋，以最大限度地减少股骨头从髋臼中向前半脱位，并保持股骨头在髋臼中的同心复位。

2. 股骨干内旋（特发性、创伤后）。

3. 胫骨外旋（特发性、创伤后）。

4. 结构性膝关节外翻。

5. 滑车发育不良。

6. 高位 / 低位髌骨。

7. 结构性足旋前。

（二）功能性

1. 髋外展肌和外旋肌无力，导致股骨内收和内旋。

2. 由于肌肉 / 韧带不平衡导致的足旋前，导致胫骨和股骨内旋（图 4-7）。

3. 动态膝关节外翻的原因如下。①肌肉 / 韧带不平衡；②骨动力学异常，继发于股骨、胫骨或两者的内旋。动态外翻可导致髌骨外侧轨迹异常，从而增加 PF 的压力（图 4-8，图 4-9）。

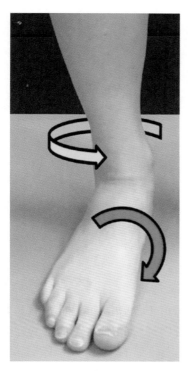

图 4-7　足旋前导致胫骨内旋

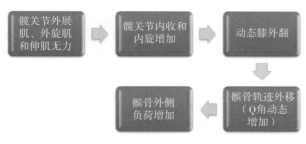

图 4-8　髋部无力可能导致髌股关节的外侧负荷增加

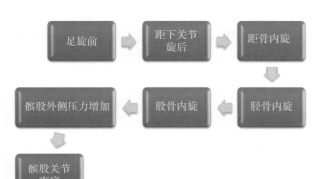

图 4-9　足旋前可能导致髌股关节负荷增加和疼痛

4. 软组织因素：肌肉失衡、韧带紧绷、韧带松弛。

Souza 等使用 MRI 研究髌股关节疼痛和无痛的女性对照组之间的髌股关节运动学、股骨旋转和髌骨旋转情况。有髌股关节疼痛的病例在膝关节屈曲的所有角度都显示出更大范围的髌骨外移，同时在膝关节屈曲 0°～30° 时显示出更大范围的髌骨外倾。同样，在髌股关节疼痛组中观察到更大的股骨内旋。但并没有发现髌骨旋转的组间差异。因此，有学者认为，有 PF 疼痛的女性髌股关节运动的改变与过度的股骨内旋有关，与髌骨外旋无关。

六、高位髌骨

高位髌骨是髌骨相对于股骨滑车的位置比正常人高的情况。因此在膝关节屈曲时，髌骨需要更长的时间进入股骨滑车，因为它必须从一个更靠近端的起始位置开始移动。

高位髌骨意味着膝关节前方疼痛的风险更高。这可以用生物力学研究解释，这些研究表明高位髌骨与膝关节屈曲时较高的髌股关节接触压力有关。

Luyckx 等通过尸体研究表明，在膝关节屈曲时髌股关节接触力随着膝关节屈曲度的增加而增加，直到达到最大值，随后下降。髌股关节接触压力的下降与股四头肌腱和滑车之间开始接触的时间相吻合，这使得负荷得以分担。开始屈曲时，高位髌骨对应的是较低的髌骨接触力。然而在高度屈曲时，股四头肌肌腱与滑车的接触（即力的分担）延迟到更大角度的屈曲中，所以高位髌骨的接触力比正常髌骨高度的接触力更高。因此最大的 PF 接触力和接触压力随着髌骨高度的增加而显著增加。当对所有屈曲角度进行平均时，髌骨高度与最大的接触压力相关（图 4-10）。

已有证明显示，高位髌骨与髌股关节骨关节炎变化有关，并且随着时间的推移，会增加这些退变特征加重的风险（图 4-11）。

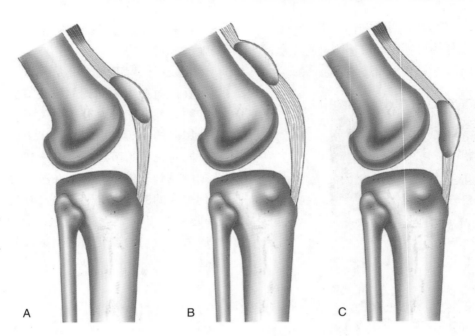

图 4-10　髌骨高度的变化
A. 正常髌骨；B. 高位髌骨；C. 低位髌骨

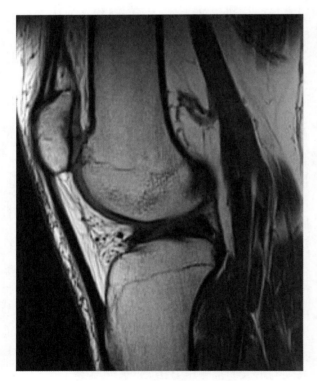

图 4-11　高位髌骨

七、下坡步行诱发肌肉损伤和延迟肌肉酸痛发生

下坡行走明显增加了髌股关节接触力。下坡

行走也证明对于加强股四头肌方面是有效的。然而，由于肌肉纤维和细胞外基质的高度紧张，伴随强烈的偏心收缩的下坡行走可能会导致微创伤，也可能导致肌肉炎症和肌酐激酶升高。在临床上，这表现为股四头肌前方酸痛、无力和活动困难。上述表现会在 24～48 小时出现，并且持续数天（约 96 小时后恢复）。通过强度较低的偏心运动进行预适应可以使上述表现减轻。

八、髌股关节的稳定性

髌股关节的稳定性是指关节保持其关节面（髌骨和滑车）正常关系的能力，以避免出现临床症状。

髌股关节的不稳定性是指髌骨与滑车之间的不正常移动，这会出现麻烦的临床症状。原因如下。

（1）脱位：髌骨关节面和滑车关节面之间完全失去接触。

（2）半脱位：髌骨关节面和滑车关节面之间仍然保持一定接触。

髌股关节不稳定与髌股关节松弛不同。在不稳定的情况下，通常会有与异常髌股关节平移有关的症状。相反，松弛是指患者发现的或在临床检查中观察到的异常髌股关节移动，但没有症状。

值得注意的是，虽然髌股关节的不稳定性指的是髌骨相对于滑车的位置，但任何髌骨的异常位置都可能是由于髌骨移动而引起的原发性问题，或由于滑车相对于髌骨移动而引起的继发性问题。

髌骨不稳通常发生在外侧（这是指髌骨相对于股骨的位置关系），较少发生在内侧。

九、髌股关节的稳定装置

在考虑髌股关节稳定性时，主要包括静态和动态稳定装置。

静态稳定装置指那些在形状和大小上不变的参数，包括：①关节面的形状；②韧带。

韧带是连接两块骨的纤维结构。韧带不能主动改变其形状或大小以限制运动。相反在施加分散的力量时，韧带会从静止的松弛状态拉伸到紧绷状态。髌股关节的韧带提供以下作用。

（1）控制效应：韧带允许两块骨之间沿韧带的方向平移，直到伸展到最大长度，在此位置时不可能再有进一步的运动。

（2）动态稳定装置：指那些可以根据情况需要改变它们在关节上施加的力量的参数。肌肉认为是主要的关节稳定装置。这可以解释以下内容。

1）脱位后韧带撕裂的髌股关节可以继续保持稳定，使得人可以正常活动。

2）通过加强肌肉以及让肌肉以更平衡和协调的方式工作，关节稳定性可能会得到改善。

髌股关节的静态因素和动态因素如下。

（一）静态因素

1. 骨和关节软骨形态学　髌股关节具有一致的表面，有助于稳定性。滑车呈"U"形，其凹陷的外侧和内侧切面由关节软骨覆盖。髌骨的关节面呈"V"形，由一个垂直脊分开的内侧和外侧切面组成。因此，"V"位于"U"中（图4-12）。

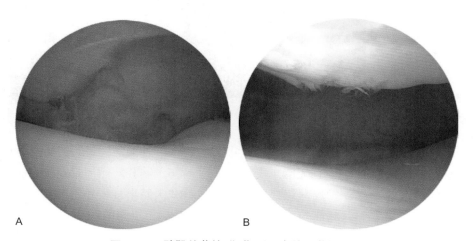

图 4-12　髌股关节的"U"形滑车的关节镜视图

两者间关系的任何变化都可能导致不稳。

（1）髌骨面：可能因人而异，基于膝关节屈曲30°时轴位X线片的Wiberg分型，主要分为3型。

1）Ⅰ型：对称性髌骨。内侧切面呈凹形，与同样呈凹形的外侧切面的大小几乎相同。

2）Ⅱ型：内侧切面比外侧切面小，外侧切面是凹陷的，但内侧切面是平的或略微凸起。此型最常见（约占80%）。

3）Ⅲ型：内侧切面小得多，几乎垂直。

除上述情况外，髌骨也可能是平的或凹的，没有明显的独立切面，这种情况在髌骨关节不稳定时也会遇到。

（2）滑车：外侧面通常比内侧面大，并向近端延伸。它通过提供外侧的骨质支撑来提高髌骨的稳定性（图4-13）。滑车的深度可能因人而异。①正常深度（"U"形）；②浅层（次于"U"形）；③平坦；④凸形；⑤凸形，有一个凸出物或凸点。

这是股骨前皮质水平以上的滑车沟的延伸。髌骨必须经过这个凸起才能进入滑车。

（3）滑车的深度可以通过测量滑车外表面和内表面之间的角度（滑车两平面的最高点到滑车沟最低点形成的角度）通过放射成像（MRI、CT、X线检查）进行评估。这个角度通常为（138±6）°。如果角度大于145°，表明滑车发育不良（滑车的深度较小），可能与髌骨半脱位的倾向有关。

（4）滑车发育不良是指滑车的形状不正常，比一般正常人要浅。它发生在＜2%的人群中，但约有85%的髌骨不稳的人有这种情况。

（5）约96%的髌骨脱位患者会有影像学证据表明有滑车发育不良（图4-14）。

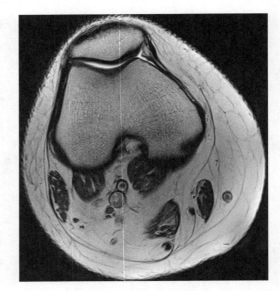

图4-13　匹配一致的髌股关节，良好形成的滑车

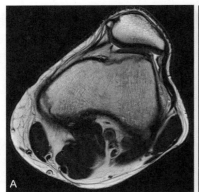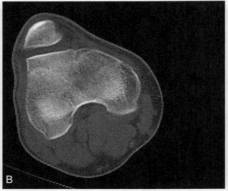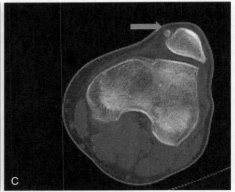

图4-14　滑车发育不良，髌骨外侧半脱位及符合MPFL撕脱损伤的内侧小骨块（红色箭头）

Keshmiri等研究了滑车形状异常及失去其正常深度的原因。他们在MRI上比较了有无滑车发育不良情况的成人膝关节的形态，发现两组之间外侧股骨髁的尺寸没有明显差异。然而与对照组相比，滑车发育不良者内侧股骨髁的尺寸（高度、宽度、深度）明显较小。因此，滑车发育不良患者的内侧股骨髁发育不全，而不是外侧股骨髁发育不全。

2. 韧带　以下韧带对髌骨稳定提供了静态约束。

（1）内侧髌股韧带（MPFL）：防止髌骨相对于股骨滑车的外移。它是限制髌骨外移的主要韧带。它在膝关节屈曲30°时最紧。

（2）髌半月板内侧韧带：防止髌骨外移。

（3）髌胫内侧韧带：防止髌骨外移。

（4）内侧支持带：防止髌骨外移。

（5）外侧支持带：防止髌骨内移。

（6）髌胫外侧韧带：防止髌骨内移。

（7）髌半月板外侧韧带：防止髌骨内移。

内侧和外侧的约束也能够约束髌骨相对于滑车的前移，主要是通过内外侧张力将髌骨压在滑车上。

3. 肌腱

（1）股四头肌：防止髌骨远端移位和髌骨近端向前偏离股骨。

（2）髌韧带：防止髌骨近端移位和髌骨远端向前偏离股骨。

（3）髂胫束：防止髌骨相对于滑车的内移。

这些肌腱的张力除了通过肌肉收缩实现任何动态效果外，还发挥着控制效应。

（1）如果髌腱撕裂，髌骨会被股四头肌肌腱附着拉向近端。由于股四头肌主动收缩，会发生较大移位。

（2）如果股四头肌肌腱撕裂，由于其与髌腱相连，髌骨会向远端弹起。然而，由于远端没有主动的肌肉收缩，这种回缩程度最小。

4. 各种静态韧带 / 肌腱对不同方向上的髌股关节不稳定的限制

（1）髌骨外移

1）主要约束：MPFL。

2）次要约束：①内侧髌胫韧带；②内侧髌板韧带；③髌骨内侧支持带。

Panagiotopoulos 等在一项尸体研究中表明，MPFL 对髌骨外侧稳定性的贡献超过 50%。内侧髌板韧带的贡献约为 24%，而内侧髌胫韧带和髌骨内侧支持带各贡献约 13%。

（2）髌骨内移：①髌骨外侧支持带；②外侧髌胫韧带；③外侧髌板韧带；④髂胫束；⑤关节囊。

（3）髌骨向近端移位：①髌腱；②内外侧支持带。

（4）髌骨向远端移位：①股四头肌肌腱；②内外侧支持带。

5. 静态约束间的相互作用　内侧和外侧静态稳定装置之间的张力平衡对于维持髌骨的稳定性至关重要。内侧和外侧静态稳定装置之间的不平衡可能会导致髌骨不稳定，具体如下。

（1）髂胫束或外侧髌骨支持带与内侧约束之间过紧，导致外侧髌骨不稳定。

（2）内侧约束与外侧约束之间松弛，导致髌骨外侧不稳定。

（3）髌骨外侧切面与滑车的倾斜角降低，导致髌骨外侧不稳定。

（4）髌骨外侧支持带缺失，导致髌骨内侧不稳定。

静态约束的贡献度根据膝关节屈曲的位置而变化。当膝关节伸展时，髌骨位于滑车外侧，并且股四头肌放松或仅有轻微收缩。因此，髌骨不处于紧张状态，可以很容易地从一侧移动到另一侧。

膝关节在这个位置时，髌骨的稳定性依赖于以下结构。

（1）内侧和外侧的韧带 / 肌腱结构。

（2）膝关节屈曲 30° 时，髌骨与滑车相接触。从这个阶段开始，骨性结构（滑车和髌骨形状）对髌骨的稳定性起主要作用。外侧面相对内侧面的高度和坡度的差异，成为限制髌骨外移的主要因素。此外，在膝关节屈曲较大角度时，股四头肌肌力和髌腱肌力之间的夹角减小，这意味着髌骨更牢固地拉向滑车，提高了其稳定性。

（二）动态因素

髌股关节稳定的动态因素包括膝关节、核心、髋部和下肢其他部位的肌肉。

1. 膝关节肌肉　股四头肌的各个部分以平衡和协调的方式将髌骨压在滑车上，以提高髌股关节稳定。股四头肌内侧和外侧组分之间的平衡对于保持髌股的一致性至关重要。两者之间的不平衡容易导致髌骨不稳定。

（1）股内侧肌相对股外侧肌活动不足，会增加髌骨外移的可能性。

（2）股外侧肌的功能障碍，会增加髌骨内移的可能性。

由股四头肌收缩产生的合力方向决定了作用在髌骨上的拉力方向。因此股四头肌的整体拉力线可能影响髌骨的稳定性。在生理条件下股四头肌的合力向上和向外，这是由于以下原因。

①股四头肌的起点与髌骨止点的关系：股直肌起于髂前下棘。

②股骨在冠状面的成角和股四头肌作用力线：从股骨近端外侧到股骨远端内侧。

关于上述情况，必须考虑到生物力学 Q 角。这个角是由以下 2 条线形成的：①代表股四头肌肌腱合力的线；②从髌骨肌腱止点到髌骨中心的一条线。

Q 角越大，股四头肌对髌骨向外的拉力越大，这容易导致髌骨外侧不稳。

临床 Q 角是一个可以在临床上评定并替代生物力学 Q 角的角度（图 4-15）。临床 Q 角是由以下 2 条线形成的。①从髂前上棘（临床上可触及）到髌骨中心的一条线。这条线用作股四头肌对髌骨的合力的近似线。②从髌骨中心到胫骨结节的一条线。这条线代表髌韧带对髌骨的拉力。

临床 Q 角可以在膝关节略微弯曲的情况下进行评估，以使髌骨在滑车的中心。临床 Q 角数值比生物力学 Q 角更小。

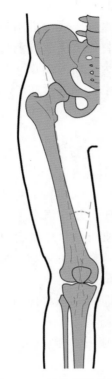

图 4-15　Q 角的临床评定

男性和女性的临床 Q 角不同，文献报道如下。①男性：8°～14°；②女性：11°～20°。

Q 角及对髌骨的外侧拉力，可以通过以下方式增加。①较宽的骨盆解剖结构（与女性性别相关）；②髋关节外旋肌或外展肌薄弱，导致功能性股骨内收和内旋；③髋关节前倾，导致代偿性股骨内旋；④结构性股骨内收或内旋；⑤膝关节外翻畸形；⑥膝反屈：过伸；⑦足旋前（扁平足或平足）：导致膝关节外翻增加。

2. 核心、髋部、足部和踝部的肌肉　核心肌肉和髋部肌肉的足够强度与协调对于保持股骨相对髌骨和胫骨的正常位置至关重要。这些功能障碍容易导致髌骨不稳。同样足的位置可能影响髌骨的位置，并且会受到作用于足踝的肌肉活动的影响。

本体感觉对于参与髌股关节稳定性的肌肉功能起重要作用。

十、外侧髌股关节不稳

髌骨外侧不稳定（半脱位 / 脱位）通常发生在膝关节屈曲 20°～30° 时（膝关节屈曲或伸展）。可能是由以下因素导致的。

（1）在正常的膝关节活动中，膝关节屈曲约 20° 时，髌骨向外侧移动和倾斜，表明作用于髌骨上主要的力（由股四头肌收缩和静态约束提供）是向外侧方向。

（2）在膝关节屈曲前期，胫骨处于外旋状态，股骨处于内旋状态，膝关节处于外翻状态，这进一步导致髌骨外移。

膝关节屈曲度越高，髌骨就越不容易脱位，因为它与滑车的接触越深。Farahmand 等评估了正常人尸体在不同膝关节屈曲角度下的髌骨外侧力和位移表现。5mm 的髌骨外向位移需要一个恒定的位移力（与恒定的外侧不稳定一致），直到膝关节屈曲 60°。在这之后，位移力的大小增加。然而，如果滑车存在大量的骨缺损或其他骨质异常，髌骨外侧脱位也可能发生在更深程度的屈曲时。

在评估外侧髌股关节不稳时，有必要考虑导致髌骨相对于股骨出现外侧轨迹不良的情况，使其容易出现外侧不稳。这主要涉及以下结构。①核心；②髋关节；③膝关节；④小腿、踝关节、足。

这种情况可能是结构性的或功能性的。

1. 结构性　①股骨颈前倾；②股骨内旋；③胫骨外旋；④结构性膝关节外翻；⑤滑车发育不良；⑥胫骨结节外移；⑦高位髌骨；⑧结构性足旋前。

高位髌骨：是指髌骨在静止状态下位于比预期高得多的位置的情况。因此在膝关节屈曲时，髌骨需要更长的时间来与滑车接触，因为它必须从一个更近端的起始位置开始移动。在临床上，高位髌骨意味着髌骨外侧不稳定的风险更高。这可能是由于髌骨与滑车的接触延迟，因此在膝关节屈曲周期的大部分时间里，需要依靠软组织的约束来保持稳定。由于髌骨在滑车沟外停留的时间较长，髌骨外移和半脱位或脱位的可能性较大。

髌骨相对于股骨滑车的运动可以比作在滑梯上的滑动，如图 4-16 所示。

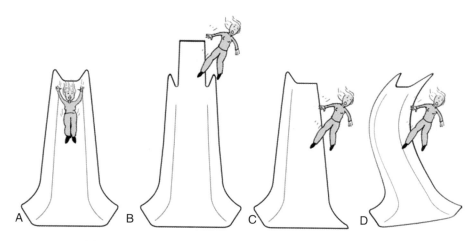

图 4-16 髌骨相对于股骨滑车的运动类似于在滑梯上的滑动

A. 如果你是在滑梯中开始的，而且滑梯的侧壁很深，那么可以进行平滑的滑动；B. 如果一个人必须先在平坦的表面上滑行，然后才进入滑梯（相当于高位髌骨），就有可能摔出而不能进入滑梯；C. 如果滑道壁有缺陷，而且侧壁是平的（等同于滑车发育不良），那么就可能会滚出滑道，而不是顺利地滑下；D. 如果滑梯的某一个部位弯曲（相当于股骨内旋）

2. 功能性

（1）髋关节外展肌和外旋肌无力：导致股骨内收及股骨在髌骨下内旋（图 4-17）。

（2）由于肌肉/韧带不平衡导致的足旋前：导致胫骨和股骨内旋及膝关节外翻（图 4-18）。

（3）动态膝关节外翻。

（4）软组织因素：肌肉不平衡，外侧韧带紧张，内侧韧带松弛/功能障碍。

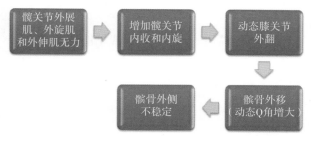

图 4-17 髋部无力可能导致髌股关节外侧不稳

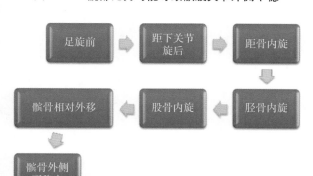

图 4-18 足旋前可能导致髌股关节外侧不稳

十一、髌骨退变的生物力学

任何导致髌股关节压力增加的情况都可能与髌股关节退变及关节炎有关（图 4-19）。

因此，上述生物力学情况已证实会导致以下情况。

（1）在没有髌股关节不稳的情况下髌股关节接触压力增加。

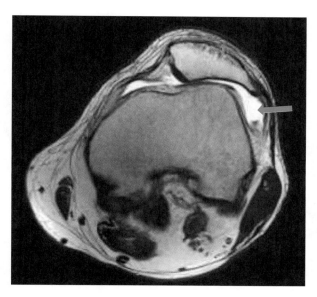

图 4-19 伴有髌股退变和髌骨外侧半脱位的积液

（2）能够导致髌股关节压力改变的髌股关节不稳。

髌骨退变的生动力学也与较高的髌股关节退变率有关。

与后交叉韧带 / 后外侧角缺失有关的骨关节炎。慢性后交叉韧带（PCL）和后外侧角（PLC）缺失与主要在 PF 区和内侧区的 OA 风险增加有关。尸体研究表明，PCL 和 PLC 缺失会增加内侧区与 PF 区之间的接触压力。髌股关节的外侧面尤其会受到影响。在 PCL/PLC 缺失的情况下，胫骨后移，并相对于股骨外旋。胫骨的后移将髌骨向后拖，增大了髌骨对股骨滑车的压迫，提高了髌股关节接触压力。胫骨相对于股骨的外旋导致胫骨结节外移，拖动髌骨向外侧移动，从而增加了髌骨外侧负荷。

（陶春静　樊瑜波　译）

第 5 章　膝关节疾病的病史采集

进行临床诊断时，第一步是针对患者的主诉和症状进行全面的病史采集。可以使用开放式提问，以便患者有机会用自己的语言按自己的缓急程度来表达他们想解决的问题；也可以采用更直接的问题，这些问题旨在引出患者可能不会主动提出的具体事实。

膝关节疾病的临床病史采集应按照正规的结构，包括主诉、可能诱因及患者在疼痛、功能障碍或其他方面受到的影响等。

临床医师应询问患者已经接受的治疗方法及疗效。此外，还应询问患者的一般健康状况、是否有其他肌肉骨骼系统问题、使用过及目前正在使用的药物，以及相关家族史，也应详细记录患者的个人史信息，包括休闲和职业活动。

一、主诉

按照如下所述，为患者的每一项主诉采集信息。

（一）主诉的性质

1. 疼痛　①部位。②性质：如钝痛、锐痛、灼烧痛。③严重程度：0 分至 10 分评分（0 分为无痛，10 分为剧烈疼痛）；对睡眠的影响，分为入睡困难 / 难以觉醒。

2. 卡锁

（1）"卡锁"对患者意味着交锁、打软腿、异常活动、异常响声或被卡住。

（2）起病情况：缓 / 急。久坐后 / 膝关节长时间屈曲时发生，休息时发生，在任何时间可发生，在转身 / 关节扭转时发生。

（3）卡锁姿势：①屈膝固定 / 伸膝固定；②屈膝和（或）伸膝障碍。

（4）缓解情况：①逐渐缓解；②突然缓解。

（5）伴随症状：如疼痛、肿胀和响声。

3. 打软腿

（1）"突然失控" "交锁" "关节错动" "移位"。

（2）跌倒 / 倒下。

（3）诱发因素：站立、直行、转身、扭转、下楼梯、旋转、下蹲。

4. 僵硬　全方向活动受限还是特定方向活动受限。

5. 无力

（1）全方向运动还是特定方向。

（2）全方向还是特定腿部姿势。

（3）影响高需求还是低需求活动。

（4）严重程度：无力或力量低于预期或早期疲劳。

（5）持续时间及频率。

6. 响声

（1）响声的类型。

（2）患者 / 他人听到的或感受到的。

（3）位置 / 来源。

7. 感觉异常　①性质：感觉改变，如针刺感；感觉减弱，如刺痛、麻木；感觉消失。②位置。③严重程度。④疼痛或无痛。⑤持续性或间歇性。

8. 肿胀

（1）描述：突起；畸形；两侧不对称；突出；形状、大小、颜色、温度。

（2）患者或他人注意到的其他特征。

9. 其他　孤立症状或合并症状。

（二）发病

1. 发病速度　急或缓。

2. 可能的诱因　①无明显诱因；②慢性重复劳损；③慢性重复负重；④活动类型或水平变化时出现；⑤突然负重。

3. 如果症状在受伤后开始

（1）患者在做什么？

运动：如踢足球、打橄榄球、滑雪。

（2）损伤是如何发生的？

1）非接触性损伤：如变向，急停，起跳着地。

2）接触性损伤：如直接撞击。

（3）受伤的细节

1）扭伤。

2）特定方向受力：如过伸、外翻、内翻、过屈、胫骨前移/后移。

3）轴向负荷（如在汽车踏板上扭动）。

4）撞击时足接触或离开地面。

4. 相关的声音　如折断声、撕裂声、爆开声、咔嗒声或沉闷的响声等。

5. 相关的肿胀

（1）立即肿胀：如关节内出血，可能继发于韧带撕裂、关节内骨折或半月板外周缘撕裂。

（2）短时间间隔/隔夜后肿胀：提示炎症原因，如继发于半月板撕裂。

6. 在受伤后立即活动的能力

（1）能够在受伤后站起来并继续受伤前的动作：提示不是重大损伤。

（2）能够负重但必须停止活动。

（3）无法负重。

（三）症状进展

1. 持续时间　①时间长短；②持续性/间歇性。

2. 大小或形状的变化（如肿胀或包块）

（1）变大/变小/上移/下移：间歇性改变。

（2）变化的速度：快/慢。

（3）大小伴随或不伴关节位置或姿势或活动改变而改变。

（四）加重和缓解因素

加重和缓解因素包括：①姿势；②休息或发力，静息或腿部运动；③休息/活动；④负重；⑤步行或跑步；⑥平路行走或上下楼梯；⑦平路行走或在凹凸不平的路面行走；⑧特定活动，如跪、转身和跳；⑨时间，如夜间或白天，晨起或其他时间。

（五）主诉的影响程度

了解主诉对患者带来的影响及限制，可以帮助医师确定干预的必要性及可能的益处。主要影响包括：①功能限制，如影响日常活动、工作或休闲娱乐活动。②是什么阻止你做想做的事？③对个人或社会生活的影响。④对心理健康的影响。

（六）治疗经过

询问以前的治疗经历。可以从患者本人或亲属处收集，或者在相关病历或手术记录中收集。

（1）尝试过哪些治疗方法，以及怎么治疗的、在哪里治疗的及治疗过多少次？

（2）哪些治疗方法可以缓解症状？

（3）哪些治疗方法没有效果？

二、既往肌肉骨骼系统病史

在这部分临床病史中，询问任何其他肌肉骨骼系统的病史，如患侧膝关节/腿，健侧膝关节/腿，其他关节，炎症或其他关节疾病，以及既往损伤，如骨折或其他。

三、运动史

1. 参加的运动。

2. 定期的运动：如强度、频率及持续时间。

3. 最近活动方式的变化。

4. 热身方式。

5. 穿鞋的变化。

四、既往史

询问患者的既往史以确定可能与膝关节症状发展有关的疾病，确定患者的一般健康状况及其接受手术或其他干预的能力。

（1）糖尿病：①与围术期并发症相关，如感染；②类固醇注射治疗后发生高血糖的风险。

（2）如果考虑手术，则需关注心血管和呼吸系统健康状况。

（3）恶性肿瘤，如症状转移的可能性，是否适合手术。

（4）身体其他部位的感染。

（5）身体其他部位的骨坏死。

（6）与类固醇使用相关的疾病，如骨坏死。

（7）深静脉血栓形成/肺栓塞，如术后风险是否增加。

（8）口腔溃疡，如 Reiter 综合征、反应性关节炎。

（9）皮疹，如鳞屑（如银屑病）、游走性红斑（Lyme 病）、蝴蝶斑疹（狼疮）、血管性皮疹（类风湿关节炎）。

（10）眼部症状，如结膜炎、葡萄膜炎（如类风湿关节炎、Reiter 综合征、反应性关节炎）。

（11）泌尿系统症状（反应性关节炎、Reiter 综合征）。

五、既往手术史

询问有关膝关节腿部及肌肉骨骼系统其他部分和非肌肉骨骼系统的任何既往手术史，以确定以下情况。

（1）如果要进行手术，可能会造成手术困难的状况，如既往的膝关节手术和相关的瘢痕。

（2）手术的适应证。

（3）患者发生手术/麻醉并发症的潜在风险，如既往手术史、麻醉方式、既往手术的时间及术后并发症的发展。

六、用药史

目前和以前使用过的药物信息，任何过敏的详细信息及吸烟饮酒史。

（1）类固醇使用史，如与骨坏死有关的类固醇使用史。

（2）可能影响麻醉风险或注射治疗的药物。

（3）其他相关药物，如合成类固醇、兴奋剂、抗生素（氟喹诺酮类）。

（4）过敏史，如过敏原；过敏反应；替代品，如尝试过哪些及其安全性；可能与关节僵硬的易感性有关；对金属材料过敏（如果考虑植入），如对首饰、其他金属的反应，以及反应表现，如局部瘙痒、发红、水疱、全身症状。

（5）饮酒史：与骨坏死有关，可能影响治疗的依从性。

（6）吸烟史。

七、肌肉骨骼系统家族史

某些肌肉骨骼疾病可能表现出家族关联性，需要排查以下情况。

（1）可能影响患者认知、先入为主或可预期的膝关节疾病家族史。

（2）骨坏死、炎症性关节病的家族关联性。

（3）与关节病相关的病症的家族关联性，如痛风、炎性肠病。

■ 要点

（1）系统的病史询问可以帮助收集到所有重要信息，确保重要事实不被忽视。

（2）即使诊断看起来非常明显，也要保持横向思维。

（3）即使是准确的病史询问也可能不会直接得出确切的回答，通常需要补充放射学或其他检查。Swain 等进行了一项系统回顾，将 ACL 损伤临床检查项目的准确性与关节镜评估或 MRI 所达到的水平进行比较以确定诊断研究。他们检查了从临床病史中收集到的 9 项信息的诊断准确性（包括受伤时的撕裂声、打软腿、积液、疼痛、继续活动的能力等）。他们的结论是，这些都不能在临床上提供有用的诊断信息。此外，尽管个别病史项目或体格检查在临床实践中得到了广泛的应用和接受，但并不会明显改变 ACL 损伤的诊断率。

（吴　爽　朱建伟　付维力　译）

第6章 膝关节的体格检查

临床体格检查的目的是获取能够补充病史中临床症状的体征，并为诊断或鉴别诊断提供依据。

骨科对任何关节的体格检查均可以按照视诊、触诊、动诊、特殊检查的顺序进行，膝关节同样适用。检查者首先对患者和膝关节进行视诊，随后进行触诊，并测量膝关节主动和被动活动度。之后通过特定条件下的特殊检查逐个检查各肌肉肌力。腰骶椎、髋关节、踝关节和足部关节的检查也类似。

本章介绍了一种结构化的膝关节体格检查，并强调了一些评估膝关节的特殊测试。结构化的方法可以确保不会忽视任何重要的表现。可根据诊断的需要选择相应的特殊测试。

下面按照视诊、触诊、动诊和特殊检查的顺序描述膝关节的体格检查方法。

一、视诊

正确暴露患者下肢及下部躯干。整体观察患者的情况。

（1）在休息时是否感觉舒适？

（2）要求患者站立，并采取几个步骤来评估下肢和上肢的整体动态姿势、平衡和活动能力。

（3）注意使用和不使用助行器时的行走能力。

要求患者站立以便检查者可以在患者周围走动来检查脊柱、骨盆和下肢（包括髋关节、膝关节、踝关节和足部）。

1. 视诊的角度　①前方；②侧方；③后方（图6-1）。

2. 视诊的内容

（1）手术或外伤瘢痕。

（2）肿块或突起。

（3）异常或不对称的姿势（髋或膝关节屈曲、膝关节过伸、外翻平足/高弓足）。

（4）异常或不对称力线：脊柱、骨盆和下肢（髋、膝、踝、足）的冠状面、矢状面、轴位以下状态的情况。①静态和动态；②负重状态（站立或行走状态，以及站立位提踵状态下评估如扁平足等畸形是否可以矫正）；③非负重状态。

（5）肌肉萎缩。

（6）皮肤：颜色、皮疹或其他皮肤损害。

（7）检查患者的鞋子是否存在不均匀的磨损（图6-2～图6-4）。

以下情况要特别注意膝的力线。

1. 站立时，负重位，膝关节尽量伸直。

2. 仰卧，非负重位。

（1）冠状位力线：膝内翻、外翻（单侧与双侧）（图6-5）。

（2）矢状位力线：屈曲、过伸。

（3）轴位力线：髌骨偏向内侧、外侧。

如果在患者站立时发现任何力线异常，则在仰卧位进一步检查以帮助确诊。①是否能矫正至完全或部分正常；②施加应力是否会加重。

分别在膝关节屈曲和伸直状态两种情况下评估冠状位力线异常的矫正能力。这可以提示哪些结构可能导致力线异常（手术时可能需要进行定位）。

（1）双膝屈曲和伸直时均不能矫正的外翻提示外侧副韧带、腘肌肌腱或后外侧关节囊紧张。

（2）膝伸直时不能矫正，但是屈曲时可以矫正的内翻提示髂胫束紧张。

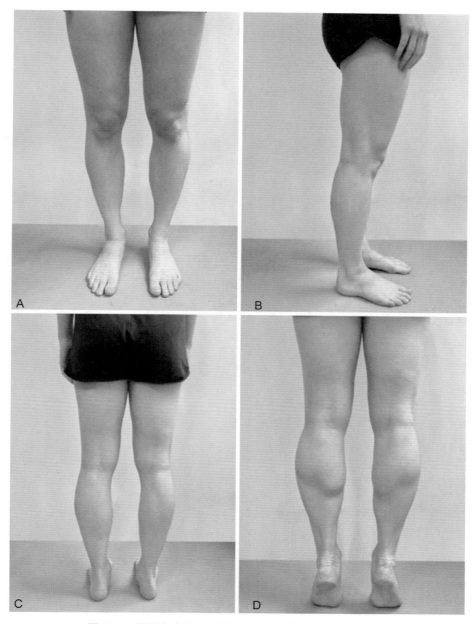

图 6-1　从前方（A）、侧方（B）和后方（C 和 D）视诊

力线异常可能由以下结构所致。①软组织；②骨；③两者同时存在。

在膝关节，冠状位畸形可能是由以下因素引起（图 6-6 和图 6-7）。

（1）关节内因素：①关节表面形态；②关节软骨丢失；③半月板丢失。

（2）关节外因素（股骨或胫骨）：①干骺端；②骨干。

（3）韧带功能障碍。

（4）混合因素。

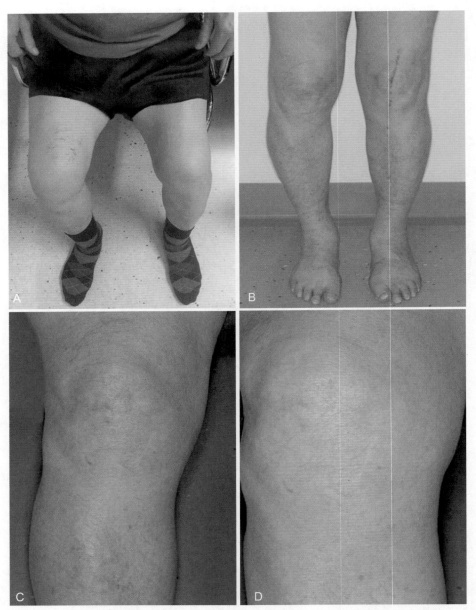

图 6-2　A. 左侧股四头肌萎缩；B. 膝关节前方全膝关节置换后的手术瘢痕；C 和 D. 膝关节前内侧切除内侧半月板的手术瘢痕

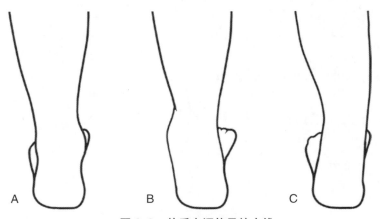

图 6-3　从后方评估足的力线

A. 正常；B. 足旋后；C. 足旋前

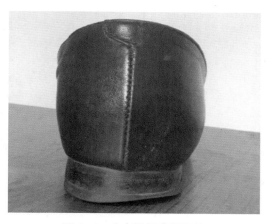

图 6-4　患者鞋跟磨损不均

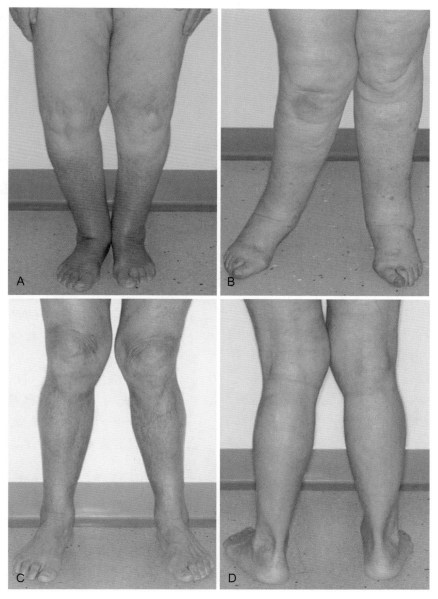

图 6-5　A. 膝内翻；B ～ D. 膝外翻

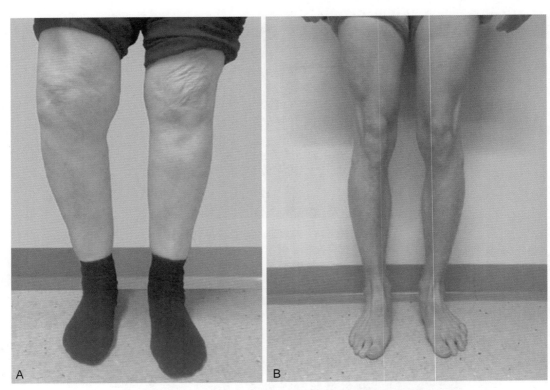

图 6-6　A. 关节内退变所致的膝内翻；B. 左膝干骺端畸形所致的膝内翻

二、触诊

1. 触诊潜在的疼痛来源

（1）腰骶椎和椎旁肌。

（2）髋关节，如大转子、腹股沟。

（3）膝关节包括以下结构。①胫骨结节；②髌腱（膝关节伸直）；③髌骨下极和上极；④内侧和外侧胫股关节间隙；⑤鹅足腱区；⑥内侧和外侧支持带，内侧皱襞；⑦近端胫腓关节；⑧髌骨后方，如髌面；⑨股骨和胫骨髁；⑩膝关节周围肌腱，包括内侧和外侧腘绳肌肌腱、腓肠肌内外侧头和股四头肌远端；⑪小腿，如腓肠肌和胫骨（图 6-8）。

2. 检查是否存在积液

（1）浮髌试验（针对中度积液）：患者仰卧，膝伸直并放松。检查者用一只手按压髌上囊，使关节内积液推向远端，从而将髌骨从股骨上浮起，用另一只手的拇指迅速将髌骨压向股骨，然后松开，同时感受髌骨拍击股骨然后弹开股骨的过程。已证明关节积液为 14 ～ 45ml 时才能检查

出阳性，并且该征象可能在存在更多的关节积液时消失（图 6-9）。

（2）积液波动试验（针对少量积液）：患者仰卧，膝伸直并放松。检查者用一只手按压髌上囊，使关节内积液移向远端，用另一只手从关节下方向上沿关节内侧挤压到髌上囊，从而使积液移动至外侧，然后用同一只手的背侧在膝外侧从上往下挤压感受内侧的液波（移位）。这可能会重复地使积液从一边移动到另一边（图 6-10）。

（3）大腿肌肉体积：可以通过定量测量髌骨近端 10cm 处的大腿周长来衡量（图 6-11）。

3. 触诊检查神经血管状况　①感觉；②远端脉搏，包括胫后动脉、足背动脉；③毛细血管灌注情况。

股四头肌角（Q 角）：在膝关节屈曲 30° 时测量，此时髌骨位于滑车中心。它是髂前上棘到髌骨中心的直线与胫骨结节中心到髌骨中心的直线之间的夹角。可以在患者站立位或仰卧位进行测量，也可以在股四头肌放松或紧张的情况下进行测量。

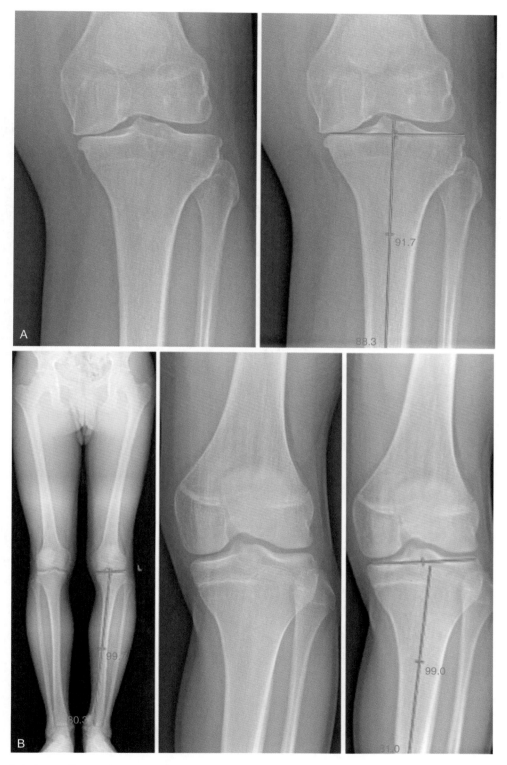

图 6-7　由于失去内侧关节间隙导致的膝内翻，胫骨近端无畸形（A）；因干骺端畸形所致胫骨近端内翻，关节间隙正常（B）

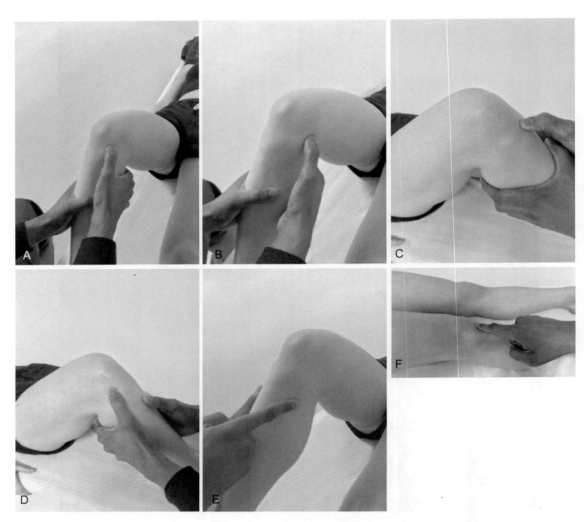

图 6-8　触诊寻找局部压痛位置
A. 前内侧关节间隙压痛；B. 后内侧关节间隙压痛；C. 前外侧关节间隙压痛；D. 后外侧关节间隙压痛；E. 鹅足区压痛；F. 髌腱起点压痛

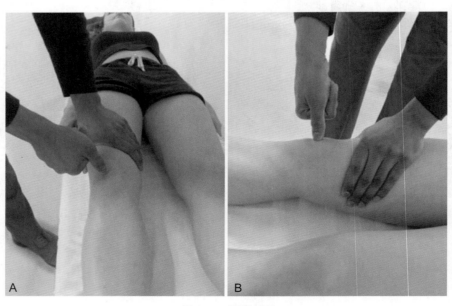

图 6-9　浮髌试验

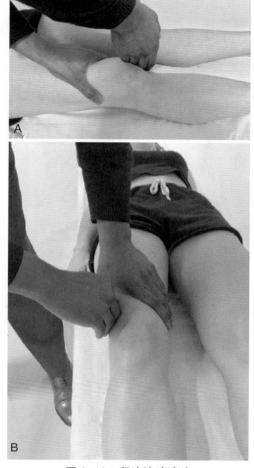

图 6-10　积液波动试验

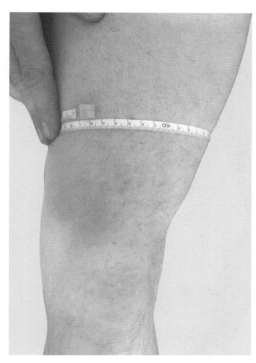

图 6-11　卷尺评估大腿肌肉体积

然而，Q 角因为重复性较差，它的临床价值尚待讨论。并且对于它和临床症状的相关性尚没有达成共识。此外，这是一个静态测量，而髌骨轨迹是一个动态过程。

三、动诊

活动可以分为以下两种。

（1）主动活动：由患者进行。

（2）被动活动：由检查者进行。

患者要求进行特定的活动，并观察其能达到的程度（范围）。然后检查者试着把腿朝指定的方向推得更远，并观察额外的被动运动。在正常情况下，大多数运动是可以主动进行的，但在特定的疾病下被动活动度可能会超过主动活动度。

在检查主动动作时，检查者可以采用以下方法。①口头指导患者做动作，如屈膝、足跟朝下、伸膝、用力屈膝、用力伸膝。②口头指导并演示动作。

（一）整体步态

分别从前方、后方及侧方观察患者的行走。明确躯干、骨盆或下肢的异常活动。评估以下步态参数。

1. 冠状位

（1）内翻外冲步态：定义为与不负重相比，负重状态下（步态周期的站立期）内翻增加。它表明膝关节在冠状位上存在动态不稳。可以看到存在内翻推力的患者在负重状态下膝关节向外侧弯曲，而在步态周期的摆动期（非负重状态）回到内翻较小的状态。在患者行走时，可以从患者的后方更好地观察（图 6-12）。

内翻推力导致内侧间室的负荷每走一步都会急剧增加。步态分析显示，内翻外冲步态会增加膝关节内收力矩，这表明内侧间室的负荷更大。这样的推力可能会增加内侧间室的剪切力和压缩力，增加内侧间室骨关节炎进展的风险。

造成内翻外冲步态的原因包括：①特发性；②神经肌肉疾病，如股四头肌无力；③关节外胫股内翻；④骨关节因素，如关节软骨缺失、半月板缺失等所致内侧间室压力增加，因此变窄；⑤外侧韧带松弛或断裂导致膝关节内翻，外侧关间隙增大。

（2）外翻内冲步态：定义为与不负重相比，负重状态下（步态周期的站立期）膝外翻增加。它表明膝关节在冠状位上存在动态不稳。可以看到存在外翻内冲步态的患者在负重状态下膝关节内侧弯曲，而在步态周期的摆动期（非负重状态）回到外翻较小的状态。在行走时从患者的后方可以更好地观察（图6-13）。

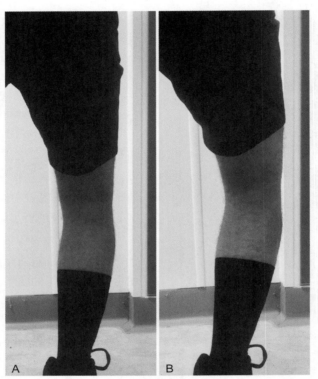

图 6-12　内翻推力

负重时膝内翻增加（从后面看，膝更偏向外侧）

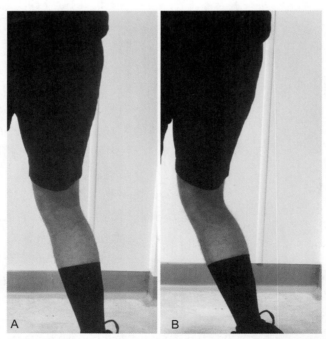

图 6-13　外翻内冲步态：从后方看负重情况下膝外翻增加（看起来向内侧弯曲）

与内翻外冲步态相比，外翻内冲步态更为少见。

造成外翻内冲步态可能的原因：①特发性；②内侧副韧带缺失；③神经肌肉疾病，如股四头肌无力；④关节外因素引起的外翻；⑤关节内因素，如关节软骨缺失、半月板缺失等所致负重时外侧间室压力增加（变窄）。

Chang 等对患有膝骨关节炎和高危人群内翻外冲步态和外翻内冲步态发生频率与推力存在相关的因素进行了研究。

在无骨关节炎放射学证据的人群中，32% 出现内翻外冲步态；而在有骨关节炎放射学证据的人群中，有 37% 的患者出现内翻外冲步态。两个人群中外翻内冲步态的发生率则分别为 7% 和 9%。

在那些没有放射学骨关节炎表现的人中，内翻外冲步态的存在与以下因素有关。①种族，如高加索人高于非洲裔美国人；②高龄；③更高的 BMI；④膝内翻；⑤男性；⑥膝关节伸肌力量减弱。

在那些骨关节炎患者中，内翻外冲步态的存在与以下因素有关：内翻力线不良；严重的骨关节炎；男性。

在外翻患者中，非洲裔美国人发生外翻内冲步态的概率比高加索人更高。

2. 矢状位　髋、膝、踝和足：如屈、伸。

3. 轴位

（1）足部静态力线：包括内翻、外翻。

（2）足行进角度：包括内翻、外翻。

（3）髌骨静态和动态力线：包括偏内或偏外。

一些需要注意的步态如下。

（1）防痛步态：在下肢疼痛的情况下可能出现。患者为避免疼痛的腿上负重而缩短患侧站立时间，增加了摆动时间。

（2）足下垂步态：患者在摆动阶段更多地弯曲膝和髋（就像爬楼梯一样），以帮助足离开地面。当足与地面接触时可能会听到响声。这是因为足跟接触地面时足不能背伸，且不能控制与地面的接触。

（3）Trendelenburg 步态：非负重侧骨盆下降或患者躯干向患侧倾斜。

（4）膝反屈步态：膝关节负重时过伸。

（二）膝关节运动评估

1. 屈　患者仰卧，要求患者屈膝并将足朝向臀部移动（主动屈膝）。然后，检查者握住胫骨，尝试进一步屈膝，看是否有进一步被动运动的可能。屈曲程度可根据小腿和大腿之间的角度（胫骨相对于股骨）或足跟和臀部之间的距离来描述（图 6-14）。

2. 伸　患者仰卧，要求患者伸膝，将膝关节按压在检查床上（主动伸展）。然后检查者用一只手稳定股骨，另一只手握住胫骨尝试进一步伸膝，看是否有可能进一步被动运动。以小腿和大腿（胫骨相对于股骨）之间的角度评估伸直程度。如果没有完全伸展，则为负值；如果过伸则为正值。在主动伸展膝关节的过程中，检查者可以将手放在膝关节下面确定膝和检查床之间是否有间隙，进而提示伸膝能力是否缺失（图 6-15）。

3. 直腿抬高　足背伸状态可提高伸膝效率。患者可把足向上勾试着抬起腿（图 6-16）。

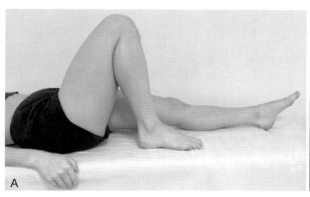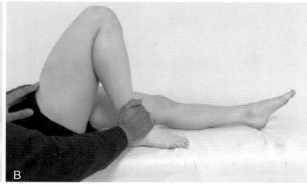

图 6-14　评估主动、被动屈膝

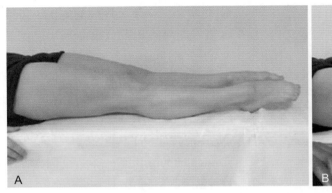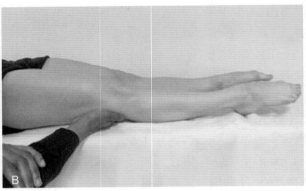

图 6-15　评估伸膝

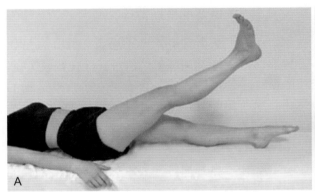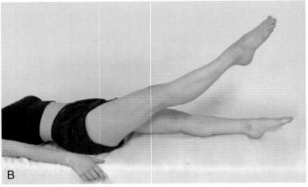

图 6-16　足背伸和跖屈状态下主动直腿抬高

研究表明，踝关节背伸有助于伸膝。踝关节背伸时，股四头肌的最大肌电活动高于踝关节处于中立位时。与中立位或跖屈位相比，踝关节背伸可以在等速或等长活动过程中增强股四头肌的活动。已有研究表明来自胫前肌肌梭的传入神经通过脊中间神经元刺激步行过程中股四头肌的收缩。这可能是一个帮助站立或行走时稳定膝关节的过程。

可以从以下两方面描述膝关节的运动。

（1）定量：①活动角度；②膝关节屈曲时，足跟到臀部的距离。

（2）定性：连续、中断。

（三）腰脊椎运动评估

屈曲，伸展；侧向旋转；侧向屈曲。

（四）髋关节运动评估

评估主要包括内、外旋；前屈、后伸；外展、内收。

髋关节内外旋测试（发现运动限制和运动疼痛）是一个很好的髋关节运动筛查测试，它可以满足大多数情况下的需求。

（五）踝关节运动评估

背伸、跖屈；足尖站立能力、足后跟站立能力。

四、膝关节特殊检查

特殊检查是评估特定疾病或个人症状的特定来源的临床体格检查。它可以检查以下内容：①肌力；②肌肉僵硬程度；③激发疼痛；④激发恐惧；⑤激发不稳；⑥激发其他症状。

在理想情况下，特殊测试的目标是一次只测试一个或一组结构，例如，①评估肌肉力量时，一次只评估一块肌肉的力量；②评估疼痛激发时，一次只评估来自一个痛源结构的疼痛刺激；③评估恐惧时，一次只评估来自一个过程的恐惧；④评估结构不稳时，一次只评估一组导致不稳的结构。

　　理想的特殊测试具有很好的敏感度和特异度。

　　（1）敏感度：测试能正确识别疾病状态的能力。

　　（2）特异度：测试能正确识别非疾病状态的能力。

　　然而，骨科检查中常用的特殊检查特别是膝关节特殊检查的质量受到了一些争议。这类检测通常没有较高的敏感度或特异度。这可能是由于以下原因。

　　（1）各结构之间解剖关系密切，分离和测试单个结构困难。

　　（2）多个结构具有共同的神经支配，在受到刺激时会引起类似的疼痛。

　　（3）多个结构可能具有相似的功能，可代偿其中一种结构的功能缺失，如韧带间功能的相互代偿。

　　（4）检查可明确症状的起源，但不能确定该区疾病的类型，如胫股关节痛可能是多种疾病导致的结果。

　　（5）某些测试在某些疾病中呈阳性的机制还不完全清楚。

　　（6）激发试验引起的疼痛程度并非是全或无，程度差异会很大，并且没有明确的临界值去确定一次试验阳性与否。因此在量化何为剧烈的疼痛，何为疼痛加剧，或何为与症状不成比例的疼痛通常受到医师主观因素的影响。

　　（7）部分试验可靠性不高或在伴随的病理状态下难以实施，因为这些病理状态可能是由于以下原因。

　　1）使患者无法将膝关节摆出试验需要的体位，如将急性损伤的膝关节弯曲到 90° 以进行抽屉试验评估交叉韧带情况。

　　2）引起与特定试验引出的特定症状类似的症状，如在广泛的膝骨关节炎情况下进行半月板撕裂的相关试验。

　　一项有关膝关节特殊试验的系统综述表明许多针对半月板病变、关节松弛度、关节稳定性的试验是不准确的，并且在不同医师操作时存在明显的差异，因此在临床实践中可能并无益处。

　　特殊的这些局限性在临床查体时必须得到重视。因此特殊应当谨慎运用，并看作是在鉴别诊断时的一项附加证据而非得出准确诊断的绝对依据。

　　过多的特殊检查用于诊断膝关节相关疾病，在常规临床实践中同时应用众多的膝关节试验几乎不可能。因此，临床医师在工作中往往选择使用特定的几个试验。

五、在膝关节查体中评估肌肉力量

　　评估肌肉力量是有难度的，原因如下。

　　（1）区分真实的肌力减低和假性的肌力减低（疼痛或僵硬导致的减低）是十分重要的。

　　（2）一个动作的完成可能有多块肌肉参与，单一肌肉的肌力下降可能被其他肌肉代偿。

　　以下标准可用于进行肌力分级。

　　根据医学研究委员会分级系统（Medical Research Council grading system）将肌力分为 0～5 级。0 级：无肌肉收缩；1 级：颤动或仅有肌肉收缩的迹象；2 级：可以完成无重力的动作；3 级：可以完成对抗重力的动作；4 级：对抗重力与阻力进行主动动作；5 级：正常运动功能。

　　此外，还有一种更简单的肌力分级系统，此系统将肌力分为三级：①强；②弱但能保持摆放的体位；③非常弱，不能保持摆放的体位。

　　以下方法可用于评估肌力。

　　（1）让患者主动完成一个动作。这可用于判断患者是严重的肌力下降或只是轻微的肌力下降。

　　（2）将患者的腿被动摆至医师希望的体位，并要求患者保持这一体位。在直腿抬腿时，如果患者不能保持抬腿的体位，提前做好保护患者腿的准备，以防其突然下落并造成患者不适。

　　（3）如果患者可以保持抬腿的体位，可更进一步评估并分级，或与对侧健康的腿进行比较。进一步评估为在患者保持抬腿体位的同时给予对抗的力量。

肌肉的肌力评估

　　1. 股四头肌

　　（1）膝关节主动伸直迟滞：患者坐于床边，膝关节弯曲，患者主动伸直膝关节。检查者使膝关节进一步被动伸直。两次膝关节伸直角度的差即为膝关节主动伸直差异。一定程度的膝关节主动伸直迟滞是生理性且是正常的（2°～4°，延长膝关节主动伸直时间会使差异达到更大的程度）。

（2）股四头肌抗阻试验：患者坐于床边，膝关节弯曲，患者主动伸直膝关节，检查者在胫骨上施加向下的压力，要求患者保持伸膝的体位。检查者应在靠近膝关节的位置施加向下的压力，以减小力矩效应（施加在关节的力矩等于施加的力与力到关节的距离的乘积）。

在上述试验中，患者可能会表现为需要依靠健侧膝关节协助患侧膝关节伸直，这提示伸膝力量明显下降。

2. 腘绳肌　屈膝力量：患者坐位或平躺，嘱患者屈膝，检查者在胫骨上施加压力使患者膝关节伸直，要求患者保持屈膝的体位，以对抗检查者在胫骨上施加的使膝关节伸直的力。检查者应在靠近膝关节的位置施加压力。

（1）嘱患者俯卧位，并重复该试验，以评估对抗重力屈膝的能力。

（2）通过提前调整小腿位置可以分别测试内侧和外侧腘绳肌的力量（胫骨向一侧旋转时同侧腘绳肌活动增强，这是因为胫骨内旋时对应

内侧腘绳肌，胫骨外旋时对应外侧腘绳肌）。Mohamed 等将膝关节置于 70° 屈曲并旋转胫骨，发现在向一侧旋转时同侧腘绳肌产生的扭矩及肌电图的活动明显增大（半腱肌和半膜肌促使胫骨内旋，股二头肌促使胫骨外旋）。Beyer 等发现在膝关节 30° 屈曲时外侧腘绳肌产生的力最大，继续屈曲则腘绳肌肌力下降，但内侧腘绳肌的激活不受膝关节屈曲的影响。

六、疼痛激发试验

在这些试验中检查者进行一项操作并询问患者该操作是否造成疼痛或已有的疼痛是否加重。注意观察患者面部表情，以识别疼痛感及对操作的恐惧感。

（一）髌股挤压试验

1. 被动　患者仰卧位。检查者用双手拇指或单手手掌在髌骨表面施加向下的力将髌骨按向滑车，同时被动地屈曲及伸直膝关节。疼痛及摩擦感可提示髌股关节功能障碍，如退变、软骨损伤（图 6-17）。

2. 主动　重复上述动作并嘱患者主动屈曲及伸直膝关节。

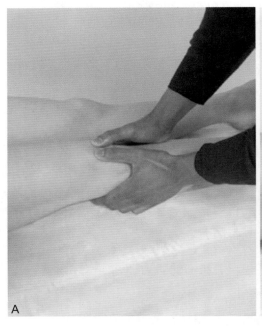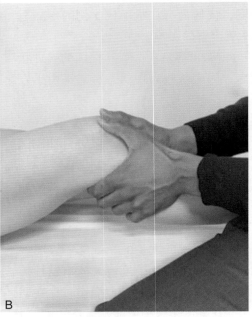

图 6-17　被动髌股挤压试验

此外，除屈曲膝关节外，检查者还可以用拇指与示指固定髌骨，患者腿部伸直放松，将髌骨压向股骨内侧或外侧。通过上下移动髌骨，可以评估绝大部分关节面。注意观察患者的疼痛及不适感。

（二）半月板撕裂疼痛激发试验

1. McMurray 征

（1）内侧半月板撕裂：患者放松平躺，检查者抓住患侧足，膝关节和髋关节完全屈曲直至足跟触臀部，将小腿置于外旋位并被动地伸直膝关节，检查者另一只手触诊内侧关节间隙，内侧胫股关节间隙出现疼痛及"咔嗒"声，提示可疑的内侧半月板后角撕裂（图6-18）。

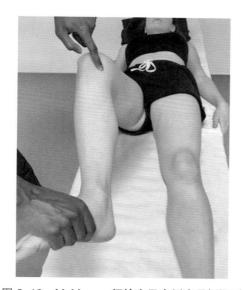

图6-18　McMurray 征检查示内侧半月板撕裂

（2）外侧半月板撕裂：患者放松平躺，检查者抓住患侧足，膝关节和髋关节完全屈曲直至足跟触臀部，将小腿置于内旋位并被动地伸直膝关节，检查者另一只手触诊外侧关节间隙，外侧胫股关节间隙出现疼痛及"咔嗒"声，提示可疑的外侧半月板撕裂（图6-19）。

最初认为压痛伴"咔嗒"声是试验阳性的表现。然而目前认识到"咔嗒"声可能并不出现，只有局部的疼痛，该试验重复了患者的症状即可认为是阳性结果。不伴随疼痛的"咔嗒"声甚至可能出现在正常的半月板中。

这一试验的原理如下。当小腿旋转时撕裂的半月板碎片卡在股骨与胫骨之间造成疼痛或"咔嗒"声。外旋时试验用于测试内侧半月板，内旋时试验用于测试外侧半月板。然而相反的情况也可能会出现，即在外旋的时候提示外侧半月板撕裂，反之亦然。

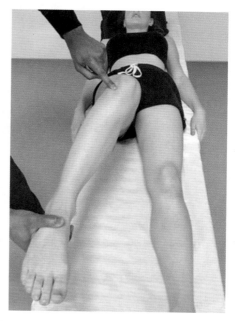

图6-19　McMurray 征检查示外侧半月板撕裂

McMurray 征已被证明具有很高的特异度，尤其是对外侧半月板而言，但其敏感度和评估者间的可靠性较低。

2. Thesally 试验　旨在增加半月板的负荷并复现半月板撕裂的症状。检查者抓住患者伸出的双手以扶住患者，同时患者单脚站立于平坦地面。患者内旋、外旋膝关节及整个身体3次同时使支撑腿的膝关节保持轻微的屈曲（约5°）。之后在支撑腿膝关节屈曲20°的状态下重复上述动作。对于半月板撕裂的患者，会出现内侧或外侧关节间隙的不适，并且可能感到膝关节卡住或交锁（图6-20）。

（三）Hoffa 试验

患者平躺，髋关节及膝关节屈曲约45°，检查者用双手拇指按压髌腱两侧，稍低于髌骨下极，同时患者主动伸直膝关节。试验阳性表现为该动作造成髌腱水平的疼痛，这是由于髌下脂肪垫受到股骨、胫骨和髌骨的撞击（图6-21）。

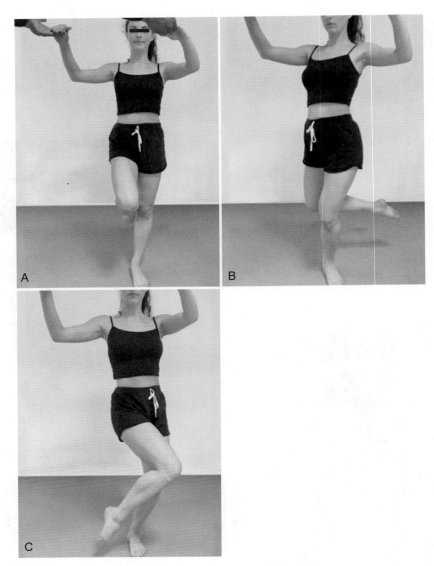

图 6-20　Thesally 试验

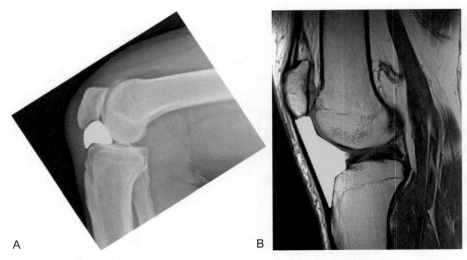

图 6-21　脂肪垫随膝关节屈曲和伸直而发生的位置改变。屈曲时脂肪垫容纳于股骨髁间窝中。与之相反，伸直时脂肪垫挤压在髌腱与股骨髁远端之间

（四）髌内侧滑膜皱襞试验

患者仰卧位，膝关节伸直，检查者拇指挤压髌股关节的内下部，将压迫股骨内侧髁与髌骨之间的内侧滑膜皱襞。保持拇指的压力，同时使膝关节屈曲至 90°。试验阳性表现为在伸直时出现疼痛，而在屈曲至 90° 时没有或仅有轻微的疼痛。

七、松弛评估

过度松弛是指存在过度的膝关节松弛（过度的关节移动和活动）。过度松弛可用于描述胫股关节即胫骨相对于股骨的过度移位，或是髌股关节即髌骨相对于股骨滑车的过度移位。如果涉及多个关节，同样可以表述为广泛性的关节过度松弛。以下试验可用于评定关节松弛。

（一）胫股关节松弛评定

1. 膝关节前向松弛

（1）Lachman 试验：患者仰卧位，膝关节屈曲至约 30°，检查者一只手握于胫骨的后内侧（稍低于膝关节），另一只手握于大腿前侧（稍高于膝关节），向前拉小腿，需关注：①胫骨相对于股骨向前移位的程度。②这种前向移位存在一个明确的终止点（图 6-22）。

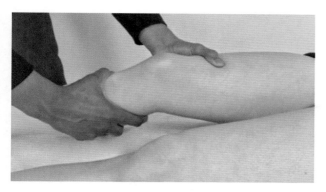

图 6-22　Lachman 试验评定膝关节前向松弛

与对侧相比，过度向前移位，或终止点不明确 / 缺失，提示 ACL 断裂。

（2）前抽屉试验：患者仰卧位，膝关节屈曲至 90°，检查者坐在患者被检测的脚上，双手环握住患者小腿（稍低于膝关节），向前拉小腿，需关注：①胫骨相对于股骨向前移位的程度；②这种前向移位存在明确的终止点（图 6-23）。

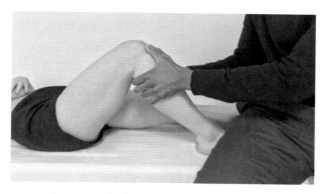

图 6-23　前抽屉试验评定膝关节前向松弛

与对侧相比过度的向前移位，或前向移位终止点不明确 / 缺失，提示 ACL 断裂。在试验中需注意保持腘绳肌放松，以防止它们限制胫骨的前向移位。可以通过在膝关节后方触诊腘绳肌以确认腘绳肌保持放松状态。

对于正常的膝关节，双侧的胫骨前向移位的差距非常小，在 95% 的人群中 < 2mm。因此，与对侧健膝进行对照十分重要。在急性损伤期，Lachman 试验已证明优于前抽屉试验（患者未麻醉的情况下）。在急性损伤期膝关节疼痛时，相比于屈膝 30° 进行 Lachman 试验，患者常对屈膝 90° 以进行前抽屉试验更恐惧。

有学者建议，在膝关节屈曲 90° 时，ACL 的前内侧束是限制胫骨前移的主要结构，因此可进行前抽屉试验检查。在膝关节屈曲 20° 时，ACL 的后外侧束是限制胫骨前移的主要结构，因此可进行 Lachman 试验检查。

然而，Rosenberg 和 Rasmussen 通过关节镜测定膝关节韧带和半月板正常的年轻成人的 ACL 拉力。在进行前抽屉试验（屈膝 90°）和 Lachman 试验（屈膝 15°）前后分别测定 ACL 前内侧部，中央部和后外侧部的张力。屈膝 15° 时的基线张力大于屈膝 90° 时。绝大部分 ACL 在进行 Lachman 试验时产生最大的拉力，而无任何一部分 ACL 在进行前抽屉试验时产生最大张力。两个试验均以前内侧部与中央部的张力为主。他们的发现表明 Lachman 试验可以更特异性地测定 ACL 的完整性，同时对 ACL 两束具有相反的功能这一理论提出了质疑。

当测定胫骨相对于股骨前移的具体的数值时，首先需要明确测量起点时胫骨的位置。当正常膝关节处于中立位时，胫骨前缘相对于股骨略靠前（5～10mm），这被认为是前抽屉试验的起点。如果在起始位置时胫骨相对于股骨靠后（见于PCL断裂），检查者将胫骨前移可能仅意味着

胫骨回到了正常的休息位（却误认为是过度的前向松弛）。因此，当检查ACL完整性时，需要注意先将胫骨复位至正常的休息位（略前于股骨），再从该点起继续向前施加力以确认是否存在前向松弛。否则胫骨复位至正常休息位的前移可能会误认为是膝关节前向松弛（图6-24）。

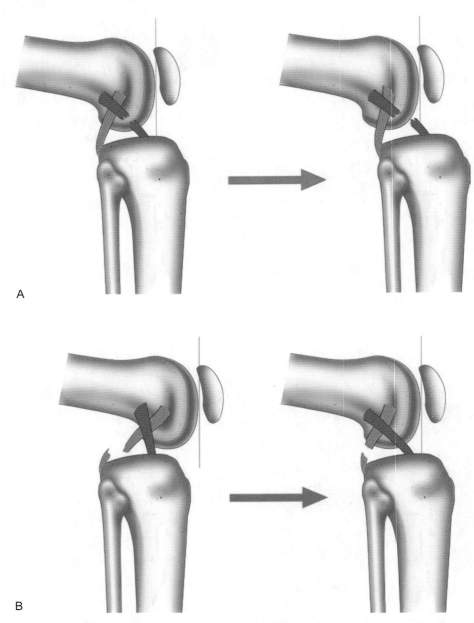

图6-24 当进行前抽屉试验时，需先矫正可能存在的胫骨比股骨后移的情况，再向前施加力以检查前交叉韧带。后移的胫骨前向移动可能被误诊为ACL断裂

（3）轴移试验：患者仰卧，检查者将手臂置于患者胫骨远端并将患者下肢伸直抬起，将患者胫骨内旋膝关节外翻，之后开始被动屈膝。试验

阳性的表现为膝关节从伸直位到屈曲20°～30°时胫骨相对于股骨向后滑动（出现平顺的滑动感或突然的"咔嗒"声）（图6-25）。

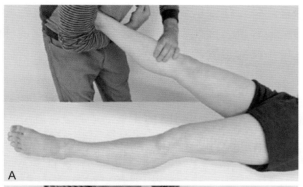
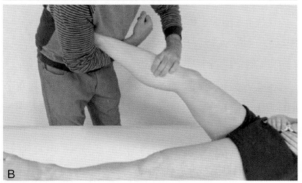

图 6-25　轴移试验演示

在进行轴移试验时，当患者下肢被动轻度屈膝位且胫骨内旋时，重力的作用使股骨下移，导致胫骨相对于股骨向前移位松弛（在 ACL 断裂的情况下）。当膝关节屈曲超过 20° 时，髂胫束向后牵拉胫骨减少前向移位。因此轴移试验有赖于髂胫束的完整性。如果髂胫束功能不全，它将不能牵拉胫骨，导致在整个屈膝过程中胫骨始终处在前向松弛的位置。在膝关节完全伸直时，后侧关节囊的紧张限制胫骨移动，因此不会发生轴移现象。膝关节在屈曲 10°～20° 时最不稳定。

对于膝骨关节炎患者，轴移试验要求的胫骨内旋及前向移位可能是受限的，从而影响试验的可靠性。值得注意的是，移位的半月板撕裂也可能会使前移试验或轴移试验出现假阴性结果，因为它们限制了胫股间的相对运动。

Markolf 等在一项尸体研究中研究了轴移试验和 Lachman 试验的关系。轴移试验的程度和 ACL 的前向松弛度没有线性相关性。他们的结论如下。

1）单独考虑受伤膝关节松弛的程度，可能不能准确地预测轴移的程度。

2）轴移试验中正常膝关节与受伤膝关节之间的前向松弛度的差距（受伤 - 正常差异）可能是

一个较好的预测受伤 - 正常差异的临床指标。

3）张力不足的 ACL 移植物可能明显减小前向松弛，但不能改变轴移试验的结果。

一项 Meta 分析比较了 3 种常用的膝关节前向松弛检查法，发现以下情况。

（1）无麻醉时的总体敏感度：① Lachman 试验：85%；②前抽屉试验：55%（慢性损伤）；③轴移试验：24%。

（2）无麻醉时的总体特异度：① Lachman 试验：94%；②前抽屉试验：92%（慢性损伤）；③轴移试验：98%。

（3）麻醉时的总体敏感度：① Lachman 试验：97%；②前抽屉试验：77%（慢性损伤）；③轴移试验：74%。

（4）麻醉时的总体特异度：① Lachman 试验：93%；②前抽屉试验：87%（慢性损伤）；③轴移试验：99%。

2. 膝关节后向松弛

（1）胫骨结节塌陷征：患者仰卧位，髋关节屈曲 45°，膝关节屈曲 90°。对于 PCL 断裂的患者，胫骨相对于股骨向后。正常膝关节屈曲 90° 时，内侧胫骨平台向前超出股骨髁 5～10mm。如果这一差距不存在，则为胫骨结节塌陷征，可以通过视诊或触诊进行确认（图 6-26）。

（2）后抽屉试验：患者仰卧，髋关节屈曲 45°，膝关节屈曲 90°，足中立位。检查者坐于患者足背，手握于胫骨近端前侧（稍低于膝关节），拇指置于关节间隙，向后推动胫骨并观察以下情况。

1）胫骨相对于股骨向后移位的程度（可以视诊或触诊内侧胫骨平台高出股骨的部分以帮助评估胫骨后向的移位）。

2）后向移位存在明确的终止点。

与对侧相比，过度的胫骨后向移位或终止点不明确 / 缺失均提示膝关节后向松弛，显示 PCL 断裂。

当检查胫骨相对于股骨后向移位的程度时，需要先确定胫骨正常的起始位置。如果胫骨的起始位置和正常休息位相比已经存在向后移位（存在于 PCL 断裂时），那么检查者再给予胫骨一个向后的力也不能使胫骨再增加后向移位的程度。

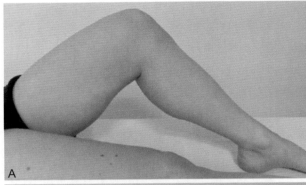
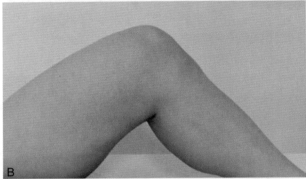
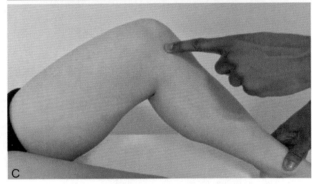

图 6-26　视诊及触诊胫骨相对于股骨向后的塌陷

这种现象可能误认为是膝关节不存在或仅有轻微的后向移位。因此需要先将胫骨复位至正常的静息位（略前于股骨），再从该点起计算胫骨后向移位的程度。

后抽屉试验的结果分级如下。1 级：胫骨向后移动 0 ～ 5mm，但仍略前于股骨。2 级：胫骨向后移动 5 ～ 10mm，胫骨与股骨成一条直线。3 级：胫骨向后移动＞ 10mm，胫骨位于股骨后方（图 6-27）。

（3）股四头肌主动收缩试验：患者仰卧位，膝关节屈曲 90°，嘱患者主动收缩股四头肌，这将向前牵拉胫骨，导致胫骨结节塌陷减小或消失。

（4）反向轴移试验　患者仰卧位，膝关节屈曲 90°，检查者手臂握住患者胫骨远端小腿，外旋胫骨，使膝关节外翻，然后伸直膝关节。该试验的阳性表现为，当膝关节逐渐伸直时，胫骨向前平顺滑动（可视诊或触诊）或出现"咔嗒"声。

当膝关节屈曲时，胫骨相对于股骨向后半脱位（如果存在 PCL 断裂）。当膝关节逐渐伸直时，胫骨相对股骨向前移动并减少后移。再次屈膝，会导致胫骨再次向后半脱位。

一项尸体研究表明同时切断 PCL 和后外侧复合体（PLC）会使反向轴移增大，然而单独切断两者之一均无此效应。基于此研究，有学者建议反向轴移试验可用于检查 PCL 合并后外侧复合体断裂。

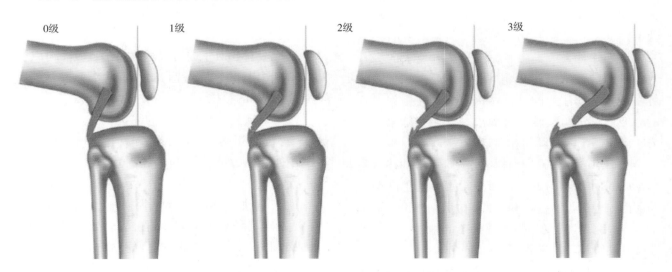

图 6-27　PCL 完好（0 级）及撕裂（1 ～ 3 级）

3. 外翻 / 内翻松弛

（1）外翻松弛

1）外翻试验：患者仰卧位，膝关节伸直，检查者一手握股骨远端外侧（稍高于膝关节）以固定股骨。另一只手置于胫骨远端内侧，向外侧推胫骨使膝关节外翻，并观察以下情形。①胫骨相对于股骨向外侧移位 / 成角的程度；②这种移位 / 成角明确的终止点（图 6-28）。

以下情形应重复该试验：①膝关节屈曲 30° 的情况；②膝关节屈曲 0° （完全伸直）的情况。

在膝关节屈曲 30° 和 0° 时测定可提示韧带断裂的程度。①屈曲 30° 时，松弛度增大，提

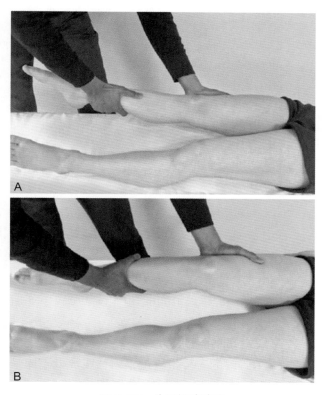

图 6-28　外翻松弛试验

示内侧副韧带断裂。②屈曲 0° 时，松弛度增大，提示内侧副韧带及后内侧关节囊（后斜韧带）断裂，伴或不伴 ACL 断裂。

2）外翻内冲步态：同上所述。

（2）内翻松弛

1）内翻松弛试验：患者仰卧位，膝关节伸直，肌肉放松，检查者一手握股骨远端内侧（稍高于膝关节）以固定股骨，另一只手置于胫骨远端外侧，

向内侧推胫骨，使膝关节内翻，并观察以下情形。①胫骨相对于股骨向内侧移位 / 成角的程度。②这种移位 / 成角明确的终止点（图 6-29）。

以下情形应重复该试验。①膝关节屈曲 30° 的情况；②膝关节屈曲 0° （完全伸直）的情况。

在膝关节屈曲 30° 和 0° 时测定可提示韧带断裂的程度。①屈曲 30° 时，松弛度增大，提示外侧副韧带断裂；②屈曲 0° 时，松弛度增大，提示外侧副韧带及后外侧复合体断裂。

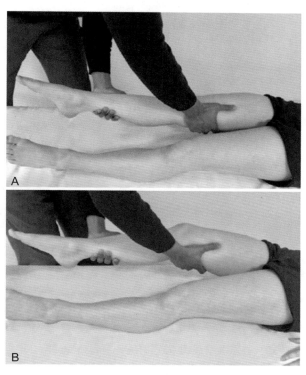

图 6-29　内翻松弛试验

2）内翻外冲步态（varus thrust）：当测定外翻 / 内翻松弛时，通过屈膝 30° 可放松关节囊和肌腱，进而可以单独检查内侧副韧带和外侧副韧带。

依据美国医学协会分级系统，外翻 / 内翻松弛分级如下。

1 级：0 ～ 5mm 开口，明确的终止点（韧带被牵拉）。

2 级：5 ～ 10mm 开口，明确的终止点（韧带部分撕裂）。

3 级：开口 > 10mm，不明确的终止点（韧带完全断裂）。

4. 旋转松弛 胫骨外旋试验（拨号试验）：患者俯卧位，膝关节紧紧并拢，并屈曲 30°，检查者握住患者双脚并外旋胫骨。过度的外旋或患侧外旋比对侧增加超过 10° 认为呈阳性（微小的双侧不对称可能是生理性的，可见于正常膝关节）。在膝关节屈曲 90° 时重复该试验（图 6-30）。

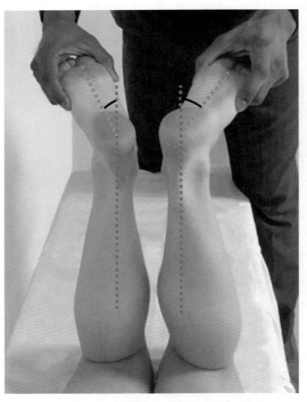

图 6-30 在膝关节屈曲 90° 时进行胫骨外旋试验，图中示左侧胫骨外旋角度大于右侧。在膝关节屈曲 30° 时重复该试验

以下情况可出现胫骨外旋增大。①膝关节屈曲 30° 时，提示后外侧复合体断裂；②膝关节屈曲 90° 时，提示后外侧复合体及后交叉韧带断裂；③内侧副韧带断裂；④ ACL 断裂。

有研究发现在 ACL 断裂而后外侧复合体完好的情况下，膝关节屈曲 30° 及 90° 时，胫骨外旋最多达到 7°，因此有学者认为胫骨外旋侧别差大于 15° 则提示后外侧复合体断裂。类似地，内侧副韧带断裂在膝关节屈曲 30° 及 90° 时造成的胫骨外旋改变与后外侧复合体断裂类似。

（二）髌股关节松弛评定

1. 外 / 内侧髌骨松弛 患者仰卧位，膝关节伸直，伸肌放松。检查者用拇指按住患者髌骨，依次向外侧与内侧推动髌骨，并观察以下情形（图 6-31）。①髌骨相对于股骨滑车向外侧及内侧的移位（也可描述为髌骨平移宽度）；②这种移位存在一个明确的终止点。

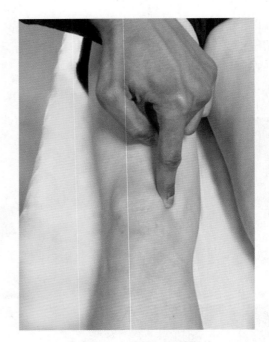

图 6-31 髌骨内侧松弛评估

在出现以下情况时，可重复该检查。①膝关节完全伸直；②膝关节屈曲 30°；③膝关节屈曲 60°。

在膝关节伸直时，外移距离超过髌骨宽度的 3/4，提示髌内侧支持带松弛；内移距离低于髌骨宽度的 1/4，提示髌外侧支持带紧绷。

2. 髌骨外翻松弛

（1）髌骨内侧外翻试验：患者仰卧位，膝关节伸直，伸肌放松。检查者用双手拇指向内推动髌骨，同时以示指朝背离滑车方向翻转髌骨内侧，观察以下情形。①确定髌骨内侧背离滑车的翻转程度；②确定翻转的准确终止点（图 6-32）。

如果无法将髌骨翻转过水平位置，则提示髌内侧支持带坚固。反之，相比于对侧腿，髌骨可过度翻转，则提示可能 MPFL 断裂。

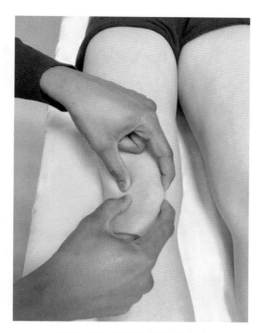

图 6-32 髌骨内侧外翻试验

（2）髌骨外侧外翻试验：患者仰卧位，膝关节伸直，伸肌放松。检查者用双手示指向外推动髌骨，同时以拇指朝背离滑车方向翻转髌骨外侧，观察以下情形。①确定髌骨外侧背离滑车的翻转程度；②确定翻转的准确终止点。

如果无法将髌骨翻转过水平位置，则提示髌外侧支持带坚固。

（3）"J"形征：患者屈膝 90° 坐于床边。嘱患者主动缓慢伸膝，同时检查者仔细观察髌骨的活动。随着屈膝伸直，髌骨脱离滑车沟，先向近端再向外侧移动，该移动轨迹为倒"J"形，故称"J"形征（图 6-33）。该征象提示髌骨过度外移，可能原因是：①髌内侧支持带松弛；②髌外侧支持带紧绷；③股内侧肌无力。

值得注意的是，外科医师能够正确肉眼识别髌骨轨迹不良的概率不足 70%。

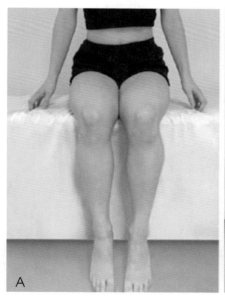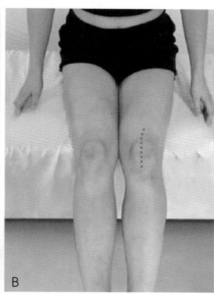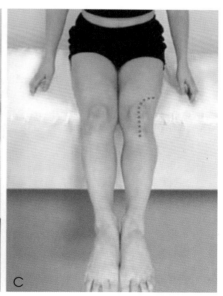

图 6-33 伸膝过程的"J"形征

A. 屈膝时髌骨通常居中；B. 伸膝过程中髌骨向近端移动并轻微外移（红线所示）；C. 髌骨外侧不稳的患者伸膝过程中可见髌骨过度外移（蓝线所示）

（4）髌骨重力半脱位试验：用于评估髌骨内侧半脱位。嘱患者侧卧位，患肢朝上。由检查者被动外展患肢，同时保持股四头肌放松及膝关节伸直。髌骨由于重力作用从滑车沟向内侧滑脱，于膝关节的前外侧可见一纵沟。

检查者在髌骨内侧施加向外侧压力，可将髌骨复位至滑车沟。

检查者嘱患者主动收缩股四头肌以将髌骨拉入滑车沟。如无法完成，则提示股外侧肌与髌骨分离可能，或髌外侧支持带松弛或缺失。

值得注意的是，在既往无手术或损伤的情况下，全身关节松弛的患者也可能出现髌骨内侧半脱位。但由于股四头肌及髌外侧支持带的结构完好，主动收缩股四头肌可将髌骨拉回滑车沟。

（三）近端胫腓关节松弛评估

嘱患者过度屈膝以松弛股二头肌，同时观察近端胫腓关节部位是否出现腓骨头移位（前移最为常见）。

检查者对腓骨近端施加向前的力，同时重复上述操作，再次观察腓骨头的移位。

如果上述操作仍无法引起明显的腓骨头移位，也可在屈膝同时进行内旋。

检查者也可施加向后的力以评估近端胫腓关节的后部不稳定性。

（四）全身关节过度松弛评估

Beighton 评分　检查患者是否存在以下体征。①小指可被动背伸超过 90°；②拇指可被动屈碰到前臂屈肌侧；③肘关节主动过伸超过 10°；④膝关节主动过伸超过 10°；⑤嘱患者身体前屈，手掌平放地面的同时，膝关节可保持伸直（图6-34）。

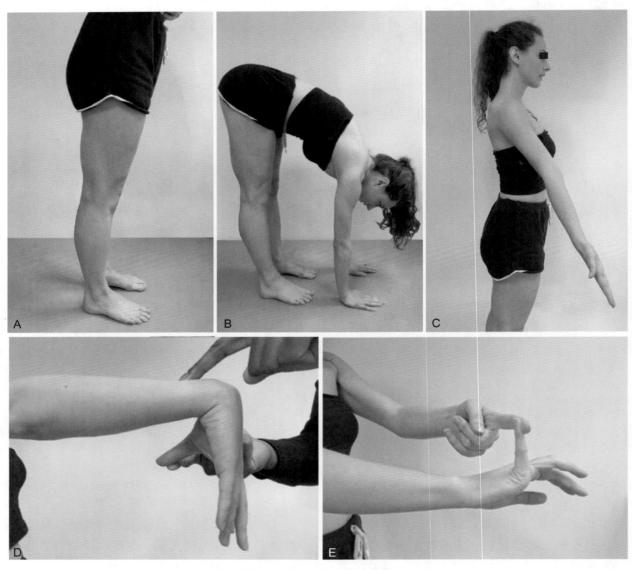

图 6-34　Beighton 评分评估

Beighton 评分中前 4 点左右两侧肢体各记 1 分，第 5 点单独记 1 分，总分为 9 分。成年人得分大于 6 分提示全身关节过度松弛。

八、膝关节不稳试验

关节不稳是指不同程度关节不可控移位，同

时具有症状。膝关节不稳的特殊查体旨在确定是否存在症状性不稳。此外，关节松弛测试也可提示关节不稳，测试过程中出现关节过度松弛合并恐惧表情、保护性肌肉收缩或疼痛症状为关节不稳的重要表现。

松弛是被动测试时发现的客观体征，不稳则是与松弛相关的主观临床症状，包括错位、交锁、打软腿及疼痛等感受。

韧带缺失不一定会导致关节不稳，如 ACL 缺失患者可能存在相应的器质性胫股关节前向松弛，但并无关节不稳症状。同样患者可能存在髌骨支持带的松弛，却无髌骨不稳的症状。

如果进行上述关节松弛试验时患者出现关节不稳的症状，则认为存在相应关节松弛的同时伴有关节不稳。

（一）前交叉韧带不稳试验

前交叉韧带不稳试验主要有 Lachman 试验、前抽屉试验及轴移试验。

（二）后交叉韧带不稳试验

后交叉韧带不稳试验主要为后抽屉试验及反向轴移试验。

（三）外翻不稳试验

外翻不稳试验主要为外翻试验。

（四）内翻不稳试验

内翻不稳试验主要为内翻试验。

（五）后外侧角不稳试验

后外侧角不稳试验主要为胫骨外旋试验（拨号试验）。

（六）髌股关节不稳试验

1. 外侧髌骨恐惧试验　嘱患者仰卧位，膝关节伸直。检查者将患者下肢移至床边以便膝关节屈曲。检查者用一只手在髌骨上施加向外侧的力，同时用另一只手使膝关节屈曲。若患者出现与髌骨脱位相关的恐惧症状（如劝说或阻止检查者操

作，诉疼痛等），则提示髌骨外侧不稳。

2. 髌骨内侧不稳复位试验　嘱患者仰卧位，膝关节伸直。检查者站在患肢同侧，用一只手在髌骨上施加向内侧的力，使髌骨向内半脱位，另一手屈曲膝关节的同时松开髌骨。如患者在屈膝时出现疼痛、恐惧或原症状复发，则为阳性（当膝关节屈曲时，伸肌张力增大将髌骨向外侧拉入滑车沟；髌骨跳过滑车内侧关节面而移位）。髌骨从过度偏内的位置向外侧越过滑车后复位。

（七）近端胫腓关节不稳试验

嘱患者屈膝或对近端腓骨施加外力，检查是否存在不稳症状。

九、腰骶部脊柱试验

1. 股神经牵拉试验　嘱患者俯卧。检查者提起患者小腿，使下肢屈膝并伸髋。如出现大腿前部或腹股沟区的疼痛，则为阳性，提示股神经功能障碍（图 6-35）。

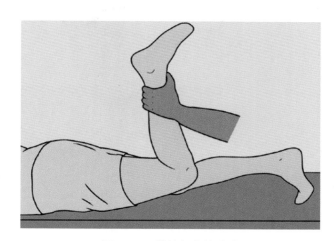

图 6-35　**股神经牵拉试验**

2. 直腿抬高试验（坐骨神经牵拉试验）　嘱患者仰卧位，检查者保持膝关节伸直同时抬高患者腿部以实现髋关节屈曲。如果出现小腿坐骨神经根分布区（L_5/S_1）疼痛，则为阳性，提示坐骨神经根受到刺激或压迫。同时进行足背伸作为加强试验，可加重疼痛（图 6-36）。

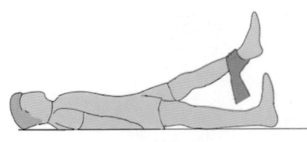

图 6-36 直腿抬高试验

十、核心肌肉平衡试验

现有多种测试可用来评估核心肌肉无力或失衡，具体如下。

1. 单腿站立 嘱患者单腿站立，如无法达到或维持平衡，则提示核心无力或失衡。需要手臂伸展及承重腿的屈曲或扭转等姿势来辅助维持平衡和站立，提示核心肌肉无力。

2. 单腿下蹲 嘱患者单腿站立，做 1/4 蹲至半蹲。如无法实现或维持平衡，则提示核心无力或失衡。需要手臂伸展及承重腿的屈曲或扭转等姿势来辅助维持平衡和站立，也提示核心肌肉无力（图 6-37）。

3. 基本桥式 嘱患者仰卧位，双膝屈曲，双脚平放地面。臀部从地面抬起，从膝至肩形成一条直线，维持该姿势约 10 秒，然后缓慢恢复。观察患者抬起或维持体位时是否出现无力表现，如骨盆不能保持水平、身体摇晃或腘绳肌抽搐等。该动作依靠核心肌群（脊椎肌群、腹肌、髋外展及外旋肌群）及腘绳肌的力量（图 6-38）。

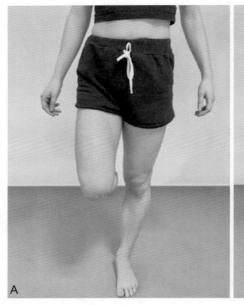
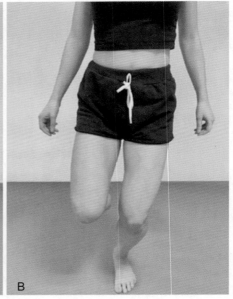

图 6-37 单腿下蹲

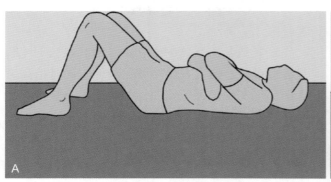
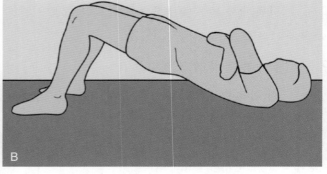

图 6-38 基本桥式

4. 单腿桥式 嘱患者仰卧位，双膝屈曲，双脚平放地面，双臂交叉放在胸前，从膝至肩形成一条直线。伸直并抬高一条腿，同时保持骨盆水平，维持该姿势约 10 秒，然后屈膝恢复初始姿势。观察患者在水平和垂直两个平面抬起或维持体位时是否出现无力表现，如骨盆不能保持水平、身体摇晃或腘绳肌抽搐等。

十一、膝关节肌肉及肌腱柔韧性试验

1. 股直肌柔韧性测试（Ely 试验） 嘱患者俯卧位，膝关节伸直，检查者被动地屈曲患者膝关节。如果屈膝同时同侧髋部被动抬起，则为阳性，提示股直肌挛缩（图 6-39）。

2. 腘绳肌柔韧性测试

（1）被动伸膝试验：嘱患者仰卧位，同侧屈髋 90°，检查者被动伸直患者同侧膝关节直到腘绳肌可耐受的最大程度，并测量此时膝关节的屈曲角度，通常男性为 40°，女性为 30°（图 6-40）。

（2）主动伸膝试验：嘱患者仰卧位，保持同侧屈髋 90° 的同时，指导患者主动伸直膝关节直到出现最大拉伸感。检查者测量膝关节屈曲角度，男女通常均为 40°（图 6-41）。

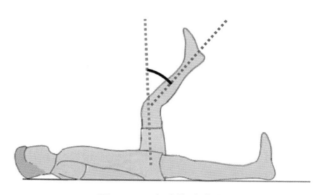

图 6-41 主动伸膝试验

3. 髂胫束柔韧性测试 嘱患者侧卧位，患侧朝上，对侧髋膝稍屈曲。检查者用一手稳定骨盆及大转子，另一手握住患侧小腿使膝关节屈曲 90°，然后后伸并外展髋关节，再将患肢逐渐下降，直到出现抵抗感。正常下肢可做到内收使大腿略低于水平线。而髂胫束挛缩的患者下肢则仍保持外展位或出现膝关节外侧疼痛（图 6-42）。

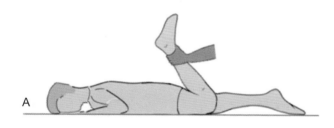
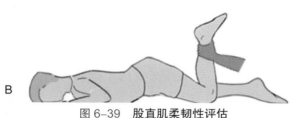

图 6-39 股直肌柔韧性评估
A. 正常股直肌。B. 股直肌挛缩导致髋关节屈曲

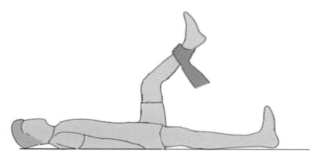

图 6-40 被动伸膝试验

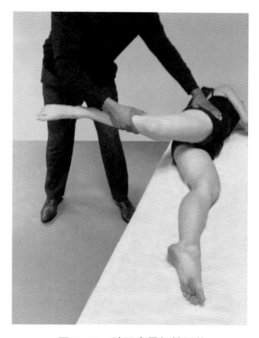

图 6-42 髂胫束柔韧性评估

十二、髋外展肌肌力测试

1. Trendelenburg 试验

（1）嘱患者双足分开站立，与肩同宽。

（2）检查者站在患者面前，手臂位于腰前方，肘部屈曲，手掌朝上。

（3）嘱患者先将双手放在检查者手掌上。

（4）嘱患者用被检查腿单腿站立，同时屈曲对侧膝关节 30° 并保持髋关节伸直。单腿站立时需要依靠站立腿的外展肌维持骨盆水平，防止其向非支撑侧倾斜。

（5）检查者需观察骨盆是否维持水平及出现向非支撑侧倾斜，同时也要感受患者在维持平衡时双手施加的压力是否均等。

（6）阳性体征：表现如下。①骨盆向离地非支撑腿一侧倾斜；②躯干向站立侧腿倾斜，将重心移至负重腿以保持平衡；③使用手臂保持平衡，感受到患者手掌的压力。

（7）阳性体征见于以下情况。①承重侧大腿外展肌（臀中肌）无力。②承重侧髋关节骨性结构完整性缺失（脱位 / 半脱位、股骨头塌陷）。

2. 前向下台阶试验　嘱患者站在 20cm 高的箱子上，双臂交叉放于胸前，单腿下蹲连续迈下箱子，使足跟接触地面 5 ～ 10 次，并保持平衡。检查者观察患者躯干、骨盆、髋部及膝关节是否存在任何偏移，以提示是否存在髋外展肌无力。

3. 单腿跳试验　旨在不失去平衡且稳定落地的前提下用单腿跳得尽可能远。测量从起点至落地足后跟的距离，比较双下肢之间的跳跃距离之差是否小于 10%。

十三、旋转测试

目前可通过几个参数来评估下肢的旋转，包括评估股骨、胫骨的旋转，以及足部距骨内收及外展的功能。①旋转是指正常范围内（95% 人群）的旋转；②扭转是指变化低于或超过总体均值 2 个标准差的旋转。

股骨旋转是指股骨近端相对于股骨远端（远端股骨髁后部的连线）的旋转，可能受以下因素影响。

（1）股骨颈相对于股骨干的倾斜角，具体表现如下。①旋前：前倾角；②旋后：后倾角。

（2）近端股骨干相对于远端股骨后髁的旋转。

胫骨旋转是指胫骨近端相对于远端胫腓骨连线（踝关节水平）的旋转。

旋转可能受到干骺端与骨干端两个层面之间任何一个节段的影响而发生变化。

以下查体方法可用于评估下肢旋转，如果查体提示下肢旋转改变，则可进一步进行 CT 或 MRI 等相应的影像学检查以量化并确定旋转改变的程度。

1. 正面检查　即视诊。

（1）嘱患者双足朝前站立，检查者记录患者完成动作的情况。

（2）检查髌骨的位置及朝向（髌骨应该朝向前方）。

1）斜向髌骨：指髌骨朝向膝关节内侧或对侧髌骨，可为单侧或双侧。该体征提示股骨相对于胫骨内旋，可能的原因如下。①原发性股骨内旋（股骨过度前倾 / 股骨干畸形）。②代偿或继发于原发性胫骨外旋。

2）外向髌骨：指髌骨朝向外侧，远离中线，可为单侧或双侧，可能的原因如下。①股骨外旋（股骨过度后倾 / 股骨干畸形、髋关节软组织挛缩）；②胫骨外旋。

（3）嘱患者向前行走，检查者记录行进方向与足长轴（足跟尖与第二足趾的连线）之间的夹角，为足部前进角（foot progression angle，FPA）（图 6-43）。①足趾朝内，FPA 为负值；足趾朝外，FPA 则为正值；②程度较重的足趾朝内，可能与髋关节内旋、股骨内旋及胫骨内旋相关；③程度较重的足趾朝外可能与髋关节外旋、股骨外旋及胫骨外旋相关（图 6-44）。

2. 背面检查　患者俯卧位时，股骨旋转、胫骨旋转及足部力线的评估方法如下。

（1）股骨旋转：可用于评估髋关节内外旋。嘱患者俯卧位，屈膝 90°，小腿（胫骨）最大限度地外旋以远离中线，胫骨纵轴与垂直参考线的夹角为髋关节内旋的测量值。反之，胫骨内旋（朝向中线，双腿交叉）时，则该角度为髋关节外旋的测量值（图 6-45）。

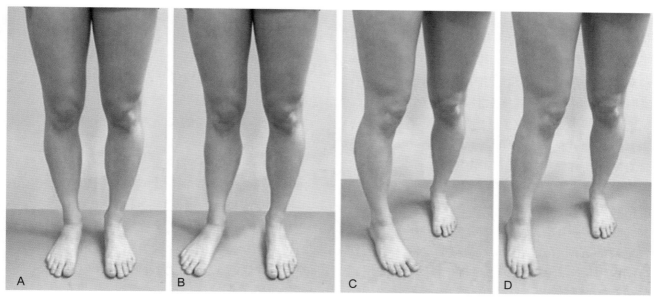

图 6-43　A. 正常力线，髌骨与足均朝前；B. 胫骨外旋，髌骨朝前，足向外；C. 股骨内旋，髌骨与足均向内；D. 股骨内旋伴有髌骨向内，胫骨外旋伴有足向外（严重的力线不齐）

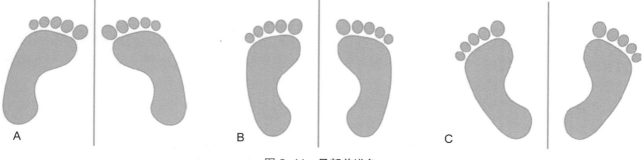

图 6-44　足部前进角
A. 足趾朝内；B. 足趾朝前；C. 足趾朝外

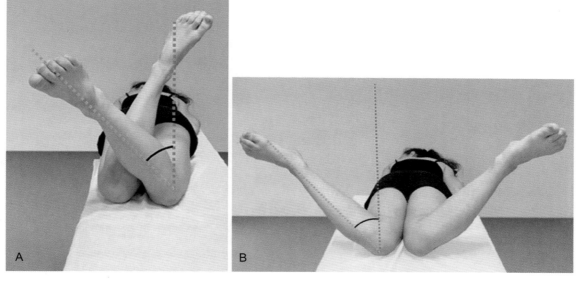

图 6-45　俯卧位髋关节外旋（A）和内旋（B）的评估

当检查者观察俯卧位患者时，通常不易将胫骨旋转方向与髋关节的内外旋直接对应。为了便于记忆，可将胫骨旋转方向与髋关节旋转的反方向对应。①胫骨外旋并远离中线提示股骨内旋；②胫骨内旋并接近中线提示股骨外旋。

此外，考虑到股骨颈与股骨头呈水平方向分布，类似上述的方法，可通过胫骨旋转来确定股骨头的运动方向。①股骨头向前运动时胫骨内旋，等同髋关节外旋；②股骨头向后运动时胫骨外旋，等同髋关节内旋。

髋关节被动旋转可作为替代指标用于估计股骨旋转的方向与程度。成人两侧的全髋关节运动范围（内旋＋外旋）均应为90°左右。但使用髋关节旋转的数值并不能准确反映股骨旋转的确切数值。

俯卧位时，髋关节内旋与股骨颈及髋臼的前倾相关。因此可在仰卧位（髋关节与膝关节均为0°或屈曲90°）或坐位（髋关节与膝关节均屈曲90°）的条件下评估髋关节旋转，但仍以俯卧位作为首选。值得注意的是，髋关节位置不同可能会导致不同的髋关节旋转测量值，因为在不同位置软组织的紧密度，以及股骨颈与髋臼之间的撞击均可能不同，进而影响最终关节旋转的测量值。

（2）股骨颈倾斜角：嘱患者取俯卧位，屈膝90°。检查者将小腿内、外旋的同时，触诊股骨大转子的尖端。可触及大转子最突出处时，股骨颈刚好位于与地面平行的水平位，此时胫骨纵轴与垂直参考线之间的夹角为股骨颈倾斜角的测量值（胫骨内旋＝前倾角，胫骨外旋＝后倾角）。

（3）胫骨旋转：嘱患者取俯卧位，屈膝90°，踝关节维持中立背伸位。记录大腿长轴的延长线及足长轴的延长线。

两线之间的夹角为大腿－足角，为评估胫骨旋转的指标，足向内为胫骨内旋，足向外为胫骨外旋。成人的正常值约为外旋10°（图6-46）。

如果足长轴难以确定，可测量以下两线间的角。①垂直于大腿纵轴的股骨髁连线；②胫骨远端与腓骨在踝关节水平的相交线（经踝轴）。

（4）跖骨内收：为儿童常见的足部畸形，导致前足向内，足外缘凸出而非平直。后足对线良好。如足部对线良好，则足后跟中线应穿过第二、三跖骨中间区域。而跖骨内收患者，此线则在前足处外移。跖骨内收为趾内翻的原因之一。

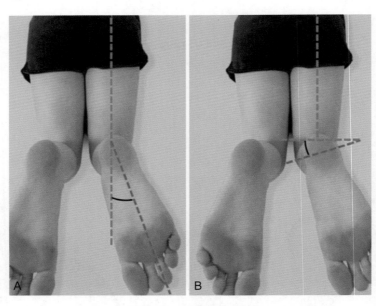

图 6-46　胫骨旋转评估

要点

（1）特殊检查通常先在健侧膝关节进行，以便患者熟悉相应内容，同时对两侧膝关节进行比较。

（2）即使病史及体征明确，也可能无法得到确切的诊断，通常需要影像学或其他辅助检查以进一步明确诊断。Swain 等进行了一项系统评价以比较 ACL 损伤相关临床体格检查与关节镜评估或 MRI 的诊断准确性，比较了前抽屉试验、Lachman 试验及轴移试验等几种临床检查的诊断准确性，结论为：以上检查尽管在临床实践中被广泛接受和使用，但并没有提高诊断 ACL 损伤的正确率，不能提供有效的临床诊断支持信息。

（3）特定结构的损伤可能会影响临床检查结果，如 McMurray 试验观察到的矛盾结果可能与半月板类型有关。

（4）越来越多的用于评估特定韧带结构的经典试验，受到其他韧带损伤的影响。

（5）胫骨外旋试验已广泛用于评估后外侧复合体和后交叉韧带损伤。然而近期的研究证实，胫骨外旋试验也可能受到 ACL 和 MCL 损伤的影响。Forsythe 等证实，在进行胫骨外旋试验时 ACL 损伤可导致胫骨外旋近 7°，并建议应谨慎对待胫骨外旋试验的阳性结果及其相关的病理机制。Griffith 等在一项尸体研究中证实，在屈膝 30° 时 MCL 的浅层撕裂可明显增加胫骨外旋，这进一步证明胫骨外旋试验阳性不仅见于后外侧角损伤时，也可出现在膝关节内侧损伤时。

（6）Slichter 等在 ACL 损伤患者中进行胫骨外旋试验来评估合并的后外侧角损伤，并进一步评估了内部一致性和内部相关性。评价者间的一致性为 70%，而评价者内部一致性则在统计学上无显著差异。

（江　东　张正政　译）

第 7 章　膝关节疾病的辅助检查

对患者症状的可能病因有了初步临床印象后，接下来是进一步检查以评估有效诊断和鉴别诊断。膝关节疾病的辅助检查有放射学和神经生理学检查。

本章描述了膝关节疾病的诊断中可能使用到的放射学和神经生理学检查，以帮助及指导了解这些检查可能提供的信息及使用时机。本章还讨论了诊断性局部麻醉剂注射的作用和步态分析。

一、影像检查

有多种膝关节影像检查可供临床医师选择。不同的临床问题、有效诊断及需评估的结构（骨或软组织）有不同的检查选择。这个选择也受可用的影像资源和影像专业人员的影响。接下来介绍评估膝关节疾病可用的影像学检查及其适用的情况。临床医师和放射科医师之间的讨论可以帮助得出具体情况下最适合的影像学检查。

（一）X 线检查

X 线检查适用于评估骨骼、含钙和其他不透射线的结构，因此用于以下情况。①关节炎；②骨折；③异常关节移位（膝关节不稳定）；④软组织钙化。

X 线检查可在患者处于以下体位时成像。①非承重位与承重 / 负荷位；②应力位。

以下是一些膝关节投照体位，常用的有以下 5 种（图 7-1）。

1. 膝关节伸直的承重前后（AP）正位像

（1）相当于从前面看膝关节。

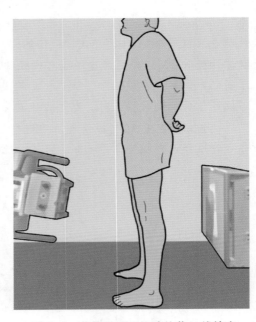

图 7-1　获得承重正位膝关节 X 线检查

（2）可在患者处于以下体位时成像。①站立承重（图 7-1）；②平躺、仰卧。

暗盒放在膝关节后面，射线束在膝关节前方并向尾侧成 10° 角。

在评估胫股关节的软骨受损情况时，最好采用承重位，因为在这个体位下关节面处于完全受压状态。

（1）评估胫股关节和近端胫腓关节及相邻的骨质结构。

（2）在上下和内外方位定位钙化和其他不透射线的结构。

2. 侧位像

（1）相当于从侧面看膝关节（图 7-2）。

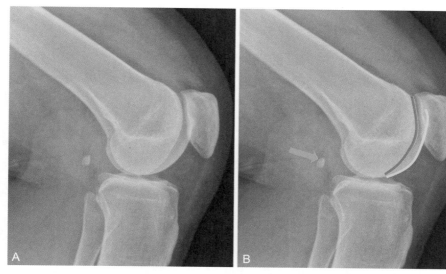

图 7-2　膝关节侧位像，股骨内侧髁（黄色）比股骨外侧髁（红色）凸出得更远。膝后侧可见腓肠豆（绿色箭头）

（2）可在患者处于以下体位时成像。①仰卧，屈膝小腿外旋；②仰卧，膝关节伸直；③站立。

患者仰卧膝关节伸直时的侧位图像（水平位）可用于评估关节积脂血征，即关节内骨折引起的脂肪从骨髓腔中溢出到关节中，脂肪浮在血液上层，并在髌上囊中形成可透射线（黑色）的影像（图7-3～图7-7）。

（1）评估胫股、髌股（PF）和近端胫腓关节。

（2）评估股骨远端、胫骨近端、腓骨、髌骨和腓肠豆。

（3）从上到下（髌骨高度）评估髌骨与股骨和胫骨的关系。

（4）在上下和内外方位定位钙化和其他不透射线的结构。

3. 轴位像

（1）可在患者处于以下体位时成像。①仰卧屈膝约40°；②暗盒由患者手持，并垂直于其大腿远端；③辐射束向头侧穿过髌股关节，并与水平面平行或成约20°角（图7-8和图7-9）。

（2）相当于从尾侧观察股骨滑车和髌骨，以评估滑车发育不良、髌骨发育不良，髌股关节炎。

（3）在内外侧方向来评估髌骨相对于股骨滑车的位置以评估髌骨的半脱位/脱位及髌骨倾斜情况。

（4）在前后方向和内外方向定位钙化和其他不透射线的结构。

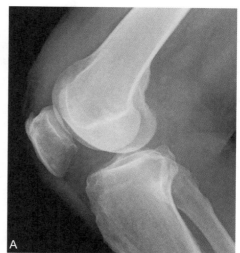

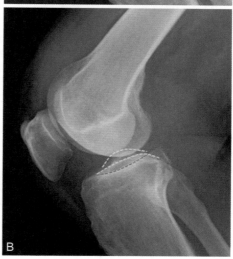

图 7-3　膝关节侧位像：内侧胫骨平台（红色）呈凹形，而外侧胫骨平台（黄色）呈凸形。外侧远端胫骨嵴（蓝色）凸出高于其他嵴

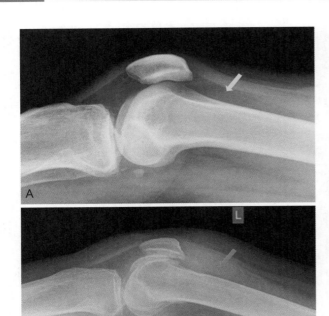

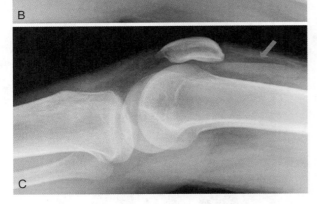

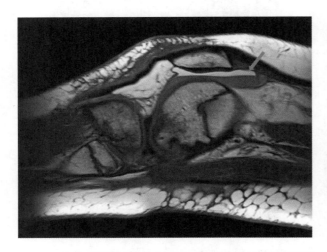

图 7-4 髌上囊无积液（黄色箭头）；积液但无明显关节积脂血（绿色箭头）；关节积液及关节积脂血（红色箭头）（X 线检查：水平投照）

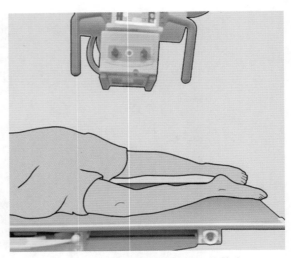

图 7-6 侧向非承重膝关节 X 线检查

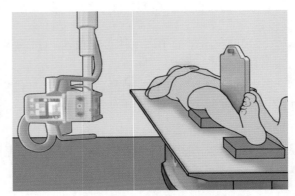

图 7-7 水平投照侧位非承重膝关节 X 线检查

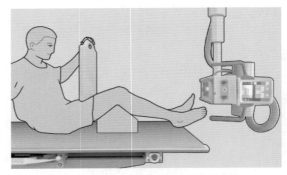

图 7-8 髌股关节轴位片透视的方法之一

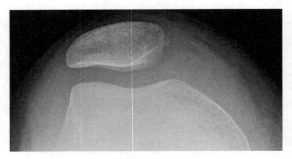

图 7-9 膝关节轴位像

图 7-5 关节积脂血症患者的 MRI 可显示髌上囊中可透射线（红色箭头）。漂浮脂肪与髌下脂肪垫和皮下脂肪具有相同的影像表现

4.膝关节负重屈曲的后前（PA）位

（1）相当于从后面看膝关节。

（2）可在患者处于以下体位时成像。①站立，屈膝 45°，承重。②辐射束从后方照向膝关节，向尾侧呈 10° 角。③暗盒垂直放置在膝关节前方（图 7-10）。

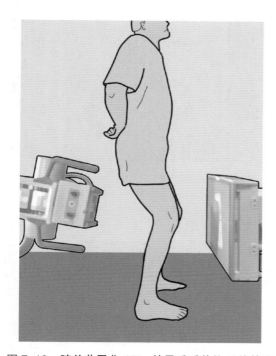

图 7-10 膝关节屈曲 45° 的承重后前位 X 线检查

（3）评估胫股关节的关节间隙损失。相较标准 AP（前后位）像（可能会低估 / 漏诊关节空间狭窄），承重像评估胫股关节炎 / 关节间隙变窄更为准确。

（4）更有助于评估股骨髁后部，股骨髁后部磨损在退行性关节炎中最常见。

（5）该位像与切迹位像类似（股骨切迹很明显），也可以用来评估游离体和骨软骨缺损。

Rosenberg 等比较了 55 名因膝关节疼痛而接受手术治疗的患者屈膝 45° PA 承重像和常规前后位（AP）像。软骨间隙变窄 2mm 或以上定义为提示严重退变。比较术中发现的退变与术前 X 线片中观察到的关节间隙的变窄表明，屈膝 45° 的 PA 承重位像与传统的伸膝 AP 承重像相比有以下特点：①更准确；②特异度更高；③敏感度更高。

该研究表明超过 80% 的病例 PA 屈膝承重像可见关节间隙变窄，但 AP 像只有 30% 可见。

5.髁间窝位像（切迹位像） ①患者仰卧位，屈膝约 40°；②暗盒放置在弯曲的膝关节下方；③辐射束的角度垂直于胫骨，位于髌骨顶点水平；④评估髁间窝是否有游离体或骨赘（图 7-11，图 7-12）。

（二）X 线片应力位像

对膝关节施加应力并比较施加应力前后照片中的对线情况或相对位置的改变。①胫股关节处的胫骨和股骨；②髌股关节处的髌骨和股骨。

它们可用于评估以下情况。

1.侧副韧带断裂 伸膝及屈膝 30° 的 AP 像，当施加以下应力时，通过冠状面上胫骨和股骨之间的关系分别评估以下内容。①向胫骨施加外翻应力，以评估内侧副韧带（MCL）；②向胫骨施加内翻应力，以评估外侧副韧带（LCL）。

2.后交叉韧带（PCL）断裂 侧位片以确定胫骨和股骨在矢状位上的关系（观察胫骨相对于股骨的后移程度）。①跪地应力观：患者跪地，膝关节弯曲 90°；②重力下垂观：膝关节屈曲 90°。

（三）超声

超声可用于评估膝关节周围的软组织，还可用于以下情况。

（1）评估浅表软组织包膜，如皮肤、皮下脂肪、肌腱、肌肉。

（2）评估有无膝关节积液及其性质。

（3）区分实性和囊性软组织肿胀。超声也可以确定此类肿胀是否血管化，血管化可能提示活动性炎症病变、感染性病变或肿瘤。

（4）引导膝关节内或膝关节周围注射或抽吸积液，如在进行髌腱腱鞘注射时避免注入髌腱内。

超声检查期间，可主动或被动地屈伸膝以帮助伸展膝关节肌腱（如股四头肌或髌腱）从而评估它们的连续性。也可以移动腿部以评估任何异常的肌腱位移，如肌腱断裂。

超声检查相对快速且易于执行，但其准确性依赖操作人员的技术。

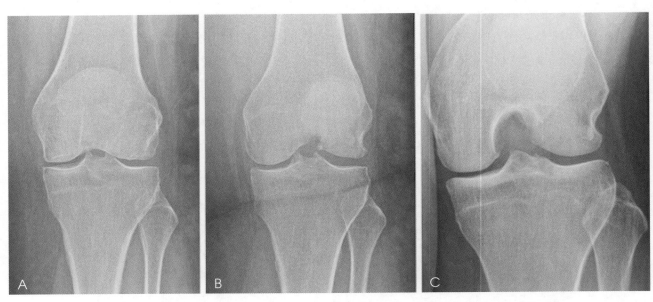

图 7-11 A. AP 承重像；B. Rosenberg 像；C. 髁间窝位像

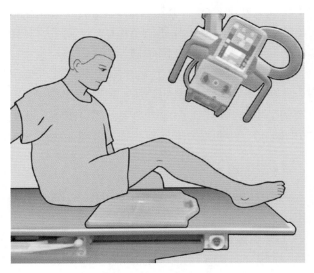

图 7-12 获得髁间窝位像的方法之一

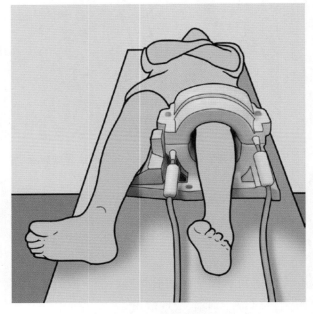

图 7-13 膝关节 MRI 成像的局部线圈

（四）MRI

进行 MRI 检查时，扫描仪在患者周围形成磁场以对患者身体结构进行成像。可在膝关节周围放置线圈，以在局部额外形成一个磁场，从而获得更高的图像质量（图 7-13）。

图像由白色、灰色和黑色的信号形成，不同结构在不同的序列下信号不一样，以此可以评估图像上的结构情况。常用的 MRI 序列如下。

（1）T_1 加权像：液体呈黑色，肌肉呈灰色，脂肪呈白色。用于评估解剖结构。

（2）T_2 加权像：液体呈白色，肌肉呈灰色，脂肪呈白色。用于评估病理情况，炎症、感染显示液体成分增多。

（3）STIR 序列：脂肪看起来很暗，液体看起来很亮。评估软组织和骨骼的水肿。

可以在多个平面上获取图像，常用的平面有以下 3 个。①冠状位：相当于从前面看膝关节；②矢状位：相当于从侧面看膝关节；③轴位：相当于从上往下看膝关节。

MRI 更适合精细和准确地评估以下内容。

（1）膝关节浅表软组织：皮肤、皮下组织、肌腱（连续性、炎症、退化）、肌肉（萎缩）。

（2）膝关节深层软组织：半月板、韧带。

（3）骨连续性（骨髓）：骨水肿、骨坏死、感染、炎症、肿瘤、隐匿性骨折。

（4）关节软骨：显示在平片上不明显的早期退化或其他软骨变化。

（5）骨和关节软骨的形态学：髌股关节不稳定中的滑车发育不良。

（6）各骨之间的位置：髌骨倾斜、半脱位、髌股关节不稳中评估胫骨结节 – 股骨滑车沟间距（TT–TG），以评估胫骨结节的位置。

（7）评估小腿轴向和旋转对齐。

（五）增强 MRI

增强 MRI 是在静脉注射对比剂（如钆）后进行的 MRI。对比剂可能会因为病灶区域有渗漏的血管而在此处堆积，使它们看起来很亮。适用于评估是否有感染、炎症及肿瘤（图 7-14～图 7-16）。

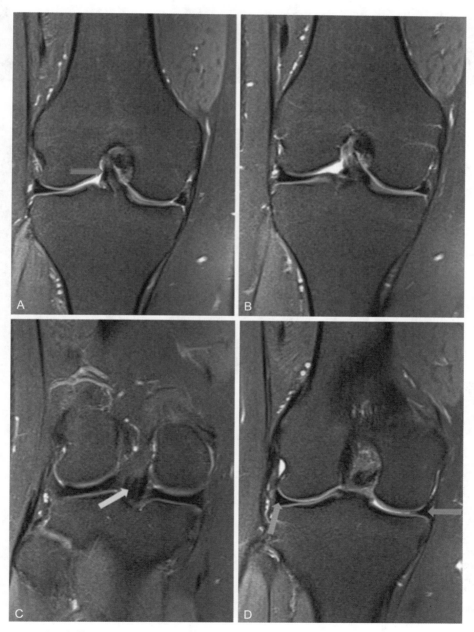

图 7-14　ACL（红色箭头）、PCL（黄色箭头）、内侧半月板（绿色箭头）和外侧半月板（蓝色箭头）

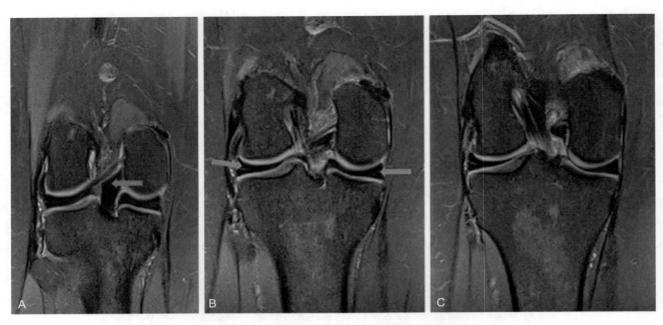

图 7-15 PCL（绿色箭头）和半月板后角（红色箭头）

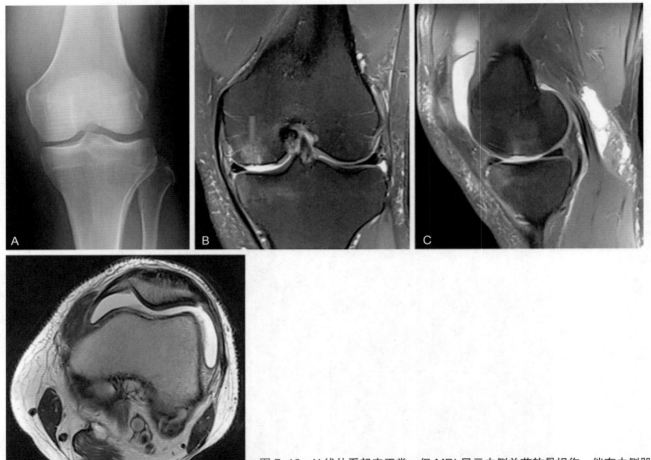

图 7-16 X 线片看起来正常，但 MRI 显示内侧关节软骨损伤，伴有内侧股骨髁水肿（红色箭头）、关节积液和腘窝囊肿

（六）MRI 关节造影

将对比剂注入胫股骨关节后行 MRI 检查。

（1）使用对比剂可能会提高评估膝关节病变的准确性，如半月板撕裂。注射的对比剂会使关节腔充盈，并可能将半月板撕裂处的末端分开，显示两者之间的间隙，从而确认撕裂。这对有半月板手术史的患者可能是有价值的。

（2）受伤后急性期的关节积液可与对比剂有类似的显示关节内结构的作用。

（七）CT

CT 虽然也用于评估软组织（有或没有对比剂），但其主要用于评估骨的形态和结构。

（1）在手术计划中评估骨形态时首选 CT。①关节置换术前评估胫骨或股骨缺损；②交叉韧带翻修手术前确定隧道位置；③髌股关节不稳中确定滑车发育不良的情况。

（2）骨折评估（确诊及确定形态）。

（3）骨折中骨愈合的评估。

（4）评估小腿轴向和旋转力线，如截骨术的计划手术，或在膝关节置换术中评估膝关节假体的放置位置。

（八）CT 关节造影

向膝关节注射对比剂后进行 CT 检查。

（1）对比剂的使用可能会提高评估膝关节病变的准确性，如软骨损伤。

（2）对比剂可充盈任何软骨表面缺陷，使其更易显影。

（九）骨扫描

1. 膝关节骨扫描　评估膝关节的灌注，以确定是否存在任何与成骨细胞活性增加（发生在骨再生、炎症或感染中）一致的灌注增高灶（热区）。成骨细胞活动增加也可能会在膝关节假体松动或承重情况改变时出现。

2. 全身骨骼扫描　评估全身骨骼的热区（图 7-17）。

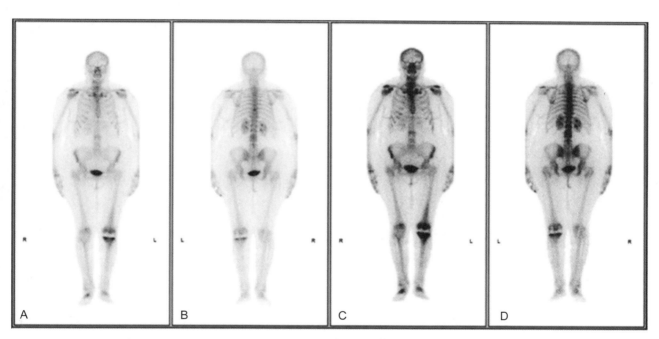

图 7-17　全身骨扫描

全身骨骼扫描可能有助于确定膝关节病变是膝关节内的孤立病变还是与骨骼其他部位的类似病变有关。因此它可能会对以下情况的诊断有所帮助。①膝关节的孤立肿瘤病变（因此可能是原发病变）或与其他骨骼病变相关（因此可能是转移性病变）；②是膝关节的孤立感染病变，还是与其他骨骼的感染病灶有关，提示来源可能为脱落的感染性栓子（如心内膜炎或椎间盘炎）；

③是否存在涉及膝关节和其他部位骨的广泛性代谢性骨病变。

（十）放射性标记的白细胞骨扫描

从患者获得白细胞并使用放射性染料标记。然后将这些标记的白细胞注射到血流中，评估膝关节周围分布。异常积聚的标记白细胞表明潜在的感染或炎症（图7-18）。因此，放射性标记的白细胞骨扫描有助于区分炎症和感染（后者有较高的白细胞积聚水平），还有助于区分无菌性（非感染性）和感染性膝关节假体松动（后者有较高的白细胞积聚水平）。

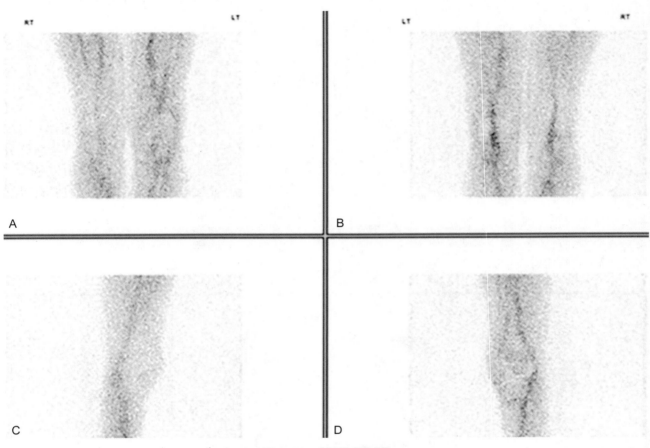

图7-18 白细胞骨扫描

（十一）单光子发射计算机体层摄影术（±血管造影）

单光子发射计算机体层摄影术（SPECT）包括膝关节的3D骨扫描和CT扫描。然后将2次扫描的图像融合在一起形成融合图像。

传统的骨扫描可能会显示膝关节中活性增加的区域，但难以定位该区域所在的膝关节位置。SPECT可提供更准确的定位，因此可能有助于确定非特异性临床症状的疼痛来源。SPECT可对以下情况进行识别。①筋膜间室压力过高；②软骨未愈合或骨软骨损伤；③关节置换假体松动/感染（图7-19）。

二、下肢／膝关节力线的评估

1.X线检查 下肢全长承重位（AP），包括冠状位、矢状位力线（图7-20）。

2.下肢CT扫描 冠状、矢状、旋转力线（膝关节、大小腿）（图7-21）。

3.下肢MRI 冠状、矢状、旋转力线（膝关节、大小腿）（图7-22）。

与CT和MRI相比，X线检查在评估冠状面力线方面的优势在于可以在承重位成像。CT 和 MRI 通常是非承重位的（虽然现在可以使用承重位扫描，但是仍然有限）。

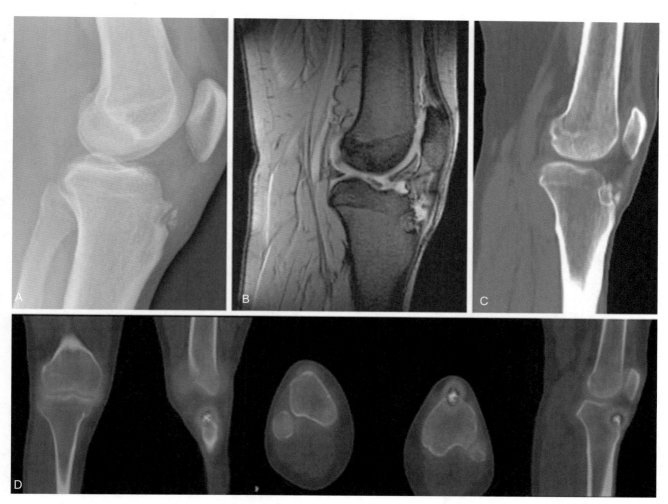

图 7-19 胫骨结节骨骺炎（MRI、CT），SPECT 扫描上呈热区

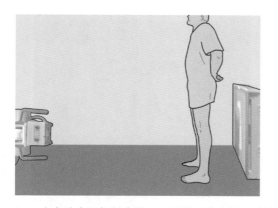

图 7-20 患者站在距辐射束约 3m 处摄下肢全长 X 线检查

下肢力线

用于描述下肢力线的影像参数如下。

1. 冠状位力线 使用站立时从髋到踝的下肢全长摄影，也可以通过非站立位的 CT 或 MRI 进行评估。以下是在承重位的下肢全长 X 线片上评估的（图 7-23 ～图 7-25）。

（1）承重轴：连接股骨头中心和胫骨远端穹窿中心的直线。这条线通常通过或非常接近膝关节的中心。这条线与垂直轴（从耻骨联合向下做的垂直线）的角度为 3°。

（2）股骨机械轴：连接股骨头中心和股骨远端中心（膝中心）的直线。

（3）胫骨机械轴：连接胫骨平台中心（膝关节）和胫骨远端穹窿中心的直线。

（4）股骨解剖轴：连接转子下区域股骨干中心和股骨滑车中心的直线。

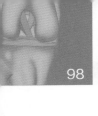

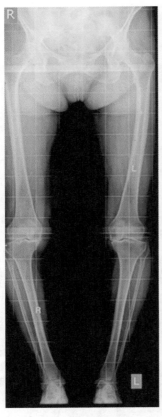

图 7-21 下肢全长 CT 片

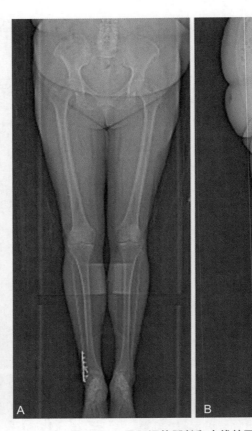

图 7-22 用于评估腿长和力线的下肢全长 MRI

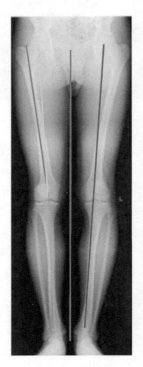

图 7-23 下肢全长片

图中所示为正常力线，其中绿色处为股骨解剖轴，黄色处为股骨机械轴，橙色处为胫骨解剖轴和机械轴，红色处为垂直线。承重轴（紫色）与力线良好下肢的股骨和胫骨的机械轴重合

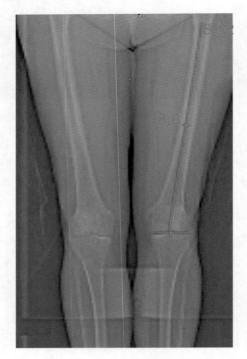

图 7-24 下肢全长 CT，可评估股骨解剖轴和股骨远端关节轴之间的角度

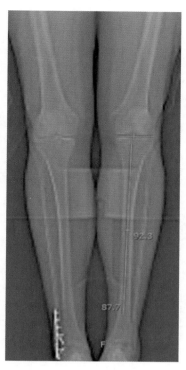

图 7-25 下肢全长 CT，可评估胫骨解剖轴和胫骨近端关节轴之间的角度

（5）股骨解剖 – 机械轴夹角：股骨机械和解剖轴间的角度（外翻约 6°）。

（6）胫骨解剖轴：连接胫骨平台中心与胫骨远端穹窿中心的直线。这与胫骨机械轴重合。

（7）股骨远端关节轴：连接股骨内外侧髁最远端的点的直线。

（8）胫骨近端关节轴：连接胫骨平台内外侧髁最近端的点的直线。

（9）股骨机械轴：股骨远端关节轴夹角（外翻约 3°）。

（10）股骨解剖轴：股骨远端关节轴夹角（外翻约 9°）。

（11）胫骨近端关节轴与胫骨机械轴（或解剖轴）之间的角度（内翻 2°～3°）。

（12）机械胫股角：股骨机械轴和胫骨机械轴之间的角度。两者通常重合。

（13）解剖胫股角：股骨解剖轴和胫骨解剖轴之间的夹角（外翻约 6°，男性更小）。

2. 矢状位力线

（1）Caton-Deschamps 比值：根据侧位 X 线片评估。它测量的是在矢状平片上髌骨关节面下

缘与胫骨前上缘角之间的距离（AT）除以髌骨关节面的长度（AP）。AT/AP 通常等于 1（图 7-26）。比值等于或大于 1.2，定义为高位髌骨。比值小于或等于 0.6，定义为低位髌骨。

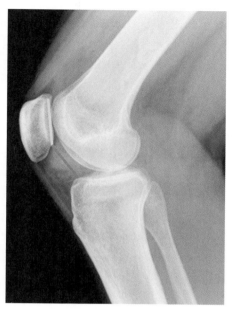

图 7-26 Caton-Deschamps 指数：髌骨关节面下缘与胫骨前上缘角之间的距离（红线）除以髌骨关节面的长度（黄线）

Caton-Deschamps 比值依赖于易识别和可重现的解剖标志，不受以下因素影响。① X 线片的质量；②膝关节大小；③影像放大效应；④胫骨结节的位置；⑤膝关节屈曲（膝关节屈曲范围 10°～80°）。

（2）髌骨关节重叠：在矢状位 MRI 上测量髌骨关节面长度。同时测量与滑车软骨重叠的髌骨软骨的长度。这部分重叠的软骨可以以绝对值表示（＜ 6mm 被认为提示高位髌骨）或用占髌骨关节面长度的百分比表示（图 7-27）。

3. 旋转力线 股骨前倾角是以下 2 条线的夹角（图 7-28）。①股骨颈轴（股骨颈前后皮质的中点到股骨头中心的连线）；②连接股骨远端内外侧髁后缘的直线。据报告成人前倾角范围为 15°±7°。

胫骨扭转角是以下 2 条直线之间的夹角。①连接胫骨近端内外侧髁后缘的直线；②穿过内外踝横轴的线。据报告成人的胫骨扭转角范围为

25° ±7° 。

4. 骨骼形态

（1）TT-TG 距离：评估胫骨结节与滑车沟的位置关系（外移程度）。可在轴向 MRI 或 CT 上评估。在从头侧到尾侧扫描图像中第一次完整显示软骨滑车的图像上（MRI 检查）定位滑车沟的最深点。经过这个点做一条垂直于髁后线直线（滑车线）。第二条线平行于滑车线并穿过胫骨结节的最前部。这两条线之间的距离即为 TT-TG 距离。有报道的无症状膝关节的 TT-TG 值为：CT 上为（15.5±1.5）mm，MRI 上为（12.5±2）mm（图 7-29）。

（2）滑车沟角：从滑车最深处的中心分别沿着内侧滑车面的线和沿外侧滑车面绘制的类似线之间的夹角。它可以在 X 线片（髌骨轴位）、CT 轴位（骨性滑车沟角）或 MRI 轴位（软骨性滑车沟角）上测量（图 7-30）。有报道的无症状膝关节的值具体如下。①软骨性滑车沟角：142°（95% CI：140°～144°）；②骨性滑车沟角：134°（95%

CI：131°～136°）。

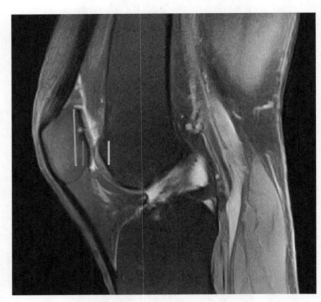

图 7-27 髌骨重叠指数测量。伸膝位髌骨软骨长度（红色）与滑车软骨（黄色）重叠。这可以表示为占髌骨关节软骨总长度（绿色）的百分比

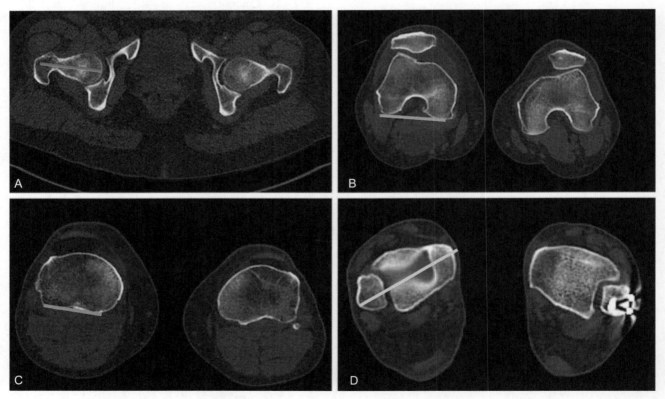

图 7-28 旋转力线的 CT 评估。确定穿过股骨颈中间的线（红色），股骨髁后缘连线（绿色），胫骨近端最宽部分的髁后缘连线（蓝色）和穿过内外踝横轴的线（黄色），并测量以上线之间的夹角

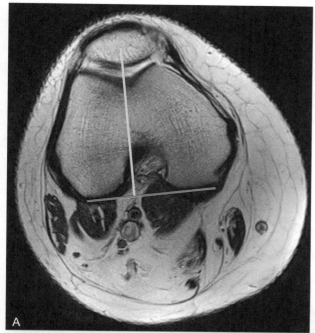

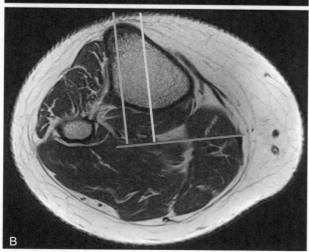

图 7-29　TT-TG 评估。穿过滑车沟最深点做一条垂直于髁后线（红线）的直线（黄线）。穿过胫骨结节最突出的部分作一条垂直于髁后线（红线）的直线（绿线），黄线和绿线的距离为 TT-TG

三、MRI 显示软骨下骨水肿

软骨下水肿是一个术语，用于描述膝关节骨中 T_1 和 T_2 图像上的高信号，这种征象在膝关节 MRI 检查中常见（图 7-31）。

这可能是由以下多种原因造成的：①创伤后；②退行性关节炎；③炎症性关节炎；④骨髓炎；⑤骨坏死；⑥肿瘤；⑦血液系统疾病；⑧代谢疾病；⑨机械负荷过重。

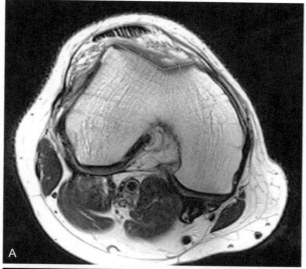

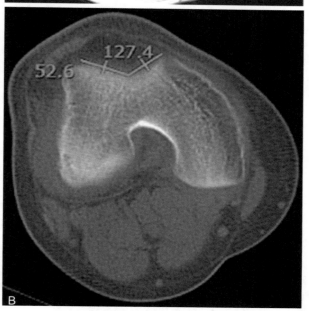

图 7-30　有症状的髌骨不稳定的髌骨滑车发育不良病例的软骨滑车沟角和骨性滑车沟角

在一些情况下，表现可能具有特征性。①在继发性骨坏死中显示楔形软骨下病变；②在膝关节自发性骨坏死（spontaneous osteonecrosis of the knee，SPONK）中，病变通常表现为软骨下骨中局限的椭圆形病灶，同时伴有髁骨的凸面变平（图 7-32）。

然而，对于可能导致软骨下水肿的病因，MRI 上的宏观表现通常是相似的。此外，影像学表现也并不必然表示有骨"水肿"，可能是局部液体水平增加→细胞坏死→再生这一系列组织学过程中某一时期的表现。

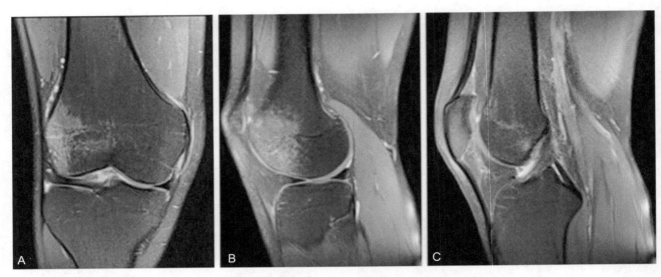

图 7-31　髌骨脱位后，股骨外侧髁和髌骨水肿

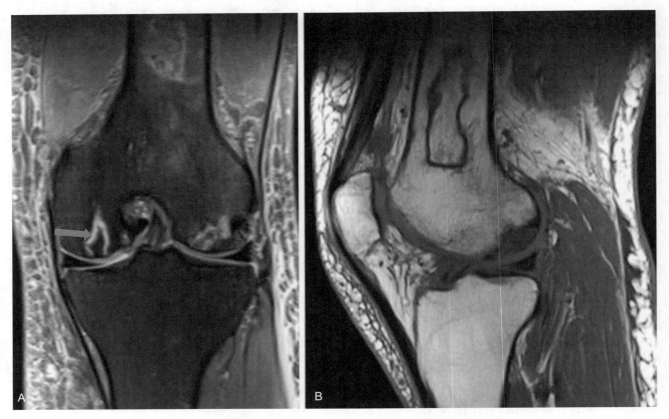

图 7-32　股骨远端的缺血性坏死，地图征（红色箭头）（MRI）

因此，为了帮助鉴别此类 MRI 上水肿的性质和临床意义，影像表现必须与临床病史和临床表现一致，并有相关联的其他 MRI 表现，如关节内病变（半月板、韧带、关节软骨功能障碍）。

四、膝关节疾病的神经生理学检查

膝关节和下肢的神经生理学检查可以结合临床表现来诊断可能引起膝关节症状的神经和肌肉功能障碍。它们由神经传导（nerve conduction，NC）检查和肌电图（Electromyography，EMG）

组成。

（一）神经传导

神经传导检查主要是检查运动和感觉神经传导。神经传导检查可能有助于识别神经功能障碍，并确定其可能的病因。

（1）是否有神经髓鞘或轴突纤维的受累。

（2）是否累及单根或多根神经。

（3）神经功能障碍的部位（神经根、神经丛、周围神经）。

（4）神经功能障碍的模式：包括以下几种。①长纤维神经与短纤维神经；②大纤维神经与小纤维神经；③局灶性、多灶性、任一神经受累。

神经传导检查的步骤包括：①刺激并记录周围感觉神经上的 2 个独立位置；②刺激周围运动神经并记录肌肉情况。

通过这种方式，可以确定电脉冲沿神经两点传播所需的时间（潜伏期），因此可以计算电传导的速度（传导速度）。传导减慢可见于脱髓鞘神经系统疾病或可能继发于神经肌肉接头的传递延迟。局限性的传导速度降低可能表明神经受到外部压迫。通过这种方式，还可以记录刺激神经后肌肉中电活动的大小 [复合肌肉动作电位（compound muscle action potential，CMAP）]。记录刺激感觉神经后产生的电活动 [感觉神经动作电位（sensory nerve action potential, SNAP）]。这些电活动减弱（低于预期）可能表明轴突纤维损伤而非简单的脱髓鞘。长时间严重压迫神经可能会导致轴突纤维损伤。

（二）肌电图

肌电图检查主要是检测肌肉的电活动。这是通过将经皮细针电极插入肌肉实现的。肌电图的主要作用如下所述。

1. 鉴别引起肌肉无力或萎缩的原因是原发性肌肉疾病还是神经源性疾病。

2. 确定是否有神经髓鞘或轴突受累纤维；轴突损伤意味着更严重的功能障碍。

3. 处理神经源性功能障碍时，对数块肌肉进行检测，确定肌肉受累的程度和模式，通过它们

解剖学上的神经支配情况，EGM 可能有助于定位病变并鉴别以下情况：①脊髓神经根受累；②神经丛病变；③周围神经病变。

肌电图主要用于评估以下情况。

（1）自发性肌肉电活动的存在，即在没有任何自主收缩肌肉的意识下产生的活动。这种自发的电活动的波形可提示神经源性或肌病的存在和分类。

1）去神经支配的肌肉（由于轴突损伤）可能会出现自发性放电活动，如肌肉颤动和肌束震颤。

2）强直性放电，见于某些肌强直。

（2）肌肉单元电活动。

（3）尝试自主收缩肌肉时肌纤维的电募集。

五、诊断性膝关节注射

局麻药注射可能有助于指导临床医师了解患者疼痛的来源。将局麻药注入可能引起患者疼痛的膝关节区域（关节内或特定的关节外位置），经过一段时间让局麻药起效（通常几分钟，取决于局麻药的作用速度）。让患者活动膝关节或走路，观察是否能缓解疼痛。

疼痛减轻表明疼痛可能源自注射的部位。如果没有疼痛减轻，则需要考虑疼痛可能不是源自注射区域。

如果怀疑疼痛是由髋部或腰骶椎引起的，可以在髋部或腰骶椎诊断性注射局麻药，并注意膝关节疼痛的改善情况。

通过注射局麻药来减轻疼痛也可以帮助区分真性或假性（疼痛引起的）的肌无力及真性或假性（疼痛引起的）的僵硬。假性肌无力和僵硬可能在疼痛减轻后改善（在局麻药的持续时间内），而真性肌无力或僵硬不因疼痛的减轻而改善。

注射局麻药可以与类固醇注射联合，以尝试改善长期疼痛。因此，局部注射兼具诊断及治疗的作用。

注射局麻药可暂时松弛肌肉，通过观察患者症状改善情况可以鉴别肌肉劳损，如注射腘绳肌以区分真性和假性僵硬（伸展受限）。

六、步态分析

步态分析可能有助于了解膝关节处受力的分布，以帮助诊断并指导治疗。步态分析通常在步态实验室中进行。步态分析数据可使用以下方法以非侵入性方式获得。

（1）相机：捕捉动作。

（2）测力板：测量施加在地面上的力。

（3）EMG 测量：评估肌肉活动。

患者活动（行走／跑步）的同时摄像机捕捉到运动影像，同时测力板测量施加在地面上的力。

外部传感器（反光标记）连接到患者的某些位置的皮肤（如使用胶带）对应患者的骨盆和四肢。这样可以将患者骨骼的三维位置展现在空间中并构建患者的解剖模型，从而可以从下肢传感器的空间方位来确定关节活动角度。通过脚施加在地面的力，可以确定与关节运动相关的力矩（等于力乘以距离）。同时可以测量 EMG 活动以帮助关联特定肌肉的活动和其他步态参数。

虽然步态分析没有广泛应用于膝关节疾病的常规治疗中，但它在复杂的病例中可以使用。未来步态分析可能在解决个例的特定步态缺陷中有更广泛的应用，以帮助确定特定的干预措施（如减压支具）是否适用，因为这些干预措施的结果往往不能持续预测。

■ 要点

（1）不同的放射检查是互补的，而不是相互排斥，这是因为评估肌肉骨骼系统中不同的部位适用的检查方式不同。因此，诊断工作可能用到多种影像检查。

（2）"少"有时是"多"。X 线检查可能在评估进展的膝关节炎方面比 MRI 提供更多信息。

（3）尽管影像指标有各种"正常值"和"正常范围"，使用这些值时应该谨慎，并避免过度依赖，因为它们可能受以下因素影响。①肢体的位置（屈曲／伸展、旋转）；②承重与非承重状态；③静态或动态的肢体状态；④在生理和病理情况下膝关节结构之间的相对位置；⑤放射源和暗盒相对于膝关节的角度（X 线片）；⑥软骨下骨形态可能和其表面覆盖的关节软骨形态不同（因此 X 线检查／CT 与 MRI 可能对相同的指标得出不同的值）；⑦指标测量中的评分者内和评分者间差异。

（4）肌肉去神经支配的变化可能在神经受伤后 2～3 周不明显。因此最好在受伤或其他神经损伤 3 周后进行神经生理学检查。

（唐　静　译）

第 8 章　膝关节疾病治疗的挑战

没有任何事情是确定无疑的

——罗伯特·伯恩斯

临床医师在做出诊断后，下一步就是根据临床表现和相关检查，着手计划针对性的治疗，目的是减轻症状和改善功能。

在处理膝关节疾病的过程中往往会有多种选择，采用哪种合适的方法是对医师专业水平的一项考验。

本章讨论了在处理膝关节疾病时，选择合适的治疗时机和手段进行干预所面临的挑战，还讨论了需要考虑某些疾病的潜在发展变化情况，以及需要区分偶发性和病因性的症状。

本章还介绍了一些包括阶梯治疗在内的膝关节疾病的治疗管理方案。

一、膝关节疾病的自然病史

许多膝关节疾病都有自愈倾向，在计划治疗时必须考虑到这一点。因此在与患者讨论治疗方案时，应该解释干预的目的是改善目前的症状，加快恢复，而不是一定要影响最终的结果。

（1）许多半月板撕裂引起的疼痛会随着时间的推移而改善。Noble 和 Erat 的研究表明，在 250 名计划进行但还未进行半月板切除术的患者中，有 50 名患者的临床症状得到缓解，延缓了手术时间。因此，干预的目的旨在改善当前影响日常生活的疼痛症状，而不是改变最终长期结果。这种疾病自然病史表明，非手术治疗是一种可选择的干预方式。

相反，有些疾病可能有随着时间的推移而自然恶化的趋势。因此，在这些情况下，临床医师则需考虑进行必要的干预，以阻止或减缓疾病进一步恶化，而不仅仅是解决当前的症状。

（2）膝骨关节炎可能随着时间的推移而加重，导致韧带挛缩和关节畸形，并伴随症状加重。因此可以考虑进行早期干预，在这种结果发生之前进行关节置换术，可能会使手术更具挑战性。然而，膝关节置换术的结果通常是不可预测的，也可能随着时间的推移而恶化。

（3）活跃的年轻人在 ACL 撕裂后，由于持续的膝关节不稳，进一步发生半月板撕裂和软骨损伤的风险很高。这种继发的半月板或软骨损伤可能会破坏膝关节的结构和功能，并导致骨关节炎，因此可以尽早进行 ACL 手术干预以稳定膝关节，防止关节进一步退变。但是目前长期的研究结果未显示 ACL 重建对骨关节炎的进展有保护作用。

二、膝关节评估中的偶然临床发现

膝关节的某些查体发现可能与患者的症状不直接相关。因此在决定是否需要处理这些症状之前，需要将这些临床查体结果与临床症状联系起来考虑。仅出现某些查体表现并不一定意味着需要治疗。对一个没有症状的部位进行干预，反而可能会引起新的问题。

三、膝关节评估中的偶然检查发现

某些膝关节放射学或关节镜检查结果可能是偶然的，不能真正说明患者的症状。因此在决定是否需要处理之前，需要将这些放射学或关节镜结果与临床表现相联系。仅存在这些检查结果并不一定意味着需要治疗。相反，对不是症状来源的区域进行干预可能会引起新的问题。

（1）内侧半月板退变性撕裂通常没有临床症状，其发病率随年龄增长而增加。因此在考虑医疗干预时，应该将它们在 MRI 上的表现与临床症状和体征相联系。

（2）Englund 等用 MRI 评估了半月板撕裂或半月板毁损的发病率，结果显示 50～59 岁女性的发病率为 19%（95%CI：15%～24%），70～90 岁男性为 56%（95%CI：46%～66%）。但是有 61%MRI 表现为半月板撕裂的患者在检查前 1 个月没有任何关节疼痛或僵硬的症状。

四、并非所有膝关节病理发现都需要处理

有症状的膝关节可能会有多种病理发现，

有必要了解其中哪些是导致临床症状的原因，哪些是不太相关的。解决主要的病因可能有助于缓解症状，而处理其他病变可能不会带来额外的获益。

（1）退行性半月板撕裂与膝骨关节炎有关，患者的症状更可能是由于关节炎而不是半月板撕裂本身。

（2）Englund 等研究显示，有胫股关节骨关节炎症状的患者，半月板损伤的发病率明显高于无关节炎的人（82% vs. 25%）。关节炎越严重，半月板撕裂的可能性就越高（95% 有严重骨关节炎放射学证据的病例有半月板损伤）。在有骨关节炎的病例中，临床症状的出现不受半月板撕裂的影响。63% 伴有膝关节疼痛或僵硬的关节炎患者存在半月板撕裂，而没有症状的患者中则有 60% 存在半月板撕裂（图 8-1）。

因此，在有严重关节炎的情况下，干预的主要内容是解决关节炎而不是其他相关问题。

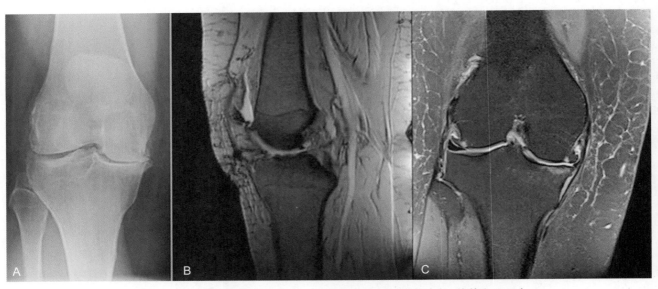

图 8-1　胫股关节骨关节炎伴 ACL 撕裂和内侧半月板撕裂（X 线片和 MRI）

五、膝关节临床症状来自多个方面

有些症状可能来自多个方面，如果不能解决所有这些问题，可能会导致症状持续不缓解。作为共同决策的一部分，这种认识也有助于管理患者的期望。

（1）半月板撕裂可能与胫股软骨损伤或胫股关节炎有关。因此关节镜下切除半月板撕裂可能并不会缓解患者的症状。相反，如果关节炎严重，可能必须通过关节置换术来解决，半月板撕裂则不是（图 8-2）。

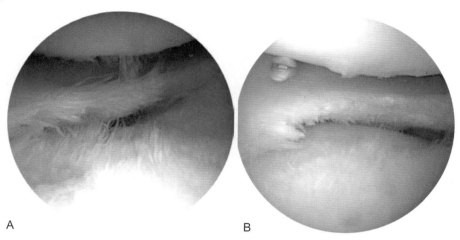

图 8-2　退变性半月板撕裂伴关节软骨退变。半月板部分切除术术后关节退变继续存在，这可能是持续疼痛的原因，因此半月板部分切除术无法完全改善症状

（2）高位髌骨的前外侧膝关节疼痛可能源于髌股关节面（过度压迫/软骨损伤）、髌腱（肌腱病）或脂肪垫（撞击引起的炎症），因此确定疼痛的主要来源可能很困难。同样，仅解决一部分潜在的疼痛来源可能也无法完全改善临床症状。

六、引起膝关节临床症状的系统性/远处疾病

在处理膝关节症状时，必须询问可能涉及膝关节部位的系统性或其他多病灶的疾病。非膝关节疾病因为涉及类似的症状也可能误认为是膝关节疾病。因此，在病史采集和临床查体时应拓宽思路，以助于采取适当的检查。

（1）膝关节疼痛可能是来自附近或远处结构的牵涉痛，如同侧髋关节、腰骶椎。

（2）可能存在双重或三重"挤压"综合征，部分疼痛来自膝关节，部分疼痛由其他原因引起，而鉴别和相对量化这些疼痛可能很困难。来自膝关节的疼痛可能与源自髋关节或腰骶椎的疼痛并存。因此，在这种情况下，对膝关节的干预可能只能改善部分症状。

（3）持续的夜间膝关节疼痛可能来自髋关节或者更严重的原因，如肿瘤性病变，而不是 X 线片看到的膝关节炎。

（4）膝关节病可能不是退行性的，而是涉及多个关节的炎症性疾病。

（5）膝关节快速破坏可能不是由于退行性改变，而是由于多灶性化脓性关节炎，如骨髓炎或化脓性关节炎在膝关节部位的表现。

七、膝关节评估应考虑临床症状而不是病理情况

考虑到临床症状和体征可能不是预期的主要潜在病理或诱发事件。因此，重要的是获得详尽的临床病史，以明确出现的症状，并进行系统的临床查体以发现相关体征。

（1）ACL 撕裂后，患者通常会反复出现膝关节不稳。然而在某些情况下，由于软组织对创伤的炎症反应和与最初损伤有关的关节纤维化，患者可能出现严重的膝关节僵硬。在这种情况下，手术松解关节纤维化而不是重建撕裂的 ACL，可能是首选的初始手术干预方法。

（2）Koornat 等评估了膝骨关节炎患者的临床特征和 MRI 上显示结构异常之间的关系。在体检的指标中，只有积液或髌股关节骨赘的存在与疼痛有关。其他发现包括软骨异常、软骨下囊肿、骨髓水肿、半月板撕裂或 Baker 囊肿都与疼痛无关。Yusuf 等在一项系统综述中报告，只有 MRI 显示骨髓病变和积液/滑膜炎与膝骨关节炎的疼痛有关。

八、介导膝关节临床症状的不确定性

在某些情况下，医师可能并不完全了解临床症状是如何介导的，以及类似的病理会在患者中引起广泛差异的严重症状的原因。

有证据表明，对疼痛的感知及对任何干预措施的反应都可能受到以下情况的影响。①中枢系统反馈；②心理障碍；③正在进行的赔偿纠纷。

在提出治疗方法或评价治疗结果时必须考虑这些情况。

九、膝关节干预措施发挥作用的不确定性

在某些情况下，医师可能并不完全了解干预措施是如何发挥作用的，因此同一干预措施的效果在不同的患者之间可能会有所不同。

在进行半月板撕裂的关节镜切除术时，可以缓解疼痛的方法包括以下几种。①切除撕裂半月板本身不稳定的部分；②切除周围退变的半月板组织；③滑膜部分切除以清除疼痛受体、疼痛传导神经末梢和介质；④清洗膝关节以减少炎症介质的反应；⑤对相关的软骨瓣进行清理；⑥中枢疼痛处理；⑦安慰剂效应。

认识到这种局限性对以下工作至关重要。①计划干预措施的任何相关组分；②为患者提供治疗方面的建议咨询。

十、缺乏支持膝关节干预措施的证据

当涉及某一特定疾病的治疗时，可能只有有限的高质量证据来证明现有干预措施的有效性，以及一种干预措施相较于另一种干预措施的优势。同样，尽管一项干预措施可能对某些指标产生积极影响，但可能无法改变与其他指标相关的该疾病自然病史。与 ACL 撕裂非手术治疗相比，ACL 重建已证明与继发半月板损伤、再次手术较少和活动水平更好有关，但没有研究显示通过影像学证明其术后骨关节炎发生率明显降低。

因此，首先尝试创伤最小、风险最小的干预措施可能是比较好的，治疗前有必要将治疗的不确定性告知患者。

十一、无法准确预测哪些人会从干预措施中受益

尽管研究可以确定与干预后更好的结果相关的因素，以及可能受益最大的患者群体，但在个人层面上准确预测干预的效果往往是困难的。

Skou 等研究表明在膝骨关节炎患者中，非手术治疗改善疼痛的效果与关节炎的影像学严重程度无关，并认为这类患者即使有严重的影像学表现的关节炎，也可以采用非手术治疗。

因此，可以首先尝试侵入性最小的干预措施。

十二、膝关节疾病的阶梯干预管理

在处理膝关节疾病时，可以考虑阶梯干预管理，在进行更复杂的侵入性干预（如关节镜或开放性膝关节手术）之前，先尝试简单的非侵入性干预。

这个阶梯管理方案需要与患者讨论，有时最好是先尝试阶梯中的一个步骤，然后再进行下一个步骤（图 8-3）。然而，有些患者可能更喜欢直接进行更具侵入性的干预，以避免侵入性较小的治疗效果不佳造成的时间浪费和功能丢失。有些患者也可能对某些干预措施有强烈的反对意见，或不能忍受某些干预措施（如针头恐惧症的注射疗法），因此医师在和患者讨论治疗方案时也应考虑到这一点。

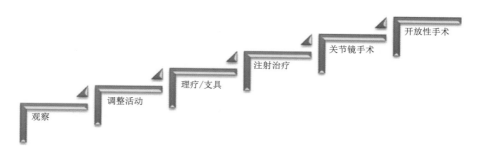

图 8-3　膝关节疾病的阶梯干预管理

要点

（1）医师所采取的很多措施都具有不确定性。

（2）一种解决方案并不适合所有人。

（3）患者和医师共同决策可以管理预期并改善患者的体验。

（张凯搏　张承昊　付维力　译）

第 9 章　膝关节疾病的手术治疗

手术治疗处于膝关节疾病阶梯干预管理的顶端。本章主要讨论手术干预如何减轻症状和改善膝关节功能，以帮助指导临床与患者的沟通。本章还描述了关节镜手术的原理和膝关节手术各种开放入路，介绍了一些常见的膝关节手术，并对它们的必要性进行了描述。

一、手术治疗原则

手术治疗方案可视治疗目的而定，具体如下所述（图 9-1）。

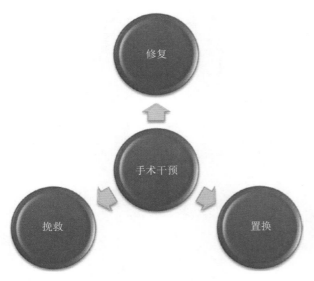

图 9-1　手术治疗目标

（1）尽可能恢复膝关节的正常结构。①修复撕裂的半月板；②重建 ACL 以稳定胫股关节。

（2）置换关节以减轻疼痛和改善功能。骨关节炎或炎症性关节病时进行胫股关节置换术。

（3）挽救不利的情况：接受不可能恢复的膝关节结构，但使用其他方法可改善症状。①半月板撕裂的半月板部分切除术；②胫股关节严重退行性变时，其他方法失败或不适合时使用膝关节融合成形术。

膝关节手术大致可分为以下几类。①软组织手术；②软骨 / 骨手术；③组合手术。

根据膝关节手术次数也可描述如下。

（1）初次手术：指首次因膝关节疾病进行手术。

（2）翻修手术：指的是第二次及更多次膝关节手术。当前一次手术失败或效果不好时且患者症状持续时需进行翻修手术。

翻修手术可按以下方式进行。

（1）1 期：清除先前植入的移植物 / 装置，置入新的移植物 / 装置。

（2）2 期：清除先前植入的移植物 / 装置，间隔数周至数月后再置入新的移植物 / 装置。这段间隔时间可能是治疗感染或软组织稳定所必需的。

根据其对关节功能的影响，可分为以下两类。

（1）保关节：截骨、软骨再生技术。

（2）牺牲关节：关节置换术。

二、膝关节镜及开放手术

本部分将描述常用于治疗膝关节疾病的手术方式。

（一）膝关节镜手术

关节镜微创手术通过小切口入路进行。

（1）通过关节镜通路可观察到胫股和髌股关节。

（2）器械入路进行手术操作，包括刨刀、用于电切电凝的射频及缝合撕裂的修复器械。

在关节镜手术中，用液体（生理盐水）充满膝关节，目的如下。

（1）提高可视性。

（2）减少出血（增加关节内压力）。

膝关节关节镜手术入路　常用的膝关节关节镜手术入路包括以下几类。

（1）前外侧入路

1）提供通往胫股关节和髌股关节的通道。

2）位置：膝关节前部、髌腱外侧、胫股关节线近端（前外侧软点）。

（2）前内侧入路

1）提供通往胫股关节和髌股关节的通道。

2）位置：髌腱内侧缘内侧约 1cm，内侧半月板上表面上方（切开前用针头在直视下确定位置）。

（3）上内侧入路

1）提供通往髌股关节的通道。

2）位置：膝关节内侧，髌骨上极近端约3cm，与髌骨内侧边界一致。

3）在关节镜直视下，经皮针可帮助引导确定位置。

（4）后内侧入路

1）提供通往内侧半月板后角和 PCL 的通道。

2）位置：胫股关节线近端约 1cm，MCL后方。

（5）后外侧入路

1）提供通往外侧半月板后角和 PCL 的通道。

2）位置：胫股关节线近端约 1cm，LCL 和二头肌肌腱之间。

（二）膝关节开放手术

开放手术指使用更长的切口进入膝关节，在直视下进行手术。常见膝关节开放手术入路包括以下几种。

（1）髌旁前内侧入路

1）通往：膝关节。

2）切口：从髌骨上极到胫骨结节。

3）浅层组织剥离：①大腿筋膜；②髌前和髌下囊，髌腱腱鞘；③股四头肌肌腱纵向向近端切开，内侧髌骨支持带向远端切开。

4）深层组织剥离：髌骨向外推或外翻，如果需要更广泛地显露，可通过以下方法实现：①股四头肌切断；②髌腱止点截骨。

（2）髌旁前外侧入路

1）通往：膝关节。

2）切口：从髌骨上极到胫骨结节。

3）浅层组织剥离：①大腿筋膜；②髌前和髌下囊，髌腱腱鞘；③股四头肌肌腱纵向向近端切开，外侧髌骨支持带向远端切开。

4）深层组织剥离：髌骨向内推或内翻。

（3）膝外侧入路

1）通往：膝关节外侧韧带，以进行稳定手术。

2）切口：股骨远端的外侧到胫骨 Gerdy 结节。

3）组织剥离：可使用以下 3 个切口。①筋膜，前面髂胫束和后面股二头肌之间的切口，拉开后可显露 LCL 和腘腓韧带；②沿髂胫束前缘切口，可在外侧上髁水平进入，可显露 LCL 的起点和腘肌肌腱止点；③沿股二头肌后缘切开切口，牵开并保护腓总神经，可显露 LCL 和腘腓韧带的腓骨头止点。

（4）膝内侧入路

1）通往：膝关节 MCL。

2）切口：从收肌结节近端到胫骨前内侧。

3）组织剥离：①浅层，识别和保护隐神经和大隐静脉；②筋膜层，沿缝匠肌前缘切口，最好靠近其胫骨止点或关节线近端；③向后拉开缝匠肌、股薄肌和半腱肌，显露 MCL 浅层、关节囊和后斜韧带。

（5）还有各种用于显露后方结构的膝关节后侧入路。

三、膝关节手术患者体位

为了便于达到目标区域，患者体位如下。

（1）仰卧位：膝关节伸直。

（2）仰卧位：膝关节屈曲。

（3）俯卧位：可到达膝关节后部。

四、最大程度减少膝关节手术出血

目的如下。

（1）最大限度地减少对患者血液或心血管方面的不良影响。

（2）改善关节镜或开放手术视野，以便于手术。

可以采用某些方法使术中出血最少化。

（1）大腿止血带。

（2）关节镜手术中使用加压液体对关节 / 腔隙灌注加压。

（3）药物

1）静脉：关节内注射氨甲环酸。

2）局部：关节外和关节内用肾上腺素。

（4）手术技术：精细解剖，采用止血技术。

（5）麻醉诱导：降低血压。

五、膝关节手术类型

本部分主要介绍多种可用于治疗膝关节疾病的外科手术。其中大多数（除了力学重排的截骨术、关节成形术和内侧或外侧韧带修复 / 重建）膝关节疾病可以通过关节镜或开放手术治疗。

（一）软组织手术

1. 肌腱 / 韧带修复　如果肌腱或韧带撕裂，可以通过缝线将撕裂的两端缝合在一起。然而大多数肌腱或韧带撕裂是骨止点处撕脱，而不是中间实质撕裂。这种撕脱可以通过以下方法重新连接到骨上。

（1）缝合锚钉：是一种螺钉状的植入物（由金属或非金属材料制成），上面有缝线。锚钉插入骨，缝线用于将肌腱缝合到骨上，包括以下 2 种。①带结：需要打结；②无结：不需要打结。

（2）骨隧道：在骨中钻出隧道，通过缝线将肌腱或韧带重新连接到骨上。

2. 肌腱转位术　将肌腱从正常止点分离，移动它并将其重新连接到其他部位。

3. 肌腱切断术　肌腱分离，然后游离（不重新附着）。

4. 肌腱固定术　将肌腱固定在不同于正常止

点的位置。

5. 韧带重建手术　可通过以下方式进行。

（1）自体移植物

1）腘绳肌肌腱，如股薄肌和半腱肌（图 9-2，图 9-3）。

2）髌腱（髌腱的中心部分连同髌腱起点和胫骨止点处的骨块一起取出）。

3）股四头肌肌腱（股四头肌肌腱浅层中心部分连同髌腱止点处的骨块一起取出）。

（2）同种异体移植。

（3）人工韧带。

移植物固定在骨隧道或股骨和胫骨的骨表面。移植物作为支架，承载新生的胶原蛋白，从而将其变成新的韧带。

可采用多种方式将移植物固定在骨上，如界面螺钉、悬吊固定装置及锚钉。

交叉韧带重建手术包括单束和双束技术。与单束重建相比，双束重建通常在技术上要求更高，并没有一致结果显示出双束较单束重建有明显临床优势。

（1）单束 ACL 重建：重建 ACL 前内侧束。

（2）双束 ACL 重建：使用独立移植物分别重建 ACL 前内侧束和后外侧束。

6. 内支架技术　指使用组织修复技术修复韧带或肌腱，使用合成缝合带桥接固定修复部位（接近修复韧带或肌腱止点），目的是保护修复直到愈合。

（二）软骨 / 骨手术

1. 半月板部分切除术　是一种切除部分半月板（如撕裂或有问题的部分）的手术。

2. 半月板修复术　是一种治疗半月板内的撕裂或半月板关节囊周围边缘分离的手术。包括各种关节镜技术，可分为以下三类。

（1）由外向内：使用从膝关节外进针（在关节镜观察和协助下）通过半月板引入缝合线，然后取出并在膝关节囊外打结。

（2）由内向外：关节镜下使用从膝关节内进针引入缝合线，穿过半月板，拉出膝关节囊外打结。

（3）全内：关节镜下使用从膝关节内部的针插入缝合线，穿过半月板，在膝关节内捆扎打结。

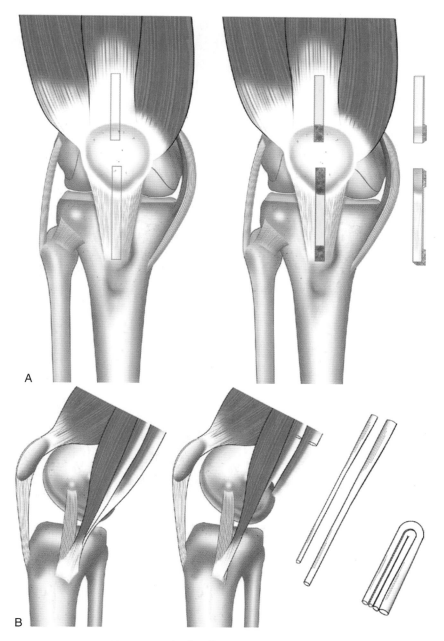

图 9-2　用于膝关节韧带重建的自体移植物

A.骨 – 髌腱 – 骨、股四头肌肌腱；B.腘绳肌肌腱

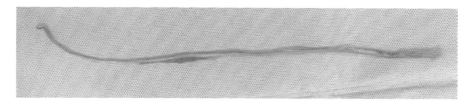

图 9-3　取下用于韧带重建的股薄肌肌腱

3. 关节软骨重建术　用于全层软骨缺损，目的是用透明软骨或纤维软骨替代丢失的软骨。

（1）骨髓刺激术：包括从骨髓中释放间充质细胞，然后在软骨缺损区这些间充质细胞可以分化并形成新的软骨。

该技术包括对软骨缺损底部的初始清创。然后用锋利的器械（微骨折）穿透缺损底部的软骨下骨，导致软骨缺损处出血和纤维蛋白凝块形成。来自下层骨髓的多能间充质细胞迁移到缺损中，分化为纤维软骨细胞和软骨细胞。这将形成纤维软骨组织覆盖缺损，提供一个更光滑一致的表面以改善症状。然而，修复组织主要由Ⅰ型胶原组

成（而透明软骨是Ⅱ型胶原），它的生物力学性能不如透明软骨，抗压强度、弹性和耐磨性都较低。微骨折部位通常通过限制负重6～8周来保护，同时允许关节活动。

微骨折技术可以在较小的病变中获得更好的结果。已有研究表明以下情况微骨折技术效果不佳。①面积大于约4cm²的病变；②退行性病变；③老年患者的病变（图9-4）。

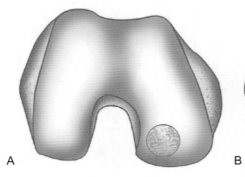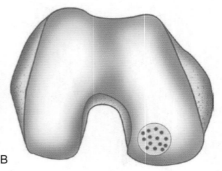

图9-4　微骨折治疗软骨缺损

（2）自体基质诱导软骨形成（autologous matrix-induced chondrogenesis，AMIC）：通过在软骨缺损底部的软骨下骨进行微骨折，然后用人工海绵样材料（软骨凝胶）固定（用胶水或缝线）到软骨缺损处，旨在捕获从骨髓迁移的细胞，并防止它们从缺陷处泄漏。

（3）软骨移植技术：是一种从有软骨缺损的

膝关节非负重部分（如髁间窝边缘）获得圆柱状骨软骨移植物的技术。清理软骨缺损的底部。然后在缺损的底部建立圆柱形隧道，将骨软骨移植物打压填充覆盖缺损。由此产生的缺损表面被透明软骨（移植物表面）和纤维软骨（移植物之间）混合覆盖（图9-5）。

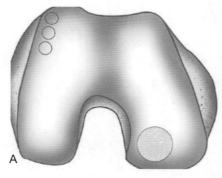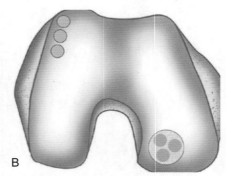

图9-5　自体骨软骨移植治疗软骨缺损

由于可获得的自体骨软骨移植物有限，该技术往往用于小缺损。它通常用于面积小于4cm²的病变。对于较大的软骨缺损，可采用同种异体组织移植（可获得大量的同种异体组织）。

（4）同种异体骨软骨移植：是移植物从人尸

体膝关节获得，有以下2种主要类型。

1）壳型移植物：包括直径小于10mm的软骨下骨。

2）深型移植物：包括直径大于10mm的软骨下骨。

同种异体移植物也可以根据其保存技术进行分类。

1）新鲜同种异体移植物：保存在 4℃，在获取 1 周内进行移植。

2）冷藏同种异体移植物：保存在化学试剂中以保持软骨细胞活力。

3）新鲜冷冻同种异体移植物：在获取后立即冷冻到约 –80℃。

新鲜的同种异体移植物含有活性软骨细胞，但容易发生免疫原性反应，只能在获取后不久使用。保存的移植物（冷藏或新鲜冷冻）可能会产生较少的免疫原性反应，但也会减少软骨细胞数量。此外，保存可能损害移植物细胞外基质的生物力学特性（如强度）。

在该技术中，对软骨缺损区进行清理和测量，并从供体制备相应的同种异体骨软骨移植物，然后用打压或其他固定方法将移植物压入缺损处。目的是让移植骨的软骨下骨愈合到缺损的骨床上（相当于骨对骨愈合）。

（5）自体软骨细胞移植术（autologous cartilage implantation，ACI）：指从有缺损的膝关节中提取软骨细胞，在实验室中培养增殖，然后植入缺损处，目的是制造新的软骨来填补和覆盖缺损处。通常是用天然的或人工膜覆盖缺损，将细胞固定在缺损区域（图 9-6）。

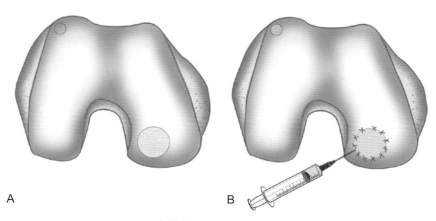

图 9-6　自体软骨细胞移植术治疗软骨缺损

该技术可用于缺损面积为 2 ～ 10cm² 且无明显软骨下骨丢失（小于 6 ～ 8mm）的缺损。

该技术涉及多个步骤，具体如下。

1）去除钙化层，清除缺损基底。

2）避免穿透软骨下骨，以防止骨髓细胞迁移和沉积为纤维软骨。

3）软骨从同一膝关节非承重区域获得。

4）软骨细胞从收获的软骨中获得，并在实验室中增殖。一旦获得了足够数量的细胞，就将其注射到缺损处（通常在最初收集后的 4 ～ 6 周）。

5）将天然膜（如从胫骨内侧近端获得的骨膜瓣）或合成膜紧密缝合到周围的软骨，将软骨细胞注射在其下方。

（6）基质诱导自体软骨细胞移植术（matrix guided autologous chondrocyte implantation，

MACI）：旨在改善软骨细胞运送到缺损处的方式。缺损处及软骨细胞按照 ACI 中一样进行准备和增殖。然而在这种技术中，软骨细胞复合到海绵样的人工支架（胶原膜、琼脂糖 – 海藻酸基质）中，然后将其固定在缺损处（用胶水或缝线）。因此细胞的局部渗漏可达到最小化。

（7）骨软骨块固定：当骨软骨块部分或完全脱落（由于创伤或自发）时，则可用螺钉、钉、棒（金属或非金属）将其重新复位固定到基底部，目的是促进分离的骨软骨块愈合。

（8）关节清理：通常是一种在关节镜下进行的手术，通过该手术清理关节，以达到以下目的。①不稳定关节软骨瓣的清除；②关节软骨面的平整光滑；③不稳定腱瓣的清理；④炎症 / 增生滑膜的切除。

（三）骨的手术

1. 截骨术　通过截骨重排力线或改变走向，将骨固定在新的位置。然后骨在这个新位置愈合。膝关节周围的截骨术涉及股骨远端、胫骨近端或髌骨。

（1）截骨术可用于以下目的。

1）通过以下方法提高关节稳定性。将关节表面重定向到更稳定的方向或位置；①胫骨近端截骨减少胫骨后倾角；②胫骨结节截骨向内侧或远端移位以改善髌骨稳定性；③股骨外旋截骨以改

善髌骨的轨迹和稳定性。

2）通过将应力转移到正常区域来减少病变区域的负荷，从而改善疼痛。

截骨术可用于调整骨在冠状面、矢状面或轴位的应力排布。开放和闭合楔形截骨可用于冠状面或矢状面，而旋转截骨术可用于轴位。截骨技术分为以下三类。

1）闭合楔形截骨：通过移动远端骨面向近端骨面靠近，移除楔形骨并闭合间隙。通过这种方式，远端截骨部分的排列与近端截骨部分的排列发生了变化（图9-7和图9-8）。

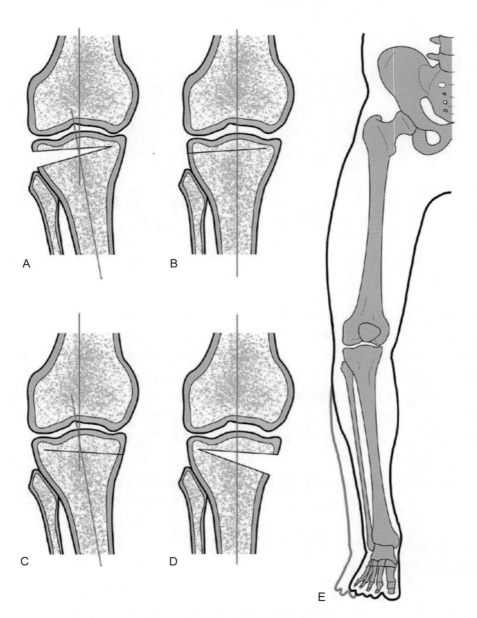

图9-7　胫骨开放和闭合楔形截骨术

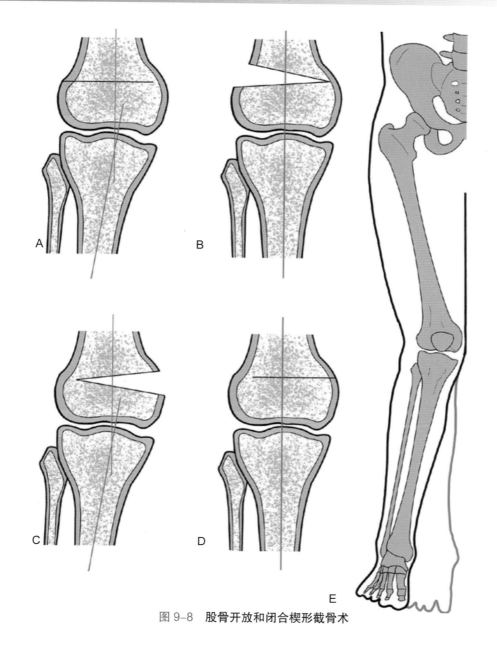

图 9-8　股骨开放和闭合楔形截骨术

2）开放楔形截骨：截取骨后将两个骨面分开，在两者之间留下一个空的楔形区域（这个空间可以用骨移植物填充）。通过使用内固定（钢板和螺钉）或外固定将缝隙保持在开放位置。通过这种方式，远端截骨部分的排列与近端截骨部分的排列发生了变化。

3）渐进式骨痂牵张截骨术：是一种开放楔形截骨术，但分离分开的骨面是逐步进行的。外固定架用于固定截骨部位，患者可以开始早期负重。使用外固定架进行渐进式牵引，撑开截骨部位，从而矫正畸形。

（2）截骨水平

当考虑截骨术矫正临床畸形时，有必要考虑畸形的水平/原因。这是因为在畸形的水平上对相关骨进行截骨术是可取的。

内翻畸形常采用胫骨近端截骨术（胫骨高位截骨术）治疗。值得注意的是，干骺端内翻畸形不同于继发性胫骨内翻（由于软骨磨损或半月板撕裂引起）。高位胫骨截骨术可矫正前者的实际畸形，但对继发性内翻仅有代偿作用。

膝关节外翻畸形通常是由于股骨髁远端缺陷而不是胫骨磨损或畸形。在这种情况下，股骨远端截骨术是可取的，因为它可能有助于纠正潜在的关节线不正（由于股骨髁缺陷）。保持关节线中立是必要的，可避免增加剪切应力。相反在这种情况下，胫骨截骨术可能不能纠正关节线不正，反而会加剧这种关节线不正。

值得注意的是，截骨术不仅会影响截骨，还会影响邻近的软组织和骨结构。与此相关，胫骨高位截骨术可能影响髌骨高度。研究表明，开放楔形胫骨高位截骨术（high tibial osteotomy，HTO）后可能导致低位髌骨；闭合楔形 HTO 后可能导致高位髌骨。因此，对于低位髌骨，建议采用闭合楔形 HTO；对于高位髌骨，建议采用开放楔形 HTO。

髌骨截骨术用于治疗髌骨发育不良、髌骨扁平或凹陷，以帮助重建 2 个髌骨面。可能的技术包括以下 2 个。①前矢状闭合楔形截骨术；②外侧闭合楔形截骨术。

2. 膝关节成形术　是指改变关节形态，可以从以下几个方面来描述。

对膝关节的影响：

1）关节切除成形术：切除关节的一部分，以减轻 2 个关节炎区域相互摩擦而引起疼痛，如胫腓骨近端关节切除术。

2）关节融合成形术：切除关节的关节面，并将关节面下骨固定在一起，以促进两者之间的骨结合。这是为了防止 2 个关节部位相互摩擦而引起疼痛，但以牺牲关节活动为代价。胫股关节融合术的适应证非常有限，因为胫股关节融合术会造成关节功能严重丧失，通常只用于无法通过其他方法控制的膝关节感染病例，或严重骨质丢失的病例。

Siller 和 Hadjipavlou 回顾了 41 例主要因退行性关节炎和膝关节感染而行膝关节融合术的患者。结果表明：①只有 15% 的患者没有术后并发症；②持续的膝关节和后方疼痛是最常见的并发症；③许多患者无法返回工作或参加社会活动；④融合的最佳位置是弯曲 15°～20°，使步态更平顺，更容易驾驶汽车。

3）牵张关节成形术：用外固定架穿过关节，并进行调整，使其缓慢牵引胫股关节（将胫骨从股骨上牵拉）。这一过程持续 6～8 周，之后移除外固定架，允许患者自由活动。

牵张关节成形术可通过以下方法改善关节炎疼痛。①暂时为关节软骨减压，以促进其修复。②拉伸关节周围软组织（韧带和肌腱）。

4）关节置换成形术：置换关节的一个或两个关节面。①半关节成形术：只置换两个关节面中的一个，如只置换髌股关节炎中的股骨滑车。②部分膝关节置换术：置换膝关节的三个间室（内侧、外侧、髌股）中的一个或两个（单间室、双间室）。③全膝关节置换术（total knee replacement，TKR）：置换所有关节面。

膝关节置换术通常由金属股骨和胫骨组成，中间有一个聚乙烯插件。也可使用陶瓷股骨假体，还可使用完全由聚乙烯制成的胫骨组件。

在各种关节置换术中，TKR 是关节炎治疗最常用的一种方法。根据所使用的假体的特性和所使用的技术，有多种类型的 TKR。

（1）根据关节成形术的时间

1）初次关节成形术：特定关节的第一次关节成形术。

2）翻修关节成形术：特定关节的第二次及以上的关节成形术，可能包括：①更换之前关节成形术中植入的一个或多个植入物。②植入额外的植入物（如单独胫股关节置换术术后的髌骨表面置换）。

（2）根据更换的膝关节部位：①胫股关节；②胫股置换术和髌骨表面置换（带髌骨纽扣-假体）。

值得注意的是，许多 TKR 病例髌骨没有替换（因此术语"全"是一个误称）。这需要在术前向患者解释（作为共同决策的一部分）。没有强有力的证据表明髌骨表面置换可以改善 TKR 术后的预后，反而可能增加手术并发症的风险。髌骨表面置换可应用于广泛髌股退变或炎症性关节炎。如果存在孤立的髌股关节炎，无髌骨表面置换的 TKR 是一个可接受的选择。

（1）根据 TKR 中 PCL 的处理，可分为以下 2 类：①保留 PCL；②切除 PCL，并利用假体形状对稳定性降低进行代偿。

（2）根据假体柄的存在

1）无柄假体：对股骨、胫骨和髌骨进行了重塑，以容纳用于覆盖关节表面的帽。该假体没有插入骨的柄。组件可以用骨水泥或非骨水泥打压匹配的方法来固定。

2）有柄假体：置换假体的柄插入股骨或胫骨，通过骨水泥或非骨水泥打压匹配的方进行固定。

（3）根据由假体关节面的形态提供的一个关节面相对于另一个关节面的平移阻力，可分为以下 2 类。

1）无约束：胫骨和股骨假体的关节面表现出最小的一致性，允许最大程度的活动性，但以牺牲稳定性为代价。

2）有约束：胫骨和股骨假体的关节面匹配以提高稳定性（但这可能限制运动，并增加假体骨界面的应力）。

（4）根据股骨和胫骨之间的连接，可分为以下 2 类。

1）无连接：胫骨和股骨组件没有连接。

2）有连接：胫骨和股骨组件通过铰链连接，以提高膝关节的稳定性。

（5）根据胫骨的聚乙烯轴承活动性，可分为以下 3 类。

1）全聚胫骨：整个胫骨部件由聚乙烯制成。

2）固定轴承：轴承固定于胫骨金属部件。

3）移动轴承：轴承相对于胫骨和股骨部件可移动，以增加胫骨和股骨部件在运动范围内的一致性，以减少磨损。减少磨损也可以通过在两个移动关节之间分配应力来实现。①股骨和植入物的上表面。②植入物的下表面和胫骨托。

（6）根据假体置入方式与周围关节软骨或骨的关系，可分为以下 2 类。

1）Inlay：将假体插入到关节表面清理出的部位中（如髌股关节成形术中的滑车组件，插入滑车软骨和软骨下骨形成的骨床中，因此它与周围的滑车软骨平齐）。

2）Onlay：截骨并将假体置于截骨面之上。

Inlay 技术更加符合解剖特点（因为其目的是复制原生解剖），可能具有理论优势，在较小程度上改变周围软组织和伸肌装置的张力。因此它们可能与较小的置换关节过度填塞风险相关。

（7）根据使用计算机指导或机器人辅助进行手术，可分为以下 2 类。①计算机辅助手术。②机器人手术。目的在于提高切割骨头和植入部件的准确性。

（8）根据患者定制植入物的使用，可分为以下 2 类。

1）性别特异性的设计。考虑到性别之间股骨远端形态的差异，与男性相比，女性股骨远端前后径比男性更窄。

2）定制设计：使用术前扫描评估关节形态，并根据该形态生产特定的组件，而不是使用现成的组件。

要点

（1）关节置换术需要谨慎对待，特别是年轻活跃患者，他们的翻修风险要高得多。然而这需要与影响生活质量的无法控制的疼痛相权衡。值得注意的是，与假体寿命有关的可能是活动水平而不是患者年龄本身。在存在关节破坏严重的炎症性关节炎患者中，可在较年轻的时候进行膝关节置换术，因为患者可能有多个关节受累的活动和功能受限。

（2）翻修关节置换成形术比初次手术要复杂得多，因为上次手术会留下广泛的软组织瘢痕，但也因为它可能伴有骨质流失，在某些情况下可能无法进行进一步的置换。这就相当于给坏牙上了牙冠。每次牙冠松动脱落，处理后剩下的牙齿就会减少，最终可能没有足够的牙齿来承载牙冠。

（3）对于那些行关节置换术有较高早期翻修风险的患者（年轻、运动需求高的患者），膝关节截骨术可作为最终治疗手段，或作为旨在推迟手术的治疗方法。

（4）对于行关节置换术有较高早期翻修风险的患者（年轻、运动需求高的患者），单间室膝关节置换术可作为最终的治疗方法，或作为旨在延迟手术的治疗方法。

（赖思可　陈　曦　付维力　倪婷婷　夏青红　译）

第10章 下肢支具

支具可被应用于下肢以增加本体感觉，提高稳定性，调整负荷分布，控制关节活动范围或施加拉伸应力。支具旨在改善膝关节的生物力学、疼痛及功能。支具可应用于膝或足部。此类设备可以是预制的、现成的，也可以是专门为个人定制的。

一、膝关节支具

应用于膝关节的支具可用于以下目的。

（1）控制关节活动度。

（2）控制骨与骨之间的位置关系，提高关节稳定性：①控制髌骨与股骨的关系；②控制胫骨与股骨的关系。

（3）通过以下方式改善神经肌肉控制：①加强本体感觉；②提供一种关节支撑感，给予患者信心。

（4）改变体重分布：通过将力量转移到健侧部位来减轻患病部位的负担。

（5）伸展软组织，改善僵硬关节的活动度。

应用于膝关节的支具可根据以下内容进行分类。

（1）材料组成：①绑带，布制的简单袖套状；②软材料；③刚性材料。

（2）有无刚性的垂直支柱：①无；②单侧的；③双侧的。

（3）有无铰链：①无；②非可调式铰链（图10-1）；③可调式铰链（图10-2）。

（4）支具对关节活动的影响：①不允许活动；②允许活动，包括两类情况，即可调整和不

可调整。

（5）支具施加力的方式

1）被动的：不施力，本体感受性支具。

2）静态的。

3）动态的：使用肌肉活动来施力（图10-3）。

（6）机械力支具：可以在以下情况应用。

1）冠状面：外翻或内翻非载荷支具。

2）矢状面：PCL/ ACL 动态支具。

3）轴向平面：髌骨不稳定支具。

施加一个力可以有以下作用。

（1）限制活动。

（2）改变骨与骨之间的位置关系，以便限制对韧带的作用力，保护其完整性，如 ACL 重建后 ACL 支具限制对移植物的作用力；以及减轻对关节的负荷，如内侧骨关节炎中减轻内侧胫股间室的负荷。

（3）伸展软组织并恢复活动

1）在胫骨上施加相对于股骨的后向力，以改善屈曲。

2）在胫骨上施加相对于股骨的前向力，以改善伸展。

3）在髌骨上施加内侧力，以拉伸外侧的髌骨支持带。

支具的目的是通过3个或4个点的固定系统为整个膝关节提供力量。可以使用各种结构来施加力。

（1）在冠状面：可以使用位于膝关节一侧的一个或多个垂直柱和环绕胫骨与股骨提供反作用力的绑带共同提供作用力。因此，可以对胫骨施加相对于股骨的内翻或外翻应力，使内侧或外侧

间室受力减少。

（2）在矢状面：硬壳、绑带和压力垫放置在胫骨和股骨的前面和后面，以便在胫骨施加一个相对于股骨的力（通常是跨越整个活动范围）。这可能有助于限制 PCL 损伤时胫骨的后移，或限制 ACL 损伤时胫骨的前移。

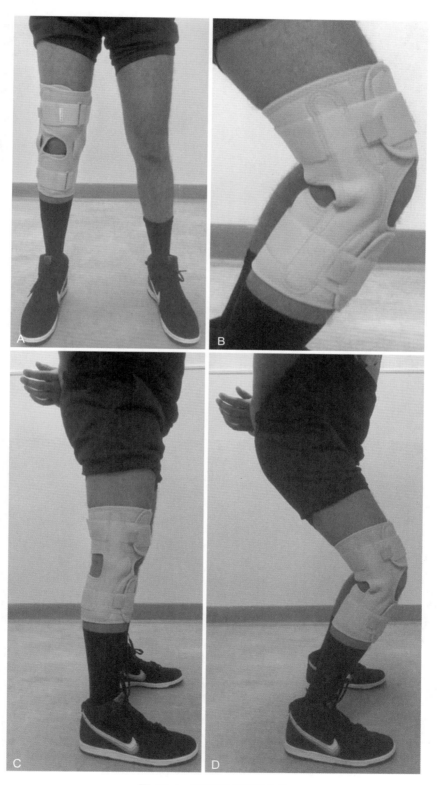

图 10-1　非可调式铰链支具

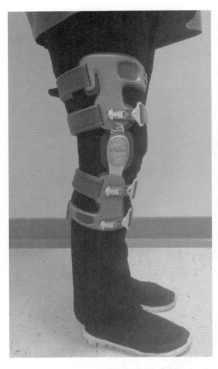

图 10-2　可调式铰链支具

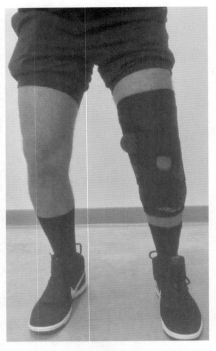

图 10-3　施加内侧髌骨应力的髌骨支具

值得注意的是：①支具要控制软组织体积较大的肢体，是比较困难的；②绑带张力的大小受到患者舒适度和血液循环的限制。

接下来更详细地介绍一些膝关节支具的种类。

（一）内侧间室减压支具

内侧间室减压支具（外翻支具）旨在减少膝关节内侧间室的压力，以帮助减少膝关节疼痛和改善功能（图 10-4）。

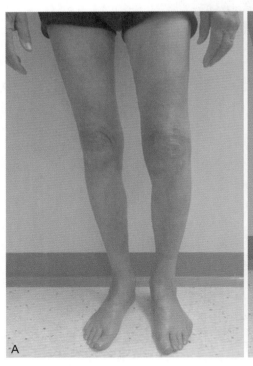

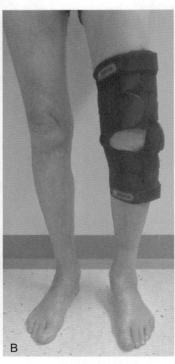

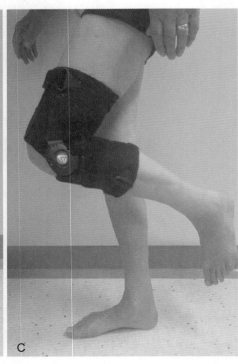

图 10-4　内侧间室减压支具

用于内侧间室骨关节炎（OA）的膝关节支具可能通过以下方式发挥作用。

（1）直接施加外力，使股骨上的胫骨产生外翻的角度，以减少施加在膝关节上的内收力矩。

（2）改变步态参数。

（3）改善肌肉活性。

施加的外力通过铰链和绑带的组合来实现。

这种支具通常由膝关节内侧的铰链组成，通过一系列绑带固定在大腿和小腿上，形成三点接触的弯曲系统。支具的这种排列方式对膝关节外侧（畸形顶端所在的位置）产生了向内侧方向的力，对膝关节近端和远端股骨与胫骨产生了向外侧的力。通过这种方式，膝关节周围产生了外翻力矩（图10-5）。

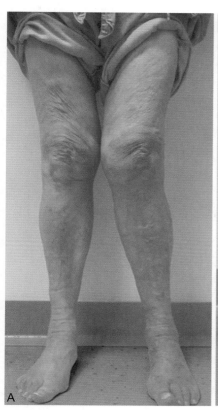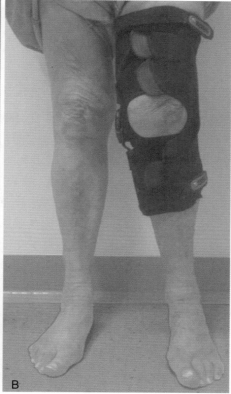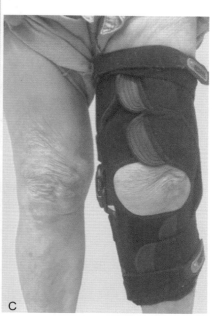

图 10-5　外侧间室减压支具

步态参数的改变，或由于穿戴护具而导致的肌肉激活也可能影响内侧间室的负荷。在膝关节骨关节炎中，软骨和半月板组织的丧失及由此造成的关节间隙缩小可能导致关节松弛。这可能导致膝关节周围的拮抗肌（股外侧肌和外侧腘绳肌，股内侧肌和内侧腘绳肌）同步收缩，从而提高膝关节的稳定性。然而这种肌肉收缩也可能增加接触压力，加重退化和膝关节疼痛。膝关节减压支具已证明可以减少这些肌肉同步收缩。

然而，生物力学研究表明这些可能不如外翻力重要。Brandon 等评估了用于膝关节炎的施加外翻力矩的两种支具。结果表明，支具使内侧间室负荷减少了约 10% BW，使外侧间室负荷增加了 0.03～0.2BW。但是步态运动学和膝关节活动的变化很小。表明膝关节支具主要通过对膝关节施加直接的较大外翻力矩来减少胫骨内侧间室的负荷。

临床结果表明内侧间室减压支具可以有效地减少疼痛，改善功能，以及提高膝关节活动度、行走速度和步长。

内翻减压支具有相反的效果，用于减轻外侧间室的负荷。

（二）ACL 功能性支具

ACL 损伤的情况下，胫骨相对于股骨的前移可能引起症状性的关节不稳。同样在 ACL 重建术术后早期，胫骨相对于股骨有向前移的趋势（由于负重或股四头肌激活的正常影响），可能会增加对 ACL 移植物作用力。这可能会导致移植物拉长，或移植物相对于其固定部位发生平移（滑动），从而导致移植物失败。

ACL 功能性支具的主要应用目的如下。

（1）提高 ACL 损伤的膝关节稳定性，以改善症状。

（2）在等待延迟重建手术时，提高 ACL 损伤的膝关节稳定性，以减少继发性关节内组织损伤（半月板、软骨）。

（3）通过减少对移植物上的作用力和牵拉，保护重建术后 ACL 移植物。

ACL 支具的目的是通过绑带、袖套和杆的组合来限制胫骨相对于股骨的前移，这些装置与膝关节两侧的支撑条和铰链相连，对胫骨施加后向力，对股骨施加前向的反作用力。

ACL 支具包括以下两类。

（1）静力支具：对胫骨前部施加相对于股骨的恒定后向作用力。

（2）动力支具：在胫骨上施加相对于股骨的后向力，随膝关节屈曲作用力变化。伸展时力较大，在生理条件下 ACL 会承受更大的前向力。

（三）PCL 支具

膝关节屈曲约达 90° 增加了 PCL 的张力。当 PCL 断裂时，由于重力和腘绳肌的作用，胫骨相对于股骨向后沉。如果不处理这种后方下垂，PCL 愈合后可能会明显延长，从而出现功能障碍。

PCL 支具的目的是对胫骨施加前向力，以减少后向下沉并限制 PCL 的张力。这可以在静态模式下应用（不允许膝关节运动），也可以在动态模式下应用（在整个运动范围内对股骨施加后向力，对胫骨施加前向力）。

因此可以在以下情况下使用 PCL 支具。

（1）在急性 PCL 撕裂后，允许 PCL 在一个较小的伸长位置愈合。通常使用支具 4 个月（6 周静态支具在伸直状态，然后是自由屈膝）。

（2）PCL 支具也应用于 PCL 重建后，以尽量减少移植物拉伸。

（3）在慢性 PCL 不稳定的情况下，应将改善症状作为一种长期管理的形式。还应评估后续 PCL 重建的潜在益处。如果使用支具可以改善患者的症状，使用支具的反应表明 PCL 重建手术可能有类似且更持久的效果。

PCL 支具可能有以下两类。

（1）静力支具：对胫骨施加相对于股骨的恒定前向力。

（2）动力支具：在胫骨上施加与股骨有关的前向力，该力随膝关节的屈曲程度而变化。膝关节屈曲程度较大时，力较大，PCL 会受到较大的后向力。

（四）膝关节牵伸支具

牵伸支具的目的是拉伸膝关节的软组织以改善活动范围。牵伸支具可用来改善屈曲和伸展。这样的支具可以分为以下两类。

（1）静态牵伸支具：在没有活动的情况下施加恒定的拉伸力。它的原理是通过改变施加的力，在可达到的最大活动度处施加一个恒定的位移。支具将膝关节置于最大的活动范围，然后在该处进行拉伸。每次持续 15～30 分钟，每天 3 次。根据患者的耐受情况，逐渐增加支具的拉伸力量和持续时间。

（2）动态牵伸支具：在允许一些活动的同时进行拉伸。它的原理是通过施加一个较小的力来促进关节的位移。在刚开始时患者通常每天佩戴夹板 1～2 小时。持续时间逐渐增加，目的是达到每天约 8 小时。

对于这两种类型的牵伸支具，张力都会不断增加，直至感到轻微的不适。一些证据表明，与动态拉伸装置相比，静态渐进式拉伸可以更快地恢复运动。

二、足踝支具／矫形器

可以利用施加在足踝的支具来达到以下目的。

（1）控制关节运动范围。

（2）控制一块骨与另一块骨的位置（如在距下关节／踝关节处），以达到以下目的：①提高关节稳定性；②调整足与地面的位置。

（3）改善神经肌肉控制：具体包括以下两种。

①增强本体感觉；②支撑。

（4）通过改变足与地面的接触点，改变重力分布。①改变整个足部的压力分布；②改变重新定向作用于膝关节的内收力矩的大小。

（5）拉伸软组织以改善僵硬关节的活动度。增加踝关节的活动度。

（6）补偿腿长短差异，使腿长相等。

矫形器可以应用于以下方面：①单独踝关节；②单独足部；③踝关节和足部。

应用于足部的支具可根据以下情况进行描述。

1. 足的受力点

（1）内侧：恢复内侧足弓，将足的承重接触点向内侧移动。用于改善膝关节外侧间室关节炎的疼痛或改善髌股疼痛。

（2）外侧：将足的承重接触点向外侧转移。用于改善膝关节内侧间室关节炎的疼痛。

2. 基于足的应用范围　①足后跟垫 / 抬高足跟；②全足掌长度；③部分足长：3/4 足长；④足

的一部分（后足、中足、前足、蹬趾）。

3. 与鞋有关的矫形器位置　①鞋内；②鞋底外；③嵌入鞋底。

4. 矫形器形状　①平坦：沿其全长厚度均匀，没有内置的弓形支撑或楔形垫；②拱形；③楔形；④抬高足跟。

5. 矫形器硬度　①软；②硬。

鞋垫可能具有以下作用。①减震；②增强本体感觉；③改变足的位置，从而改变与地面的接触点；④改变足的动态活动，如后足运动，主要是距骨和踝关节来协助运动；⑤作为空间填充物，允许足底完全接触并减少肌肉活动。

下面更详细地描述 2 种可以利用足垫的情况。

1. 内侧间室退变

（1）外侧楔形鞋垫：5°～10°（根据耐受情况）。最好是延到足部，而不是仅限于后足（图10-6）。

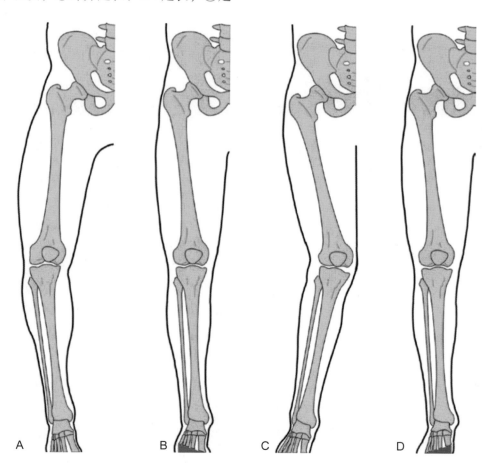

A　　B　　C　　D

图 10-6　外侧楔形鞋垫可用于内侧间室关节炎，内侧楔形鞋垫和内侧足弓支撑用于外侧间室疾病

（2）已证明可以减少作用于膝的内收力矩（通过将足与地面的接触点向外侧移动），从而减少内侧间室的负荷。

研究表明，患者对外侧楔形鞋垫的反应差异可能是由于患者之间足部姿势的差异（扁平足与高弓足）。外侧楔形鞋垫的使用可能会导致踝关节和距下关节外翻，加剧扁平足。Hatfield 等比较了膝骨关节炎和扁平足患者在使用外侧楔形矫形垫加或不加定制内侧足弓支撑时膝关节和踝关节/距下关节生物力学的变化。使用单独外侧楔形垫，以及使用内侧足弓支撑的外侧楔形垫都减少了膝关节内收力矩。然而与外侧楔形垫加足弓支撑相比，单独外侧楔形垫导致足部外翻更严重。研究表明，与使用单独外侧楔形垫相比，使用外侧楔形加足弓支撑的即时舒适度明显提高。因此对于那些有内侧膝骨关节炎和扁平足的患者来说，这种组合矫形可能更适用（图 10-7）。

内侧楔形鞋垫能有助于缓解膝关节外侧间室疾病的症状。

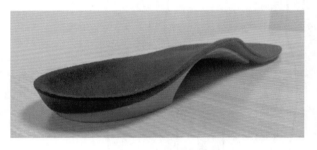

图 10-7 内侧足弓支撑

2. 有无髌股关节退化导致的髌股关节疼痛

（1）内侧足弓支撑或内侧楔形垫。

（2）研究表明，髌股关节疼痛可能与足旋前和内侧足弓塌陷有关。

（3）足旋前可以通过内侧足弓支撑或内侧楔形垫来减少。

目前没有足够的证据证明足部矫形器比普通的鞋垫或物理疗法对髌股关节疼痛缓解有明显优势。

（一）足踝组合矫形器

研究表明，将足部矫形器与踝部支撑结合起来，可以通过控制距下关节和踝关节来加强鞋垫的效果。这些可以是组合的，也可以单独使用。

（1）足部外侧楔形鞋垫与距下关节绷带相结合。使用外侧楔形鞋垫可能导致跟骨外翻，但这可能不会减少膝关节的内翻，因为距骨会在距下关节处内翻（同时胫骨在踝关节处内翻）。距下关节绷带将距骨（以及胫骨，如果膝关节存在内翻畸形）矫正至外翻位置。

（2）足踝矫形器，包括一个连接着杠杆的足部鞋垫，对胫骨施加外翻力（减少膝关节的内翻角度）。这使足与地面的接触点向外侧移动，从而使地面反作用力更接近膝关节，减少膝关节内收力矩。一项随机对照试验表明，这种装置在改善疼痛和功能方面与内侧室减压膝关节支具一样有效。

（二）足部矫形器的依从性

为了提高对矫形器使用的依从性，可以考虑以下情况。

（1）多双鞋使用同一个矫形器，或使用一个各种鞋都可使用的矫形器（工作、休闲、运动）。

（2）根据鞋子的尺寸选择矫形器的类型和尺寸，以提高舒适度。

（3）选择舒适的矫形器硬度。

（4）将矫形器与足部匹配塑形（同时结合变化使其发挥生物力学效应），以提高舒适度。

■ 要点

（1）机械性和非机械性支具都证明可影响下肢生物力学。因此许多支具可以通过机械和本体感觉两种作用方式发挥作用。

（2）与非机械性装置相比，机械性支具可能不太受患者欢迎，因为它们可能因施加压力而引起不适。同样，足部支具可能不被使用，因为它们限制了足部穿着的选择。因此，在评估支具的有效性时，对使用依从性是一个重要的考虑因素。相当一部分患者（在一项研究中为 25%）可能在 3 个月内由于不舒服和认为缺乏证据而停止使用支具；这表明患者的使用依从性是至关重要的。

（3）已有大量研究证实支具对改善膝关节炎症状的有效性。也有研究表明，关于其有效性，存在着相互矛盾的证据。此外，即使是有效的，这种装置的获益在不同的患者中表现也不一致。

（4）研究表明，在使用膝关节减压支具后，症状可能会恶化，而且可能需要 6～12 个月才能使症状改善到基线以上。因此，需要患者坚持佩戴几个月的支具之后才能判断是否有效。Lee 等评估了 63 名连续终末期单间室膝 OA（外侧或内侧）患者，他们在等待手术的同时佩戴了膝关节减压支具。38 名患者需要进行手术治疗，其中 50% 进行全膝关节置换，37% 进行单髁膝关节置换，13% 进行胫骨高位截骨。内侧间室骨关节炎约占失败患者的 74%。在这一人群中，患者平均佩戴支具 8 个月（1～24 个月）。其中约 41% 的患者在 6 个月内停止佩戴支具。24 个月后 25% 的患者仍然佩戴膝关节减压支具。患者若通过佩戴支具避免了手术，则为治疗成功。如果患者佩戴支具周期达 6 个月而不是 3 个月，治疗成功的比例则从 4% 翻倍到 8%。

（5）如果支具最初有帮助，但后来症状恶化，需要考虑这可能是装置磨损或拉伸造成的。可能需要定期更新足部矫形器或支具。

（6）未来步态分析可能用于个体水平，以确定个人的步态特征，进而指导支具的选择和应用。

（7）根据个人需要（即控制外侧倾斜、滑行和旋转）对髌骨进行绑扎固定对减轻疼痛很有效。

（8）可以在支具的基础上利用辅助设备，或者代替支具。事实证明，用对侧手臂握住手杖可以减少同侧膝关节的内收力矩，并改善症状。

（张凯搏　毛云鹤　付维力　译）

第11章　膝关节注射及针刺疗法

注射或针刺疗法广泛用于膝关节疾病的治疗。本章主要讨论注射疗法,包括常用的注射剂类型,其可能的潜在作用机制,以及潜在的相关并发症,还介绍了膝关节注射的常用技术。此外,本章还提到了在治疗肌腱和肌肉疾病中的"干针"技术,以及在治疗钙化性韧带病或肌腱病中使用往返吸注法。

一、注射疗法

下文将介绍膝关节内注射常用的几种药物。关于这些注射剂的有效性存在很大的争议,而且患者获益也有很大的差异。需要提醒患者注意的是,这些注射疗法可能没有获益;即使症状得到改善,这种改善也可能是暂时的。难以可靠地从个体层面出发而预测具体哪些患者可以从膝关节注射中获益。

二、膝关节注射剂类型

常用的膝关节注射剂包括以下几种。

(一)类固醇注射

类固醇注射因其抗炎作用而用于以下情况。①改善疼痛;②减少软组织炎症、水肿和关节僵硬。

它们可注射到以下部位。①膝关节:如治疗滑囊炎、滑膜炎、关节炎;②肌腱周围/腱骨结合部位:如治疗膝关节肌腱病、肌腱末端病。

很难完全预测类固醇在个体上的效果,包括:①是否获得期望的疗效;②疗效的程度;③疗效的持续时间。

有证据表明,类固醇的疗效可能会持续3个月以上。

类固醇通常与局部麻醉剂混合使用,这样会增加注射的液体量,也会增加作用分布区域。

类固醇注射存在以下问题时需要注意。

(1)它们可通过以下机制对软骨和肌腱细胞产生不利影响。①抑制细胞的增殖;②导致细胞退变;③减少胶原蛋白的合成,降低肌腱细胞的修复能力。

(2)可能降低局部免疫反应,从而增加关节置换后感染的风险。

(3)可能会全身吸收,导致糖尿病患者的血糖升高。

(4)可能导致骨坏死。

(二)黏弹补充剂:透明质酸注射剂

透明质酸及其衍生物可用于多种商业制剂,作用是补充滑液中的天然透明质酸。根据不同的商业制剂,它们可以单次注射或每周注射1次连续3～5次为1个疗程来使用。

(1)单次注射与连续注射3～5次疗效是一样的。

(2)在治疗骨关节炎膝关节疼痛方面,透明质酸注射的疗效与类固醇注射相当。

(3)透明质酸在骨关节炎的早期阶段可能更有效,在有严重关节炎的情况下,其效果可能变弱。

透明质酸的目的是减少疼痛和改善功能,可通过以下方式发挥作用。①减少细胞死亡,从而保护软骨退变;②减少炎症;③减少滑膜纤维化;

④减少滑膜新血管的形成。

透明质酸可注射到膝关节，用于退行性关节炎、软骨缺损。

（三）富血小板血浆注射剂

通过静脉穿刺从患者身上获取全血，并进行离心处理。这使得血小板和生长因子（如 TGF-B、PDGF、FGF）分离，从而以更高的浓度（3～5 倍）输送。

血小板和生长因子可以刺激组织愈合和再生，以及抗炎。

根据血小板浓度，有不同的 PRP 制剂。它们也可以根据白细胞丰富或贫乏（依据其含有比基线更高或更低的白细胞浓度）进行分类。白细胞丰富的 PRP 制剂可能会导致更高的炎症反应。

然后将这种血小板 / 生长因子浓缩物注射到目标部位。

（1）肌腱 / 肌腱骨结合处：用于肌腱病、肌腱末端病。

（2）膝关节：用于治疗关节炎。

在疼痛改善方面，PRP 注射剂在治疗膝关节炎方面可能优于透明质酸和类固醇注射剂。也有证据表明，在注射后 6 个月疼痛改善方面，1 次注射与多次 PRP 注射（2 次或 3 次）效果一致。

（四）间充质干细胞

间充质干细胞可以从以下来源获得。

（1）自体骨髓抽出物。

（2）经皮获得的脂肪组织。

（3）同种异体脐带 / 羊膜组织。

它们可以在没有细胞扩增的情况下使用，或在体外培养扩增后使用。

它们可能通过释放调节因子来发挥其作用，这些作用包括：①减少炎症；②减少软骨分解；③促进软骨基质合成。

间充质干细胞注射剂可注射到以下部位：①膝关节：用于治疗软骨损伤和骨关节炎；②肌腱 / 腱骨结合部：用于治疗肌腱病变。

（五）臭氧注射

臭氧注射用于治疗膝关节疼痛，但其有效性缺乏高质量证据。

（六）局部麻醉剂注射

1. 局部麻醉剂可以作为其他注射剂的组成部分，以增加注射液的体积，从而增加给药的范围面积。

2. 局部麻醉剂可以单独使用，以治疗以下情况。

（1）肌筋膜激痛点。

（2）阻滞周围神经以改善慢性疼痛。

（3）周围神经功能紊乱时阻滞周围神经。

3. 单独的局部麻醉注射也可作为诊断性注射使用，以帮助确定以下情况。

（1）患者所主诉的疼痛是否来自注射的区域。

（2）肌肉放松是否能改善患者的症状。

局部麻醉剂注射的潜在副作用如下所述。

（1）对腱细胞和软骨细胞的细胞毒性。

（2）损伤肌腱的生物力学特性。

（3）诱导肌腱细胞凋亡。

（七）生理盐水注射

可将生理盐水注射到肌肉 / 筋膜痛点，以帮助缓解这些痛点引起的疼痛。其作用可能是由机械压力机制介导的。

水分离术：是指在神经周围注射生理盐水和类固醇，来松解神经周围的粘连，以改善神经源性疼痛。

三、注射治疗的禁忌证

以下是注射治疗的潜在禁忌证。①局部或全身感染；②对注射物过敏；③未受控制的糖尿病（对于类固醇注射）；④注射部位的急性骨折；⑤由于有出血的风险而进行的抗凝治疗。然而目前的证据表明，常规停药是没有必要的，因为出血的风险非常小。

四、膝关节注射的潜在并发症

注射治疗有多种并发症。有些在各种注射剂中普遍存在，有些则是与注射剂特异性相关的。以下这些并发症风险必须在膝关节注射前向患者告知。

（1）感染。

（2）出血（瘀斑、软组织血肿、关节积血）。

（3）神经或血管损伤。

（4）过敏反应。

（5）局部反应：如疼痛和压痛（透明质酸注射后）。

（6）皮下脂肪萎缩、皮肤变薄、色素脱失（如果错误地注射类固醇到皮下脂肪组织）。

（7）疼痛加剧：注射类固醇后，通常具有自限性。

（8）月经出血：月经量增多、周期不规则、停经（类固醇注射后）。

（9）血糖紊乱：注射类固醇后。

（10）肌腱病加重：注射 PRP 后。

（11）肌腱撕裂：注射类固醇后。

五、膝关节注射技术

膝关节注射可以在影像学引导下进行，如图像增强放射或动态超声，以帮助提高注射的准确性。这种引导对于在狭小空间、在管状肌腱附近（应避免向其注射）或在神经血管结构附近进行注射是较为可取的。影像学引导注射也适用于在膝关节周围进行神经阻滞。因此，影像引导适用于注射到以下部位（图 11-1）。①鹅足肌腱：可采用超声引导；②髌腱：可采用超声引导；③膝关节神经阻滞：可采用超声、X 线引导。

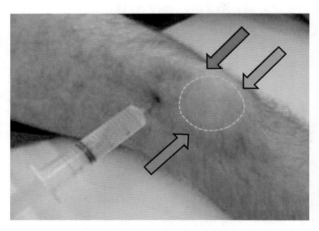

图 11-1　膝关节注射的入路

图中注射器处为髌外上侧；红色箭头处为髌内上侧；蓝色箭头处为髌旁外侧；绿色箭头处为髌旁内侧

同时也可以参照可触及的解剖标志进行注射。

（一）膝关节注射

1.患者腿伸直坐位或仰卧位

（1）髌旁内侧入路

1）触诊髌骨内侧面下表面与股骨前表面之间的间隙（软点）。将髌骨从内向外侧推移，然后复位，可以帮助确定这个间隙。让患者放松伸肌装置，将有助于操作。

2）将针头沿后外侧角度进入这个间隙。

3）如果针头碰到髌骨或股骨，可稍稍退出，必要时改变角度，再重新进针（图 11-2）。

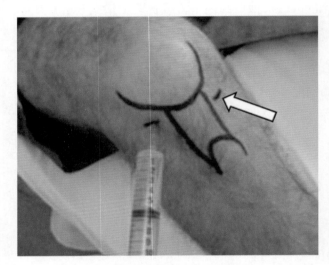

图 11-2　在髌腱两侧进行膝关节注射的入路

图中注射器处为前外侧；白色箭头处为前内侧

（2）髌旁外侧入路

1）触诊髌骨外侧面下表面与股骨前表面之间的间隙（软点）。将髌骨从内向外侧推移，然后复位，可以帮助确定这个间隙。让患者放松伸肌装置将有助于操作。

2）将针头沿后内侧角度倾斜进入这个间隙。

3）如果针头碰到髌骨或股骨，可稍稍退出，必要时改变角度，再重新进针（图 11-3）。

（3）髌上入路

1）触诊髌骨外侧和上缘的交界处。将髌骨由内侧推移到外侧，然后复位，可以帮助确定间隙。让患者放松伸肌装置，将有助于操作。

2）这个交界处的外侧偏上方进针，瞄准股骨的后内侧方向进入。

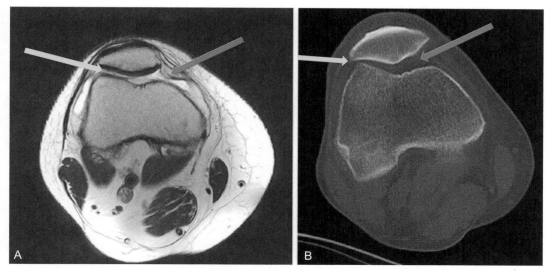

图 11-3　通过髌旁内侧入路（红色箭头处）注射可能在技术上比髌旁外侧入路（黄色箭头处）更容易，因为髌股内侧有更多的空间（由于髌骨的形状和经常遇到的外侧髌骨倾斜）

3）如果针头碰到髌骨或股骨，可稍稍退出，必要时改变角度，再重新进针。

2. 患者坐位或仰卧位，膝关节屈曲

（1）前外侧入路

1）确定髌腱外侧和胫骨股关节外侧上方的软点。

2）将针头向股骨切迹内侧方向刺入。

3）如果不容易注入注射液，针尖可能在脂肪垫中，需要重新定位。

（2）前内侧入路

1）确定髌腱内侧和胫股关节内侧上方的软点。

2）将针头向股骨切迹外侧方向刺入。

3）如果不容易注入注射液，针尖可能在脂肪垫中，需要重新定位。

（二）鹅足肌腱注射

1. 患者坐位或仰卧位，腿伸直。

2. 触诊鹅足肌腱区域，滑动触摸腘绳肌肌腱的远端部分。

3. 在肌腱和骨之间的间隙处向内侧进针。

六、干针疗法

干针疗法是用一根实心针反复地刺入组织，形成多个孔隙（而不是注射剂）。

这可用于以下情况。

（1）肌肉：治疗压痛点。

（2）肌腱：治疗肌腱病。

（3）韧带：治疗韧带病。

（4）腱骨处（肌腱末端）：治疗末端病。

干针疗法发挥作用的机制如下。

（1）增加局部血流（增加局部含氧量）。

（2）刺激成纤维细胞的活性（促进胶原蛋白的形成和组织再生）。

（3）激活抑制疼痛的神经通路。

（4）机械压力效应：激活抑制疼痛的局部反射。

肌腱干针法技术：①用超声确定病变部位；②将针穿过皮肤插入肌腱，并在肌腱上做多个孔隙。

干针疗法可用于膝关节周围的各种肌腱病，包括股四头肌远端肌腱病，或髌腱病。

七、往返吸注法

往返吸注法是一种用于分解和清除肌腱或韧带中钙化沉积物的技术。

（1）用超声来确定钙化的位置。

（2）经皮插入一根针来穿刺钙化物，然后通过针头注射生理盐水冲洗钙化沉积物以将其分解。

（3）一旦钙质沉积物分解，通过同一针头或另一针头（单独引入）吸出。

■ 要点

（1）在评估患者行膝关节注射时，确定注射的具体部位（尤其是关节内或关节外注射）非常关键。

（2）注射类固醇可能对急性炎症组织更适用，不适用于慢性非炎症性疼痛。

（3）注射类固醇的效果可能会随着重复注射而减弱。第一次注射可能是最有效的一次。

（4）局部注射类固醇的作用部分是通过全身吸收来实现的，因为有时注射一个关节后也能改善远处关节的疼痛。

（张凯搏　付维力　何泽艳　李　沐　朱搏宇　译）

第12章 膝关节疾病的物理治疗：外科医师的观点

物理治疗在减轻膝关节疾病的症状和改善功能方面具有重要作用。物理治疗可单独用于膝关节疾病的管理，也可作为围术期的辅助治疗。

本章旨在描述一些膝关节物理治疗的原则。并不是对物理治疗技术的深入分析，而是从外科医师的角度对术语和原则的理解和解释。

这些原则可以指导外科医师针对特定病情予以特定的物理治疗，还可以帮助物理治疗师在进行治疗时理解外科医师的目标和关注点。在这种多学科合作中，清晰和定期的信息共享是必不可少的。

本章将介绍一些用于管理棘手膝关节问题的物理治疗术语与技术，还将介绍改善膝关节稳定性、减少关节僵硬和在受伤或手术修复后膝关节的康复方法。还讨论早期与晚期活动的作用以及对受伤或手术修复部位施加早期负荷的作用。此外，本章还将描述膝关节关节来源肌肉抑制的概念及其治疗。

一、物理治疗术语

此处介绍物理治疗中使用的一些常用术语。
物理治疗干预可描述如下。

（1）被动：即施加于患者的干预措施。

（2）主动：即患者自己进行的主动活动。
肢体活动可描述如下。

（1）被动：即通过以下方式实现的运动：①患者使用对侧腿、手臂、躯干；②治疗师。

（2）主动辅助：即通过肢体本身的动作辅助下实现运动。①患者对侧肢体；②治疗师。

（3）主动：即仅通过肢体本身的动作实现的运动。

活动/力量训练可描述如下。

（1）开链主动运动：即肢体远端是可活动的（对于下肢来说，足是可活动的，如直腿抬高）。

（2）闭链运动：即肢体远端有支撑（对于下肢来说，足是有支撑的，如骑自行车、下蹲）。这些可能会调动拮抗肌参与更对称的收缩，也可提供更多的感觉反馈。

肌肉收缩的目的如下。

（1）保持特定的位置或姿势，如静止不动。

（2）引起运动，如抬腿、屈伸膝。

（3）对抗或减速运动，如控制性地完成从伸膝到屈膝的过程、在直腿抬高过程中防止重力导致的腿掉落、从摆动到接触地面和负重时对肢体进行减速。

肌肉收缩的类型如下。

（1）向心收缩：肌肉缩短产生收缩，以克服施加的阻力，如伸膝时股四头肌缩短。

（2）离心收缩：肌肉拉长时发生的收缩。本质上肌肉试图抵抗施加的力，但施加的力大于肌肉产生的张力。伸膝慢慢控制向地板方向弯曲。股四头肌绷紧以对抗腿部重量的力量，控制让腿部缓慢下降。

（3）等长收缩：肌肉张力增加而肌肉长度没有变化。这种收缩用于保持姿势，如躯干和髋部肌肉。膝关节等长收缩可发生在尝试开始运动，却无法抵抗阻力时（如当将膝压在沙发上时，试图伸膝）。等长收缩在不移动膝关节的情况下，可能会对维持肌肉体积有所帮助，并且不会对手术修复部位造成压力。

（4）等张收缩：收缩时张力保持恒定，并导致肌肉缩短或延长。它可以是向心的或是离心的收缩。膝关节等张收缩包括抵抗可以克服的阻力（重力或其他）的运动。

因此，即使肢体或关节运动受限（如关节僵硬或手术修复保护期时），肌肉收缩也可能有助于保持肌肉体积。

离心收缩已证明可引起肌腱结构的有益变化，并有效改善肌腱疾病的疼痛和功能。

肌肉可分类如下。

（1）主动肌：即协同运动。

（2）拮抗肌：即对抗运动。

二、物理治疗技术

在物理治疗中可以使用很多技术，下面对其中一些技术进行描述。

（一）改善疼痛的局部治疗

物理治疗可以通过以下多种方式减轻疼痛（图 12-1）。

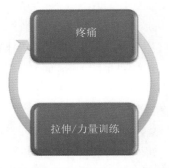

图 12-1 物理治疗干预和膝关节疼痛之间的双向相互作用。疼痛可能会限制膝关节力量或拉伸。类似地，试图加强膝关节力量或拉伸可能会加重疼痛

1. 局部被动治疗 根据疼痛的闸门控制理论，传递触觉的感觉神经的激活可能会抑制脊髓后角疼痛信号的传递，从而降低对疼痛的感知。这可以解释摩擦疼痛的区域可以改善疼痛的原因。这也是用于改善局部疼痛的几种方式的基础。

（1）经皮神经电刺激。

（2）热疗：局部温度升高可能导致局部血管反应增加。热疗可以采用以下形式。①湿热敷；②超声波；③透热疗法：可用短波治疗仪。脉冲短波透热疗法可以加热深层组织并增加胶原蛋白的延展性。

（3）针灸：目前尚不清楚针灸究竟是如何发挥作用的，但它可能会刺激脑啡肽和内啡肽的释放及调节前列腺素合成，这些都可能调节疼痛感知。局部机械性压力或电脉冲的应用可能会产生类似的效果。

2. 改善膝关节生物力学 旨在减少因不均匀、不稳定、增加或不平衡的负荷而导致疼痛的异常力学。这是通过建立平衡的关节控制和运动来实现的。通过以下方式可提高关节稳定性。①控制姿势；②增强本体感觉；③加强/重新平衡肌肉。

3. 拉伸

（1）拉伸挛缩的关节周围软组织，以减少僵硬并改善活动度，从而减少试图克服这种僵硬的肌肉的收缩，以及这种肌肉收缩产生的接触压力。

（2）拉伸肌筋膜痛点。

（二）肌肉强化

肌肉强化旨在增加可承受的最大负载及耐力。强化肌肉时，目标是：①重新激活和募集以前不活跃的肌肉；②强化肌肉以代偿失去的肌肉（由于无力或肌腱撕裂）或代偿韧带断裂。

例如，在 ACL 撕裂中，可以通过加强腘绳肌，限制胫骨在股骨上的前移，从而代偿失去的功能，因此与 ACL 具有相似的效果。这类似于主降落伞失灵的跳伞者。释放备用降落伞可能会停止或减慢自由落体并允许安全着陆。激活和募集这些肌肉的能力可能因人而异，这可以解释为什么有些患者在 ACL 撕裂后会出现症状不稳定，而有些患者则不会（图 12-2）。

肌肉强化可能包括：①电刺激以募集不活跃的肌肉；②等长/等张运动；③向心/离心运动；④逐渐增加：负荷量、负荷重复（循环）次数及负荷频率。

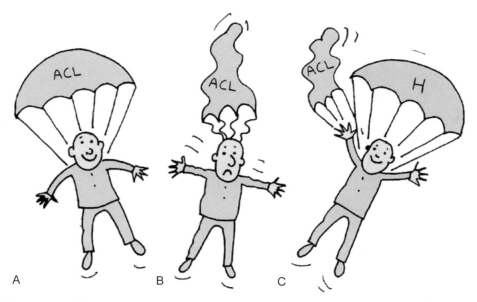

图 12-2　通过加强腘绳肌肌力来代偿 ACL 撕裂类似于当主要降落伞失败时使用备用降落伞

一些股四头肌和腘绳肌强化训练如下所述。

1. 股四头肌强化

（1）等长：患者仰卧，腿伸直，膝下垫小枕头，患者将足向沙发方向压（图 12-3 和图 12-4）。

（2）等张

1）向心

A. 直腿抬高：患者仰卧，足背伸，小腿伸直，向上抬高，保持，然后缓慢回到起始位置。

B. 膝关节伸展：患者坐位，膝关节弯曲悬挂在沙发的一侧，患者伸直膝关节，保持，慢慢回到起始位置（图 12-5）。

C. 单腿半蹲或下蹲，然后使用同一肢体主动返回到完全伸直的膝关节。患者靠锻炼侧维持站位并抓住稳定的表面。非锻炼侧屈膝 90°。然后患者将锻炼侧膝关节屈曲至 30°～45°，保持并返回伸展状态（图 12-6）。

2）离心：单腿半蹲 / 蹲下，然后使用对侧肢体主动返回初始位置（图 12-7）。

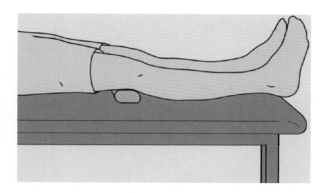

图 12-3　股四头肌等长强化训练

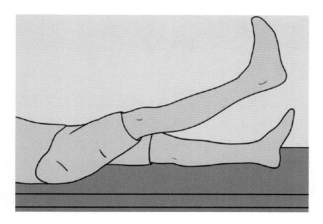

图 12-4　直腿抬高

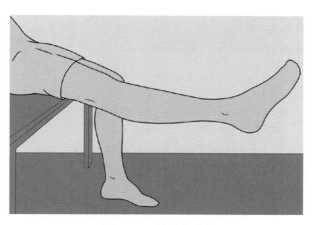

图 12-5　膝关节伸展

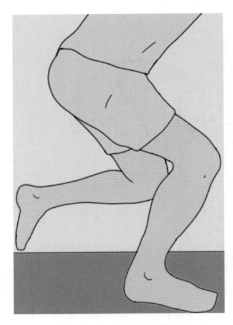

图 12-6 单腿向心半蹲

2. 腘绳肌强化

（1）等长：患者仰卧，膝屈曲至 90°，患者将足向沙发方向压（图 12-8）。

（2）等张

1）向心：腘绳肌收缩。俯卧，患者主动屈膝，保持，慢慢回到初始位置（图 12-9）。

2）离心：患者俯卧时使用治疗带或对侧腿被动屈曲膝关节，然后缓慢控制膝关节下降（在重力影响下）进入伸展状态。

（三）关节活动

关节活动可以通过以下方式实现。

1. 被动运动　由治疗师或患者进行（如使用对侧肢体）。这旨在减少通过受伤膝关节传递的力，并限制此类力可能对软组织或骨愈合造成的任何干扰。

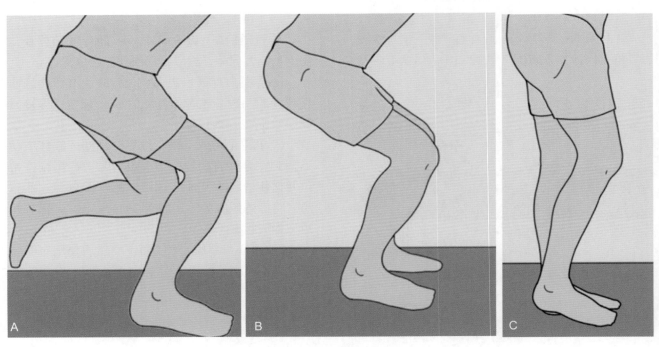

图 12-7 单腿离心半蹲

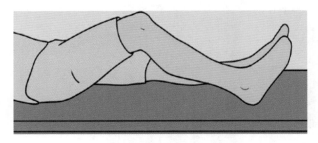

图 12-8 腘绳肌等长强化

2. 受辅助的主动运动　部分由患者使用受保护的身体部位执行，部分受辅助完成。这种辅助可以由治疗师或患者提供（如通过使用对侧肢体）。这旨在限制但仍允许一些力通过受伤膝关节传递，从而减小愈合障碍。

3. 主动运动　由患者不用辅助自行进行的活动。

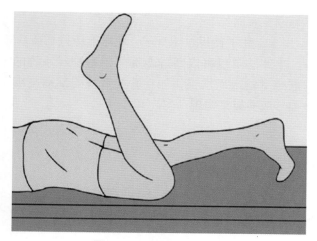

图 12-9　腘绳肌向心强化

（四）核心强化与平衡

腰椎周围的区域称为核心，包括以下组织。①前方的腹肌；②后方的椎旁肌肉和臀肌；③上方的膈肌；④下方的盆底肌和髋关节周围肌群。

核心形成一个稳定的平台，上肢和下肢的肌肉依靠该平台以平衡和协调的方式发挥作用。足够的核心力量、耐力和核心稳定性对于有效的下肢功能至关重要。

核心力量加强和平衡可提高核心肌肉的力量，并促进其活动的协调。这可能是膝关节康复的第一步。

平衡的躯干可以允许在双腿站立时更均匀地在双腿上施力，在单腿站立时在一侧腿上施加更均匀的力。如果核心肌肉较弱，力的分布可能不均匀，相当于举重运动员试图举起左右重量不等的杠铃。

（五）软组织拉伸

软组织拉伸是指施加力以拉长软组织。这种力可以通过以下方式施加。

（1）治疗师：被动拉伸。

（2）患者：使用对侧肢体或躯干拉伸自己的肢体。

1）用对侧腿推同侧膝关节，使其更屈曲。

2）跪在膝上，使用躯干重量进一步弯曲膝。

拉伸作用于肌肉、韧带和其他软组织。

（1）初始拉伸增加肌肉静息长度（肌节和结缔组织）。

（2）当肌肉拉伸时，它的张力首先会升高，然后是放松；进一步拉伸则是拉长韧带。

（3）拉伸还可能拉长或松解关节内粘连，或软组织和骨骼之间的粘连，增强活动能力。

因此在拉伸练习中，通常会施加约 30 秒的拉伸力，使最初的肌肉放松，然后拉伸静态软组织结构（韧带）。

（六）本体感觉训练

本体感觉是指以下能力。

（1）感知身体、关节或身体节段在空间中的位置（关节位置觉 / 肢体位置觉）。

（2）感知任何关节或身体部位的运动（运动感觉）。

（3）在中枢水平处理上述感觉输入以调节运动输出并保持肌肉控制。

本体感觉是允许一个人用一只足的足后跟接触另一只足的足趾，闭上眼睛用手指接触鼻子，闭眼站着不动，或让杂技演员蒙着眼睛走钢丝。大脑以潜意识的方式处理感觉输入，使自主活动专注于其他特定动作（图 12-10）。本体感觉在协调肌肉收缩、保持关节稳定中发挥作用，并使身体各部分保持平衡。本体感觉使身体以快速和潜意识的方式对环境的任何突然变化做出反应。这会影响身体或身体部位的位置或运动，以降低下肢或膝关节受伤的风险。

感觉输入来自以下感受器：①肌肉（肌梭）；②肌腱；③韧带；④关节囊（高尔基体）。

感觉纤维从这些感受器传到背神经根，并进入脊髓后角。在这里它们与向大脑（髓质、丘脑、躯体感觉皮质）传递冲动的上行神经元形成突触。

本体感觉依赖于足够的感觉输入。这可能会受到疲劳和韧带损伤的影响。在骨关节炎和关节过度松弛的患者中，本体感觉也可能受损。

在本体感觉训练中，可以考虑以下 3 个层次。①静态平衡活动；②动态平衡活动；③协调与活动训练。

可以根据患者的目标是实现开链还是闭链活动，来定制膝关节的本体感受训练。本体感觉训练包括以下内容。

（1）镜像下肢运动：患者试图将一条腿的运动与另一条腿的运动相匹配。

（2）重现下肢位置：一条腿放在某个位置，患者尝试将另一条腿放在相同位置上。

（3）闭链活动训练：患者向下压蹦床球，而

不是刚性表面。

（4）在平衡板、健身球、蹦床上保持平衡。

本体感觉也可以通过增加对中枢神经系统的皮肤感觉输入而增强，如在膝关节或腿部周围绑上袖套或夹板来实现。

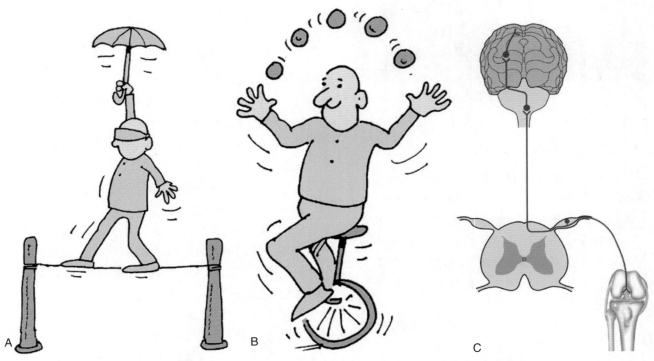

图 12-10　平衡活动（A 和 B）依赖于有效的本体感觉。从膝关节韧带中的机械感受器到中枢系统的本体感觉通路（C）

（七）生物反馈

为患者提供关于下肢或关节位置或肌肉收缩的反馈，以促进肌肉激活或抑制异常肌肉激活。反馈可以通过各种方式提供，如在屏幕上以电子方式提供。

（八）症状改善技术

症状改善技术涉及对膝关节症状患者进行一系列手法干预，评估这些干预是否能减轻症状。

这些干预措施是在患者进行最能导致其症状的腿或膝运动时应用的，因此可以评估这些措施改善症状的能力。如果特定干预确实改善了临床症状，则表明康复方案可能会有所帮助，并且可以在随后的康复计划中使用此干预，以及可达到与之相同效果的训练。

这种促进可以通过以下方式实现。①由治疗师施加的手法压力；②贴扎，即将结构（如髌骨）固定在位；③在足下放置矫形垫。

如果这些促进措施改善了患者的症状，它们可以为进一步的物理治疗奠定基础。

膝关节症状改善技术可能有助于减轻疼痛、改善运动或两者兼有。

1. 髌骨促进　旨在改善髌骨相对于滑车的位置。如果治疗师在下蹲期间施加手动压力使髌骨向内侧滑动改善了患者的症状，那么加强股内侧肌或对髌骨进行贴扎可以促进进一步康复。

2. 髋关节控制促进　旨在改善髋关节控制。患者可能会尝试激活髋外展肌或外旋肌以抵抗深蹲过程中的阻力，评估是否会改善髌股关节疼痛。

3. 在足下放置矫形垫　以改善足部旋前，以确定足部矫正是否会影响膝关节症状，从而确定足部肌肉强化或再平衡是否可以达到相同的效果。

三、促进膝关节稳定性的物理治疗

这可以通过多种方式实现，具体方式取决于可能存在的功能障碍。①增强肌肉以提高动态稳定；②肌肉再平衡训练；③本体感受训练；④核心强化 / 平衡；⑤骨盆和髋关节运动协调训练；⑥小腿、踝和足部力量训练 / 平衡 / 伸展训练（图 12-11）。

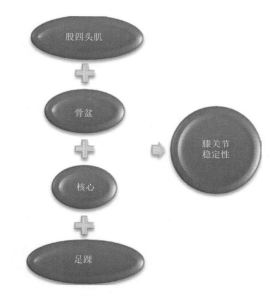

图 12-11　通过协调股四头肌、髋关节、核心肌肉及足踝的活动可以提高膝关节稳定性

四、减轻关节僵硬的物理治疗

尝试改善僵硬关节活动性的目的是：①拉长挛缩的结构；②放松紧张的肌肉；③延长 / 松解关节内粘连 / 关节外软组织和骨骼之间的粘连。

可以使用以下治疗原则。

（1）确定僵硬方向（膝关节屈曲 / 伸展 / 两者均有）。

（2）针对有僵硬的方向进行特定训练，以拉长软组织。

（3）在拉伸胫股关节的同时活动髌骨。

（4）拉伸由患者或治疗师进行。

（5）必须充分控制疼痛，以尽量减少对拉伸力的恐惧、防备和抵抗。

（6）可以通过以下方式放松肌肉。①局部按摩；②化学手段：肉毒杆菌毒素注射、肌肉松弛药。

（一）拉伸训练以改善膝关节伸展

1. 患者坐位，髋关节屈曲 90°，足后跟放在凳子上，膝后面没有支撑。重力的作用有助于将膝盖拉伸到伸展状态。也可以由患者或治疗师在膝前部施加手动压力。

2. 患者俯卧，大腿支撑在沙发上，小腿自由下垂，重力的作用有助于将膝拉伸到伸展状态（图 12-12）。

（二）拉伸训练以改善膝关节屈曲

1. 患者仰卧并主动屈膝。另一条腿用于施加进一步的屈曲拉伸力（图 12-13）。治疗师也可以施加类似的拉伸力。

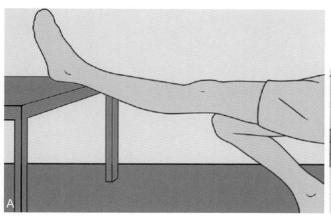
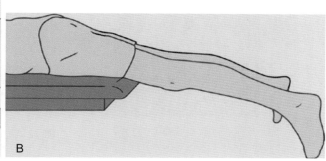

图 12-12　伸展拉伸

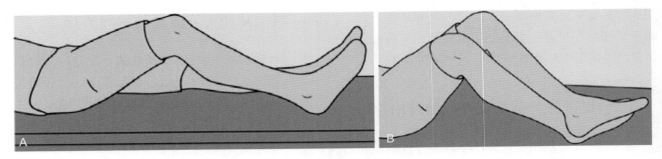

图 12-13 屈曲拉伸

2.患者俯卧,膝关节屈曲。重力的作用有助于膝关节的进一步屈曲拉伸。另一条腿用于施加进一步的屈曲拉伸力。或者将一条弹力带绕过小腿并用于施加屈曲拉伸力。治疗师也可以在这个位置直接施加类似的拉伸力。

3.患者跪在小腿上,对膝施加拉伸力(图12-14)。

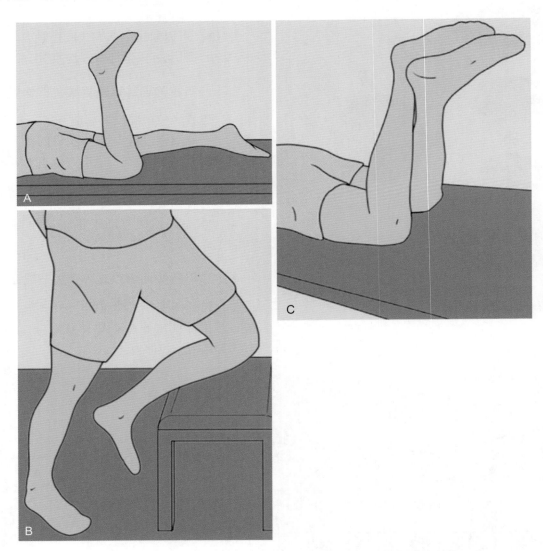

图 12-14 屈曲拉伸

五、软组织或骨损伤后的膝关节康复

软组织或骨损伤后膝关节康复的步骤如图 12-15 所示。

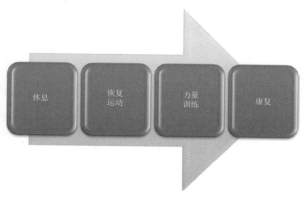

图 12-15　软组织或骨损伤后膝关节康复的步骤

（1）休息，控制疼痛，减轻炎症。

（2）通过限制运动和负荷保护愈合部位。这可通过不同级别的活动来实现，同时增强本体感觉和神经肌肉控制。

　1）制动。

　2）被动活动。

　3）主动活动：①辅助下主动活动；②主动活动。

（3）恢复运动。

　1）主动活动。

　2）被动手法治疗：如拉伸软组织。

（4）力量训练。

（5）以特定功能需求为导向，提升功能的康复。

所有阶段都应该试图保持肌肉体积和本体感觉。实施的任何训练都应避免疼痛显著加重，这可能会抑制运动并对功能恢复产生适得其反的效果。治疗旨在避免或打破这种恶性循环。因此最初应进行轻度运动或在特定膝关节位置（如轻微屈曲）进行运动，根据疼痛程度逐渐增加强度。

保护期为受伤部位提供了愈合时间，骨与骨之间的愈合时间为 6～12 周，肌腱或韧带与骨之间的愈合时间为 8～12 周。

这个保护期之后应该适当活动以恢复主动运动、消除僵硬和加强力量。随后是旨在使膝关节和患者恢复到理想和可实现的功能水平的康复。

在这个阶段，引入了以目标为导向的任务和特定的活动功能模式，这些活动类似于个人在现实生活中可能面临的活动。最后患者开始现实生活中的训练。

六、软组织或骨修复术术后的康复

康复方法的描述可能与手术修复后的 5 个阶段类似（图 12-16）。

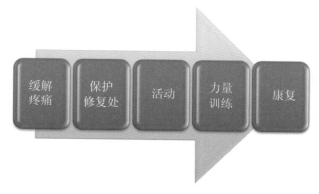

图 12-16　膝关节软组织或骨修复术术后康复的步骤

（1）控制疼痛，减轻炎症。

（2）通过限制运动和负载来保护修复部位。这是通过利用不同程度的活动进行，同时增强本体感觉和神经肌肉控制。①制动；②被动运动；③主动运动：以可控的方式避免在膝关节上施加不均匀的力，避免一个关节面在另一个关节面的异常移动，从而避免异常力施加于修复或重建的软组织上。主动运动包括受辅助主动运动；主动运动。

（3）恢复运动：①主动活动；②被动手法，如拉伸软组织。

（4）力量训练。

（5）以特定功能需求为导向，提升功能的康复。

七、软组织损伤或术后的早期或延迟活动和负荷

（1）正在进行自然修复的膝关节软组织或骨性损伤。

（2）膝关节软组织或骨性修复或移植物重建术术后。

在充分愈合之前，受影响区域的活动量和负荷可能会受到限制。

有人担心过度活动或过度负荷可能会导致以下情况。

（1）在受伤或修复部位的两种组织之间形成间隙或位移（如骨表面上的软组织或骨隧道中的软组织移植物）。

（2）修复不全或失败。

（3）对尚未成熟的新移植物造成拉伸。

在肌腱撕裂中，研究表明：①延迟活动可能导致比早期活动更高的强度。②低水平负荷可能导致比完全无负荷更高的强度。③肌腱细胞（成纤维细胞）可完成力传导。他们可以通过改变胶原、细胞外基质结构及生长因子的产生而对施加的力做出反应。因此机械性负荷可以改变组织生物特性。④沿着肌腱活动方向施加力，可能会加强胶原纤维的最佳排列与成熟。

早期活动通常是为了避免或减轻以下问题导致的僵硬。

（1）软组织挛缩。

（2）关节内与关节周围粘连的形成。

有证据表明，尽管肌腱或韧带损伤及术后的早期活动可能会在损伤后或术后的早期随访中加速康复，但在较长的随访（一年或更长时间）中，早期和延迟活动组两者之间其僵硬程度和功能结果没有差异。

根据以上内容，建议如下，而不是通过强行推进实现早期活动。

（1）早期绝对制动或不负荷不是必需的。

（2）早期活动建议如下。

1）通过被动或主动辅助活动进行。

2）在不会过度对受伤或修复部位产生负荷的范围内活动。在手术修复中，这种"安全"的运动范围可以在术中确定并传达给治疗师（如在对修复的股四头肌肌腱撕裂施加过大张力之前，膝关节可以屈曲多少度）。

（3）早期负荷可以使用等长训练。

（4）运动和负荷量可以由以下内容指导。①对自然或手术修复部位造成损害的可能性；②手术修复的强度和要求此类修复无负荷的程度。

八、关节软骨损伤／修复的康复

膝关节物理治疗的一个特殊情况是关节软骨的康复。这可能是在关节软骨修复或表面重修之后，或在关节软骨损伤（孤立的软骨或关节内骨折）之后进行。目的是允许早期活动。

康复方法可以类似地描述为以下 5 个阶段。

（1）控制疼痛，减轻炎症。

（2）通过限制运动和负载来控制压力和剪切力，从而保护受伤或修复部位，同时增强本体感觉和神经肌肉控制。这是通过利用不同程度的活动进行的。

1）制动。

2）被动活动：如患者或治疗师握住髌骨上下和左右移动。

3）主动活动：以可控且平衡的方式进行以下活动。①主动辅助运动；②主动运动。

（3）恢复运动

1）主动活动。

2）被动手法：拉伸软组织。

（4）力量训练。

（5）以特定功能需求为导向，提升功能的康复。

制动可能对关节软骨产生有害影响（软化、退化、基质破坏、软骨细胞凋亡），因此早期活动是必要的。

运动范围限制在避免关节软骨部分受力过大的范围内（如在髌骨软骨损伤中将膝关节屈曲限制在 30°）。

水上训练和骑自行车可以最大限度地减少胫股关节处的压缩负荷，同时可以为愈合提供刺激，因此它们在关节软骨康复中发挥作用。

九、康复的重要阶段

在膝关节康复中，需要考虑以下因素，并与治疗师沟通。

（1）允许的运动范围（同时考虑其对胫股关节和髌股关节的影响）。

（2）允许运动的平面：单轴运动、转动 / 扭转。

（3）负重程度。

（4）闭链或开链运动。

（5）一般或特定任务的活动。

（6）非接触与接触活动。

（一）负重

负重逐渐增加到功能活动所需的水平（图 12-17）。

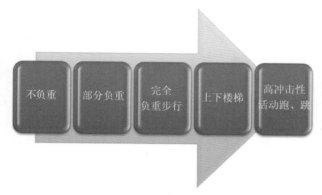

图 12-17　负重的重要阶段

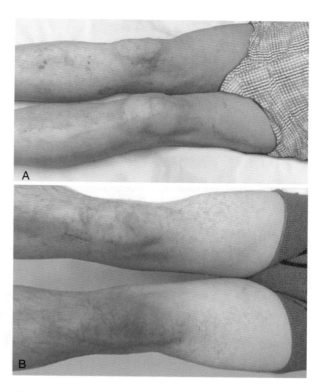

图 12-18　与膝关节炎相关（A）和 ACL 重建后的股四头肌萎缩（B）

（二）活动进阶

在决定何时进入更主动的康复水平时，有必要考虑受伤、修复或重建的部位发生了什么，以及是否需要保护。然而考虑膝关节、核心、下肢其余部分及患者整体（心肺状态、忧虑、信心）的改善也很重要。一些可能导致进展到下一个水平的膝关节康复因素包括以下几种。①无痛的膝关节活动范围；②无积液或积液很少；③足够的膝关节肌肉力量；④足够的膝关节控制。

十、关节肌肉抑制

图 12-18 描述了股四头肌的自主激活抑制，导致无力和肌肉萎缩。这可在膝关节受伤或术后观察到，并且在膝关节退变或炎症情况下也会遇到。股四头肌萎缩可能会很明显。

关节肌肉抑制可能在以下情况出现。①在导致其发作的事件停止后持续很长时间（甚至数年）；②继发于关节内或关节外病变。

其发病机制尚未完全明确，但有学者认为来自膝关节的传入感觉信号（来自疼痛感受器、炎症感受器或机械感受器）可能抑制支配股四头肌的脊髓运动神经元。额叶运动皮质和皮质脊髓束调节可能也包括在内。这种神经变化导致膝关节伸肌的激活输出减少。因此有学者提出以下潜在原因：①膝关节疼痛；②膝关节炎症；③膝关节积液，导致关节囊牵伸；④术后膝关节囊的缝合过紧。

受伤后，抑制自主股四头肌激活可以作为一种保护机制来防止进一步的伤害。但是，如果不受控制，它可能会成为一个慢性问题。

在相当大比例的患者中，损伤常涉及同侧（膝关节损伤）股四头肌，但也会涉及对侧股四头肌。损伤常也可能影响腘绳肌肌腱。

（一）辅助检查

1. 腰骶部 MRI 以排除更近端的神经系统原因。

2. 神经传导 / EMG 检查，以排除神经系统原因。

（二）治疗

以下描述了几种治疗方式。

（1）识别并向患者解释问题，确保没有潜在的神经系统疾病。

（2）减少可能促进股四头肌抑制的感觉输入，控制疼痛，减少膝关节积液。

（3）物理治疗，恢复自主股四头肌激活（通过去抑制的方法）是提高股四头肌肌力的第一步。可以通过以下方式实现：①冷疗；②经皮电刺激神经疗法；③股四头肌强化训练，屈、伸方向均进行。

经皮电刺激疗法是对目标感觉神经纤维施加低强度刺激，从而使导致股四头肌功能障碍的突触前反射抑制机制受到影响。

■ 要点

（1）外科医师和治疗师之间的沟通对于相互理解治疗的目的、程度或进度至关重要。

（2）为了让患者进行物理治疗，控制疼痛至关重要。控制疼痛应该是治疗的初始和必不可少的组成部分。必须考虑中枢和外周疼痛处理。控制慢性膝关节疼痛可能需要药理学和心理学的辅助。

（3）ACL 重建后的闭链运动允许股四头肌和腘绳肌之间协同收缩。这有助于在膝关节上均匀施加力，避免胫骨相对于股骨的异常位移，从而最大限度地减少施加于新重建移植物上的异常力。相比之下，股四头肌的开链运动可能会对胫骨产生相对于股骨的过度且无对抗的前移，并可能拉伸新重建的 ACL。

（4）Renstrom 等研究表明，单纯的等长腘绳肌活动减少了 ACL 应力，因此等长腘绳肌训练可以在 ACL 重建后早期开始。股四头肌在屈曲 0°～45° 时激活会增加对 ACL 的应力。

（5）Torry 等研究表明，ACL 损伤的膝关节可能存在不同的适应性步态模式。在他们的研究中，一些患者通过髋关节代偿使膝关节运动学正常，髋关节伸肌输出增加，膝关节伸肌输出减少。一些患者出现了膝关节僵硬增加，并表现为屈膝步态。Shabani 等研究表明 ACL 损伤的膝关节在支撑期表现出更高的屈曲角度，在行走期间表现出过度的胫骨内旋，以防止胫骨的过度前移。他们认为 ACL 损伤的膝关节可以防止过度的前后平移，但不能防止旋转不稳定。

（6）Escamilla 等评估了闭链（深蹲和腿部推蹬）和开链（膝关节伸展）运动中的膝关节作用力和肌肉活动。总的来说，深蹲产生的腘绳肌活动量约是腿部推蹬和伸膝运动的 2 倍。在开链运动中，当膝关节接近完全伸展时股四头肌的肌肉活动最大。ACL 的张力仅在开链运动中出现，并在接近完全伸展时出现。髌股关节压力在接近完全屈曲的闭链运动中和在伸展中间位的开链运动中最大。

（7）Stensdotter 等检查了股四头肌的组成部分在开链运动和闭链运动中是否不同地激活。在闭链膝关节伸展中，股四头肌四组肌肉的 EMG 活动的开始比在开链中更同步。在开链运动中，股直肌 EMG 开始得最早，而股内侧斜肌最晚被激活，与闭链运动相比其波幅较小。他们认为闭链运动比开链运动更能促进平衡的股四头肌激活。这对于选择训练方式以提高髌股关节控制可能很重要。

（何成奇　译）

第13章 膝关节疼痛

疼痛是患者最常出现的症状。疼痛可能是仅有的主诉，也可能与其他症状（如无力、肿胀、交锁、感觉异常、僵硬或不稳）一起出现。

本章讨论了膝关节疼痛的一些潜在来源，并指导了识别疼痛病因来源的原则。其中包括疼痛的部位、性质、发作情况和临床体检发现。此外还介绍了检查和处理膝关节疼痛的原则。

疼痛是一种临床症状，通常以不可预测的方式对治疗产生反应（不同于僵硬或机械性症状）。这是因为潜在的原因、介质、对疼痛的感知，以及外周和中枢对疼痛的反应可能很难在个人层面上完全描述出来。

一、膝关节疼痛的来源

膝关节疼痛的来源是根据引起疼痛的解剖结构或区域来描述的。这些疼痛来源包括胫股关节、髌股关节、近端胫腓关节、肌腱/末端、韧带、滑囊、神经、肌筋膜、髋/脊柱牵涉痛（图13-1）。

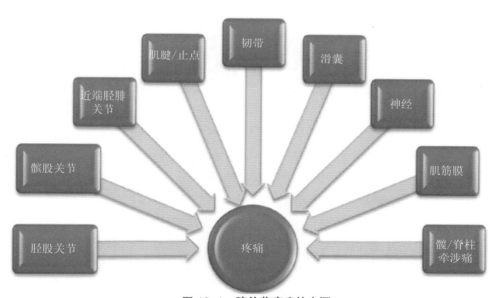

图 13-1　膝关节疼痛的来源

（一）胫股关节疼痛

这是一种在膝关节内感觉到的深层次的疼痛。在存在关节炎的情况下可能是弥漫性的，在存在半月板损伤的情况下可能是局限性的（如关节的后内侧或后外侧部分）（图13-2）。

导致胫股关节疼痛的原因包括：①关节炎；②骨坏死；③软骨功能障碍；④半月板功能障碍、退变或撕裂；⑤脂肪垫功能障碍；⑥滑膜功能障碍；⑦不稳定；⑧间歇性机械交锁。

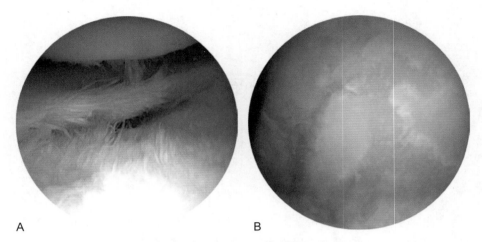

A   B

图 13-2 累及胫股关节的软骨和半月板退变

退行性或炎症性原因引起的疼痛可能是弥漫性、持续性和钝痛性质，在膝关节活动和胫骨股关节负荷时加重。

在没有其他膝关节退变的情况下，由半月板撕裂引起的疼痛往往易于定位，患者能够用手指指向疼痛区域。旋转或扭转腿、过度屈膝或从过度屈曲位置伸直膝关节可能会使疼痛加重。可能伴有"咔嗒"声。

膝关节不稳引起的疼痛可能是持续的、模糊的、钝痛或烧灼感，也可能是与关节半脱位发作相关的间歇性、剧烈的疼痛。

突然的、弥漫性的、剧烈的疼痛也可能是机械交锁引起的，如由不稳定半月板损伤或游离体所致。

（二）髌股关节疼痛

髌股关节疼痛能在膝前感受到。它往往是弥漫性的，患者经常用手掌托住整个膝前部。值得注意的是，胫股关节疼痛也经常出现在膝后部（图13-3）。

下蹲、久坐（开车、看电影）、上下楼梯等过度屈曲活动可能会加重胫股关节疼痛。

来自髌股关节的疼痛可能伴随膝关节前部可闻及或触及捻发感，以及在长时间过度屈曲导致膝关节僵硬。这种僵硬可能被患者描述为"锁定"，尽管这不是真正意义的机械交锁（而是"假交锁"）。髌股关节疼痛也可能是一过性的、剧烈的和间歇性的，与髌骨不稳定（半脱位或一过性脱位）有关。

髌股关节疼痛可能伴打软腿，这通常是股四头肌短暂抑制导致的，不是真正的机械不稳定。

髌股关节疼痛的原因包括：①创伤后；②关节负荷过重；③关节炎/退变/软骨功能障碍；④髌股关节不稳定；⑤滑膜功能障碍，皱襞功能障碍；⑥二分髌骨。

（三）近端胫腓关节疼痛

近端胫腓关节疼痛是指发生在胫腓关节近端，膝关节后外侧的疼痛。由于患者能够用手指指出疼痛区域，所以能很好定位。

疼痛可能会因膝关节应力而加重，如屈膝时旋转小腿。近端胫腓关节疼痛的原因包括：①关节炎；②创伤后扭伤；③不稳定；④滑膜功能障碍。

（四）关节周围肌腱疼痛

关节周围肌腱疼痛是一种在一条或多条关节周围肌腱或骨止点肌腱末端区域感受到的疼痛。它通常容易定位，但也沿肌腹放射（如膝关节后内侧或后外侧沿内侧或外侧腘绳肌肌腱疼痛，沿腘绳肌腹向近端放射）。

肌腱疼痛可呈钝痛、灼痛或痉挛样，也可能是尖锐和严重的，因以下因素加重。

（1）受累肌肉的活动（对于腘绳肌肌腱，膝关节屈曲，小腿旋转）。

（2）受累肌腱的拉伸。

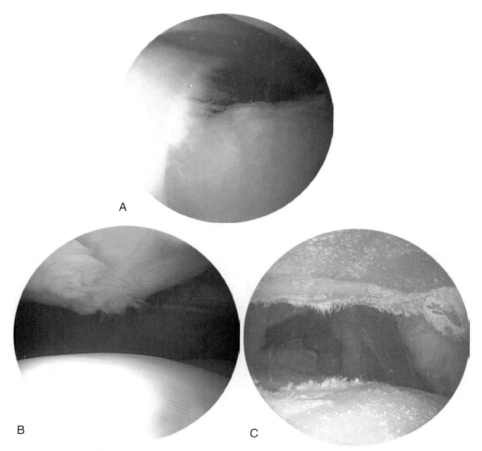

图 13-3 内侧皱襞增厚（A）、软骨损伤（B）和关节炎（C）是髌股关节疼痛的部分原因

肌腱疼痛可能由以下几种潜在病理因素引起：①腱鞘炎；②肌腱病；③肌腱末端病；④肌腱半脱位/脱位（肌腱弹响）。

（五）韧带疼痛

韧带疼痛是指在一根或多根膝关节韧带区域感到的疼痛。它可能是以下原因导致的。

（1）定位于韧带：①起点；②中段实质部；③止点。

（2）沿韧带走行弥漫性。

韧带疼痛可能是钝痛或尖锐性的疼痛，且韧带拉伸时可能会加重。

韧带疼痛可能是由于以下潜在的病理原因：①外伤性扭伤、撕裂；②退变；③钙化。

（六）关节周围滑囊疼痛

关节周围滑囊疼痛是指关节周围滑囊区域的疼痛。可能伴有以下情况：①滑囊肿胀；②急性炎症体征，如红肿、发热或压痛（图 13-4）。

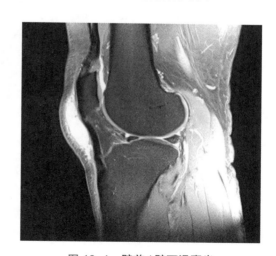

图 13-4 髌前/髌下滑囊炎

滑囊疼痛可能是以下原因所致。①滑囊增生；②滑囊对邻近结构继发压迫，如肌腱和神经。

滑囊痛可能像慢性疾病一样钝痛、灼痛或痉挛。在急性炎症时，它可能是剧烈的锐痛。膝关节活动可能会伸展或压紧滑囊而加重。

滑囊炎可根据引起疼痛的潜在病理分类：①炎

症性；②反应性；③出血性；④感染性；⑤肿瘤性。

（七）远端部位引起的牵涉痛

这是在膝关节感受到，却来自远端部位的疼痛，疼痛来源如下：①脊柱腰骶部（图13-5）；②髋关节（图13-6）。

因此，在处理膝关节病变时，必须对这些区域进行彻底的临床评估和检查。在某些情况下，膝关节病变可能与远处病变并存，远处病变可导致膝关节疼痛（双重因素）。

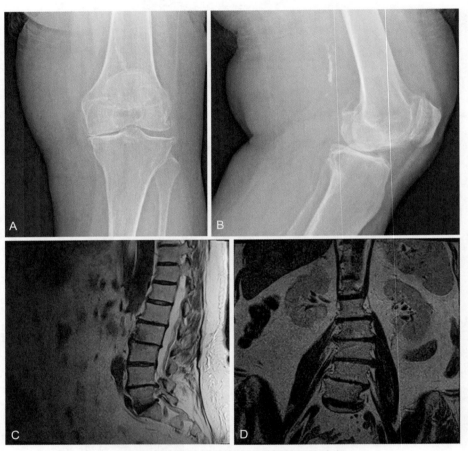

图 13-5　膝骨关节炎伴有腰骶椎间孔狭窄

1. 源自腰骶椎的疼痛　腰骶部疼痛可能有两种同时存在或单独存在的起源。

（1）机械性疼痛：是源自腰骶部骨骼、关节、椎间盘或韧带的疼痛。这种痛感沿腰骶椎方向传递，并牵涉膝以上的椎旁肌、臀肌和大腿肌肉。腰骶椎机械性疼痛的原因包括退变、关节炎或任何其他先天性或继发脊柱解剖和功能障碍。

（2）神经源性疼痛：是由于腰骶神经根受压迫或刺激而引起的疼痛，并且可在该神经根神经支配区域的任何地方感觉到。这种疼痛往往是灼热的或尖锐的，伴感觉异常，并且可能在所涉及的神经根支配区域（皮节）沿腿部一直放射到足部。

神经源性腰骶椎疼痛的原因包括椎间孔狭窄、椎间盘脱出、腰骶椎退变或任何其他压迫或刺激腰骶神经根的病变（感染、肿瘤）。Hirabayashi 等报道了 17 例 L_3 神经根病变（腰椎管狭窄、椎间孔外狭窄、腰椎间盘突出症和退行性脊柱侧凸），其中 12 人有大腿疼痛，5 人有膝部或髋部疼痛。

2. 源自髋部的疼痛　源自同侧髋关节的疼痛可在膝关节感受到。因此，髋关节检查是评估膝痛必不可少的。

（八）周围神经：神经源性疼痛

支配膝关节的神经功能障碍可引起疼痛。这种疼痛通常是钝痛、烧灼痛或非特异性的，在皮肤感觉神经支配区域或该神经分布的深层区域可感受到。或者可能是剧烈的锐痛。必须考虑到的神经有：①股神经；②股皮神经；③隐神经；④髌下神经；⑤坐骨神经；⑥胫神经；⑦腓总神经。

这些神经出现的功能障碍可发生在腰骶或坐骨神经丛水平，或更远端的层面。

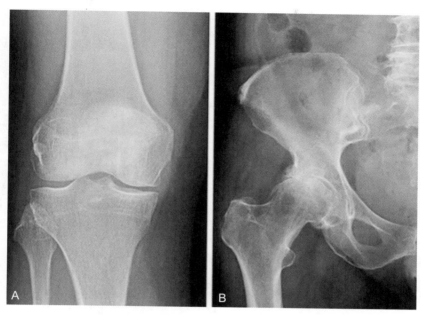

图 13-6 在有严重膝关节疼痛患者中，右膝早期 OA 合并右髋重度 OA

（九）肌筋膜疼痛

这种疼痛源自膝、大腿、髋部或椎旁肌肉或筋膜。这种症状通常能在受影响的肌肉 / 筋膜感受到，并因运动、肌肉拉伸或某些身体姿势而加重。原因如下。

（1）肌肉痉挛：过度代偿其他肌肉功能障碍、膝关节肌腱功能或位置异常导致。

（2）肌肉挛缩：这可能会影响以下组织。①大部分肌肉 / 筋膜。②孤立的触发点。

二、确定膝关节疼痛来源

病史和临床查体可用于确定疼痛的来源，从而指导适宜的检查和治疗。以下疼痛特征可能有助于明确诊断。

（一）疼痛部位

感觉到疼痛区域指向其可能的来源，并且特定的疼痛模式也可被识别。然而膝关节区域神经支配密集，神经区域间有大量重叠，因此来自这些区域的疼痛也有重叠。

与此一致的是，Bennell 等研究了将高渗盐水实验性注射到健康人的脂肪垫后疼痛的分布情况。疼痛发生于脂肪垫区，大部分位于髌腱内侧，但也有一些人痛感向大腿近端辐射，直到腹股沟。

此外，确定疼痛起源的区域或结构并不是完整的诊断，因为影响一个结构的各种病变都可能表现为疼痛，因此必须在鉴别诊断中加以考虑（图13-7）。

此外，图 13-8 表明膝关节疼痛的位置可能会引导我们找到疼痛的来源。

（二）疼痛发作

疼痛的发作可能提示一个特定的起源区和可能的诊断。膝关节无诱因突然发作的剧烈疼痛可能有如下原因。

（1）炎症性关节炎，如结晶性关节病，包括痛风、假性痛风。

（2）感染，如化脓性关节炎、骨髓炎。

（3）滑囊炎。

（4）肌腱或关节周围韧带的钙化性肌腱病。

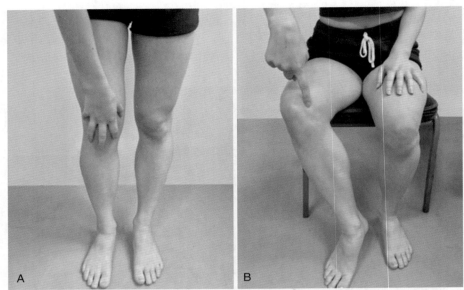

图 13-7　髌股关节疼痛通常表现为弥漫性膝前方疼痛（A），而内侧半月板损伤痛则为局限性膝后内侧疼痛（B）

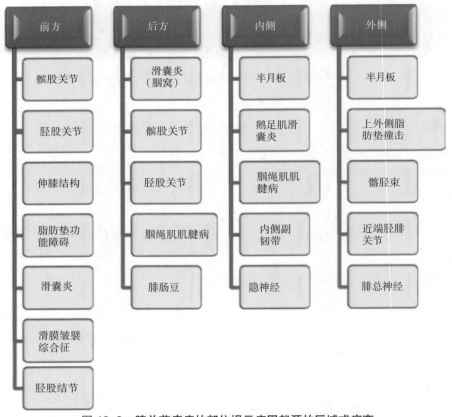

前方	后方	内侧	外侧
髌股关节	滑囊炎（腘窝）	半月板	半月板
胫股关节	髌股关节	鹅足肌滑囊炎	上外侧脂肪垫撞击
伸膝结构	胫股关节	腘绳肌肌腱病	髂胫束
脂肪垫功能障碍	腘绳肌肌腱病	内侧副韧带	近端胫腓关节
滑囊炎	腓肠豆	隐神经	腓总神经
滑膜皱襞综合征			
胫股结节			

图 13-8　膝关节疼痛的部位提示病因起源的区域或病变

（三）患者年龄

患者的年龄可提示导致疼痛的可能原因，因为某些疼痛在某些年龄段更常见。然而，各年龄段之间存在大量重叠。（图 13-9）列出了某些年龄段的一些情况，但不是详尽或特有的。

（四）疼痛伴随的症状

疼痛通常伴有其他膝关节症状，这些症状可

能有助于确定潜在的膝关节疾病。图 13-10 描述　了疼痛伴随的一些症状。

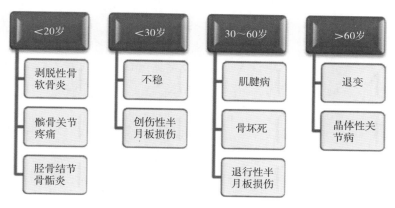

图 13-9　患者的年龄提示膝关节疼痛的潜在原因

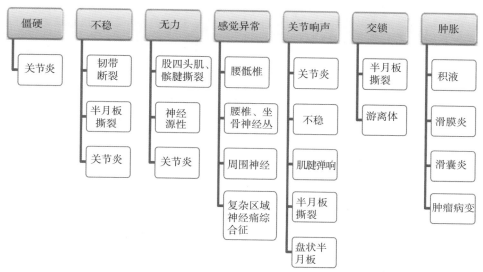

图 13-10　除疼痛外，其他临床症状的存在可能会提示膝关节疼痛的来源

（五）触诊压痛

在临床检查中，要触诊膝关节是否有压痛。压痛区可能会提示疼痛的来源。局部压痛可能提示的一些病变如图 13-11 所示。

（六）膝关节疼痛的临床试验

某些特殊的临床查体试验阳性时可能提示特定的病因（图 13-12）。

三、膝关节疼痛的辅助检查

对膝关节疼痛的辅助检查目的是明确诊断和排除其他可能诊断。这些检查如下所述。

（1）放射学检查：普通 X 线检查、MRI/CT 扫描、骨扫描、SPECT 扫描。

（2）神经生理学检查：神经传导检查、肌电图。

（3）诊断性局部麻醉注射。

（4）麻醉下查体。

（5）关节镜评估。

（6）开放性手术探查。

诊断性局部麻醉注射是将局部麻醉剂注射到疼痛来源的部位。疼痛的暂时改善（在局部麻醉剂有效的情况下）表明，注射的部位是疼痛的来源。这种注射可以在以下部位进行：①膝关节。②近端胫腓关节。③关节周围腱鞘。④关节周围滑囊。⑤肌筋膜扳机点。⑥髋关节。⑦腰骶部脊柱关节。

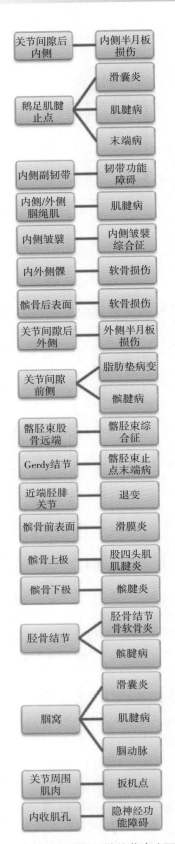

图 13-11 膝关节压痛提示膝关节疼痛可能的来源

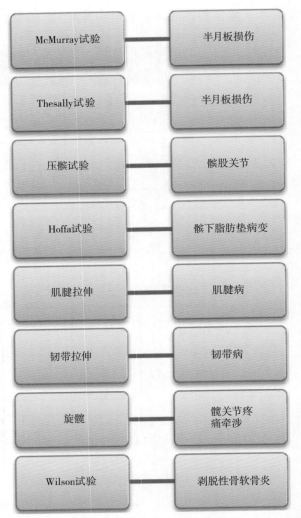

图 13-12 由疼痛引发的阳性临床试验结果提示膝关节疼痛的潜在病因

另外，诊断性注射可以在关节周围神经附近进行。

四、膝关节疼痛的治疗

膝关节疼痛的治疗目的：①控制疼痛症状；②根除疼痛病因。

对膝痛的具体治疗方案会受到诊断的影响，但阶梯治疗能够指导治疗路径，尽管有时会跳过初始步骤。

膝关节疼痛手术治疗方法如下。

（1）软组织手术：①修复；②切除；③松解；④重建；⑤转位；⑥减压。

（2）骨组织手术：①切除；②重建；③减压。

（3）关节手术：①力线矫正；②置换；③切除；④成形；⑤融合。

疼痛的手术干预是针对病因治疗。必须考虑的是，在某些情况下医师可能不能准确确定疼痛的来源，或者手术干预的哪个部分实际上改善了疼痛。

如果膝关节镜手术治疗退行性半月板损伤并伴有胫股关节退变，则可在手术过程中进行以下操作。

（1）胫股关节清理。

（2）膝关节滑膜炎相关滑膜清理。

（3）关节软骨纤维化或碎片清理。

（4）切除半月板损伤部分（半月板部分切除）。

对可能与某些半月板撕裂有关的半月板旁囊肿进行减压治疗（图 13-13）。

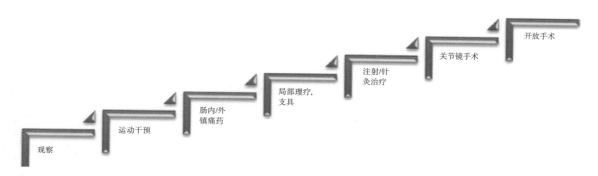

图 13-13　膝关节疼痛的阶梯治疗

同样，如果考虑膝关节置换术治疗关节炎引起的胫股关节疼痛，以下可作为手术的一部分进行。

（1）切除磨损的关节面和下面的软骨下骨。

（2）软骨下囊肿刮除或减压。

（3）切除部分滑膜。

（4）切除部分或全部膝关节脂肪垫。

（5）在对关节进行手术入路时切断关节神经去神经（如髌骨）。

（6）切除关节周围骨赘。

（7）关节周围韧带松解以改善膝关节力线，从而改变整个关节的重量分布，并减少施加在关节周围肌腱和肌肉上的力。

关于上述哪些手术操作对减轻疼痛很重要存在争议。一项多中心随机对照试验比较了关节镜下半月板部分切除术与假手术（关节镜下评估）在退行性半月板撕裂的治疗中的作用，结果表明与单一皮肤切口相比，关节镜下半月板部分切除术没有明显益处，这表明手术的益处可能至少部分由安慰剂效应介导。

■ 要点

（1）不同的病变可能引起相似的临床症状和临床体征。

内侧半月板损伤和内侧胫股关节关节软骨退变都可能导致内侧关节间隙疼痛。

因此仅根据临床表现来区分引起疼痛的各种潜在的病因可能是非常困难的，甚至是不可能的。因此，通常需要放射学检查和其他辅助检查来确定诊断。

（2）几种病因可能并存，通常不可能确定它们对患者症状的单独影响。

（3）一种特定的病理可能会导致不同的疼痛定位表现。内侧间室骨关节炎可引起弥漫性（41%）、孤立内侧（16%）、前内侧（12%）和后内侧（11%）疼痛。术前疼痛部位（局限性的内侧疼痛）已证明不能很好地预测内侧单间室膝关节置换术术后的结果，在单纯内侧膝关节疼痛、单纯膝前疼痛或组合（一般性）膝关节疼痛的患者中观察到相同的结局。同样疼痛的位置（内侧、外侧、后方）与关节镜下发现的半月板损伤之间缺乏相关性。

（4）糖尿病可能与膝关节炎患者更高程度的疼痛严重程度有关。

第14章　膝关节僵硬

僵硬是一种丧失被动关节活动的状态。这可能是无痛的，也可能伴有疼痛。本章讨论了真性和假性膝关节僵硬的概念，并讨论了潜在的原因、辅助检查和治疗。

一、真性和假性膝关节僵硬

在处理膝关节僵硬的问题时，区分真性和假性僵硬是至关重要的。

假性膝关节僵硬可能是由于疼痛或无力。

患者可能由于疼痛而不愿意移动膝关节，并称这是"僵硬"。同样他们也可能由于无力而无法移动膝关节，并将这称为"僵硬"。因此确定患者是否是真实的关节活动度降低，即真性僵硬，是十分重要的。

二、被动和主动膝关节活动

可以把膝关节的主动和被动活动比作开车。汽车的运动需要驾驶员踩下油门并产生电信号，然后这些电信号通过电路传递给发动机。然后燃烧燃料产生能量，产生的力传递给车轮进行运动。汽车的运动还需要一套好的车轮和轮胎，以及光滑的表面才能前进。

如果油门踏板有故障无法发出信号，或电路故障，又或燃料耗尽，那么汽车将无法主动移动。尽管如此，只要没有机械障碍，且轮胎和路面光滑（这类似于被动运动），司机仍然可以推拉汽车。

同样地，膝关节主动运动需要一个从大脑刺激到肌肉收缩，再到肌腱到骨骼的力量传递有效

的神经肌肉系统。膝关节运动还需要光滑的关节表面，可以轻松地发生相对移动；以及有一定松弛度的软组织（韧带、肌肉、肌腱），以便它们在紧绷之前发生运动。如果这些神经肌肉、肌腱系统破坏，则不能进行主动活动，患者可能无法主动移动膝关节。尽管如此，检查者仍然能够握住患者的膝关节进行移动（被动运动）。

然而，如果汽车的轮胎被卡住或车轮陷进深坑，无论司机多么用力地踩油门踏板，也无论发动机产生多大的力，汽车都不太可能移动（失去主动运动能力）。同样地，无论驾驶员多么用力地拉绳子，赛车也不太可能继续前进（失去被动运动）（图14-1）。

同样地，如果胫股关节周围的软组织（关节囊、韧带、肌腱、肌肉）收缩、缩短、肿胀和增厚失去松弛度，或者如果关节表面发生磨损，变得不规则，有隆起或突出的骨赘，无论肌肉如何收缩或患者付出多大的努力，膝关节都不太可能活动（失去主动运动）。即使当检查者握住患者的膝关节并试图移动它时，也会观察到这种运动丧失（被动运动的丧失）。

膝关节僵硬的描述如下。

1. 膝关节活动丧失的方向　广泛性，即各个方向活动均受影响。单个方向（屈曲或者伸直）。

运动受限的方向可能受潜在的病理影响。在胫股退变中，常有伸展和屈曲功能丧失。股四头肌挛缩可能有屈曲功能丧失，但伸展受影响较小。

2. 膝关节活动丧失的时间　①间歇性；②持续性。

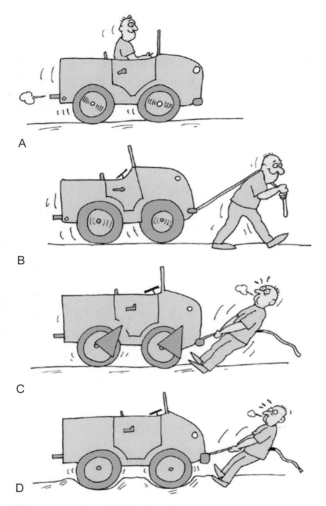

图 14-1　一辆没有燃料的汽车仍然可以被动地拖拉向前行驶。但如果车轮卡住或掉进了深坑里，汽车既不能主动移动，也不能被动移动

间歇性运动受限可能是交锁导致的。这是间歇性机械交锁（如不稳定的半月板撕裂或游离体）造成的，而持续僵硬可能更多的是由于持续性机械交锁（软组织痉挛或骨 / 软骨 / 异物 / 手术器械机械交锁）。

3. 膝关节活动受限原因

（1）先天性因素。

（2）继发性因素，具体如下。①创伤（包括手术），如脱位、骨折畸形愈合、粘连、关节囊挛缩、金属异物；②退变；③炎症；④感染，如化脓性关节炎。

4. 关节活动受限结构　限制运动的结构如下。

（1）软组织：①关节囊；②肌肉，如肌腱；③韧带；④粘连，位于关节内、关节周围及关节外。

（2）软骨：①半月板；②游离体。

（3）骨：①关节内；②关节周围；③关节外。

（4）异物 / 手术器械：①关节内；②关节周围；③关节外。

如图 14-2 所示，引起僵硬的结构可以指导疾病治疗（图 14-2～图 14-4）。

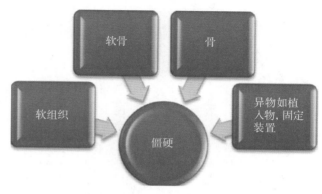

图 14-2　膝关节僵硬可以根据活动受限的结构分类

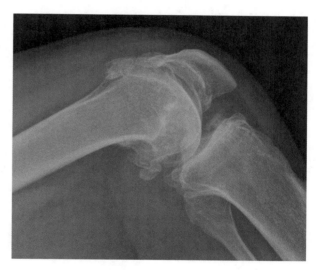

图 14-3　膝关节后方大骨赘是膝骨关节炎患者活动丧失的原因

三、膝关节僵硬的鉴别诊断

在临床实践中遇到的一些最常见的胫股关节僵硬的原因，在鉴别诊断中必须考虑到以下情况。

（1）膝关节炎：①退行性；②炎症性。

（2）创伤后僵硬，如手术后，骨折畸形愈合、粘连，软组织紧缩，关节脱位。

（3）膝关节骨坏死。

（4）游离体、半月板撕裂。

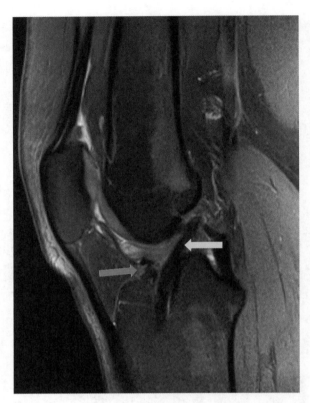

图 14-4　"独眼征"损伤（红色箭头），ACL 重建术术后（黄色箭头），可能会限制完全伸直

（5）化脓性关节炎。

详尽的病史通常能鉴别出最可能病因。患者的年龄也可以作为可能的诊断依据，解释观察到的僵硬，但这不是绝对的（图 14-5）。

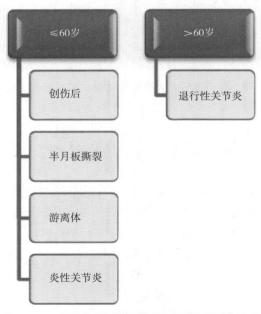

图 14-5　患者年龄与膝关节僵硬可能病因的关系

四、膝关节僵硬的辅助检查

对膝关节僵硬的辅助检查旨在证实其最可能的诊断（即真性僵硬的存在）及其可能的病因，并排除任何可能的替代诊断。这些措施如下所述。

（1）影像学检查：① X 线检查；② MRI/CT 扫描；③骨扫描。

（2）神经生理学检查：①神经传导检查；②肌电图。

（3）血液学检查：炎症标志物。

（4）麻醉下体格检查。

（5）关节镜评估。

对于疼痛的膝关节很难确定是否存在真性或假性僵硬时，可以尝试将疼痛程度降至最低，重新检查活动范围。可通过以下方式减轻疼痛。①充分地口服或肠外镇痛药；②膝关节局部麻醉注射；③在局部或全身麻醉下进行检查。

五、膝关节僵硬的治疗

针对膝关节僵硬的治疗涉及以下情况。

（1）处理导致机械障碍的结构（软组织或骨骼）。

（2）处理可能导致这些结构的特性变化的潜在原因，包括潜在感染、炎症性关节炎。

在处理紊乱的结构时可遵循阶梯治疗（图 14-6），尽管有时可能会跳过最初的步骤。

在一些关节僵硬的情况下，优先处理原则是改善自然病史；大多数患者膝关节置换术术后的僵硬程度会在 1～2 年有所改善。由于日常活动不需要全膝关节活动，一些患者的僵硬可能不会造成太多影响；或者可能能够调整他们的活动，从而设法代偿损失的膝关节运动。因此在许多情况下，观察是一个好的做法。

1. 非手术治疗

（1）理疗旨在拉伸导致僵硬的软组织结构。

（2）类固醇注射可能会减轻膝关节炎症，有助于改善疼痛，还可以改善导致僵硬的软组织相关的炎性改变。

2. 手术治疗　针对导致活动丧失的结构，具体方法如下。

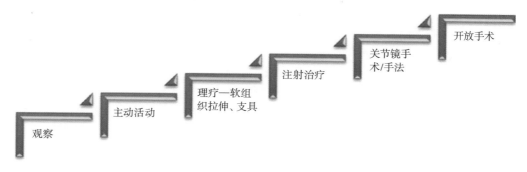

图 14-6　膝关节僵硬的管理治疗

（1）软组织：①拉伸，如采用手法拉伸；②松解，如关节镜下或开放术式松解。③延长用于收缩的肌腱或肌肉。

（2）骨：①复位，如复位脱位关节；②力线矫正，如截骨术；③切除 / 移除，如半月板撕裂、游离体、手术器械；④关节成形术。

■ 要点

（1）尽管膝关节活动范围远低于健康关节可以达到的最大膝关节活动范围，但膝关节僵硬患者在日常生活中的活动很好。

（2）在伸展疼痛的僵硬膝关节时，彻底控制疼痛是必需的。疼痛控制不当可能会导致患者恐惧或肌肉痉挛，阻碍软组织进行足够的拉伸。疼痛控制可通过口服或肠外给予镇痛药、关节内注射类固醇或局部麻醉神经阻滞来实现。

（3）了解僵硬和交锁的区别至关重要。机械障碍引起的间歇性交锁会导致交锁期间失去主动和被动活动，但一旦机械障碍被移除（自发或手术），活动通常会恢复。然而，如果交锁持续存在，膝关节周围的软组织可能会挛缩，即使移除交锁物后也会导致持续性僵硬。因此，当得到详尽的膝关节临床病史时，确定膝关节活动丧失的持续时间非常重要。

第15章 膝关节交锁

膝关节交锁是指膝关节卡在一个位置上，不能主动或被动地进一步活动的情况。简单地说，"交锁"指的是固定在一个位置上，但在骨科术语中，"交锁"通常指的是不能主动或被动地完全伸直膝关节（但屈曲是可能的）。尽管在本章中使用了对该术语的后一种描述，但这不是绝对的。在某些交锁情况下，伸展和屈曲都有可能受限。

交锁可能是无痛的，也可能伴随着疼痛。本章主要讨论真性交锁和假性交锁的概念。此外，还讨论了膝关节交锁的病因、诊断和处理。

一、真性与假性膝关节交锁

在处理膝关节交锁时，区分真性交锁和假性交锁非常重要。

（1）真性交锁是指机械障碍阻止膝关节进一步伸展的情况。如果疼痛或恐惧消除，膝关节仍然不能活动。

（2）假性交锁是指患者感到膝关节不能进一步伸展，但没有真正的机械原因来解释这种情况。

（3）假性交锁可能是由于：①疼痛；②恐惧；③无力；④僵硬。

如果消除上述影响，膝关节可以活动。在许多情况下，仅靠临床依据（临床病史和体格检查）不能区分假性交锁和真性交锁，而它的诊断往往是在对膝关节进行相关辅助检查或手术探查后得出的。

患者可能不愿意活动膝关节，因为这会导致疼痛，他们可能会将其称为"锁定"或"卡住"。因此，确定是否有需要处理的真性交锁及是否存在被动伸展的丧失是重要的。

膝关节伸直障碍也可能是膝关节疼痛引起的腘绳肌肌腱痉挛。真性交锁和假性交锁可以通过以下几点来区分。

1. 交锁的发生 可能是突发的，也可能是进行性。

交锁的发生也可能：与可以听到或感受到的"咔嗒"声有关；与可以听到或感受到的"咔嗒"声无关，还可以与可听到或感觉到的轻微摩擦有关。

患者可能会主诉膝关节突然交锁，不能进一步伸膝（真性交锁）。患者可能会描述膝关节在长时间保持在某个位置（如坐着、跪着）后，膝关节很难开始正常运动和伸展（假性交锁）。

患者可能主诉交锁发生与听到或感到的声音"咔嗒"声（真性交锁）有关。患者也可能会描述没有听到任何声音或咔嗒声，或交锁与尝试运动膝关节时听到或感到轻微摩擦有关（假性交锁）。

2. 交锁持续时间 间歇性，持续性。

交锁可以是间歇性的，反复发生，在发生间隙能够恢复正常活动，或是持续性的，即从发生后到就医时持续交锁。

真性交锁更可能是持续性的，但也经常是间歇性的。

3. 交锁的终止 可能是突然地，也可能是渐进地。

患者可能会主诉膝关节突然"解锁"（通常是啪的一声），这提示真性交锁。而假性交锁时患者可能会描述，在尝试缓慢活动膝关节后，膝关节可以活动，且活动范围缓慢增加。假性交锁之后不会出现突然解锁。

4.与关节积液或滑膜炎相关　由于潜在的滑膜炎或积液，真性交锁可能会伴随膝关节肿胀，这是导致交锁的潜在病理。假性交锁通常不会导致膝关节滑膜炎。

二、真性交锁的临床症状

1.膝关节不能完全伸展（膝关节通常可以屈曲）。

2.发出"咔嗒"声、"当啷"声、爆裂声、摩擦声、断裂声。

3.可能单独发生或伴有其他症状，包括：①疼痛；②不稳；③无力；④僵硬；⑤膝关节肿胀。

三、真性交锁的临床体征

1.不能主动或被动地完全伸直膝关节（尽管通常可以屈曲）。

2.与引起交锁的潜在病因相一致的体征：①胫股关节间隙压痛；②积液。

四、真性交锁的病因

真性交锁可能是由任何限制膝关节伸直的机械卡锁引起（关节内或关节外）。已报道了多种因素，具体如图 15-1 所述。

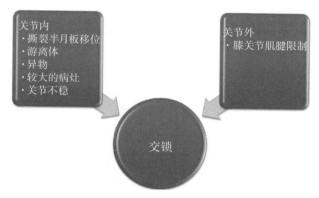

图 15-1　膝关节交锁的潜在病因

导致膝关节真性交锁的潜在病理性改变如图 15-2 和图 15-3 所示。

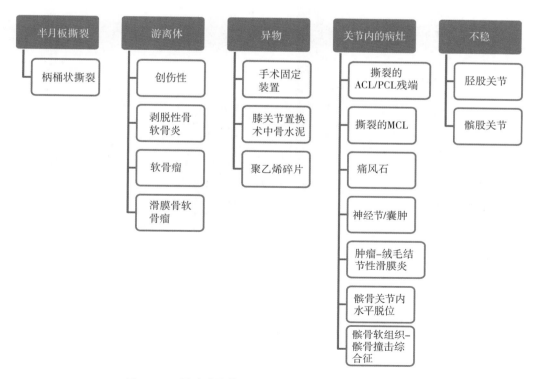

图 15-2　导致膝关节交锁的潜在结构性和病理性病变

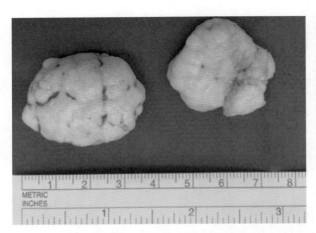

图 15-3　骨软骨游离体引起膝关节交锁

五、关节交锁的辅助检查

关节交锁的辅助检查主要是影像学检查：① X 线检查；② MRI；③ CT 扫描；④关节镜检查（图 15-4～图 15-7）。

六、关节交锁的治疗

关节交锁治疗方法的选择主要取决于临床症状发生的频率和严重程度。不频繁的间歇性交锁可能可以不用处理。急性交锁参照阶梯式管理来处理，尽管有时可能会跳过最开始的步骤。交锁的膝关节可以通过手法恢复关节活动。关节镜手术或开放手术的目的是去除或修复引起机械性梗阻的结构（图 15-8，图 15-9）。

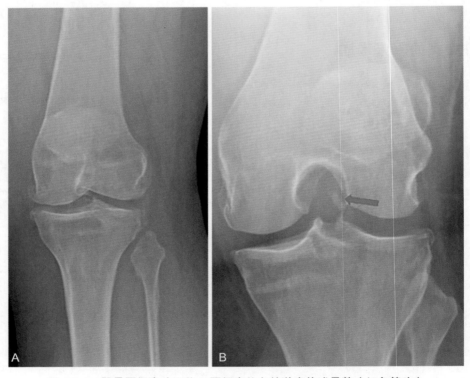

图 15-4　股骨髁间窝（正位＋髁间窝位）的游离体或骨赘（红色箭头）

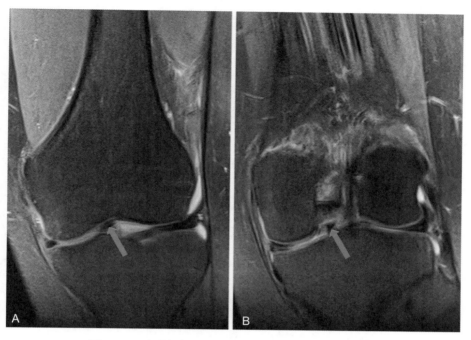

图 15-5　半月板桶柄状撕裂，碎片移位在股骨髁间窝区

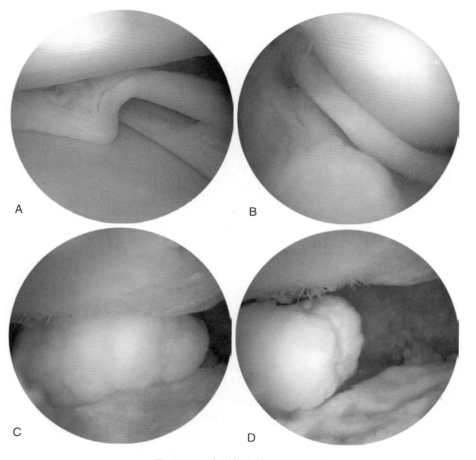

图 15-6　膝关节交锁的潜在病因

A. 位于胫股关节的移位的半月板桶柄状撕裂；B. 位于股骨髁间窝的移位的半月板桶柄状撕裂；C 和 D. 骨软骨游离体

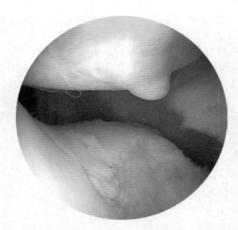

图 15-7　膑股关节软骨退变可能表现为关节假性交锁

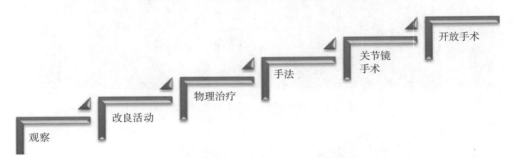

图 15-8　膝关节交锁的阶梯治疗

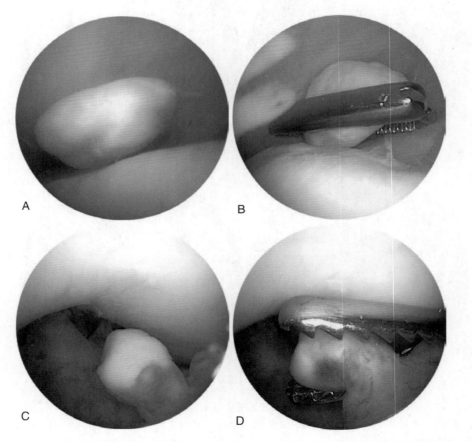

图 15-9　关节镜下移除游离体（A 和 B）和部分附着体（C 和 D）治疗间歇性膝关节交锁

■ 要点

（1）间歇性运动丧失可能是由交锁引起的（由于不稳定的半月板撕裂或游离体），而持续僵硬可能更多是由于持续性机械（软组织挛缩或骨质机械阻碍）。

（2）在区分真性和假性交锁时，必须让患者放松，否则可能会阻碍伸展的膝关节肌肉（腘绳肌）。在试图伸展膝关节时触诊这些结构可能有助于确定是否紧张（因此阻碍了伸展）还是放松（因此不太可能阻碍伸展）。

（3）关节内病变的存在并不一定意味着交锁的发展。移位的桶柄半月板撕裂可能不会导致交锁。

（4）重要的是识别和处理交锁的膝关节。如果膝关节交锁持续存在，可能会导致软组织挛缩和僵硬（即使移除阻碍伸展的机械障碍也可能残留交锁的症状）。

（5）膝关节置换术术后也可观察到交锁，但潜在原因通常与天然膝关节交锁不同。

（6）如果患者感觉交锁发生在膝关节的某个固定位置，半月板撕裂可能是潜在原因。相反，如果感觉到有东西在膝周围移动，那么更有可能是活动的游离体。

第16章 膝关节不稳

膝关节不稳是指一个关节表面相对于另一个关节表面有症状地平移。患者可能伴有疼痛、不适或恐惧感，并有关节滑脱或膝关节"打软腿"。

膝关节不稳定可累及胫股关节、髌股关节或近端胫腓关节。

本章主要讨论膝关节不稳的诊断、描述、分类、辅助检查和处理原则。还将讨论区分不稳和松弛。

一、膝关节不稳的描述

膝关节不稳可描述为多种方式，下面将介绍一些。

1. 根据涉及的关节　关节不稳可能影响到一个或多个关节（图16-1）。

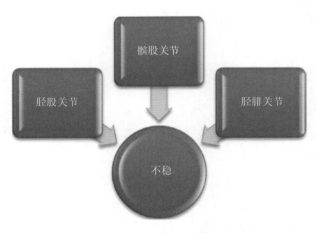

图 16-1　膝关节不稳可以根据涉及的关节来描述

2. 不稳的发作次数　①初发不稳，即不稳首次发作；②复发不稳，即不稳发作超过一次。

3. 不稳的程度　半脱位；脱位。

一个是关节表面半脱位（移位，但是和相应的关节表面仍然有部分接触）。另一个是指关节全部脱位，失去所有关节接触。

4. 可复位性　①可自发复位；②不可自发复位。

关节脱位后，关节表面可能自发复位；或卡在脱位位置，需要通过闭合或开放的方式进行复位。

5. 根据一个关节表面相对于另一个的移位方向

（1）髌股关节：髌骨相对于股骨滑车的移位。①外侧；②内侧。

（2）胫股关节：胫骨相对于股骨的移位。①矢状位，如前向/后向；②旋转；③冠状位；④内翻；⑤外翻；⑥多向：如不稳发生在2个及以上的方向。

（3）近端胫腓关节：腓骨近端相对于胫骨的移位。①前外向；②后内向；③向上。

不稳发生方向可以通过以下方式确定。

（1）临床病史：确定再现不稳发生的位置。

（2）体格检查：①视诊；②触诊；③不稳激发试验。

（3）影像学检查

1）如果有间歇性不稳，有必要在脱位或半脱位时进行放射学检查。

2）患者可能被要求在不稳发生时进行放射学检查，如髌骨在脱位位置。

6. 根据初发原因

（1）先天性

（2）继发性

1）创伤性：特定的严重创伤导致。

2）非创伤性：发生时没有伴随严重创伤。

3）微创伤性：反复软组织损伤引起。

7. 根据不稳发生的频率

（1）首发：不稳首次发作。

（2）复发：不稳发生 2 次及以上。

（3）持续性：一直存在。

（4）间歇性：不稳与稳定反复交替。

（5）习惯性：膝关节每次屈曲 / 伸展周期发生。

8. 根据患者是否存在主观意识

（1）自发的：患者可能会通过肌肉收缩或使膝关节处于特定位置（如幼儿的胫股关节半脱位或通过屈曲膝关节同时收缩股外侧肌使得髌骨脱位）使得关节脱位。

（2）无意识的：患者不能完成上述动作。

二、膝关节不稳的病因

不稳可能由动态或静态稳定系统被破坏或失效导致的。

（1）静态：①脱落；②撕裂；③拉伤。

（2）动态：①无力；②不协调；③缺乏稳定的活动平台。

1）肌肉激活异常：肌肉可能收缩无力不能提供维持稳定所需的力量。或膝关节相关肌肉可能收缩不协调。在正常情况下，这些肌肉协调收缩维持稳定。然而如果一块肌肉的收缩明显减弱，可能出现不平衡。如果其中一块肌肉收缩减弱，其拮抗肌收缩就相对增强，引起半脱位或脱位。如果肌肉收缩异常增强，也可能出现肌肉不平衡。髌骨脱位中可能出现股内侧肌和股外侧肌的肌肉不平衡。

2）本体感觉缺失：为了使肌肉协调平衡收缩，大脑必须接收必要的本体感觉反馈，涉及膝关节、下肢和整个身体在空间中的位置。

3）关节过度松弛：关节囊和膝关节韧带参与膝关节稳定。然而如果这些结构松弛，它们稳定膝关节的作用会减弱。这也可能与本体感觉异常和肌肉力量改变有关。膝关节过度松弛可能导致膝关节不稳，并导致手术治疗效果不佳。

4）核心肌肉控制不佳：膝关节的稳定部分是通过整个关节上肌肉的协调收缩来实现的。这些肌肉中的许多都连接在骨盆上。因此，骨盆和核心运动可能会影响膝关节稳定。某些动作发生时核心肌肉需要稳定和平衡。不良的核心控制可能认为类似于试图举起一个不平衡的重量（一边大，另一边小）。

5）髋关节控制不佳：髋关节生物力学功能障碍可能会改变膝关节的控制和负荷，容易导致韧带撕裂或功能性膝关节不稳。髋关节外展肌、外旋肌和伸肌无力可能在跳跃着地时发生动态膝外翻，从而增加 ACL 的张力并易引起撕裂。

6）足踝控制不佳：踝关节控制与膝关节生物力学改变和膝关节不稳有关。踝关节不稳可能与着地活动中踝关节背伸减少有关，而这反过来又可能使膝关节屈曲较小，从而容易导致 ACL 撕裂。

足踝控制不佳就像举重运动员试图举起沉重的杠铃，同时试图在摇晃的球上保持平衡（图 16-2）。

三、膝关节不稳的临床症状

1. 感觉膝关节移位。包括以下症状。①感觉"摇摇欲坠"；②"弹进弹出"；③"弹出后无法复位"，"跑到边缘"；④"完全跑出来了"。

2. 膝"打软腿"、交锁。

3. 钝痛、腿部沉重。

4. 咔嚓声、嘎吱声。

5. 死腿征，感觉异常。

6. 关节脱位，即关节对合关系脱离。在某些情况下患者可能复位，或自发复位，或患者可能需要住院进行镇静或全麻下复位。

7. 半脱位，即膝关节几乎因某一特定动作而脱出，但随后会自发地复位。

8. 恐惧，即害怕将腿放在特定的位置，因为关节可能会脱出。

腿或膝关节的位置或运动可能会加重症状。①旋转不稳定：如转身或扭转时；②后部不稳定：如直线减速时，下楼梯；③髌股关节不稳定：膝关节从完全屈曲到伸直，完全伸直后屈曲；④负重与非负重；⑤跳跃着地时膝关节外翻。

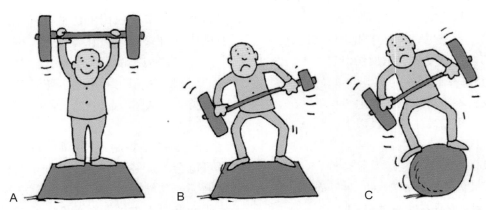

图 16-2　核心控制不足类似于举重运动员试图举起一个重量不平衡的杠铃。足踝控制不够充分就像举重运动员试图举起沉重的杠铃的同时在摇晃的球上保持平衡

询问导致不稳症状的活动可能有助于区分机械性和非机械性病因。①膝关节活动或开始负重时的不稳可能提示机械原因（如韧带断裂）；②在站立静止状态下出现的不稳，可能是神经或肌肉原因（如与膝关节疼痛相关的反射抑制）。

类似地，在机械性不稳定的情况下，对导致不稳定的腿或膝运动的询问可能会提示所累及的结构。①旋转不稳可能提示 ACL 断裂；②下楼梯时不稳可能提示 PCL 断裂；③步态站立期不稳可能提示侧副韧带断裂。

四、膝关节不稳的临床体征

这旨在评估：①检查关节时恐惧、半脱位、脱位和复位；②不稳的方向；③胫股、髌股和近端胫腓关节松弛；④全身关节松弛；⑤肌肉异常激活；⑥核心肌肉无力 / 失衡。

五、膝关节不稳的辅助检查

对膝关节不稳的辅助检查旨在确认不稳定的存在，确定其可能的原因，并确定任何可能适合手术干预的结构性病变。

（1）影像学检查

1）X 线检查：包括应力位（胫股后向不稳的腓骨屈膝跪式侧位）。

2）MRI、MRI 关节造影、CT 扫描。

（2）神经生理学检查：①神经传导检查；②肌电图。

（3）全身麻醉下的检查：患者在全身麻醉下评估关节平移和松弛程度，以消除疼痛并允许肌肉放松。

（4）关节镜评估。

六、膝关节不稳的治疗

治疗取决于以下情况。①症状：严重程度、频率；②潜在病因；③不稳的方向；④功能障碍：对日常功能、休闲或其他活动的影响。

治疗目标是复位关节（如果关节脱位）并提高关节的稳定性，进而最大限度地减少进一步半脱位或脱位的风险。因此，治疗可能有助于改善相关的失能、恐惧或疼痛。

（一）非手术治疗

1. 改善活动，避免导致关节不稳定的腿部或膝关节位置。

2. 外固定：绷带，支具，足踝矫形器。

3. 解决以下问题的理疗。①核心失衡，则强化核心；②骨盆控制不良，则强化骨盆肌肉；③髋关节控制不良，即外展肌、伸肌、外旋转肌无力；④足踝控制 / 位置；⑤本体感觉，可进行本体感觉训练；⑥异常肌肉模式，可通过生物反馈，抑制过活跃和增强活跃不足的肌肉，改善神经肌肉控制；⑦股四头肌和腘绳肌无力，则肌肉强化，平衡。

应注意，非手术治疗不针对任何受损或伸展的静态关节约束，但旨在通过增强动态稳定装置的功能（通过强化、更好的控制和协调）来改善稳定性。韧带撕裂后，其功能（如 ACL 或 MPFL）不会被物理疗法取代，但可以通过强化肌肉来代偿撕裂的韧带。

（二）手术治疗

如果非手术治疗不能改善症状，并且患者有结构性病变，可以考虑手术治疗。结构性错位可以直接或间接地得到纠正。

（1）直接纠正，即矫正受损结构。

（2）间接纠正，即代偿受损结构。

增强稳定性的手术治疗可根据所处理的结构分为以下几种。①软组织手术；②骨手术；③软组织/骨联合手术。

重要的是要认识到以下情况。

（1）手术只能解决结构性损伤，因此其他导致不稳的非结构性因素可能仍然需要理疗来解决。

（2）纠正结构性缺陷可能有助于纠正其他致病因素，如本体感觉、异常肌肉模式。

七、膝关节不稳定的特定情况

在某些特定不稳情况下必须考虑到某些因素。

（一）ACL 撕裂后的初次出现

相当大比例的 ACL 撕裂患者在日常活动中或在要求更高需求的活动中，仍会有膝关节"打软腿"等症状。相比之下，即使 ACL 撕裂，相当大比例的患者仍能在日常生活和休闲娱乐活动中保持良好的功能。

因此，当面对 ACL 撕裂的患者时，需要决定是否进行物理治疗并评估膝关节的表现，选择只为那些有症状的膝关节不稳的患者进行手术，还是一旦膝关节的急性损伤恢复并完全伸展后，就向所有人或目标群体提供手术（因这些人可能出现持续不稳定）。

目前没有足够的证据来回答这个问题。人们认识到，ACL 延迟重建可能与进一步半月板或软骨损伤的风险增加有关。因此有理由对计划重返高需求运动或需要旋转控制的运动（转身或扭转）

的年轻人进行早期手术。这是原著者更倾向的选择，因为它避免了这两个极端。

（二）首次髌骨脱位

目前已经认识到，首次髌骨外侧脱位（创伤性或轻微创伤）与随后的不稳风险增加有关，特别是在年轻人中。当面对初次髌骨脱位时，要考虑以下情况。

（1）髌骨复位，进行手术干预以稳定髌股关节，以最大限度地减少后续脱位的风险（通过 MPFL 修复或重建），特别是在具有某些引起不稳复发增加因素的患者中。

（2）髌骨复位，随访和康复，只有在发生进一步（复发）脱位时才考虑进行干预。

目前没有高质量的证据支持一种方法优于另一种方法，因此笔者偏向第二种选择，因为这是侵入性最小的方法。

（三）依从性低的患者

某些患者群体在接受手术干预，如软组织稳定术术后，不太可能遵守医师指导。这些患者可能是那些学习困难、有酗酒或药物滥用史的人。这类患者的治疗方法如下。①对症治疗，避免手术干预；②术后使用更坚固的支具/石膏。

（四）后外侧角损伤

后外侧角（posterolateral corner，PLC）损伤常伴随其他韧带损伤，如 ACL、PCL，因此在急性表现时可能被忽视。这种损伤可能涉及 PLC 从其止点撕脱，如果及早发现，可能会重新附着。如果最初忽视，只能在晚期（超过 3 周）才被发现，这种撕脱韧带的重新附着可能性很低，重建手术（更广泛的手术）可能是必要的。因此，检查急性损伤的膝关节中 PLC 损伤是至关重要的。即使出现广泛的膝关节肿胀、疼痛和压痛，通常也可以通过拨号试验来检查 PLC。

（五）不稳定与过度松弛

松弛是一种不同于不稳的生理状态，但可能会易于发生膝关节不稳定。

松弛的关节可能有更长伸展性更好的韧带，

这使得关节表面间移动更大，从而有更大的活动范围。大多数过度松弛的患者没有不稳，因为他们可以通过动态控制保持关节在原位，尽管他们的关节活动度明显高于平均正常水平。因此，他们没有异常症状的关节移动。

关节过度平移并不等同于不稳。同样，有可能在没有过度松弛的情况下出现膝不稳。然而，过度松弛可能会增加膝关节不稳的风险。

下面描述了导致过度松弛的一些原因。

1. 先天性

（1）良性关节过度松弛综合征：可能影响多达 20% 的人群，在女性、亚洲人和非洲人中更为常见。

（2）结缔组织病：①马方综合征；② Ehlers-Danlos 综合征；③成骨不全。

2. 继发性

导致关节囊和韧带伸展的重复性微创伤。在芭蕾舞演员或体操运动员等运动员中全身关节松弛本身不需要任何治疗，通常没有症状。临床检查表现如下。

（1）胫股关节过伸或过屈。

（2）在内翻或外翻负荷时，胫骨相对于股骨的内侧或外侧过度位移。

（3）在髌股关节处的髌骨过度外移。

这种结构性松弛通常是双侧都存在，因此与对侧膝关节进行比较是有必要的。

（六）膝关节在骨关节炎中的不稳

膝关节退行性改变的患者可能会抱怨膝关节不稳，膝关节"打软腿"或交锁。这可能是由于真实的机械原因，如由于游离体或半月板撕裂导致的间歇性交锁，或由于韧带功能障碍。然而，不稳的主观描述往往与临床检查发现无关。膝骨关节炎的不稳可能与本体感觉异常或肌肉控制改变有关。

■ 要点

肌肉是膝关节的主要动态稳定装置。即使在韧带断裂的情况下，它们仍允许膝关节在高要求的活动中保持稳定（如在 ACL 有缺陷的情况下重返运动）。膝关节肌肉的这一重要作用可以通过观察高强度运动一段时间后感觉腿部摇晃（即使所有的膝韧带和其他静态稳定装置都完好无损）而得到印证。

第17章　膝关节无力

膝关节无力定义为由于不能产生足够的力量而引起膝关节运动无力。这可能引起疼痛，也可能是无痛的。本章讨论了真性无力和假性无力的概念，并讨论了真性膝关节无力的原因、辅助检查和治疗。

一、真性与假性膝关节无力

在处理膝关节无力时，区分真性无力和假性无力至关重要。

假性无力可能是由于疼痛或不稳定。

假性无力也可能是由于患者不愿意活动膝关节，或由于疼痛而不敢用力，患者可能会将这种膝关节运动的减少称为无力。在隐匿性膝关节不稳定中也可以观察到假性无力，患者会避免进行特定的膝关节活动，因为这可能导致半脱位或脱位。因此当患者膝关节无法用力而引起主动的关节活动丧失时，有必要确定患者是真性无力还是假性无力。

真性无力可能表现为无法进行日常活动或更剧烈的活动。它也可能表现为不能产生足够的爆发性力量或耐力下降。

当检查膝关节无力时，应评估患者力量，最大限度地减少疼痛（使用肠外镇痛药或向疼痛区域注射局部麻醉剂），从而更好地评估力量。

二、膝关节无力的病因

在评估无力的病因时，必须考虑到正常运动的控制。运动的控制始于大脑额叶的初级运动皮质。和身体的其他部位一样，膝关节由初级运动皮质控制。初级运动皮质中的上运动神经元发出神经纤维，通过脑干下行，其中大多数交叉到身体的另一侧，形成通过脊柱下行的皮质脊髓束。这些神经纤维在适当的脊髓节段中止，形成突触并向低级运动神经元传递信息，这些神经元的胞体位于脊髓灰质的前角。前角中的下运动神经元通过前根传递神经信号，然后通过外周神经根传递到肌肉。神经－肌肉交接头发生信号从神经到肌肉的传递。这会导致肌肉纤维的激活和收缩。收缩时，允许肌肉通过其肌腱和肌腱骨止点来发力和调整运动。除了上述神经通路外，起源于脑干（基底节）的神经元影响运动的其他方面，如协调。因此，膝关节无力可能是从大脑开始，并在肌腱－骨骼交界处终点的通路中任何地方发生损伤的结果（图 17-1）。

1. 神经性无力　如图 17-2 所示。

（1）上运动神经元损伤，如损伤位于脑、脊髓。

（2）下运动神经元损伤，如损伤位于脊髓、周围神经。

（3）神经肌肉接头损伤。

2. 肌源性无力　如肌肉疾病、肌肉撕裂。

3. 肌腱源性损伤　如撕裂、止点撕脱。

4. 骨源性损伤　减弱肌肉和肌腱的正常功能，如关节不稳、力线不良（如创伤后）。

三、膝关节无力的原因

在试图诊断膝关节无力的原因时，病史和体格检查中要考虑的因素如下所述：

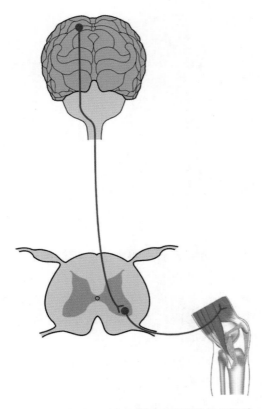

图 17-1　从脑到膝关节肌肉的运动传导通路

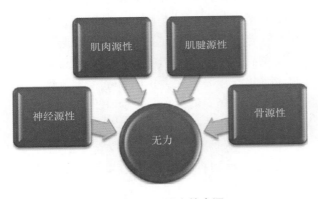

图 17-2　无力的来源

（1）疼痛或不痛。

（2）涉及单一或多条肌肉。

（3）单关节或多个关节无力。

（4）单侧或双侧无力。

（5）逐渐或突然发病。

（6）与诱发因素（如创伤）有关的发病。

（7）波动性、持续性或进行性无力。

（8）相关的感官症状。

（9）神经肌肉疾病家族史。

（10）肌肉或神经毒物接触史等情况。

（11）接触肌肉或神经毒性药物。

（12）由一条或多条神经支配的肌肉无力。

（13）无力是否遵循周围神经、脊髓神经根或中枢神经系统（脊髓或大脑）控制区域。

（14）下或上运动神经元症状和体征。

（15）肌肉体积减小（肌肉消耗）。

（16）相关的僵硬或缺乏协调性。

（17）神经和肌肉活动可能受到以下多种疾病的影响，包括炎症性疾病（如风湿性疾病）、内分泌疾病（如甲状腺功能障碍）、代谢性疾病（如糖尿病）、肿瘤（如副肿瘤综合征、淋巴瘤）、感染、酒精、药物。

（18）痛性无力可能是由以下原因引起的。①炎症，如在受伤和肌腱撕裂后；②机械因素，如股四头肌肌腱撕裂；③神经功能障碍，如神经受刺激、压迫、内源性神经炎。

（19）上运动神经元损伤可能导致以下情况。①轻微的肌肉萎缩。可能由于失用引起一些萎缩；②自发性收缩缺失；③痉挛增加；④反射亢进。

（20）下运动神经元损伤可能导致肌张力降低、反射减弱、肌肉萎缩、肌震颤。

（21）伴随感觉症状可能提示神经源性，而不是肌肉源性。

（22）肌力波动可见于以下情况。

1）肌病，如重症肌无力。

2）中枢性疾病，如一过性脑缺血发作。

（23）无力发作

1）突发创伤性，可能提示结构性损伤，如肌腱撕裂。

2）突发非创伤性，可能提示神经源性，如神经炎或中枢神经系统功能障碍。

3）进行性，可能提示退行性肌腱撕裂或神经源性病因。

（24）无力的范围

1）神经肌肉疾病（神经疾病、肌病）通常会影响多个关节或身体部位，而不仅仅是膝关节。

2）肌病通常是近端的和双侧的。

（25）肌张力和协调性：僵硬或缺乏协调（如帕金森病）可能表现为无力，因为难以进行运动活动。

（26）家族史：一些神经性疾病和肌病是遗

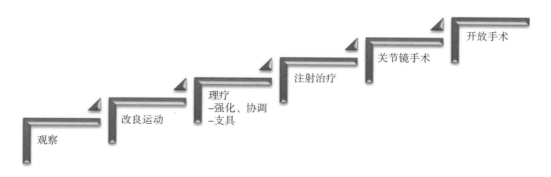

传性的，通常家族史呈阳性

常见的膝关节无力的原因如下。

（1）与膝关节疼痛有关的假性无力。

（2）与以下因素有关的真性无力。①伸肌装置损伤，如股四头肌或髌腱撕裂；②压迫神经根的腰骶椎疾病。

四、膝关节无力的辅助检查

膝关节无力的辅助检查旨在确认是否存在真性无力及其可能的原因，并排除任何可能的鉴别诊断。这些检查如下所述。

（1）影像学检查：① X 线检查；② MRI/CT 扫描。

（2）神经生理学：①神经传导检查；②肌电图。

（3）血液学：如炎症筛查、血糖水平、甲状腺功能检查。

（4）诊断性局部麻醉。

（5）关节镜下探查。

（6）麻醉下查体。

五、膝关节无力的治疗

无力的治疗如下。①处理控制运动的神经肌肉的缺陷；②处理可能导致神经肌肉功能障碍的潜在情况，如糖尿病、甲状腺疾病、炎症性关节炎；③处理可能导致机械性运动丧失的结构损伤，如肌腱撕裂；④加强代偿肌肉以取代和代偿异常的

肌肉；⑤加强肌肉以代偿由于韧带损伤不稳而造成的假性无力，如加强腘绳肌肌腱，以代偿 ACL 撕裂；加强股四头肌，以代偿 PCL 撕裂。

在处理结构性损害时，应遵循下列阶梯式管理，尽管有时可能会跳过最初的步骤（图 17-3）。

1. 非手术治疗

（1）物理疗法旨在增强无力的肌肉，或强化代偿的肌肉以弥补无力的肌肉。

（2）应用支具的目的是代偿无力肌肉，并加强关节稳定，从而实现运动。

（3）类固醇注射可减少因周围神经炎症或肿大压迫造成的神经损害，以改善神经功能。还可减轻膝关节疼痛，进而有利于肌肉强化练习。

2. 手术治疗 是直接针对引起无力结构的方法。

（1）软组织

1）神经功能障碍的处理：①通过神经手术直接进行；②通过肌腱转移间接进行

2）肌腱撕裂的处理：①一期修复和（或）增强/桥接；②肌腱转移或重建。

（2）骨

1）复位。

2）力线矫正（截骨术）。改善因疼痛或不稳造成的明显无力，提高肌肉-肌腱-骨功能单元的效力。

3）切除/移除，用于处理引起神经压迫或改变肌肉生物力学的病变。

4）关节成形术：①限制性关节置换成形术，以改善关节稳定性，代偿肌肉无力；②关节融合术，以改善关节稳定性，代偿肌肉无力。

图 17-3 膝关节无力的阶梯式管理

■ 要点

无力的存在可能是：

（1）客观的，基于临床体格检查发现。

（2）主观的，基于患者如何感知到的腿部力量与他们的往常力量或与良好的腿部力量的比较。

即使检查者不能引导患者描述无力的症状，也应考虑并进一步进行辅助检查以明确存在真性无力的可能性。

第18章　膝关节感觉异常

感觉异常是指感觉改变或减弱。可能累及膝关节，也可能累及下肢其他部位。感觉异常可与其他膝关节症状同时出现，也可单独出现。本章讨论膝关节和小腿感觉异常的潜在病因，以及其诊断、辅助检查和治疗的原则。

一、感觉通路

在讨论感觉异常的原因前，要了解正常的感觉（触觉、温觉或痛觉）控制。

粗触觉、痛觉和温觉是由皮肤和软组织中的触觉、疼痛和温度感受器感知的。这些激发神经的胞体位于相应水平的脊髓背根神经节中。这些

神经与位于脊髓后角的上行神经元胞体形成突触，并将信息传递给上行神经元。这些上行神经元的神经纤维交叉到对侧，通过脊髓上升，作为脊髓丘脑束到达丘脑。从丘脑进一步发出神经元，将信号传导到大脑额叶的初级感觉皮质。

精细触觉由皮肤和软组织中激发神经的触觉感受器感知，其细胞体位于相应水平的脊髓背根神经节中。这些神经经脊髓后柱上升至髓质。在髓质处，它们与对侧神经元形成突触，并将信号传递到丘脑，在那里它们进一步与传递到额叶初级感觉皮质的神经元形成突触（图18-1）。

和身体的其他部位一样，膝关节和下肢的感觉也映射在初级感觉皮质中。

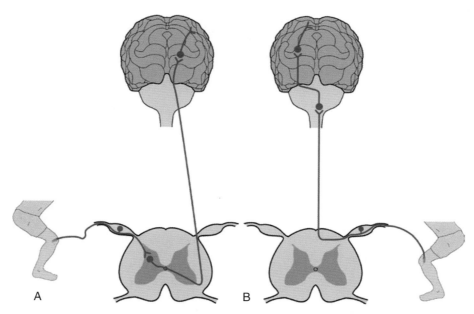

图 18-1　疼痛和粗触觉的感觉传导通路（A）；精细触觉的感觉传导通路（B）

二、神经功能障碍的位置

从上述神经通路可以看出，感觉异常可能是发生在外周软组织感受器和大脑之间任何位置损伤的结果，如周围神经、腰椎或骶椎神经丛、腰骶椎神经根、脊髓及大脑。

三、神经功能障碍的病因

1. 损害神经纤维活性的因素　①缺血；②脱髓鞘，导致传导速度降低；③轴突变性，神经纤维缺失。

2. 影响神经纤维活性的因素

（1）损害神经灌注、代谢或结构的外源性病变，如压迫、牵拉及中断，如神经撕裂伤。

（2）损害神经灌注、代谢、结构或功能的内源性病变，包括：①炎症，如风湿性疾病；②内分泌疾病，如甲状腺功能障碍；③代谢疾病，如糖尿病；④肿瘤，如副肿瘤综合征；⑤感染；⑥维生素缺乏；⑦毒素，如酒精、药物。

上述原则适用于所有级别的神经（包括中枢神经系统和周围神经系统）。

神经压迫可导致神经周围水肿、脱髓鞘、远端轴突退变、神经芽形成、神经纤维再生及髓鞘再生。

感觉异常的持续时间和严重程度可能与神经压迫的数量和持续时间有关。

（1）间歇性感觉异常可能是由于水肿引起间歇性压迫导致的神经微循环间歇性中断。

（2）持续性感觉异常可能提示存在脱髓鞘更严重的长时间压迫；一旦压迫得到缓解，症状就会恢复，但这种恢复可能需要很长时间。

（3）持续性感觉丧失可能是严重压迫导致轴突变性所致；压迫解除后症状无法完全恢复。

神经牵拉可能对神经功能产生不利影响，与压迫类似：①增加神经内压；②损害神经血供。

神经滑动受限可能导致肢体运动时局部神经牵拉。突然发生严重的神经牵引也可能导致神经中断。

四、导致膝关节感觉异常的疾病

导致膝关节感觉异常的疾病如下所述。

（1）腰骶脊椎病引起的神经根撞击。

（2）膝关节手术切口或切开过程中的剥离。

（3）复杂区域疼痛综合征（complex regional pain syndrome, CRPS），如反射交感性营养不良。①1型，无特定神经损伤；②2型，与主要神经损伤相关。

CRPS的特征是对轻触的痛觉过敏、自主神经改变、营养改变（皮肤干燥和鳞片状皮肤）、水肿、功能丧失、僵硬、无力、多汗，疼痛与损害程度和损害时间不成比例，持续时间长。疼痛是区域性的（不是在特定的神经分布区），具有感觉、运动和血管舒缩改变。CRPS涉及周围神经系统和中枢神经系统的多个区域，可表现为正常生理反应夸大，导致交感神经过度兴奋。CRPS常发生在手术或创伤后。治疗包括脱敏治疗（使用各种质地的感觉刺激）、经皮电刺激和渐进的轻柔活动，以避免永久性僵硬。它可使患者残疾，影响日常活动和生活质量。

其他需要考虑的临床疾病包括脊柱裂、脑血管意外及多发性硬化。

五、膝关节感觉异常的临床症状

患者主诉包括感觉改变；针刺感；感觉减退；刺痛；麻木；"死腿"；相关的膝关节症状，如疼痛、不稳、无力、僵硬；痛觉过敏，如轻触则疼痛。

六、膝关节感觉异常的体格检查

1. 评估整体姿势。

2. 膝关节查体求证是否有既往的手术或创伤。

3. 进行全面的神经系统检查。

（1）客观感觉评估，如轻触、疼痛、温度、关节位置觉。

（2）感觉映射缺失，如在某些情况下症状可能不伴有神经功能障碍的客观证据。

（3）肌肉活动包括力量、萎缩。

（4）反射。

（5）腰骶部神经根功能障碍测试。

（6）周围神经病变测试（Tinel征）。

（7）下肢力量，协调性，阵挛。

（8）CRPS 的体征，如轻触诊痛觉过敏，自主神经改变，营养改变（干燥和鳞状皮肤），僵硬，无力。

七、感觉异常的病因诊断

在尝试确定感觉异常的病因时，应考虑以下事项。

1. 痛性与无痛性

（1）伴疼痛，可能提示刺激伤害感受器并损害神经功能的病变，激惹神经的外源性病变。

（2）引起神经功能障碍的内在病变，如神经炎。

（3）CRPS。

2. 分布

（1）神经：①单个周围神经受累；②多个周围神经受累；③皮区神经受累。

（2）单侧还是双侧：如果是双侧，应考虑更高层面的病变，如脊髓病变、脑病变。

3. 伴无力或肌萎缩

（1）可能意味着神经功能（包括其运动功能）实质性损伤，而不是间歇性神经纤维缺血。

（2）上运动神经元病变：①轻微萎缩，某些萎缩可能是失用导致；②无肌束震颤；③痉挛增加；④牵张反射剧烈。

（3）下行运动神经元病变：①肌张力降低；②反射减弱；③肌萎缩；④肌束颤动。

4. 起病缓与急

（1）突发创伤 / 手术：可能提示结构性神经损伤。

（2）突发非创伤性：可能提示内在神经病变，如神经炎或中枢神经系统功能障碍。

（3）起病较缓：可能提示腰骶部脊椎病渐进缓慢压迫。

5. 诱因

（1）无诱因。

（2）创伤：如发生在膝关节、脊柱、下肢。

（3）手术：①膝关节镜或开放手术；②脊柱；③下肢处进行手术。

6. 间歇性与持续性。

7. 神经系统疾病家族史，某些神经病变是遗传性的。

8. 加重因素

（1）姿势：站立加重，若前倾缓解，提示椎管狭窄。

（2）夜间加重。

八、 膝关节感觉异常的辅助检查

感觉异常的检查旨在确定临床诊断及病因。

（1）为寻找占位性病变或其他外部压迫而进行的神经通路和相关骨和软组织结构的放射学成像。

1）X 线检查。

2）超声、MRI、CT 扫描。

（2）神经生理学检查：包括神经传导检查、肌电图检查。

（3）血液检查：以排除全身原因引起的神经功能障碍，包括炎症标志物、维生素 B_{12} 水平、尿素、电解质、钙等。

九、膝关节感觉异常的治疗

膝关节感觉异常的治疗方法如下。

（1）观察。

（2）感觉异常的症状控制，特别是如果伴随疼痛，采用以下方法。

1）简单镇痛：非甾体抗炎药。

2）神经性镇痛：加巴喷丁、普瑞巴林、小剂量阿米替林、局麻神经阻滞。

3）局部按摩。

4）针灸。

5）感觉训练：接触不同质地的物体、识别不同温度、识别不同压力、确定关节或肢体位置。

（3）处理可能导致神经功能受损的潜在疾病，如潜在的感染、炎症性关节炎、血管炎、糖尿病。

（4）处理引起神经功能障碍的外因。

十、神经功能障碍的外因治疗

在处理神经功能障碍的外在原因时，可以考虑以下阶梯式管理，尽管有时可能会跳过初始步骤。

（1）观察。

（2）改善活动：避免加重因素，肢体位置，重复活动。

（3）物理治疗：改善腰骶脊柱、膝关节和下肢生物力学。

（4）姿势控制，减少神经牵拉。

A. 改善核心控制。

B. 减轻压迫：①放松紧张的肌肉；②拉伸紧张的过度增生的肌肉；③腰骶脊柱牵引。

C. 活动神经：①拉伸；②局部按摩。

（5）注射疗法，减轻压迫。

1）神经周围注射类固醇，可减少神经周围炎症。

2）局部麻醉注射可减少肌肉痉挛。

3）肉毒杆菌毒素注射可减少肌肉痉挛。

（6）关节镜手术：对引起神经压迫的病灶进行减压（如半月板囊肿或黏液囊）。

（7）开放手术：神经减压、神经修复。

要点

（1）尽管患者主诉感觉异常，但可能没有客观的临床神经学发现。这可能是间歇性神经压迫或牵拉引起的，可能与位置或姿势有关，或是由于某些内在病因，如肌肉紧张或结构撞击。当长时间以不适的姿势躺着时，可能会感到麻木，但是一旦这个姿势得到纠正，这种麻木很快就会缓解，这认为与腿部麻木的情况类似。缺乏客观的神经系统发现不应怀疑临床症状的真实性。

（2）轻触诊时对疼痛有超敏反应提示患 CRPS 的可能性更大。

（3）关节镜或膝关节开放术后下肢感觉异常可能与以下多种因素有关，包括：①由于腰骶椎生物力学的变化（通过步态和腿长的改变）引起的腰骶部神经受压；②周围神经阻滞；③止血带压迫大腿神经；④切开皮肤或进行更深处切开时损伤皮下神经分支或神经；⑤手术牵开器导致的牵拉损伤；⑥术中或术后的石膏压迫，如在腓骨头处对腓总神经压迫；⑦CRPS 可能是手术损伤的反应。

第19章　膝关节异常响声

膝关节周围异响的症状，包括捻发音、咔嗒声、咚咚声、爆裂音或碾磨音，或单独发生或伴随着其他症状如疼痛或不稳。本章讨论了此类症状的一些原因，以及对其潜在病因疾病的辅助检查和治疗。

一、膝关节异响的来源

膝关节异常响声可能起源于几个区域，但有时很难确定其确切来源。有时临床医师和患者对异响的来源难以达成一致。

下文阐述了影响膝关节不同部分的潜在病理，这些病理可能会引起膝关节异响。这些响声可能是生理性的，也可能提示发生异常的力学作用，如2个关节表面之间的异常平移或异常机械接触（图19-1，图19-2）。

（一）生理性异响

生理性异响可能是由于以下原因。

（1）关节中空气聚集：压力的变化引起微小的气泡形成，这可能会产生爆裂音。爆裂音与滑液中气泡（透明空隙）形成有关，而非已存在的气泡破裂产生。当2个密切接触的表面被拉开时，这两个表面会对抗分离，直到达到其快速分离的临界点。牵拉力导致滑液中的压力下降，从而使溶解的气体从溶液中游离出来形成气泡。

（2）解剖结构（肌腱、韧带、关节表面）之间的摩擦。

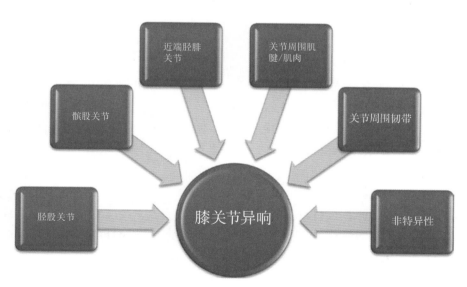

图 19-1　膝关节异响的潜在来源

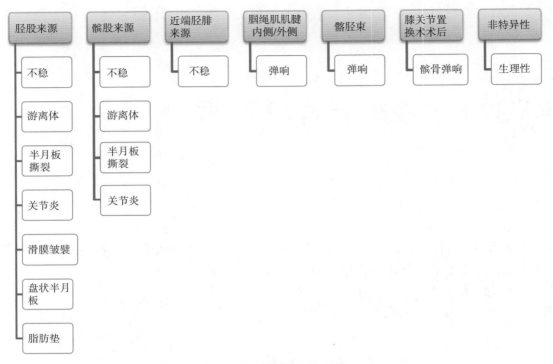

图 19-2　导致膝关节异响的潜在病理

生理性响声通常是不可预测的，但相当普遍。

（二）膝关节置换术术后的异响

膝关节置换术术后，膝关节异响很常见，其存在可能导致满意度和功能结局较差。术前向患者提供有关此类异响发生可能性的建议可能有助于管理患者期望。

原因如下所述。①生理性：由于解剖结构（肌腱、韧带、髌骨）和假体间的摩擦；②肌腱／韧带弹响；③髌骨弹响；④坚硬表面的边缘碰撞。

Nam 等评估了约 2000 例有各种类型膝关节置入物的患者在全膝关节置换术（total knee replacement arthroplasty，TKR）或单髁膝关节置换术（unicompartmental knee replacement arthroplasty，UKR）后患者感知到的异响，结论如下。

（1）总体而言，所有接受膝关节置换术的患者中有 27% 自述在 1 个月内经历过一次患膝关节碾磨音、爆裂音、"咔嗒"声。

（2）男性和年轻患者更有可能报告膝关节异响。

（3）TKR（29%）术后发生膝关节异响比UKR（21%）术后更常见。

（4）在几乎所有的 TKR 方案设计中，后方稳定型（41%）、旋转平台型（45%）和性别特异性（36%）的置换方案，膝关节异响发生率比交叉韧带保留型（23%）更高。

（5）与那些在 TKR 后没有报告发生膝关节异响人比，感知到膝关节异响的患者患膝会经历更多包括难以坐立起身、跛行、肿胀和僵硬等其他症状。

（三）ACL 重建术术后的膝关节异响

可能是由于以下原因：①持续的不稳；②髌股关节错位；③ ACL 移植物撞击／弹响；④胫股关节残留不稳；⑤退行性改变；⑥软组织撞击移植物的固定装置。

二、膝关节异响的临床症状

1. 腿部运动时可听到膝关节异响。

2. 响声柔和或响亮。

3. 异响呈"咔嗒"声、砰砰声、爆裂声、碾磨声或弹响声。

4. 可能单独发生或与以下其他症状并存：

①疼痛；②不稳；③交锁 / 卡锁；④腿部运动减少；⑤无力；⑥膝关节肿胀。

三、膝关节异响的临床体征

1. 可以听到膝关节异响。
2. 能够触摸到膝关节捻发音。
3. 与潜在病因一致的其他临床体征。

四、膝关节异响的辅助检查

1. 放射学检查：① X 线检查；②动态超声、MRI、MRI 关节造影或 CT 扫描。
2. 神经生理学检查。如果考虑相关的神经感觉症状或肌无力引起的关节不稳是引起膝关节异响的原因时，可进行以下检查：①神经传导检查；②肌电图。
3. 麻醉下检查。
4. 关节镜评估。

五、膝关节异响的治疗

膝关节异响的治疗方法取决于临床症状。如果没有实质性的相关症状，如疼痛或不稳定，则闷响或"咔嗒"声可以不处理，同时消除患者疑虑。但是，在存在相关症状或异响令人困扰的情况下，则应进行对因治疗。可以遵循阶梯式治疗，尽管有时可能会跳过初始步骤（图 19-3）。

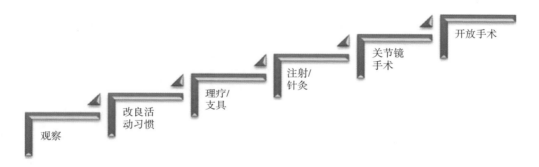

图 19-3　膝关节关节异响的阶梯式治疗

观察　改良活动习惯　理疗/支具　注射/针灸　关节镜手术　开放手术

■ 要点
（1）查体时可能无法听到患者描述的异响，但在触诊时可能会感受到。
（2）如果与以下原因相关，则异响可能暗示潜在的病理原因：①关节肿胀；②疼痛；③交锁；④不稳。
（3）膝关节捻发音已证明是髌股关节病变的早期指征，但不是胫股关节病变。
（4）慢性重复性异响需要与患者在受伤时突发的异响区分。受伤后，在没有骨折的情况下出现"爆裂声"，可能提示：①交叉韧带撕裂；②侧副韧带撕裂；③半月板撕裂。

第20章 膝关节肿胀

患者可能会出现膝关节周围可见或可触及的肿胀。本章重点介绍如何描述此类肿胀，以及处理这些肿胀时需要注意的临床症状和体征。还讨论了膝关节肿胀辅助检查和治疗的原则。

一、膝关节肿胀的类型

膝关节周围可能发生的肿胀类型非常广泛。这些肿胀可以用以下几种方式来描述。

1. 根据肿胀的侵袭性 迅速且不断变大的肿胀比大小波动或范围变小的肿胀更令人担忧。进行性肿胀可能是无痛的，但如果并发以下情况，也可能导致持续的剧烈疼痛。

（1）局部浸润周围组织。

（2）压迫附近神经。

（3）内出血引起的肿胀压力升高。

良性肿胀可能会由于压力作用而引起疼痛，或者可能与引起肿胀的下层组织的疼痛有关。如水平状半月板撕裂导致半月板旁囊肿（图 20-1）。

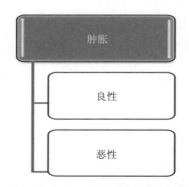

图 20-1 膝关节肿胀可以根据其肿瘤发生性质来描述

根据肿胀的解剖起源膝关节肿胀分类如图 20-2 所示。

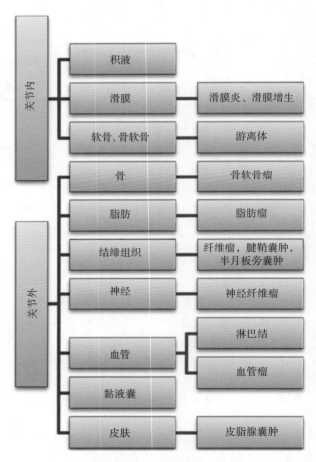

图 20-2 膝关节肿胀的来源可能是关节内或关节外

膝关节内弥漫性肿胀可能是由于积液、滑膜炎。

积液可能是由于关节积血、炎性、感染性及反应性，如交感神经积液。它是一种非感染性积液，不表现出炎症成分（白细胞计数低）。患者可能会出现疼痛、肿胀、发热和红斑。可能与邻近解剖结构的炎症或感染、深静脉血栓形成、邻近组织创伤或髋关节疾病有关（图20-3）。

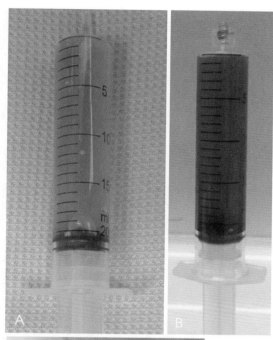

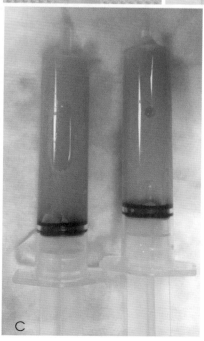

图20-3　抽出的积液可能会提示病因
A.炎症；B.出血性；C.感染性

2. 关节积血的病因

（1）交叉韧带撕裂。

（2）半月板边缘撕裂，如与关节囊分离，红区撕裂。

（3）关节内骨折，如股骨、胫骨、髌骨骨折（图20-4）。

（4）血液系统疾病，如血友病。

（5）药物，如华法林。

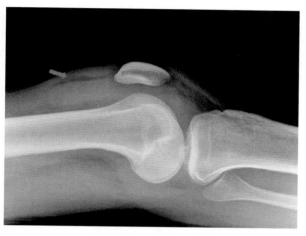

图20-4　当出现急性膝关节损伤后因积液而导致弥漫性膝关节肿胀时，X线片显示关节积脂血症（红色箭头）可能提示膝关节内骨折的可能性

3. 根据肿胀的位置　如图20-5所示。

4. 根据肿胀成分　如图20-6所示。

5. 根据肿胀诱发因素　如图20-7所示。

二、膝关节肿胀的临床症状

1. 主诉："肿块"，"肿胀"，"突出"，"畸形"，两侧"不对称"，"位置异常"，"突出的东西"，被患者注意到或被其他人注意（图20-8～图20-14）。

2. 变大、变小或大小波动。

3. 起病：突发/渐行性，诱因如创伤，无诱发事件。

4. 变化速度。

5. 大小和形状恒定，随膝关节运动或时间变化。

6. 相关症状：疼痛，感觉异常，"咔嗒"声或"咯咯"声，不稳。

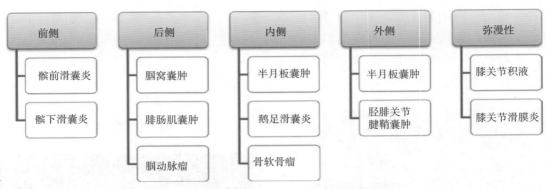

图 20-5　膝关节肿胀的位置可能会提示其起源

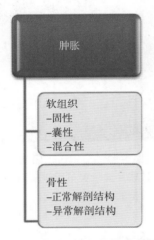

图 20-6　膝关节肿胀可以根据其成分进行描述

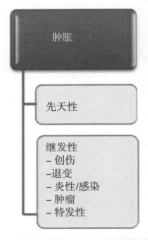

图 20-7　膝关节肿胀可以根据其诱因来描述

三、膝关节肿胀的临床查体

1. 肿胀的位置。
2. 肿胀的形状。
3. 肿胀的大小。

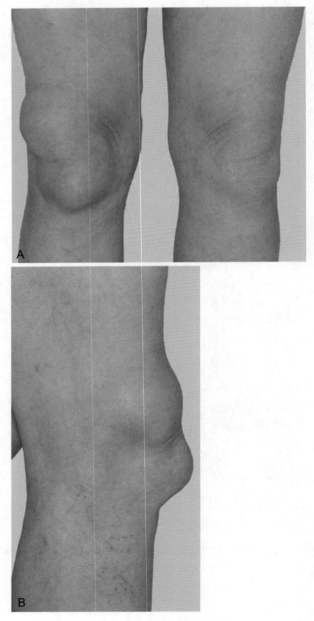

图 20-8　髌前和髌下滑囊炎

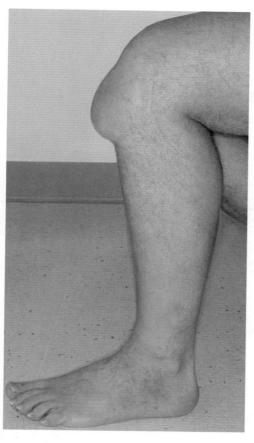

图 20-9　髌下滑囊炎

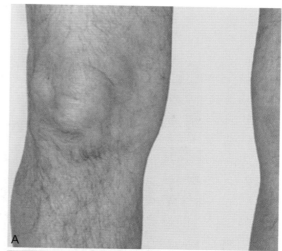

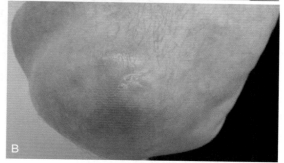

图 20-11　累及膝关节及肘关节的痛风石

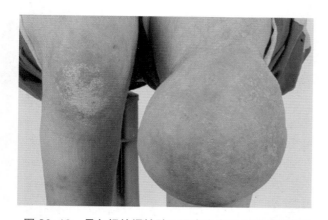

图 20-10　易忽视的慢性髌下滑囊炎表现为巨大的肿胀

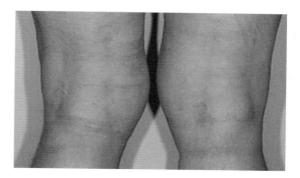

图 20-12　右膝腘窝囊肿

4. 肿胀的起源，即追踪其基部，如定位于皮肤、皮下组织、肌肉、骨骼。

5. 肿胀的质地，包括坚硬、柔软、波动。

6. 移动性：是否可自由移动，受限于下面的组织，因肌肉收缩而减小。

7. 特殊检查：①搏动；②透光试验；③Tinel 征。

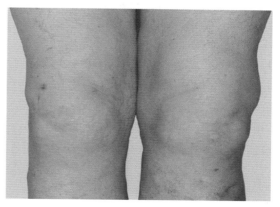

图 20-13　弥漫性膝关节肿胀、积液

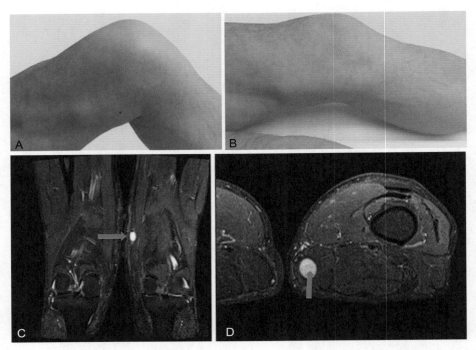

图 20-14 由隐神经鞘瘤（MRI）造成膝关节前方疼痛麻木，与缝匠肌相关的软组织囊肿（红色箭头）

四、膝关节肿胀的辅助检查

1. 放射学检查 ①X 线检查（图 20-15）；②MRI 或 CT 扫描（图 20-16 ～图 20-20）；③骨扫描；④动态超声，用于随膝关节运动而变化的肿块。

2. 神经生理学检查 ①神经传导检查；②肌电图检查。

3. 关节镜 / 开放探查 ①取样活检；②切除活检。

五、膝关节肿胀的治疗

这取决于肿胀的症状，性质和侵袭性。无症状的肿胀可以观察。如果有症状，则治疗措施可能涉及解决肿胀及解决可能引起肿胀的潜在病因。

可以遵循下列阶梯式治疗（图 20-21），尽管有时可能会跳过初始步骤。

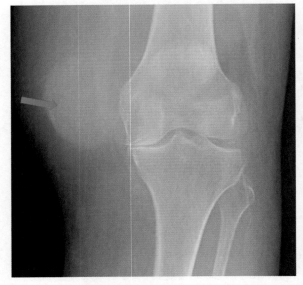

图 20-15 巨大软组织肿胀 [在 X 线片中软组织成分很明显（红色箭头）]，临床诊断为脂肪瘤

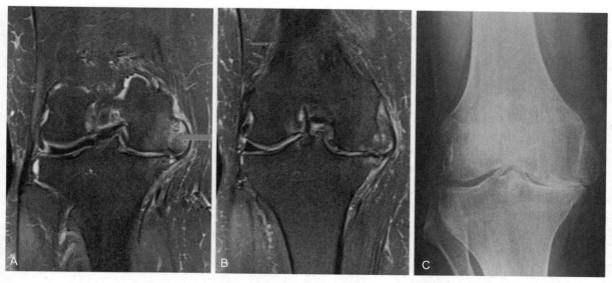

图 20-16 股骨内侧的大骨赘（红色箭头），导致 MCL 变长，感觉像突出的内侧肿胀

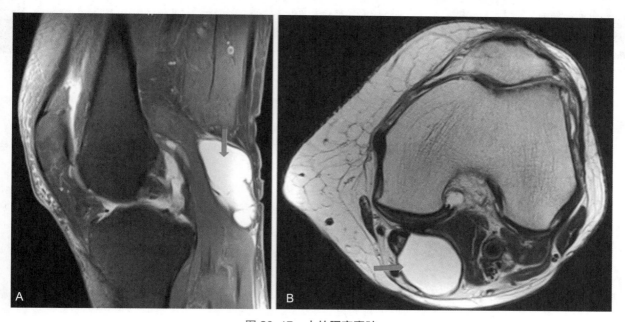

图 20-17 大的腘窝囊肿

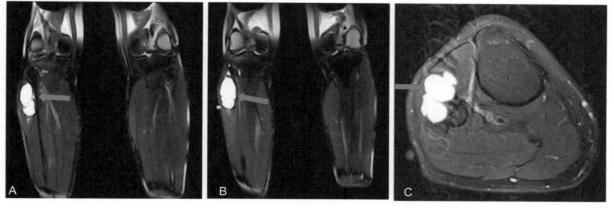

图 20-18 起源于近端胫腓关节的多间隔囊肿（MRI）

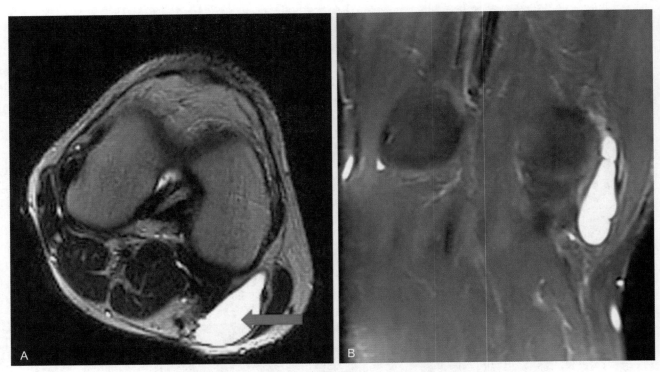

图 20-19   缝匠肌下后内侧巨大囊性病变（腱鞘囊肿）（红色箭头）

■ 要点

（1）令人担忧的软组织肿胀的特征包括：①近期扩大；②位于皮下筋膜深部；③相对于深层组织的移动度有限；④直径大于 4cm 的肿胀；⑤影像学性质不明确。

（2）此类肿胀的性质可能需要活检证实。如果发现是恶性的，最好以肿块为中心进行广泛切除。

（3）髌骨支持带的缺陷可能引起关节内结构突出，表现为膝关节突出（髌下脂肪垫通过髌骨外侧支持带的局灶性缺损处突出，表现为前外侧肿块，屈膝时可见，伸膝时消失）。

（4）树状脂肪瘤是一种关节内的肿块病变，可能会导致撞击和退变。它最常出现在膝关节的髌上囊，但也可发生在膝关节的任何部位。它可能表现为膝关节肿胀，这是由于它的肿块效应及相关的积液。MRI 可能显示"树状"，肉眼观察显示黄棕色绒毛状，呈"焗豆"样。这是一种良性疾病，脂肪组织取代滑膜下层，导致滑膜绒毛肥大。它可能与骨关节炎有关，但也可能与慢性机械刺激（如创伤）有关。它可能会造成膝关节运动的机械撞击或压迫，导致积液。它可以不处理，但如果引起严重的症状，可以采用手术治疗（关节镜或开放滑膜切除术）。局部复发非常罕见（图 20-22）。

（5）滑膜可能是其他部位恶性病变（如肺癌）的转移部位，当遇到病因不明的滑膜肿胀时要考虑鉴别诊断。

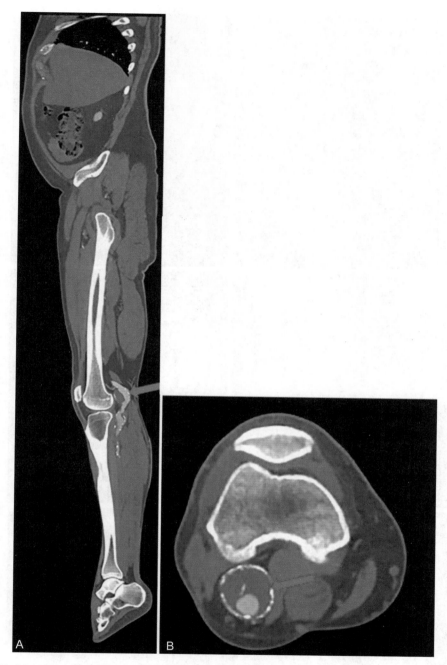

图 20-20　CT 血管造影显示腘窝的搏动性肿胀是血管部分栓塞引起的腘动脉瘤（红色箭头）

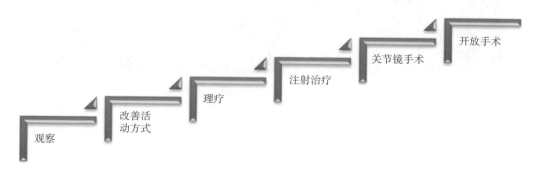

图 20-21　膝关节肿胀的阶梯式治疗

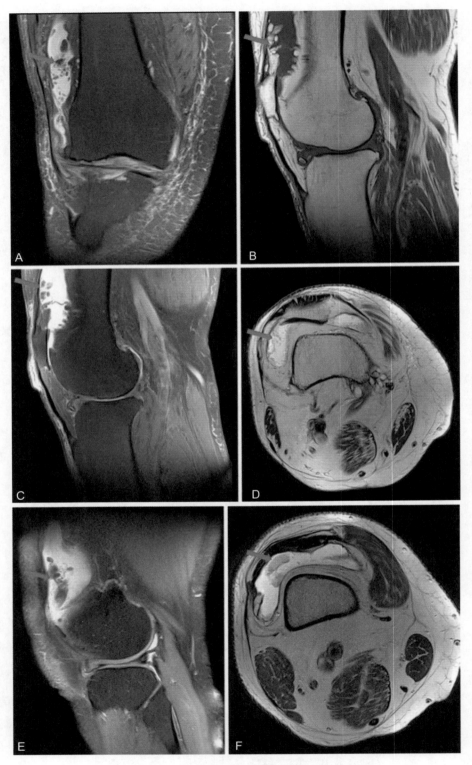

图 20-22　树状脂肪瘤显示绒毛状表现和较大肿胀

（徐天浩　付维力　译）

第21章 膝关节肌腱疾病

膝关节肌腱疾病认为是一系列疾病，从腱鞘炎到肌腱病，再到肌腱部分撕裂或完全撕裂。

（1）腱鞘炎：如滑膜炎症，肌腱周围的血管和液体增多，并与肌腱粘连。

（2）肌腱病：如急性肌腱炎症或慢性退行性病变。

肌腱撕裂可能是部分撕裂，也可能是完全撕裂。

一、膝关节肌腱病

膝关节肌腱病是从急性炎症到慢性退行性变的一系列疾病。肌腱病最终可能导致肌腱撕裂。肌腱病也可能与肌腱内的钙沉积有关。

肌腱病的表现：①肌腱及其周围滑膜的水肿和出血；②炎症和纤维化；③肌腱部分或全部撕裂。

肌腱病可能涉及的结构：①肌腱实质；②肌腱在骨的止点（末端）；③两者均涉及。

退行性病变可能涉及肌腱的以下部分。①外表面（浅层或深层）；②内部实质；③两者均涉及（外部表面和内部实质）。

根据肉眼观察，急性炎症的肌腱可能会出现肿胀（水肿），血管增多。肉眼可见退化的肌腱出现磨损或分层（各层分离）。涉及肌腱内部实质的肌腱病可能不容易识别，因为肌腱的外表面在肉眼检查时可能看起来正常。

在肌腱病中，肉眼观下的肌腱可能表现为：①正常/光滑或退化、磨损、分层；②管状或扁平增厚。

在肌腱病中，肌腱可能在显微镜下显示各种变化。

（1）炎症细胞浸润：急性或慢性炎症细胞及肥大细胞。

（2）退行性改变：肌腱细胞体积增大，数量增加，黏液样改变。

（3）肌腱细胞凋亡增加，导致退行性病变，晚期肌腱细胞数量减少。

（4）胶原纤维：细而排列紊乱。

（5）细胞外基质：基质减少，黏液样变性，纤维软骨化生。

（6）基质金属蛋白酶的浓度增加，基质金属蛋白酶组织抑制剂减少，导致细胞外基质的破坏。

（7）新生血管形成。

（8）新神经分布：伴随血管和腱旁组织的新交感神经形成。

二、膝关节肌腱病的病因

1. 外源性：是作用于肌腱的外力。

（1）拉伸过载：过度用力（急性创伤或重复使用）。低强度机械拉伸已证明可刺激肌腱干细胞增殖和分化为肌腱细胞。然而，高强度拉伸可能会导致干细胞分化为非腱细胞（脂肪细胞、软骨细胞、骨细胞）。因此，尽管低水平的负荷有利于肌腱的内环境稳定，但过载可能会导致肌腱退化和异位钙化。

（2）撞击：周围结构（骨赘、外生骨疣、手术固定装置）对肌腱的冲击压迫和摩擦。

2. 内源性：是指变化起源于肌腱本身，其原因如下。

（1）衰老。

（2）炎症。

（3）灌注不足。

（4）钙沉积。

（5）代谢、炎症、内分泌、医源性疾病。具体如下：①慢性肾衰竭，进行透析后；②氟喹诺酮类药物使用，如环丙沙星、左氧氟沙星；③糖尿病；④甲状旁腺功能亢进；⑤痛风；⑥类风湿关节炎；⑦全身使用类固醇；⑧肌腱内注射类固醇；⑨合成代谢类固醇；⑩肥胖。

3. 内源性和外源性病因的结合。

三、膝关节肌腱病的临床症状

临床症状包括疼痛、无力、僵硬。

四、膝关节肌腱病的临床体征

疼痛激发试验阳性表现为：①局部压痛；②对肌腱施加压力，可通过肌肉收缩来抵抗阻力；③拉伸肌腱，可通过移动肢体或关节，从而拉伸相关肌腱。

五、膝关节肌腱病的辅助检查

1. X 线检查　需要注意是否存在肌腱中的钙化沉积物、肌腱末端的骨刺，以及潜在的撞击性病变，如外生骨疣、游离体（图 21-1）。

2. MRI 扫描　高信号区域显示肌腱病变；部分厚度的撕裂，如肌腱变薄或肌腱不完整间隙的液体信号。

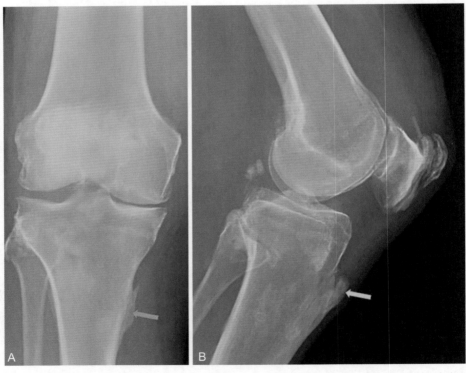

图 21-1　髌骨和胫骨近端末端病，股四头肌肌腱（红色箭头）、鹅足肌腱（绿色箭头）和髌腱（黄色箭头）末端有多处骨刺

3. 血液学检查　评估与肌腱病相关的代谢状况。

接下来的章节将讨论股四头肌肌腱、髌腱和腘绳肌肌腱病，因为它们通常发生在膝关节周围。

然而，同样的原则也适用于膝周围的任何肌腱。此外，还阐述了与钙沉积相关的肌腱病。

第22章 股四头肌肌腱病

股四头肌肌腱病通常会影响肌腱的远端部分或其与髌骨的附着处。它通常发生在股四头肌肌腱撕裂之前,尤其是在创伤很小或没有创伤的情况下发生的撕裂。

股四头肌肌腱病可能是由以下多种因素引起的。

（1）超负荷。

（2）肌肉失衡（核心、下肢）。

（3）运动时热身 / 拉伸不足。

（4）膝关节伸展不足,如固定的屈曲畸形。

（5）外部撞击,如膝关节置换术术后突出的股骨假体。

（6）股骨远端骨折畸形愈合改变股四头肌拉力线。

（7）肿块病变,如滑膜软骨瘤病中的游离体。

（8）代谢、炎症、内分泌、医源性疾病。具体如下:①慢性肾衰竭,如血液透析、肾移植受者;②氟喹诺酮类药物,如环丙沙星、左氧氟沙星,在肾功能不全患者中的作用增强;③糖尿病;④甲状旁腺功能亢进;⑤痛风;⑥尿黑酸尿症;⑦类风湿关节炎;⑧全身性使用类固醇;⑨肌腱内注射类固醇;⑩合成代谢类固醇;⑪肥胖。

一、股四头肌肌腱病的临床症状

1. 膝关节前方、髌骨近端疼痛。

2. 膝关节屈曲时疼痛加剧。

3. 膝关节主动伸展时疼痛加重,如直腿抬高时。

4. 股四头肌无力。

5. 膝关节僵硬。

二、股四头肌肌腱病的临床体征

1. 压痛:①股四头肌肌腱上方;②股四头肌髌骨上极止点。

2. 膝关节屈曲或伸展抵抗阻力时疼痛加剧。

3. 股四头肌无力（真性或假性）。

4. 膝关节僵硬（真性或假性）。

三、股四头肌肌腱病的辅助检查

1. X 线检查　寻找髌骨上极的骨刺,股骨假体凸缘（图 22-1）。

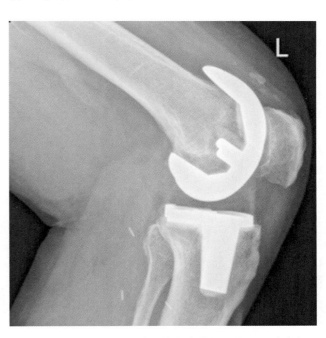

图 22-1　TKR 股骨假体前缘突出伴股四头肌肌腱病变

2. MRI　寻找股四头肌肌腱病变或撕裂，或撞击性肿块病变。

3. CT 扫描　评估股骨远端形态、外生骨疣。

4. 血液学检查　评估与肌腱病相关的代谢状况。

四、股四头肌肌腱病的治疗

治疗措施受肌腱病变的病因影响，可进行非手术治疗，也可进行手术治疗。可以利用阶梯式干预方法进行管理。

（一）非手术治疗

1. 休息、活动调整、局部被动治疗。

2. 姿势改善。

3. 股四头肌离心训练。

4. 加强膝关节稳定系统的力量训练。

5. 后膝关节囊伸展以解决伸展不足。

6. 局部注射：① PRP 注射；②透明质酸注射。

7. 股四头肌肌腱经皮针刺。

（二）手术治疗

手术治疗的目的是清除所有炎症组织，刺激再生，切除所有引起撞击的病变，具体如下。

（1）退变肌腱的清理，钙化沉积物的切除。

（2）髌骨上肌腱附着部位的清理，髌骨骨刺的切除，肌腱的骨附着部位的钻孔和（或）肌腱与髌骨的重新附着。

（3）切除所有撞击性的病变。

第23章 髌腱病

髌腱病变通常会影响肌腱与髌骨的近端附着点或其远端附着胫骨结节的位置，但也可能影响到肌腱实质的任何部位。

原则上，髌腱病可能由以下多种因素引起。

（1）超负荷。

（2）肌肉失衡（核心、下肢）。

（3）运动时热身/拉伸不足。

（4）膝关节伸展不足，如固定的屈曲畸形。

（5）病变引起的外部撞击，包括：①髌腱摩擦综合征中的股骨外侧髁（存在高位髌骨）；②膝关节置换术术后胫骨假体部分突出；③突出的胫骨结节；④胫骨结节小骨；⑤胫骨近端骨折畸形愈合；⑥肿块性病变，如髌骨下脂肪垫纤维瘤。

一、髌腱病的发病机制

髌腱病发病机制的理论包括：①炎症成分；②胶原分解和紊乱；③机械性撞击；④过高或不适当的髌腱负荷。

二、髌腱病的危险因素

有证据表明，以下危险因素可能与髌腱病有关。

（1）涉及跳跃或落地的活动，如打篮球、打排球、踢足球。

（2）BMI过高。

（3）双腿长度不一致。

（4）股四头肌柔韧性、腘绳肌柔韧性及股四头肌肌力不足。

（5）垂直跳跃能力差。

（6）落地方式僵硬。

（7）髋和足/踝关节损伤，如髋关节伸肌无力，踝关节背伸下降。

三、髌腱病的临床症状

1. 疼痛：位于膝关节前下部或髌腱。

2. 疼痛加重的因素：①膝关节屈曲；②膝关节伸肌装置负荷，如主动伸膝对抗阻力。

3. 膝关节无力。

4. 膝关节僵硬。

四、髌腱病的临床体征

1. 髌腱压痛。

2. 髌骨远端或胫骨结节压痛。

3. 股四头肌无力（真性或假性）。

4. 膝关节僵硬（真性或假性）。

五、髌腱病的辅助检查

1. X线检查 ①髌骨下极骨刺；②胫骨结节突出或分裂；③膝关节置换术中胫骨前方突出；④钙化沉积。

2. MRI 查看髌腱病或撕裂，评估其下层的脂肪垫和相关滑囊（图23-1和图23-2）。

3. CT扫描 评估胫骨近端和胫骨结节形态（较少使用，通常应用于复杂病例）。

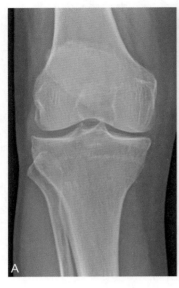
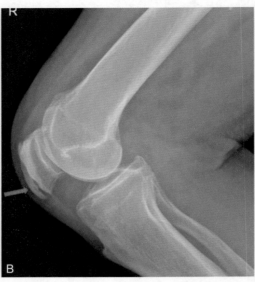
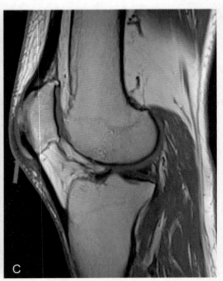

图 23-1　髌腱末端病（红色箭头）

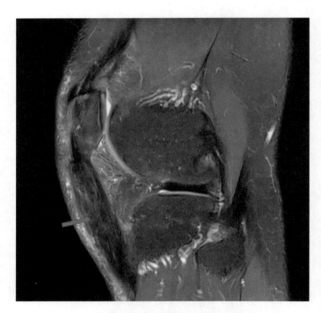

图 23-2　髌腱病变中髌腱增厚（红色箭头）

六、髌腱病的治疗

治疗措施受肌腱病变的原因的影响，可进行非手术治疗，也可进行手术治疗，还进行阶梯式干预。

（一）非手术治疗

1. 休息、活动调整、局部被动疗法。
2. 姿势改善。
3. 着地姿势训练，如躯干屈曲着地。

4. 髌腱偏心运动（在下降板上的偏心深蹲），如对长期缓解疼痛更有帮助。

5. 等长运动在比赛期间可能有助于短期疼痛的缓解，以避免运动员在症状改善之前暂停运动。

6. 减轻体重。

7. 拉伸股四头肌和腘绳肌以增加柔韧性。

8. 拉伸以改善僵硬，适用于后关节囊挛缩。

9. 增加股四头肌肌力。

10. 佩戴髌腱带。目的为：①减少四头肌落地前的活动，以减少髌腱上的拉伸负荷；②改善本体感觉。

11. 体外冲击波（extracorporeal shock wave，ESW）治疗。

12. 局部注射：① PRP 注射；②透明质酸注射。

13. 髌腱经皮穿刺。

（二）手术治疗

手术治疗的目的是清除炎症组织，刺激再生，切除任何撞击病变。这些措施如下。

（1）退行性肌腱清理。

（2）髌腱止点清理，止点位钻孔（髌骨下极骨成形术），相关脂肪垫清理和（或）肌腱与髌骨的止点重建。

（3）切除所有撞击病变（松脱的小骨、突出的胫骨结节），在胫骨结节附着部钻孔和（或）肌腱与胫骨结节的止点重建。

（4）畸形骨折愈合的截骨术和复位。

（5）矫正高位髌骨，如胫骨结节向远端移位。髌腱病的治疗效果是高度异质性的。这可能与已知的疾病病理学的多样性有关。因此，不可能在个体层面上可靠地预测将从非手术或手术干预中受益的人群。

■ 要点

（1）在考虑手术之前通常尝试非手术治疗约 6 个月。

（2）目前缺乏完备设计的研究，现有研究多没有长期的随访，也没有足够大的样本量，因此无法得出某种治疗方法优于其他方法的有力结论。

（3）髌腱的肿块病变（包括痛风石）已描述，在髌腱病的临床评估中必须予以考虑。

第24章 腘绳肌肌腱病

腘绳肌肌腱病变可累及一个或多个远端肌腱，病变通常影响肌腱的远端或其与胫骨或腓骨近端的止点。

腘绳肌肌腱病变可能由以下多种因素引起。

（1）超负荷/过度使用：①活动时间长/频率高；②参加需要转身/扭转/改变方向的运动，如踢足球、打篮球；③肌肉不平衡，如下肢核心不平衡；④运动时热身/拉伸不充分；⑤蹲下、跳跃、落地的技术不恰当。

（2）与解剖上密切相关的结构发生摩擦，如股骨内侧髁、半膜肌肌腱病变中的后关节囊。

（3）外部撞击/摩擦，如外生骨疣、骨赘、膝关节置换术术后突出的股骨或胫骨部分、股骨远端或胫骨近端骨折畸形愈合。

（4）肌腱弹响。

（5）肿块性病变。

（6）膝外翻或内翻，力线不良，分别拉伸内侧或外侧腘绳肌肌腱。

（7）足部过度旋前或旋后导致膝关节力线不良和腘绳肌肌腱牵拉。

一、腘绳肌肌腱病的临床症状

1. 疼痛：①在腘绳肌肌腱或其骨性止点；②沿肌腱或其肌肉向上辐射至大腿（包括髋部或骨盆）。

2. 相关滑膜炎/滑囊炎导致肌腱或其骨止点部分出现肿胀。

3. 活动加剧疼痛，尤其是重复性膝关节运动。

（1）活动受累肌腱：膝关节屈曲。

（2）拉伸受累肌腱：膝关节伸展。

4. 疼痛可能从低度到强烈/严重不等。

5. 腘绳肌肌无力。

6. 膝关节僵硬。

二、腘绳肌肌腱病的临床体征

1. 肌腱实质或骨止点压痛。

2. 由于疼痛导致的假性关节僵硬。

3. 疼痛加剧，其原因如下。

（1）肌腱受压，使其肌肉收缩抵抗阻力。

（2）拉伸肌腱，以拉伸肌腱的方式移动肢体或关节。

4. 肿胀：①相关的滑膜炎/滑囊炎；②撞击性肿块病变。

5. 力线对齐不良，如膝关节、足部。

6. 肌肉无力/失衡，如核心、髋部、膝部、足部。

7. 膝关节僵硬。

三、腘绳肌肌腱病的辅助检查

1. X线检查：寻找钙化沉积物、肌腱末端骨刺、撞击性病变。

2. MRI：检查腘绳肌肌腱病变、肌腱增厚、部分撕裂、滑膜炎、滑囊炎、撞击性肿块病变。

3. 超声：可以对疼痛/压痛区域进行更局部的检查。

4. CT扫描：评估股骨远端和胫骨近端形态、撞击性病变。

5. 诊断性的局部麻醉剂注射。

四、腘绳肌肌腱病的治疗

治疗措施受肌腱病变的潜在原因影响，可进行非手术治疗，也可进行手术治疗，也可以选择阶梯式干预。

（一）非手术治疗

1. 休息、活动调整、局部被动疗法。
2. 姿势改善。
3. 腘绳肌肌腱的偏心运动。
4. 受累肌腱的拉伸。
5. 相关肌肉和膝稳定系统的强化。
6. 体外冲击波治疗（ESW）。
7. 外部装置辅助矫正膝关节/足部对齐不良。
8. 局部注射：① PRP 注射，用于肌腱或止点；②透明质酸；③类固醇，用于止点。
9. 腘绳肌肌腱经皮穿刺。

（二）手术治疗

手术治疗的目的是去除所有炎症组织，刺激再生并切除所有撞击性病变。

（1）退行性肌腱清理。
（2）肌腱止点部位的清理和（或）钻孔。
（3）切除所有撞击性病变。
（4）肌腱分离：低需求患者。
（5）肌腱转位：肌腱分离、改道和骨止点重建。在膝关节后内侧角半膜肌腱的慢性刺激的情况下，将半膜肌腱转位置于内侧副韧带的后缘附近。

■ 要点

（1）对于出现肌腱病变相关疼痛的患者，应询问其近期症状发作的持续时间 / 频率或强度增加的情况。

（2）休息和减少活动可能是打破疼痛循环、降低进展为慢性非缓解性疼痛可能性的必要条件。

第25章　膝关节钙化性肌腱病 / 韧带病

钙化性肌腱病 / 韧带病是一种钙沉积在膝关节周围一个或多个肌腱或韧带的疾病。钙化沉积物由碳酸盐磷灰石组成。尽管膝关节周围的钙化肌腱病 / 韧带病已充分阐述，但与肩关节钙化肌腱病相比，其发病率要低得多。

膝关节钙化性肌腱病 / 韧带病受累结构包括股四头肌肌腱、髌骨肌腱、腘绳肌肌腱、外侧副韧带、内侧副韧带、前交叉韧带、股二头肌及内侧滑膜皱襞。

一、钙化性肌腱病的病理生理学

钙化性肌腱病的病理生理学机制目前仍然不确定，但已经提出了以下几种理论。

1. 被动性　钙沉积在有细胞坏死的退化组织（肌腱或韧带）中，这些组织中存在细胞坏死。

2. 主动性　细胞介导的钙化，然后吞噬细胞再吸收。有学者认为肩部的钙沉积可能意味着相对较弱、硬度较低的肌腱试图增加其硬度。

钙沉积也可能是由于潜在的相关结晶疾病，如植酸盐抑制结晶，并且在钙化性肌腱病患者的尿液中已证实植酸盐的水平降低。

钙沉积可分为 3 个阶段。

1. 钙化前　肌腱 / 韧带发生软骨化生。

2. 钙化　钙质形成，并被巨噬细胞和吞噬细胞沉积、分解、清除。

3. 钙化后　成纤维细胞生成新的胶原。

钙沉积物的表现形式有牙膏状液体、沙粒状颗粒及小圆体。

钙沉积可能是弥漫的、浸润肌腱实质，也可能是明显的、脱壳的病变。

二、钙化性肌腱病的临床症状

1. 无症状　放射学检查时偶然发现。

2. 疼痛

（1）在沉积区感觉到疼痛。

（2）可能表现为急性发作性疼痛，如剧烈疼痛或慢性疼痛。

疼痛可能是由以下原因引起的。①机体试图分解和清除钙质时对组织的化学刺激；②由于钙化沉积物的肿块损伤效应，肌腱 / 韧带内的压力增加。

三、钙化性肌腱病的临床体征

1. 钙化沉积物压痛。

2. 与钙化沉积物相关的肿胀。

3. 积液。

4. 膝关节活动范围缩小

（1）假性：疼痛所致。

（2）真性：关节僵硬所致。

四、钙化性肌腱病的辅助检查

1.X 线检查：①确认钙化沉积物的存在；②确定钙化沉积物在前后、近端 – 远端和内侧外侧平面的位置（图 25-1 和图 25-2）。

2. 超声检查。

3.MRI 检查：寻找其他病理变化。

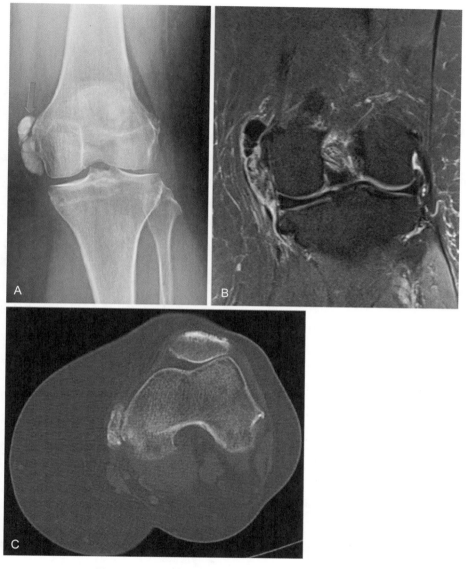

图 25-1　影像学显示内侧副韧带钙化（红色箭头）

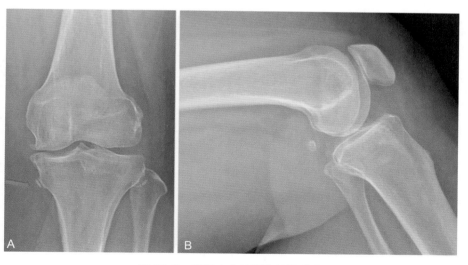

图 25-2　鹅足止点的钙化性肌腱病

五、钙化性肌腱病的治疗

（一）非手术治疗

1. 观察和镇痛：钙化沉积物可能会自动消失，或者即使钙化沉积物在组织中持续存在，症状也可能有改善。

2. 体外冲击波治疗（ESW）。

3. 在受累的肌腱或韧带周围注射类固醇。

4. 钙化沉积物往返吸注和（或）类固醇注射。

（二）手术治疗

手术治疗方法主要为开放切除钙化物和（或）修复肌腱或韧带的残余缺损。

在手术中，医师应试图尽可能多地清除钙质，并对病变部位进行减压。然而，可能无法清除所有的钙质，因为这可能导致肌腱或韧带实质性损伤。

六、Pellegrini-Stieda 病

Pellegrini-Stieda 病是指膝关节内侧的疼痛，伴随股骨内上髁和内收肌结节周围的钙化沉积。这可能与膝关节活动受限有关。

钙化涉及的确切软组织结构一直存在争议，有人提出涉及浅层 MCL、大收肌腱、腓肠肌内侧头和内侧髌股韧带（medial patellofemoral ligament，MPFL）的近端附着点。同样关于这种病是否只有在创伤后才会出现也存在争议，因为有报道称在没有创伤的情况下也出现过这种病。

可以考虑采取与膝关节钙化性肌腱病 / 韧带病类似的处理方法。如果对钙化沉积物进行手术切除，可能需要对浅层 MCL 进行手术修复或重建（如果在钙化沉积物切除后发现韧带受累并有缺损）。

■ 要点

（1）需要告知患者肌腱 / 韧带钙化沉积引起的疼痛手术后可能需要很长时间才能得到改善，或由于受累肌腱 / 韧带的退化可能不会改善。

（2）股四头肌髌骨止点的钙化（表现为"胡须"或"斑点"改变）很常见。这被认为是末端牵拉引起，与潜在的膝关节退行性疾病有关。也可能更常见于股四头肌肌腱撕裂患者。

（3）钙化也可见于滑囊，治疗类似于上述。

（4）肿瘤性钙质沉着是一种独特的实体病变，其特征是大关节周围有大量的关节外软组织磷酸钙沉积——它可能由于肾衰竭、甲状旁腺功能亢进、维生素 D 过多症、结节病引起，或为家族性或为特发性。患者可表现为疼痛、僵硬或包块。治疗涉及控制钙代谢和钙沉积清理。

第26章　髂胫束综合征

髂胫束（iliotibial band，ITB）综合征是一种过度使用性疾病，在涉及膝关节屈曲和伸展活动中更常见，如跑步、骑自行车或远足。ITB 综合征可能是在最近活动的持续时间或运动强度发生变化、运动时热身不足或步态异常（如足过度旋前、腿长差异或膝内翻）后出现的，这些因素可能会加重 ITB 的应变。

传统认为，ITB 在伸膝时向股骨外侧髁前方移动，在屈膝 30° 时向后方滑动，与下层滑囊摩擦。因此，ITB 综合征认为是继发于 ITB 与下面的滑囊和股骨外上髁之间的反复摩擦。然而，最近的解剖学研究对 ITB 的前后移动提出了异议。相反，这种假性的现象是由于 ITB 前后纤维的交替收缩，而不是平移。此外，在解剖学研究中没有发现潜在的滑囊，但在 ITB 远端和骨之间发现了一个脂肪垫。因此，人们认为这个脂肪垫及其相关的结缔组织的反复压迫可能与 ITB 综合征的发病机制有关。ITB 激惹也可能是由附着接近 ITB 的植入物引起的，如前交叉韧带重建中的固定装置（缝合纽扣），也可能发生在膝关节置换术后（由于骨水泥挤出，突出部件 – 胫骨附着处，残余骨赘）。ITB 综合征还与更突出的外上髁和内翻推力有关。

一、髂胫束综合征的临床症状

1. 运动时膝外侧疼痛。
2. 需要膝弯曲的活动会加剧疼痛，如下坡跑、骑自行车、长时间屈膝。
3. 疼痛可能是模糊和钝痛的，也可能是尖锐

性的和严重的。

二、髂胫束综合征的临床体征

1. 股骨外上髁压痛。
2. 步态异常，如足过度旋前、腿长差异、膝内翻。
3. 膝关节屈曲 / 伸展时加重的 ITB 远端部分的压痛。

三、髂胫束综合征的辅助检查

1. X 线检查。
2. MRI 检查。
3. 超声检查。

四、髂胫束综合征的治疗

（一）非手术治疗

1. 物理治疗，如拉伸 ITB。
2. 局部治疗，体外冲击波治疗（ESW）。
3. 在 ITB 和股骨之间注射类固醇。

（二）手术治疗

1. ITB 延长。
2. ITB 分离。
3. ITB 滑囊切除术 / 结缔组织、脂肪垫清理。
4. 切除 / 去除刺激性因素。

■ 要点

（1）在无症状的跑步者中，ITB 下的少量液体已证明是常见的，因此在有症状的情况下必须谨慎解释其意义。

（2）ITB 下的液体可能来源于关节内（因为两者之间可能存在连接），因此在需要时应对膝关节进行临床评估。

（李宇晟　译）

第27章 股四头肌撕裂

肌四头肌撕裂是股四头肌肌腱撕裂的一种疾病。股四头肌由股直肌、股内侧肌、股中间肌和股外侧肌组成。

一、股四头肌撕裂的原因

急性创伤是撕裂最常见的原因。然而，因内部或外部因素引起的肌腱无力，可能会导致其撕裂所需的暴力比预期值更低。创伤通常源于以下情况。①暴力直接作用于股四头肌肌腱；②暴力过度屈曲（伴股四头肌肌腱强力离心收缩以对抗屈曲）；③外伤所致撕裂。

股四头肌撕裂的诱因

1. 内部因素　是指源于肌腱内部的变化，而非外部原因引起的。这些变化可能和年龄相关，也可能和以下因素有关：①退变；②血管减少；③细胞成分减少；④胶原纤维变薄、排列紊乱；⑤金属基质蛋白酶浓度增加，金属基质蛋白酶组织抑制剂减少，导致胶原纤维大量分解。

2. 外部因素　是指作用于股四头肌肌腱的外部因素，具体如下。

（1）张力超负荷（急性创伤或重复性劳损）。

（2）撞击/摩擦（与股骨远端骨软骨瘤、膝关节置换股骨假体组件、大的游离体相作用）。

（3）医源性断裂，即膝关节置换术术后早期，韧带重建术中以股四头肌肌腱取材。

3. 内部因素和外部因素共同作用　有些危险因素与股四头肌肌撕裂（包括双侧或非创伤性撕裂）的风险增加有关，具体如下。

（1）慢性肾衰竭，如透析后。

（2）使用氟喹诺酮类抗生素（如环丙沙星、左氧氟沙星）。

（3）糖尿病。

（4）甲状旁腺功能亢进。

（5）痛风（图27-1）。

（6）系统性红斑狼疮、类风湿关节炎。

（7）全身使用类固醇药物。

（8）肌腱内注射类固醇药物。

（9）合成代谢类固醇。

（10）肥胖。

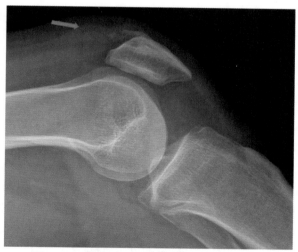

图 27-1　股四头肌远端痛风石（红色箭头）

二、股四头肌撕裂的类型

股四头肌撕裂有多种分类方式。

1. 根据发生原因

（1）创伤性：肌腱突然撕裂（由于强大的急

性暴力）。

（2）自发性（非创伤性或仅有微小创伤）：肌腱撕裂在较长时间内逐渐发生（如因为慢性重复性负荷或肌腱退变）。撕裂发生没有强大暴力的作用。

（3）医源性：膝关节的手术操作中，韧带重建（前交叉韧带重建）时以股四头肌肌腱取材。

2. 根据撕裂位置　①撕脱骨折；②实质部撕裂；③腱腹交界处撕裂。

股四头肌撕裂的位置通常在接近肌腱止点处（10～20mm）或发生髌骨撕脱骨折，而不是靠近肌腱实质部的近端损伤。由此可见，"股四头肌肌腱撕裂"这个词并不恰当。除腱骨交界处外，股四头肌肌腱撕裂也可以发生在实质部中部或腱腹交界处，但并不常见。

3. 根据撕裂的宽度　①完全撕裂（全部撕裂）；②不完全撕裂（部分撕裂）。

股四头肌肌腱髌骨止点非常宽大。因此，肌腱撕裂可能会完全贯穿横向的整个宽度（通常累及内侧和外侧支持带），或只累及部分范围。如果累及整个肌腱范围，称为完全（或全部）撕裂。但如果只累及部分股四头肌肌腱范围，称为不完全（或部分）撕裂。

4. 根据撕裂的厚度

（1）全层撕裂。

（2）部分厚度撕裂：包括浅层撕裂及深层撕裂。

股四头肌肌腱的髌骨止点较厚。因此肌腱可能会有完全贯穿全层的撕裂（类似一个裂孔），称为全层撕裂。或者肌腱深面或浅层附着点从髌骨剥离，引起部分厚度的撕裂，这种情况下肌腱上观察不到肉眼可见的裂孔。

因此，在描述股四头肌撕裂时，术语是很重要的。当描述部分撕裂时，说明涉及的是宽度还是厚度非常重要。

5. 根据肌腱回缩的程度　肌腱从骨附着点撕脱后会回缩，也就是说肌腱的断端会远离附着点。这是因为：①肌肉从附着点弹回；②肌肉收缩；③肌肉萎缩；④腱性组织丢失。

股四头肌肌腱残端回缩后，回缩的肌腱与股骨周围结构可能形成粘连。这种粘连可能对手术医师将肌腱拉回髌骨复位时造成困难。尝试通过

手术将肌腱复位时，需要松解粘连以增加肌腱移动度。但是，由于肌肉或肌腱实质的改变，粘连松解后肌腱仍有可能无法复位到髌骨。因此，需要进行其他替代手术以填补空隙。

6. 根据撕裂是否可通过手术修复　分为可修复的和不可修复的。

存在以下情况时，肌腱撕裂可能无法修复。

（1）过度回缩：肌腱不能重新附着于骨。

（2）肌腱质量差：无法固定缝线，缝线切割肌腱。

（3）骨质量差：无法固定缝合锚钉或缝线，如骨质减少者（因高龄、制动或其他因素）。

7. 根据是否存在相关的肌肉萎缩或脂肪浸润　撕裂的股四头肌肌腱可能会萎缩（皱缩）和发生脂肪浸润（被脂肪替代）。辨识萎缩发生和萎缩程度是很重要的，这与较差的临床预后有关，与撕裂的大小也有关。

股四头肌萎缩可通过以下方法定量或定性评估。①视诊；②测量大腿周长；③通过超声、MRI 或 CT 测量股四头肌体积和脂肪浸润。

即使肌腱可以重新附着在骨上，肌肉体积的减少和脂肪浸润可能会影响手术修复的成功。

8. 根据临床表现出现的时间

（1）急性：在撕裂开始后立刻或之后不久很快表现出来。

（2）慢性：在撕裂发生后相当长的时间才表现出来，原因如下。①延迟就诊：患者原因；②漏诊：医师原因；③确诊后因各种原因推迟手术，如由于医疗原因。

三、股四头肌撕裂的流行病学

1. 股四头肌撕裂的发生率约为 1.37/100 000。
2. 40 岁以上的男性多见。
3. 自发性撕裂的发生率约为 3.2%。

四、股四头肌撕裂的临床症状

1. 创伤史（较大/轻微暴力）。
2. 突然发病（即使是在无外伤情况下）。
3. 疼痛，在休息或活动时。

4. 下肢无力（单个或多个方向上）。患者可能有以下主诉。①抬腿困难；②用对侧腿帮助患腿抬高以后，可以保持抬高状态，如上下床时。③腿伸直时可以承重，但试图屈膝时腿会打软。

5. 僵硬。

6. 完成日常生活有困难。

五、股四头肌撕裂的临床体征

取决于撕裂的严重程度和病程长短。

（1）膝关节肿胀、挫伤，若为急性撕裂。

（2）肌肉萎缩。

（3）股四头肌肌腱远端压痛。

（4）股四头肌远端髌骨附着点可扪及间隙（图27-2）。

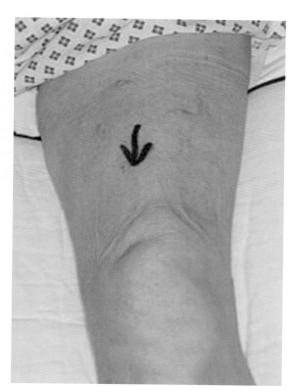

图 27-2　髌骨近端可见凹陷，提示股四头肌肌腱撕裂

（5）髌骨内侧/外侧和远端的移动度增加。

（6）股四头肌乏力。表现为：①主动活动受限，不能直腿抬高；②抗阻力弱；③伸膝迟滞征。

（7）僵硬：被动活动受限。

（8）在步态的站立相时，膝关节有过伸倾向，以达到稳定并防止腿打软（慢性撕裂中可见，是患膝用以代偿股四头肌活动缺失的方法）。

（9）屈膝明显不稳（如用踮脚行走时）。

六、股四头肌撕裂的辅助检查

1. X 线检查　观察髌骨是否向远端移位（图 27-3）。

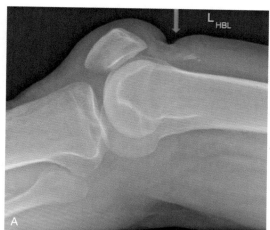

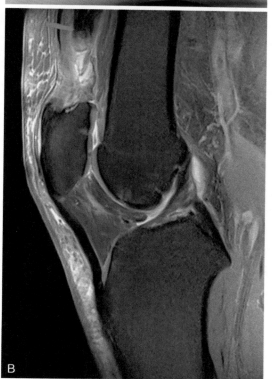

图 27-3　股四头肌断裂造成前方软组织凹陷（X 线红色箭头）（A）。髌骨因髌腱完整而仅向远端轻度移位，股四头肌断裂并向近端回缩（红色箭头）（B）

2. 超声检查　评估撕裂范围及肌腱残端是否回缩。膝关节屈伸时动态超声扫描可以进一步帮助识别撕裂。

3. MRI　MRI 是确诊的主要检查方式，评估撕裂范围（图 27-4）以及是否存在回缩、肌肉萎缩及脂肪浸润。

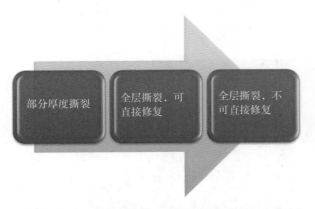

部分厚度撕裂　　全层撕裂，可直接修复　　全层撕裂，不可直接修复

图 27-4　股四头肌撕裂可根据肌腱受累的厚度来分类

七、股四头肌撕裂的治疗

手术治疗是功能受限严重的股四头肌撕裂的首选治疗方法，非手术治疗适用于部分宽度或部分厚度撕裂的患者，以及活动量极小的或无法耐受手术的患者。

（一）非手术治疗

1. 镇痛。

2. 改变活动方式。

3. 支具固定于伸直位。

有利于部分撕裂愈合。对于无法进行手术的完全撕裂的患者，支具固定于伸直位可为膝关节提供支撑。

4. 理疗：局部治疗，如热疗、脉冲、超声波。

（二）手术治疗

手术方式有多种。

（1）如果肌腱撕裂可修复，可在股四头肌撕裂原位直接修复。

（2）如果肌腱撕裂可修复，但修复部位的张力过大，可行肌腱延长术。

（3）如果肌腱撕裂可修复，但远侧残端质量很差或发生退变，可行局部肌腱或人工移植物增强术。

如果肌腱撕裂不可修复，且肌腱延长后仍不能复位，可采用以下方法。①植入移植物，如自体移植物、人工合成移植物、同种异体移植物；②膝关节融合术，以维持膝关节在行走时的稳定性（极少使用）。

1. 股四头肌肌腱修复术　股四头肌肌腱直接修复的目的是将肌腱从撕脱处重新附着于髌骨原附着处。可通过以下方式进行。

（1）带线锚钉（由金属或非金属材料制成的带缝线的螺钉装置）：在髌骨上极拧入螺钉，所带缝线将肌腱缝合后下拉固定于骨上（图 27-5）。

（2）穿髌骨骨道缝合：缝线缝合肌腱，于髌骨钻取骨道。缝线穿过骨道在骨桥上打结。

缝线、带线锚钉和骨道的数量与布局由所使用的具体技术及肌腱和骨的质量决定。

2. 肌腱修复增强术　有些情况下，撕裂的股四头肌肌腱游离端可以牵拉至髌骨附着处复位以进行修复，但肌腱退变严重、质地很差，可能会因缝线切割肌腱而导致修复失效。这种情况下可使用人工合成韧带来加强修复部位。人工合成韧带作为坚强的支架为缝线提供支撑，从而增加修复成功的机会（图 27-6）。

3. 肌腱延长术

（1）V-Y 延长成形。构建股四头肌肌腱残端的"V"形浅层瓣以有效延长肌腱，然后将其缝合到肌腱近端形成"Y"形结构（图 27-7）。

（2）使用外固定架来逐渐延长肌腱也有报道。

4. 肌腱桥接术　如果肌腱回缩严重，肌腱延长后仍不能接近于其原髌骨附着处，则可以使用以下几种技术来桥接缺损处：①局部自体移植物（半腱肌）；②同种异体移植物；③人工韧带（图 27-8）。

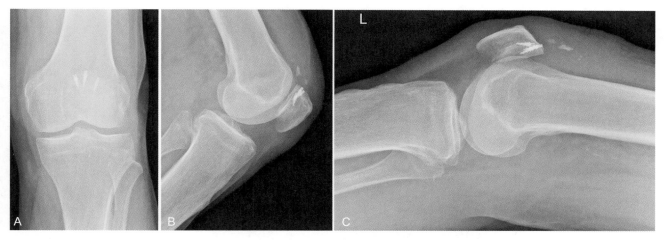

图 27-5 骨带线锚钉拧入髌骨用来重新附着固定撕裂的股四头肌肌腱

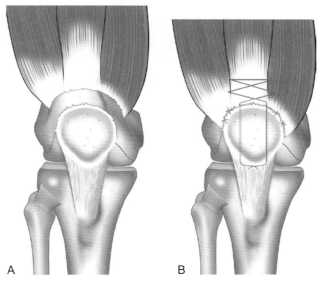

图 27-6 股四头肌的修复可以通过在髌骨上的垂直钻孔来实现

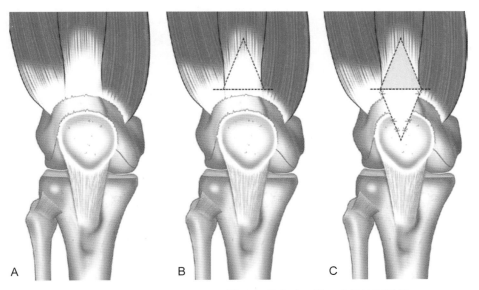

图 27-7 股四头肌的 V-Y 瓣推进可能有助于股四头肌拉近髌骨

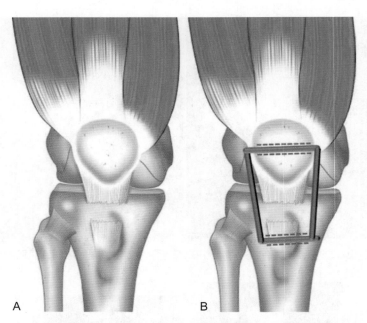

图 27-8　腘绳肌肌腱可用于重建不能接近复位于髌骨的股四头肌肌腱撕裂

■ 要点

股四头肌肌腱撕裂很大一部分可能与关节内损伤有关，如果患者继发复杂的症状，应在一开始就注意到要查找这些损伤，也要在手术修复后尽快查明这些损伤的原因。

第28章 髌腱撕裂

一、髌腱撕裂的原因

急性创伤是撕裂最常见的原因。然而，因内部或外部因素引起的肌腱无力，也可能易于发生撕裂。

创伤通常源于以下因素。①直接暴力作用于髌腱；②暴力过屈（伴股四头肌肌腱强力离心收缩以对抗屈曲）；③外伤性撕裂。

髌腱撕裂的诱因

1. 内部因素　是指源于肌腱内部的变化，包括退变、血管减少、细胞成分减少、胶原纤维变薄和排列紊乱。

2. 外部因素　是指作用于髌腱的外部因素，包括：①张力超负荷（急性创伤或重复性劳损）；②医源性撕裂。膝关节置换术术后早期，韧带重建术中以髌腱取材。

3. 内部因素和外部因素共同作用　有些危险因素与髌腱撕裂（包括双侧或非创伤性撕裂）的风险增加有关，包括：①慢性肾衰竭，如透析后；②使用氟喹诺酮类抗生素（如环丙沙星、左氧氟沙星）；③系统性红斑狼疮；④使用他汀类药物；⑤注射 PRP；⑥糖尿病；⑦甲状旁腺功能亢进；⑧类风湿关节炎；⑨全身使用类固醇药物 / 肌腱内注射类固醇药物；⑩合成代谢类固醇；⑪肥胖。

二、髌腱撕裂的分类

髌腱撕裂有多种分类方式。

1. 根据发生原因

（1）创伤性：肌腱突然撕裂，是由于强大的急性暴力。

（2）自发性：主要为非创伤性或仅有微小创伤。肌腱无力或撕裂在较长时间内逐渐发生，如因为慢性重复性负荷或肌腱退变。撕裂发生没有强大暴力的作用。

（3）医源性：膝关节手术入路损伤，韧带重建（如 ACL 重建）时以髌腱取材。

2. 根据撕裂位置　可分为髌骨撕脱、实质部撕裂及胫骨结节撕脱。

3. 根据撕裂的宽度　可分为完全宽度撕裂及不完全宽度撕裂。

髌腱比较宽大，因此肌腱撕裂可能会完全贯穿横向的整个宽度，或只累及部分宽度。

4. 根据撕裂是否可以通过手术修复　可分为可修复的撕裂及不可修复的撕裂。

肌腱撕裂可能无法修复的原因如下。

（1）肌腱质量差：无法固定缝线，缝线切割肌腱。

（2）骨质量差：无法固定缝合锚钉或缝线，如骨量减少者（因高龄、制动或其他因素）。

5. 根据临床表现出现的时间

（1）急性：在撕裂发生后立刻或之后不久很快表现出来。

（2）慢性：在撕裂发生后相当长的时间才表现出来，原因如下。

1）延迟就诊，如患者原因。

2）漏诊，如医师原因。

3）确诊后因各种原因推迟手术，如由于医疗原因。

三、髌腱撕裂的流行病学

1. 髌腱撕裂的发生率约为 0.68/100 000。

2. 平均年龄，男性为 50 岁左右，女性为 70 岁左右。

3. 撕裂可以为双侧，也可以与对侧股四头肌撕裂同时发生。

四、髌腱撕裂的临床症状

1. 创伤史，如较大或轻微暴力所致。

2. 突然发病（即使是在无创伤的情况下）。

3. 疼痛，出现在休息或活动时。

4. 下肢无力（单个或多个方向上）。患者可能有如下主诉：①抬腿障碍；②用对侧腿帮助患腿抬高以后，可以保持抬高状态，如上下床；③腿伸直时可以承重，但试图屈膝时会腿打软。

5. 僵硬。

6. 完成日常生活有困难。

五、髌腱撕裂的临床体征

取决于撕裂的严重程度和病程长短，原因如下。

（1）膝肿胀、挫伤：若为急性撕裂。

（2）肌肉萎缩。

（3）髌腱压痛。

（4）髌骨远端可扪及间隙。

（5）髌骨向近端移位（因股四头肌牵拉）。

（6）膝关节无力

1）主动活动受限，如直腿抬高障碍。

2）抗阻力弱。

3）伸膝迟滞征。

（7）僵硬，如被动活动受限。

（8）在步态的站立相时，膝关节有过伸的倾向以获得稳定。慢性撕裂中可见，是患膝用以代偿髌腱缺失的方法。

（9）明显的膝关节不稳。

六、髌腱撕裂的辅助检查

1. X 线检查：以观察是否存在髌骨向近端移位（图 28-1）。

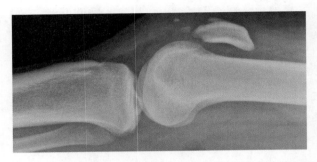

图 28-1　髌腱从胫骨结节近端附着点撕脱造成髌骨向近端移位

2. 超声检查。

3. MRI 检查：MRI 是确诊主要的检查方式，可评估撕裂范围及撕裂部位。

七、髌腱肌撕裂的治疗

由于完全性髌腱撕裂会导致功能障碍，手术治疗是髌腱完全撕裂的首选治疗方法，非手术治疗适用于部分撕裂或活动量较小的或无法耐受手术的患者。

（一）非手术治疗

1. 镇痛。

2. 改变活动方式。

3. 支具固定于伸直位。

有利于部分撕裂愈合。对于无法进行手术的完全撕裂的患者，支具固定于伸直位可为膝关节提供支撑。

（二）手术治疗

1. 如果肌腱撕裂可修复，可选用以下方法。

（1）髌骨撕脱：用锚钉或垂直髌骨骨道将其重新附着于髌骨上固定（图 28-2）。

（2）实质部撕裂：断端直接修复和（或）缝合经髌骨或胫骨骨道加强和（或）临时性髌骨钢丝捆扎减张以保护修复部位（图 28-3 和图 28-4）。

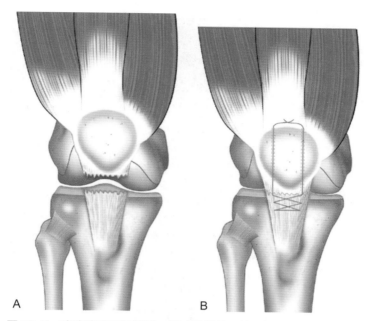

图 28-2　髌腱髌骨下极撕脱，通过髌骨纵向钻取骨道使之重新附着于髌骨

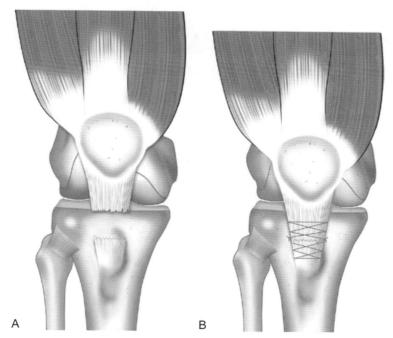

图 28-3　髌腱实质部撕裂直接端端修复

（3）胫骨结节撕脱：通过带线锚钉或穿胫骨结节骨道将其重新固定于髌骨上。

2. 如果肌腱撕裂可修复，但修复处张力过大，可用自体肌腱移植物、同种异体移植物、人工合成移植物加强。

3. 如果肌腱撕裂可修复，但质量很差 / 退变，可用自体肌腱移植物、同种异体移植物、人工合成移植物加强。

4. 如果肌腱撕裂不可修复，且断端无法靠近，可选用以下方法。

（1）松解髌骨以增加远端移动度（通过充分松解支持带、股四头肌延长、外固定架牵拉）。

（2）桥接：使用自体移植物（股四头肌、腘绳肌）、人工合成的、同种异体移植物。

（3）膝关节融合术，以维持膝关节在行走时的稳定性（极少使用）。

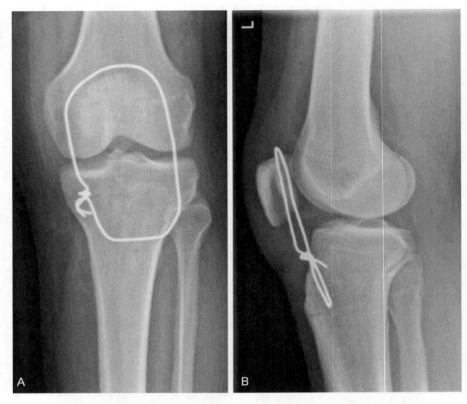

图 28-4　髌腱实质部撕裂修复后，用钢丝捆扎减张以临时保护修复处

要点

（1）存在膝关节急性损伤时，高度警惕性和早期放射学检查有助于髌腱撕裂的早期识别。

（2）髌腱断裂可能合并 ACL 撕裂或其他膝关节韧带损伤（特别是在运动中受伤时），这种情况应：在急性期进行临床或放射学检查。如果患者在髌腱手术和康复后症状仍然持续存在，应该考虑合并此情况。

第29章 胫骨结节骨软骨病

胫骨结节起源于胫骨近端前部，是二级骨化中心，与胫骨融合。这一骨化中心通过骺板（突起）与胫骨主干分隔开，它对抗拉伸应力的能力比骨弱。

胫骨结节骨软骨病，又称 Osgood Schlatter 病，是胫骨结节骨骺的一种疾病。股四头肌有力地收缩形成对髌腱的牵拉力可能导致骨骺的微小创伤和碎片撕脱，引起局部炎症和疼痛。这也可能引起部分骨骺不能融合，以及形成副骨（成年后仍存在）。

Vergara-Amador 等的一项前瞻性放射学研究显示，女性前方胫骨结节骨化 11 岁（50% 为 10 岁）时出现，与骨骺融合从 12 岁开始，17 岁完成；男性骨骺融合开始时间比女性晚一年。所有人群都可观察到单一骨化中心。

一、胫骨结节骨软骨病的流行病学特征

1. 男性较女性多见。
2. 多见于参加跑步、跳跃或膝关节反复屈曲运动（如踢足球、打排球、打篮球、跪、蹲）的人群。
3. 症状在青春期（股四头肌收缩力非常强大）时出现，女性年龄在 8～13 岁，男性年龄在 10～15 岁。
4. 30% 为双侧发病。

二、胫骨结节骨软骨病的临床症状

1. 无症状：通常在做放射学检查时偶然发现。

2. 疼痛：① 跑跳时加重，休息后缓解；② 因可移动的骨性碎片导致的髌腱撞击引起；③ 未融合的骨片异常运动引起炎症，导致局部未融合。
3. 弹响。
4. 胫骨结节区肿胀。

三、胫骨结节骨软骨病的临床体征

1. 胫骨结节或髌腱压痛。
2. 胫骨结节突起。

四、胫骨结节骨软骨病的辅助检查

1. X 线检查　主要为侧位 X 线检查。骨化中心未融化，胫骨结节突起（图 29-1）。
2. CT 扫描　确认胫骨结节骨软骨病的存在；进一步明确胫骨结节骨软骨病的大小和形状以制订手术方案。
3. SPECT　确定胫骨结节区是否为患者症状的来源（图 29-2）。
4. MRI 检查　明确髌腱与未融合骨的关系，以确定若切除游离骨，是否需要重新附着固定肌腱。

五、胫骨结节骨软骨病的治疗

（一）非手术治疗

1. 观察。
2. 镇痛、抗炎、局部治疗。

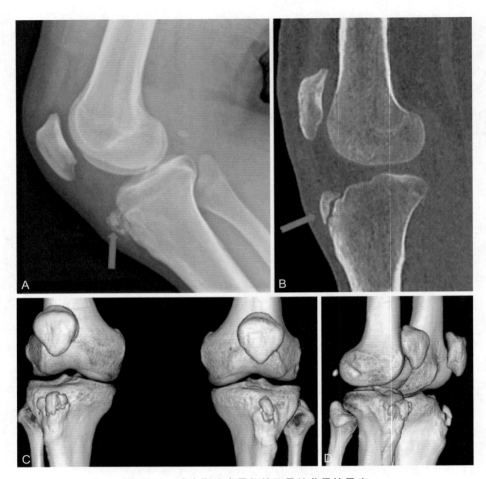

图 29-1　成人期残余骨化的胫骨结节骨软骨病

3.休息、改变活动方式、限制负重。减少活动时间、强度、频率，限制需要强力收缩股四头肌的活动，如跑、跳。

4.理疗，以增强股四头肌和（或）腘绳肌的柔韧性、等长收缩锻炼、闭链锻炼、偏心载荷以缓解髌腱腱病。

5.体外冲击波治疗。

6.类固醇药物注射：注射部位为髌腱腱鞘或未融合部位。

（二）手术治疗

1.关节镜下或开放胫骨结节骨软骨病游离骨块切除术（图 29-3）。

2.胫骨结节突出清理或钻孔术。

3.胫骨结节截骨术，以闭合楔形截骨，减小结节突出（图 29-4）。

■ 要点

（1）在大多数情况下，改变活动方式或青春期结束后，症状能够得到改善，但仍有约10%的患者症状会持续到成年。

（2）胫骨结节骨软骨病可以合并髌腱病，即使行胫骨结节清理，膝关节症状仍然可能存在。

（3）在清理或游离骨切除后，如果髌腱有较多的腱性部分与骨剥离，需要将髌腱重新附着固定。

（4）对大多数有症状的成年患者，手术效果满意，但是对于频繁使用跪姿的患者，需要考虑到瘢痕痛这一潜在并发症。

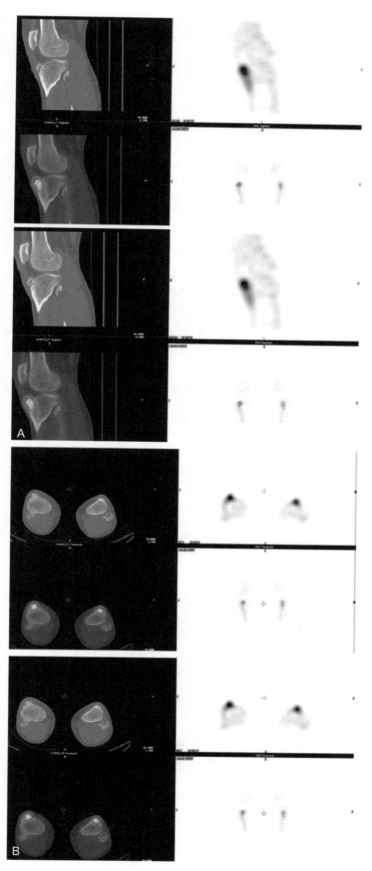

图 29-2　成人期残余骨化的胫骨结节骨软骨病（SPECT）

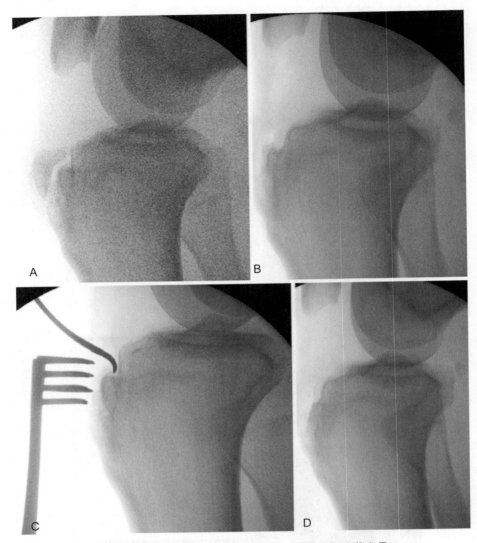

图 29-3　成人胫骨结节骨软骨病，清理并切除游离骨

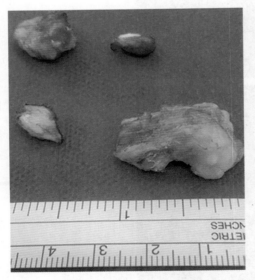

图 29-4　胫骨结节骨软骨病中切除残留未融合骨

（石俊俊　译）

第30章　腓肠豆骨疼痛综合征

腓肠豆骨疼痛综合征是一种由腓肠豆骨引起的膝关节后外侧疼痛的临床疾病。由于腓肠豆骨压迫腓总神经，可能会出现相关的神经症状。这可能是由以下多种潜在原因造成的：①腓肠豆骨，如腓骨关节的骨关节炎；②腓肠豆骨的压迫；③腓肠豆骨损伤，如慢性劳损、急性创伤。

一、腓肠豆骨疼痛综合征的临床症状

1. 膝关节后外侧疼痛。
2. 弹响。
3. 神经受压时可有神经功能障碍。

二、腓肠豆骨疼痛综合征的临床体征

1. 膝关节后外侧压痛。
2. 腓总神经功能障碍。

三、腓肠豆骨疼痛综合征的辅助检查

1. X线检查：评估腓肠豆骨状况（图30-1）。
2. 超声检查。
3. MRI 检查：发现其他病理变化。
4. CT：评估腓肠豆骨骨折。
5. 神经传导检查或肌电图：如果有神经症状或体征，可使用此检查。

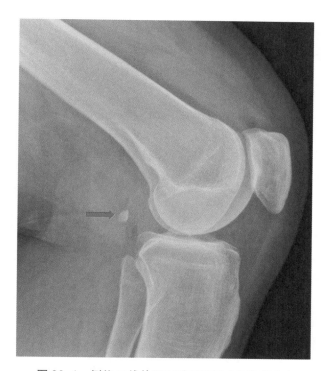

图 30-1　侧位 X 线片显示腓肠豆骨（红色箭头）

四、腓肠豆骨疼痛综合征的治疗

（一）非手术治疗

1. 物理治疗，如伸展腓肠肌外侧头。
2. 在腓肠豆骨周围注射类固醇。
3. 体外冲击波治疗。

（二）手术治疗

主要为腓肠豆骨切除和(或)腓总神经减压术。

第31章　膝关节肌腱弹响综合征

膝关节弹响是指软组织结构在活动过程中经过骨或其他突起时相互错动，并伴随相关的响声，可伴或不伴疼痛。弹响可能来源关节内或关节外（肌腱、韧带）。

弹响可能存在很长一段时间，然后才开始引起明显症状。在某些情况下，可能是双侧的，但只有一侧会引起症状。根据所涉及的结构和弹响的潜在原因，在膝关节屈曲或伸展，或内、外旋转时可能会发生弹响。

发病可能是急性的，与创伤性有关，也可能是在没有诱发的情况下逐渐发病。

一、膝关节肌腱弹响

肌腱通常涉及膝关节周围的弹响。穿过关节的肌腱可能会随着关节运动（弹响）固定在中间的骨骼上前后移动。这好比把船系在船坞栓上的绳索，每次船被来袭的海浪晃动时，绳索就会上下翻转（图31-1）。

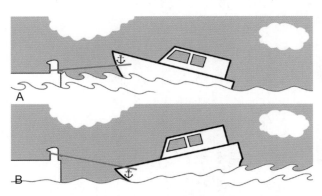

图 31-1　肌腱弹响类似于系船的绳子随着来袭的波浪上下翻转

膝关节周围的几个肌腱可能会出现弹响，包括缝匠肌、半腱肌、股薄肌、半膜肌、股二头肌、髂胫束及腘肌。

二、膝关节肌腱弹响的原因

可能是由于骨骼异常，或由于靠近肌腱路径的软组织（肌肉、滑囊、韧带）的变化。具体如下。

（1）急性创伤或慢性劳损导致的滑囊炎症和纤维化。

（2）肌肉纤维化。

（3）骨骼形态异常。

（4）肌腱弹响处突出，如外生骨疣，突出的解剖隆起。

（5）骨折：①畸形愈合。②过多的骨痂形成。

（6）肌腱路径上的肿块占位：①半月板周围囊肿、腱鞘囊肿；②移植物，如膝关节置换关节假体、骨折固定板。

（7）肌腱异常附着，可改变肌腱与周围结构的正常关系。

（8）软组织断裂，存在异常解剖结构的情况下弹响，原因是周围组织和维持正常位置的肌腱的损伤（如创伤）。

三、膝关节肌腱弹响综合征的临床症状

1. 疼痛，但弹响也可能是无痛的。
2. 可觉察到的弹响，由患者或其他人报告。

3. 伴有肌腱运动的可听可触的捻发音。

四、膝关节肌腱弹响综合征的临床体征

1. 可触摸到的捻发音。
2. 可听到的弹响，呈摩擦声、弹响声。
3. 可察觉到的弹响，由患者或其他人报告。
4. 肿块病变，可见，可触摸到。
5. 所涉及的肌腱有压痛。

五、膝关节肌腱弹响综合征的辅助检查

1. X 线检查或 CT 扫描　以寻找导致弹响的骨性原因。
2. MRI 或超声　以识别发炎的滑囊组织、软组织肿块病变、评估受累肌腱的肌腱病变。
3. 动态超声　以显示膝关节运动过程中的肌腱弹响。

六、膝关节肌腱弹响综合征的治疗

（一）非手术治疗：大多数情况下有效

1. 观察。
2. 镇痛。
3. 改变活动方式。
4. 物理疗法，如肌腱拉伸。
5. 体外冲击波治疗。
6. 类固醇注射发炎的滑囊。

（二）手术治疗

主要为开放手术或关节镜下手术。
（1）发生弹响处的隆起 / 肿块病变切除。
（2）肌腱附着点分离和（或）使肌腱在其解剖位置固定或将肌腱重新定位到另一位置。
（3）肌腱延长。

要点

非手术治疗的目的通常是改善膝部肌腱弹响的症状（如疼痛），而不是消除弹响本身。然后，无症状的弹响可无须处理。

第32章 膝关节内弹响综合征

这是一种关节内软组织结构在骨骼、软组织隆起或突起的假体移植物上移动，并导致相关的响声的疾病。这可能伴随疼痛，也可能是无痛的。可能有症状，也可能是偶然的发现。

关节内弹响的原因包括：①肿块病变，如腱鞘囊肿、类风湿性结节；②盘状半月板；③髌骨弹响综合征（交叉韧带在关节置换术切除）。

髌骨弹响综合征：在这种情况下，在髌骨上极形成软组织结节。在屈膝时，结节将会向远端移动交锁到股骨假体的髁间切迹区（通常发生在交叉韧带切除的膝关节置换术）。当膝关节伸展时（30°～45°屈膝），这个结节在髁间切迹的近端边缘卡锁，当进一步伸展时在这个边界上移动，形成弹响。

一、膝关节内弹响综合征的临床症状

1. 疼痛，但弹响也可能是无痛的。
2. 可察觉到的弹响，由患者或其他人报告。
3. 膝关节活动时可听和可触的捻发音。

二、膝关节内弹响综合征的临床体征

1. 可触摸到的捻发音。
2. 可听到的弹响。
3. 可察觉到的弹响。

4. 肿块/肿胀，可见、可触摸。
5. 病变上方压痛。

三、膝关节内弹响综合征的辅助检查

1. X线检查或CT扫描　寻找弹响的骨性原因。
2. MRI或超声波　确定关节内肿块病变，盘状半月板。
3. 动态超声　显示膝关节运动过程中的弹响。

四、膝关节内弹响综合征的治疗

（一）非手术治疗

1. 观察。
2. 镇痛。
3. 改变活动方式。
4. 类固醇注射，如关节内注射。

（二）手术治疗

主要为开放手术或关节镜下手术。

（1）切除导致弹响的软组织结构，如开放或关节镜下。

（2）盘状半月板：①部分半月板切除成形；②稳定，也可能不稳定。

■ 要点

在表现为膝关节弹响的病例中，如果关节外原因不明显，则需要考虑关节内原因的可能性。

（吴　爽　付维力　译）

第33章 半月板撕裂

半月板撕裂破坏了半月板结构，通常发生在有问题的膝关节中。

一、半月板撕裂的原因

1. 急性创伤　①压缩暴力；②剪切暴力；③旋转暴力（如股骨相对于胫骨的内旋）。

2. 慢性退变　①重复负荷；②老化。

二、半月板撕裂的类型

半月板撕裂可以按照以下几种方式进行分类。

1. 根据诱因

（1）急性创伤性：半月板突然撕裂（由施加了强大的急性暴力导致的）。

（2）慢性：半月板在长期慢性过程中逐渐损伤（如由慢性重复负荷或半月板退变导致的）。撕裂发生在没有急性暴力或极小暴力的情况下，所需的暴力远小于导致正常半月板撕裂的暴力。

（3）医源性：如在进行关节镜手术或开放手术时。

2. 根据半月板撕裂的部位　①半月板前角；②半月板体部；③半月板后角；④半月板根部；⑤多部位联合。

半月板撕裂最常累及的部位是后角。

3. 根据撕裂的半月板鉴别　①内侧半月板撕裂；②外侧半月板撕裂；③以上两者。

由于力通常通过胫股内侧间室传导，大多数退行性撕裂影响内侧半月板（图33-1）。

与ACL外伤性断裂同时发生的半月板撕裂常累及外侧半月板。相比之下，那些发生在后续阶段的撕裂，由于内侧腔室压力升高，常累及内侧半月板后角。

4. 根据半月板撕裂的厚度　①半月板全层撕裂；②半月板部分撕裂，撕裂可位于上表面、下表面及内部。

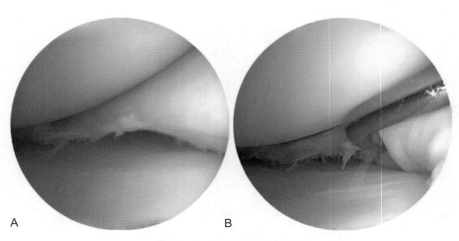

A　　　　B

图33-1　退行性半月板撕裂

5. 根据半月板撕裂的形状　通过手术确定的半月板撕裂形状有以下几种：①纵向撕裂（包括桶柄状撕裂）；②放射状撕裂；③斜向撕裂；④瓣状撕裂；⑤水平撕裂；⑥复合撕裂（无特殊形式，上述组合）（图 33-2，图 33-3）。

6. 根据半月板撕裂的大小　是基于半月板的前后长度确定的。

7. 根据移位的程度　①撕裂无移位；②撕裂伴移位（图 33-4）。

8. 根据半月板的复位程度　①可复位性；②不可复位性，撕裂可能卡在移位位置，如股骨切迹区域（图 33-5）。

9. 根据是否存在合并的损伤　①单纯半月板撕裂；②伴随其他损伤，如软骨损伤、韧带损伤、骨损伤、复合损伤。

10. 根据撕裂是否可以修复　①可修复性。②不可修复性。

半月板撕裂无法修复，受以下原因影响。

（1）撕裂形状：撕裂处的半月板边缘不能重新对合；纵向撕裂可修复，放射状撕裂也可修复。

（2）半月板质量较差，无法固定缝合线、缝合线切割半月板。

决定是否对半月板撕裂进行修复还取决于修复成功的概率。可能受以下条件影响。

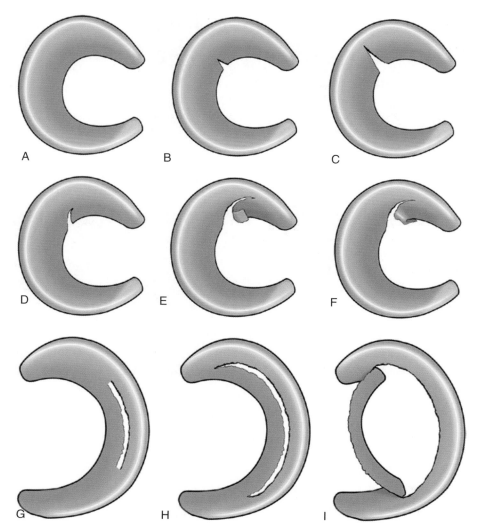

图 33-2　半月板撕裂类型

A. 完整的半月板；B. 放射状撕裂，内侧缘；C. 放射状撕裂，延伸至半月板外侧部分；D. 斜向撕裂，无移位；E. 斜向撕裂，撕裂瓣状部分在半月板上方折叠；F. 斜向撕裂，撕裂瓣状部分在半月板下方折叠；G. 体部纵向撕裂，未移位；H. 纵向撕裂，跨越整个半月板长度，未移位；I. 纵向撕裂伴移位（桶柄状撕裂）

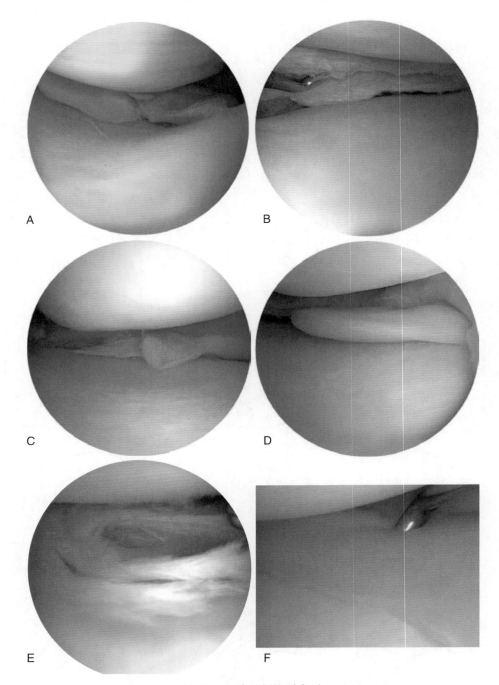

图 33-3 半月板撕裂类型

A.后角放射状撕裂；B.水平退化撕裂；C.后角退化性复杂撕裂；D.放射状撕裂，伴撕裂瓣状移位；E.部分长度的纵向撕裂；F.外周半月板，关节囊分离

（1）半月板撕裂累及的部分血管分布，具体如下。①外周缘：1/3；②中间：1/3；③内侧缘：1/3。

（2）半月板撕裂累及的部分进行划分，具体如下。①红区：外侧 1/3 处撕裂；②红白交界区：1/3 处撕裂；③白区：内侧 1/3 处撕裂。

（3）患者的年龄：儿童和年轻成年人有更大的愈合潜能。

（4）慢性撕裂：撕裂的时间越长，愈合的可能性就越低。

（5）半月板退行性病变：持续的退行病变损害了半月板愈合的生物学功能。

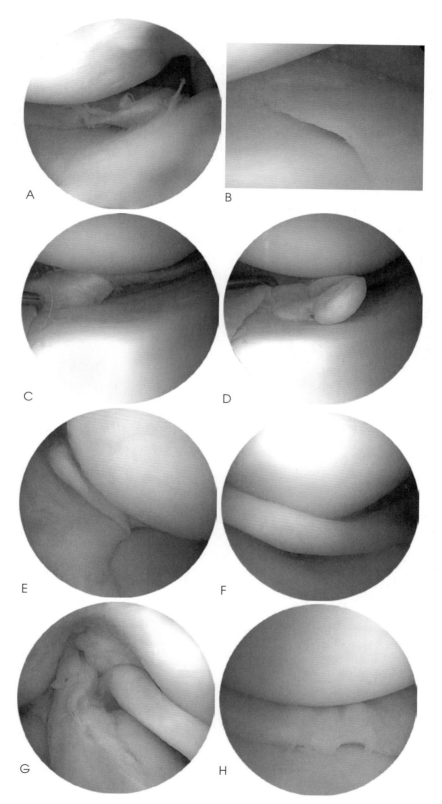

图 33-4　伴有移位的半月板撕裂

A. 无移位的放射状撕裂延伸到外周缘；B. 无移位的放射状撕裂，未延伸到外周缘；C 和 D. 移位的半月板撕裂部分在半月板下方折叠；E. 移位的半月板撕裂部在半月板上方折叠；F. 移位的桶柄状撕裂；G. 位于股骨切迹处移位的桶柄状撕裂；H. 伴有移位部分长度纵向撕裂

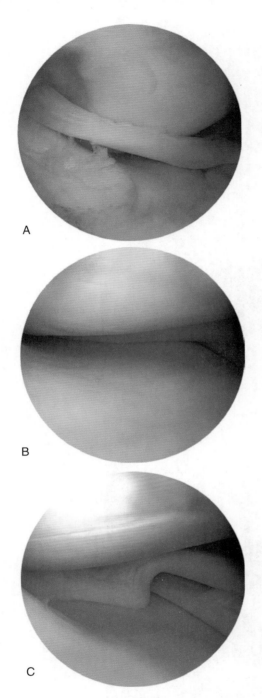

图 33-5　可复位的桶柄状半月板撕裂

A. 在股骨切迹处的桶状撕裂；B. 复位后；C. 再移位

三、半月板撕裂的流行病学特征

Haviv 等报道了在膝关节稳定的年轻女性中，单纯性内侧半月板撕裂的患病率较低，< 30 岁的患者仅有 6 名女性（共 111 例）和 87 名男性（共 480 例）患有单纯性内侧半月板撕裂。

Culvenor 等进行了一项 Meta 分析，评估无症状且未损伤的膝关节中 MRI 检查显示有骨关节炎特征的人群患病率，纳入 63 项研究（共 4751 名成人，5397 个膝关节），报告显示半月板撕裂的总体患病率为 10%（7% ～ 13%），老年患者的患病率明显较高。

< 40 岁的患者，半月板撕裂患病率为 4%（2% ～ 7%）；≥ 40 岁的患者，半月板撕裂的患病率为 19%（13% ～ 26%）。

Cimino 等研究了 328 例病例系列由滑雪事故导致的急性 ACL 断裂合并半月板撕裂的发生率，研究显示，75 例（23%）病例同时伴有半月板损伤；43 例（13%）病例伴外侧半月板；32 例（10%）病例伴内侧半月板。

在 75 例半月板撕裂中，32 例（43%）病例脱离周围关节囊（红区撕裂）。

四、半月板撕裂的临床症状

1. 膝关节疼痛：①深部疼痛，表现为持续疼痛或与活动相关；②内侧关节间隙疼痛。

2. 肿胀：如因积液、滑膜炎、半月板周围囊肿所致。

3. 弹响、卡住。

4. 交锁。

5. 膝关节不稳。

6. 由半月板周围囊肿压迫神经引起的神经症状。

五、半月板撕裂的临床体征

1. 关节间隙压痛。

2. McMurray 试验：疼痛、负荷和旋转膝关节时出现可触及弹响。

3. Thesally 试验。

4. 弹响。

5. 膝关节积液、滑膜炎。

6. 可见或可触及半月板周围囊肿。

7. 关节活动度丧失，如关节僵硬、伸直受限。

六、半月板撕裂的辅助检查

半月板撕裂的辅助检查主要为 MRI。

（1）内侧半月板撕裂：MRI 敏感度约为 92%，特异度约为 90%。

（2）外侧半月板撕裂：MRI 敏感度约 80%，特异度约 95%。

半月板撕裂的类型和大小可以影响 MRI 敏感度和特异度。MRI 对 ACL 断裂合并外周缘半月板脱离敏感度和特异度较低。

与未做过手术的半月板相比，MRI 对半月板部分切除术和半月板修复术术后的半月板的评估更加困难。预期术后改变和半月板再次撕裂之间的 MRI 可能有重叠。以下提示有新的半月板撕裂。①高 T_2 信号达关节面；②既往手术无法解释的半月板形状异常；③半月板撕裂部分的移位；④半月板内存在对比剂（MRI 关节造影检查时应用）（图 33-6 和图 33-7）。

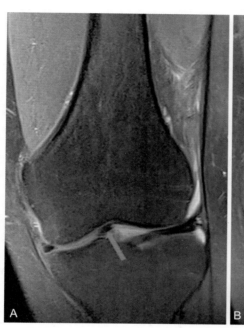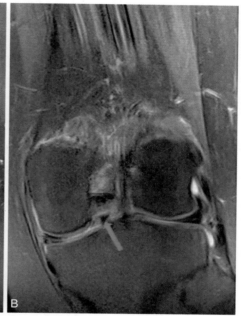

图 33-6　桶柄状撕裂，半月板撕裂部分移位至股骨切迹（红色箭头）

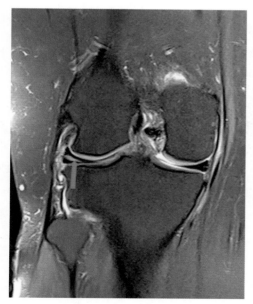

图 33-7　外侧半月板水平撕裂（红色箭头）

七、半月板撕裂的治疗

半月板撕裂的治疗是针对影响正常生活的症状。

（一）疼痛的治疗

1. 非手术治疗

（1）观察。

（2）镇痛，改变运动方式。

（3）膝关节注射类固醇。

（4）物理治疗：目的如下。①后关节囊拉伸缓解挛缩，以恢复关节活动度；②改善肌肉力量和神经肌肉控制；③强化下肢力量和核心力量。

2. 手术治疗　关节镜手术：①半月板部分切除术；②半月板修复术；③半月板周围囊肿减压

术（图 33-8，图 33-9）。

肉力量和神经肌肉控制；②强化下肢力量和核心力量。

（二）交锁的治疗

2. 手术治疗 主要为关节镜手术。①半月板部分切除术或清理术；②半月板缝合修复术（图 33-10 和图 33-11）。

1. 非手术治疗

（1）观察。

（2）物理治疗：目的如下。①改善膝关节肌

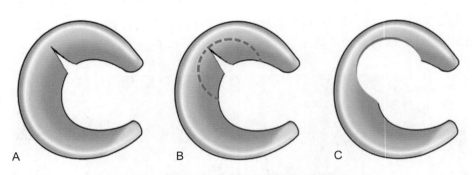

A   B   C

图 33-8 放射状撕裂的半月板部分切除术

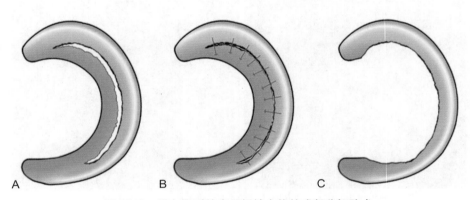

A   B   C

图 33-9 纵向撕裂的半月板缝合修补或部分切除术

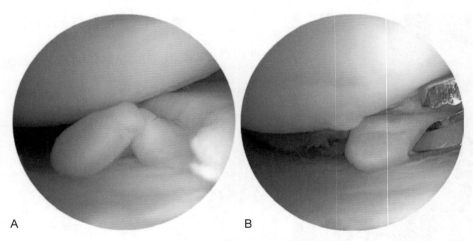

A   B

图 33-10 关节镜下撕裂瓣的部分切除术

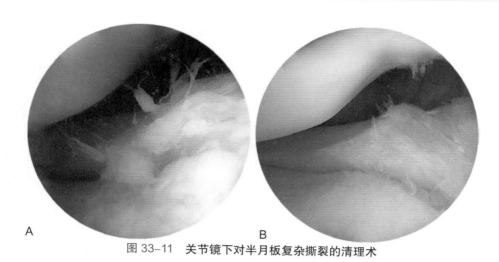

图 33-11 关节镜下对半月板复杂撕裂的清理术

八、半月板根部撕裂

半月板根部撕裂是指半月板后根附着点撕脱，或放射状或斜向撕裂延伸到半月板边缘靠近其后根（在其胫骨附着点约 10mm 内）。半月板根部撕裂破坏了半月板在胫骨的固定或半月板的连续性，导致半月板挤出，使半月板丧失了抵抗环向应力的能力（图 33-12）。

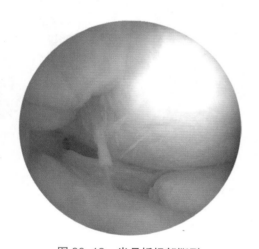

图 33-12 半月板根部撕裂

半月板根撕裂可导致胫股间室超负荷和关节软骨退变的快速发展或骨关节炎快速恶化。

最近有学者认为半月板根部修复可阻止这种恶化，并且提出了多种手术技术用于半月板根修复，如胫骨骨道拉出缝合修复。缝线先通过半月板根部撕裂边缘，然后通过骨隧道到胫骨近端的外表面，最后固定在骨桥或手术"纽扣"内固定物上。

研究表明，与内侧后根部撕裂相比，外侧半月板根部撕裂更常发生在年轻男性患者中，这与软骨退行性病变关系较小，通常与韧带损伤相关。外侧半月板根部修复可能比内侧半月板根部修复预后更好（图 33-13）。

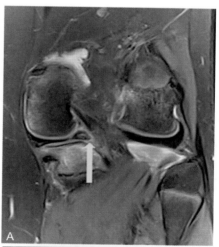

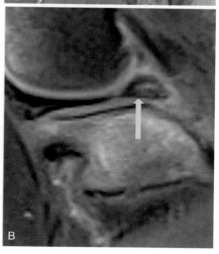

图 33-13 内侧半月板后根部损伤（黄色箭头）

半月板根部修复对于年轻、高需求的急性撕裂期患者效果较好，但对老年患者或已存在确定的退行性病变的半月板的作用仍存在争议，因此应用时应高度谨慎。

九、半月板外突

半月板外突是指半月板向膝关节外侧移位，这导致半月板在胫骨平台的覆盖范围缩小。

半月板外突可能会导致半月板功能障碍，这是由于半月板退变（伴其基质和外周胶原纤维的破坏）或半月板撕裂（半月板体部或根部/角撕裂），降低了半月板在负载时承受环向应力的能力。现已证明半月板损伤先于半月板突出。

随着半月板在胫骨平台覆盖范围的缩小，关节软骨承受力增加，这容易导致膝关节退变和骨关节炎的发生或进展。研究表明半月板外突先于骨关节炎的发展。

通过 MRI 评估半月板突出情况。如半月板超出胫骨软骨边缘的距离（关节边缘骨软骨交界处，不含骨赘），胫骨冠状位中段切面评估（在胫骨内侧嵴最大的切面，或在胫骨最宽的切面上）（图 33-14）。

Svensson 等研究了美国 718 名 50 ～ 90 岁的无胫股关节放射学 OA 患者，结果如下。①在无 OA 的中老年患者中，内侧半月板突出约 3mm；②在无 OA 的中老年患者中，外侧半月板突出约 2mm；③半月板损伤与内侧半月板突出 > 3mm 和软骨覆盖较少相关（图 33-15）。

Lerer 等报道了内侧半月板突出≥3mm 与以下情况的存在密切相关：①内侧关节间隙骨赘，占 77%；②内侧腔室关节软骨损失，占 69%；③内侧半月板根部病变，占 64%；④半月板放射状撕裂，占 58%。

在大量没有退变或退变证据极少的病例中，20% 的病例内侧半月板突出≥3mm，这提示半月板突出先于 OA 的发展，而不是继发于 OA 的发展。

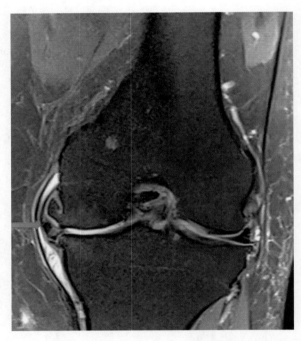

图 33-14　膝关节 OA 伴较大的内侧股骨骨赘和内侧半月板突出（红色箭头）

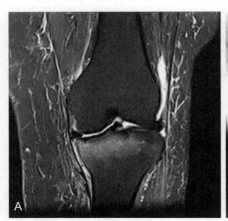
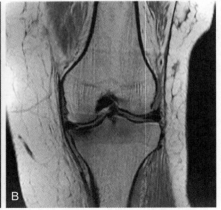

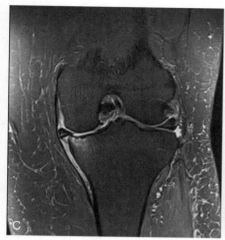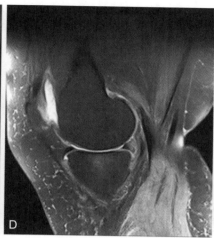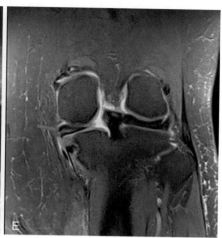

图 33-15 内侧半月板后角撕裂（红色箭头）伴半月板突出和胫骨内侧近端骨水肿，随访发现水肿改善

要点

（1）并不是每个半月板撕裂都需要处理。许多撕裂是在影像学检查或膝关节镜探查时偶然发现的，它们的存在需要与临床症状相关联。

（2）半月板手术的整体获益受到多项随机试验的质疑，这些试验未能证明半月板手术与假手术之间的结果差异。

（3）在检查和决定如何处理半月板撕裂（特别是判断手术是否有作用）时，可以考虑以下几点。

1）MRI 可能无法完全表述撕裂的类型。

2）MRI 是一种静态检查，因此可能无法显示间歇性移位撕裂的移位。

3）机械症状和疼痛可能同时存在，所以难以区分是哪个给患者带来困扰。

（4）部分半月板切除术应谨慎对待，特别是在同时伴有关节炎的情况下。

（5）大多数情况，在考虑手术干预前应尝试非手术方法。

（6）以下情况可考虑进行早期手术干预。

1）半月板撕裂导致膝关节交锁。

2）年轻患者的创伤性半月板撕裂，需要进行手术修复。

（7）症状持续时间长（＞1 年）、影像学有 OA 表现和有 50% 以上的半月板切除，与关节镜下半月板部分切除术的术后预后较差相关。半月板完全切除、半月板外周缘切除、外侧半月板切除、退行性半月板撕裂、合并软骨损伤、关节炎和 BMI 过高也与半月板切除术术后的不良预后相关。

（8）半月板缝合修复术的康复情况因临床医师而异，但有证据表明早期的活动度和负重训练不会对临床预后产生不利影响。

第34章　盘状半月板

　　盘状半月板（图 34-1）是半月板形状异常的一种疾病。半月板呈盘状。这可能是由于在半月板发育过程中半月板中央部分的吸收失败或半月板形态发生异常。盘状半月板的厚度也发生了改变，中央部分变薄，而前面和后面部分增厚。其基质的胶原蛋白含量降低，以及胶原纤维的不规则排列和组织紊乱，改变了其生物力学特性。

　　外侧半月板是最常见的累及部位，但是也有内侧盘状半月板的病例报道。患者可表现为疼痛或弹响和不稳定的机械症状。盘状半月板更容易发生退行性病变和撕裂。

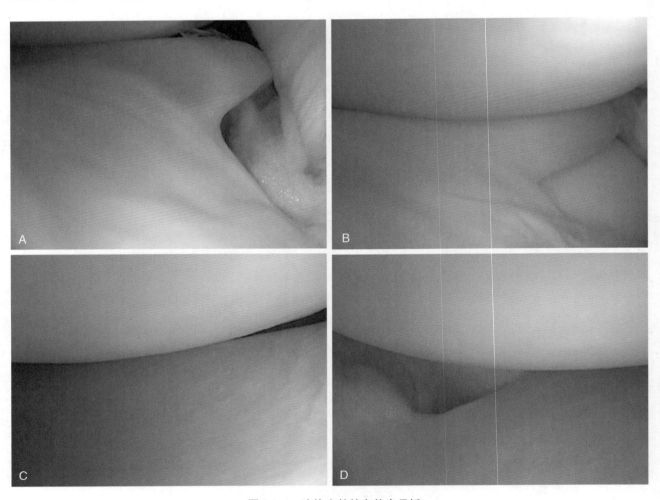

图 34-1　边缘完整的盘状半月板

一、盘状半月板的流行病学特征

盘状半月板的发病率如下所述。①外侧盘状半月板为 0.4% ~ 17%。②内侧盘状半月板为 0.1% ~ 0.3%。③双侧发生约占病例的 20%。80% ~ 95% 有症状的盘状半月板病例可出现双侧发病。④亚洲国家（日本、韩国、印度）的患病比例高于西方国家。

二、盘状半月板的分型

Watanabe 分型如图 34-2 所示。

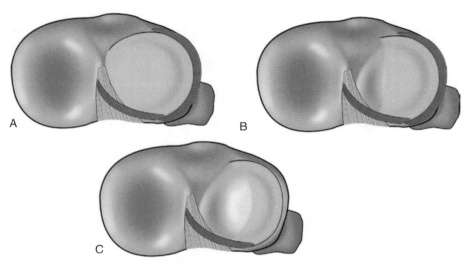

图 34-2　盘状半月板的 Watanabe 分型
A. 完全型；B. 不完全型；C. Wrisberg 型

1. 完全型　盘状半月板覆盖整个胫骨平台，并正常附着在后方关节囊。

2. 不完全型　覆盖胫骨平台少于 80%，关节囊后方附着正常。

3. Wrisberg 型　半月板形状比完全型或不完全型更正常，但缺乏后方的半月板附着（冠状韧带），只有 Wrisberg 韧带（后板股韧带）连接后角。

三、盘状半月板的临床症状

1. 疼痛

（1）深部疼痛：表现为持续疼痛或与活动相关。

（2）外侧胫股关节间隙疼痛。

2. 弹响、卡压、关节交锁。根据关节镜下对盘状外侧半月板的评估显示，膝关节从伸直到极度屈曲时，半月板的中央部分向前移动并伴弹响。从屈曲到伸直，半月板中心部位向后移动回到最初的位置，并在屈曲 20° ~ 30° 的时候出现弹响。当整个外侧盘状半月板进入髁间切迹出现外周边缘不稳定时，也会出现弹响，在膝关节屈曲和伸直时减少。

3. 交锁：见于半月板撕裂，且通常是水平撕裂。

4. 肿胀：如因滑膜炎、积液所致。

5. 由半月板周围囊肿导致神经卡压引起的神经症状。

四、盘状半月板的临床体征

1. 关节间隙压痛。

2. 膝关节运动时可听到或可触及弹响。

3. 膝关节积液。

4. 膝关节活动受限。

5. McMurray 试验。

6. Thessaly 试验。

五、盘状半月板的辅助检查

盘状半月板的辅助检查常为 MRI（图 34-3，图 34-4）。

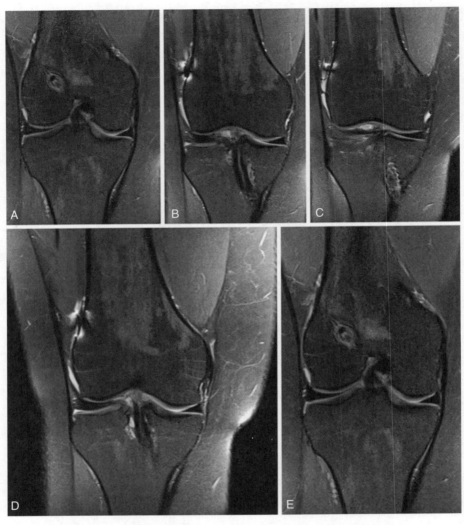

图 34-3　有完整移植物的 ACL 重建术术后，外侧盘状半月板

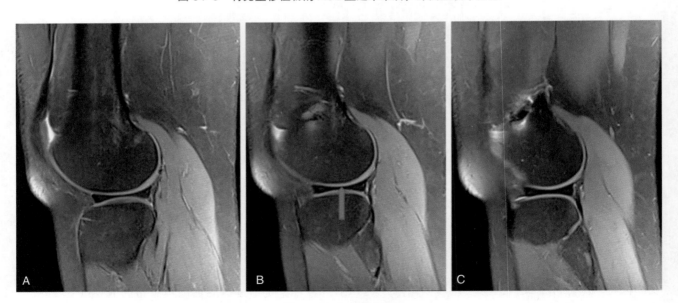

图 34-4　盘状半月板

连续 3 个层面外侧半月板出现蝴蝶结征象（红色箭头）

六、盘状半月板的治疗

主要是针对令人困扰的症状进行治疗。如果无症状，则不需要干预，因为大部分患者不会出现症状。

（一）疼痛的治疗

1. 非手术治疗
（1）观察。
（2）镇痛，改善活动。
（3）膝关节注射类固醇。
（4）物理疗法：目的如下。①改善肌肉力量和神经肌肉控制；②强化下肢力量和核心力量。
2. 手术治疗　主要采用关节镜手术，如半月板部分切除术（撕裂部分）、半月板撕裂修复术。

（二）交锁的治疗

1. 非手术治疗
（1）观察。
（2）物理疗法：目的如下。①改善肌肉力量和神经肌肉控制；②强化下肢力量和核心力量。
2. 手术治疗
（1）关节镜手术。

（2）部分半月板切除术。如果存在周缘不稳定，则行部分半月板切除术和（或）周缘修复术。
（3）蝶形手术：切除半月板的中央部分，将其从盘状半月板转化为 "C" 形半月板。如果存在周缘不稳定，则行蝶形手术和（或）周缘修复术。
（4）最近也有报道称，在没有进行蝶形手术的情况下成功修复了盘状半月板周缘不稳定的纵向撕裂。因为蝶形手术可能会损害半月板的负荷传递功能，易导致退变。

七、盘状半月板的预后

Lee 等在平均 10 年的随访中，73 例 < 40 岁接受了部分半月板切除术的患者中，有 > 30% 的患者预后不良。70% 的患者有关节炎改变的进展，50% 的患者有残余半月板的退行性病变。

Ohnishi 等报道，与 > 13 岁的患儿相比，≤ 13 岁的患儿关节镜治疗有症状盘状半月板的临床预后更好。

第35章 半月板周围囊肿

半月板周围囊肿是一种在胫股关节间隙附近形成囊肿样的疾病。这通常是半月板水平撕裂延伸到半月板外周的结果，然后像一个单向阀门一样，允许滑膜关节液进入囊肿，但不能返回膝关节腔。

囊肿的大小可能不同（从极小到非常大），可由一个或多个囊腔组成。与内侧半月板相比，这种囊肿更常见于外侧半月板。较大的半月板撕裂延伸到半月板与关节囊连接处时，更易发生半月板周围囊肿。根据 MRI 发现，沿半月板环形轴≥12mm 的半月板撕裂与半月板周围囊肿的形成有关。有时囊肿的形成与膝关节不相通，也与半月板撕裂无关（图 35-1，图 35-2）。

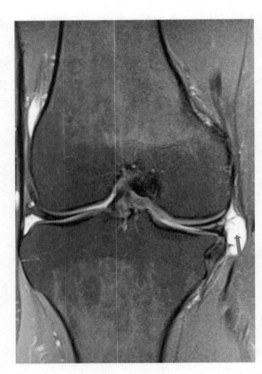

图 35-2 内侧半月板周围囊肿（红色箭头）

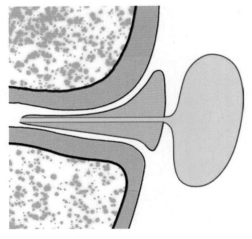

图 35-1 继发于半月板水平撕裂的半月板周围囊肿

一、半月板周围囊肿的临床症状

1. 无症状：在膝关节临床或影像学检查中偶然发现。

2. 疼痛：钝痛。

3. 压迫神经（腓神经、隐神经）引起的神经症状，如神经源性疼痛、肌肉乏力、肌肉萎缩。

4. 由相关半月板撕裂引起的症状，如膝关节疼痛、交锁、弹响。

5. 如果囊肿体积非常大，会引起肌腱弹响，乃至压迫腘动脉。

二、半月板周围囊肿的临床体征

1. 胫股关节间隙的囊性肿胀。

2. 可能会因囊肿内容物的压力而感到张力，导致可能误诊为骨性来源的病变（如骨瘤）。

3. 膝关节的大小和张力随关节的位置而变化。①在屈曲过程中不明显，甚至消失，而在伸直过程中大小和张力变大；②外侧半月板周围囊肿可能在小腿外旋屈曲 45° 时更明显，小腿内旋时不明显或消失。

4. 神经功能障碍，如感觉异常、肌无力、肌肉萎缩。

5. 肌腱弹响。

6. 动脉损伤的征象。

7. 由于膝关节外侧缺乏大量的软组织覆盖，外侧半月板周围囊肿更容易被发现。因此，能在形态较小的早期阶段发现囊肿。

三、半月板周围囊肿的辅助检查

半月板周围囊肿的辅助检查主要为 MRI（图 35-3）及超声。

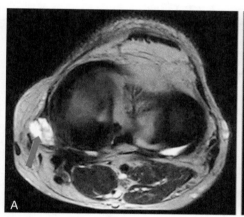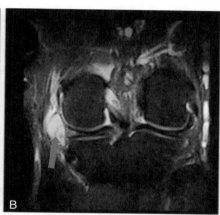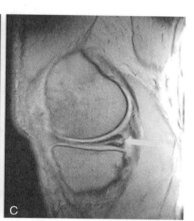

图 35-3　内侧半月板周围囊肿（红色箭头）伴有内侧半月板水平撕裂（黄色箭头）（MRI）

四、半月板周围囊肿的治疗

在处理半月板周围囊肿时，确定是有临床症状还是无临床症状非常重要。如果没有临床症状，则不予以干预。如果出现临床症状，可进行如下治疗。

（一）非手术治疗

1. 如果症状没有严重到干预指征，可不予以干预。

2. 膝关节注射类固醇，以减轻与潜在膝关节退行性变或半月板撕裂相关的炎症反应。

3. 超声引导下囊肿吸引术及囊肿类固醇注射。

（二）手术治疗

1. 关节镜下半月板部分切除术和（或）关节镜下半月板撕裂囊肿减压术（图 35-4）。

2. 关节镜下半月板部分切除术和（或）经皮针囊肿减压术。

3. 关节镜下半月板部分切除术和（或）开放性囊肿切除术。

4. 如果没有相关半月板撕裂，可关节镜下分开窗囊肿减压术。

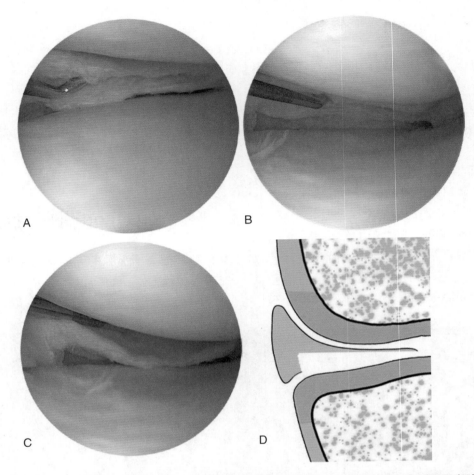

图 35-4　半月板部分切除术：半月板水平撕裂下方层裂部分切除治疗半月板周围囊肿

■ 要点

（1）许多影像学检查时发现的半月板周围囊肿是偶然发现的，可能与其他膝关节疾病共存。因此在进行任何干预措施之前，应优先考虑半月板周围囊肿的存在与患者的症状相联系。

（2）开放性囊肿切除术并不常用。

（3）现已证明关节镜下半月板部分切除术不伴囊肿减压与伴囊肿减压有同样的效果。

（4）对于与半月板撕裂相关的半月板囊肿的患者，半月板部分切除术不伴囊肿减压的短中期预后极佳。

第36章　膝关节半月板缺失综合征

膝关节半月板缺失综合征是指在大部分半月板切除术术后，胫股关节内侧或外侧关节间室出现疼痛症状的疾病。这可能是由于半月板的缓冲作用丧失，导致软骨下骨的异常负荷（关节间室超负荷）。在半月板缺损的情况下，关节接触面积减少，因此接触压力增加。在是否伴有关节退行性改变的情况下均有可能发生。

一、膝关节半月板缺失综合征的临床症状

1. 累及关节间室深层疼痛：呈局限性或弥漫性。
2. 活动度受限。
3. 关节间隙疼痛，如半月板切除的关节间室疼痛。
4. 在活动或正常负重时疼痛。
5. 间歇性肿胀，如出现积液/滑膜炎。
6. 膝关节出现异常声音，如弹响。
7. 假性膝关节不稳定。

二、膝关节半月板缺失综合征的临床体征

1. 肌肉萎缩：与肌肉失用或肌腱撕裂相关。
2. 弥漫性膝关节肿胀，如积液。
3. 运动时膝关节疼痛，如胫股关节负重时疼痛加重。
4. 膝关节无力，如相关的股四头肌或关节周围其他肌肉萎缩和无力。
5. 相关力线紊乱，如内翻/外翻畸形，屈曲畸形。
6. 膝关节活动度丧失：由疼痛引起的假性僵硬，或真性僵硬。

三、膝关节半月板缺失综合征的辅助检查

1. X 线检查
（1）正位、侧位、轴位片、髁间窝位。
（2）下肢全长片评估下肢力线情况。
2. MRI 检查
（1）评估残留半月板的位置、大小和形状，并确定相关的软骨破坏。
（2）确定韧带的损伤。

四、膝关节半月板缺失综合征的治疗

（一）非手术治疗

1. 不干预。
2. 改良活动。
3. 简单的镇痛。
4. 物理治疗：目的如下。①加强膝关节周围的肌肉力量；②保持主动运动；③拉伸挛缩的软组织以恢复运动功能。
5. 膝关节腔内注射类固醇、黏弹剂、PRP。

（二）手术治疗

1. 关节镜下半月板撕裂残余部分或软骨病变清理。

（1）如果相关力线紊乱，行力线矫正手术（截骨矫形术）以减少关节间室的超负荷，包括股骨远端和胫骨近端截骨。

（2）膝关节稳定性手术，如果伴有相关韧带的不稳定。

（3）半月板移植 ± 软骨重建，如果相关的软骨损伤适合重建手术 ± 力线矫正手术 ± 膝关节稳定性手术。方法包括：①同种异体半月板移植；②半月板人工支架。

2. 膝关节置换术

（1）膝关节单髁置换术：包括内侧髁置换术和外侧髁置换术两类。

（2）全膝关节置换，伴或不伴有髌骨表面置换术。

据报道同种异体半月板移植半月板的 1 年生存率为 96.7%，5 年生存率为 87%，7 年生存率为 82.2%。没有明显软骨损伤的膝关节生存率（5 年生存率为 95%）明显高于有全层软骨磨损的膝关节（5 年生存率为 77%）。研究还表明，77% 的运动员可重返体育活动。

（张　磊　付维力　谢　兴　译）

第37章　内侧皱襞综合征

内侧皱襞综合征是一种由于内侧皱襞炎症或增厚导致疼痛的疾病（图37-1）。症状可能是创伤导致的，或者在没有创伤的情况下出现。

内侧皱襞综合征有以下两种类型。

（1）无潜在关节炎的情况。

（2）存在潜在关节炎或股骨内侧髁软骨退变的情况，因此皱襞可能由于反复的撞击和摩擦作用而导致软骨损伤（图37-2）。股骨内侧髁上的压力已证明与皱襞的杨氏模量（刚度）有关。

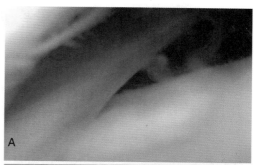

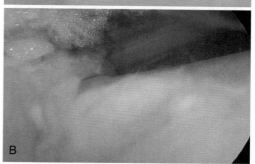

图 37-2　内侧皱襞与潜在软骨损伤

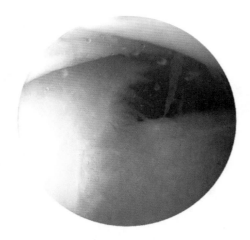

图 37-1　增厚的内侧皱襞

一、内侧皱襞综合征的临床症状

1. 膝关节前内侧疼痛：①上楼梯时加重；②膝关节屈曲时加重。

2. 膝关节弹响。

3. 假性嵌顿。

二、内侧皱襞综合征的临床体征

1. 髌骨内侧压痛。

2. 股骨内侧髁压痛。

3. 可触摸到的增厚的内侧索（在检查人员的手指下滚动，再现患者的症状）。

4. 髌内侧皱襞试验（mediopatellar plica test, MPP）：如图37-3和图37-4所示。

三、内侧皱襞综合征的辅助检查

1. 动态超声。

2. MRI 检查。

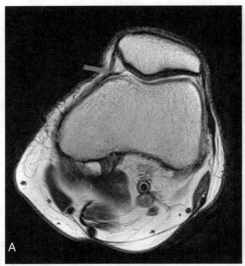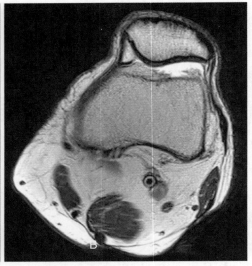

图 37-3　股骨内侧髁上方突出的内侧皱襞

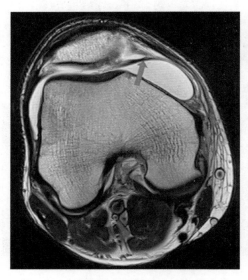

图 37-4　增厚的内侧皱襞（红色箭头）

四、内侧皱襞综合征的治疗

（一）非手术治疗

1. 镇痛 / 抗炎。

2. 物理治疗：①局部按摩；②股四头肌拉伸。

3. 关节内注射类固醇。

（二）手术治疗

手术治疗方法主要为关节镜下切除皱襞。伴内侧间室或内侧髌骨面存在潜在关节炎时，同时切除内侧支持带（图 37-5）。

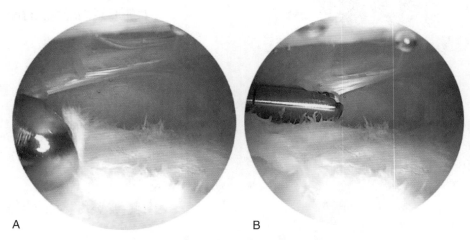

图 37-5　关节镜下切除增厚的内侧皱襞

第38章　髌上皱襞综合征

髌上皱襞综合征是一种由于髌上囊滑膜皱襞炎症或增厚而导致膝关节疼痛的疾病。一个完整的髌上皱襞可导致膝关节与髌上囊之间的连接受阻，并导致滑囊炎和肿胀。髌上皱襞综合征多发生在创伤后或在没有损伤的情况下。

一、髌上皱襞综合征的临床症状

1. 髌上：膝前疼痛、上楼梯时加重，膝关节屈曲时间延长（坐、蹲）（图38-1）。

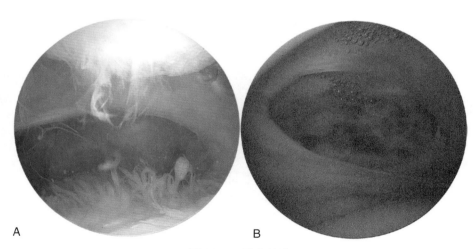

A　　　　　　　　　　　　B

图 38-1　髌上皱襞

2. 弹响。

3. 打软腿。

4. 复发性或进行性膝关节肿胀、软组织肿块。

5. 假性嵌顿。

6. 可闻及或可察觉的弹响。

7. 肿胀。

2. 积液，软组织肿胀。

3. 可触摸到髌上条索。

4. 肿胀／肿块。

5. 髌骨的活动度降低（由于皱襞对髌骨的束缚）。

二、髌上皱襞综合征的临床体征

1. 在髌骨近端有压痛。

三、髌上皱襞综合征的辅助检查

1. 超声检查。

2.MRI 检查。

四、髌上皱襞综合征的治疗

（一）非手术治疗

1. 镇痛 / 抗炎。

2. 物理治疗：①局部按摩。②股四头肌拉伸。

3. 关节内或髌上囊穿刺抽液。

4. 关节内或髌上囊注射类固醇。

（二）手术治疗

手术治疗方法为关节镜下髌上滑膜皱襞切除术。

第39章　髌下皱襞综合征

髌下皱襞从髁间切迹的前部延伸到髌骨上极的髌下脂肪垫。髌下皱襞综合征是一种由于髌下皱襞炎症或增厚引起膝关节疼痛的疾病，多在创伤后或没有损伤的情况下发生。

一、髌下皱襞综合征的临床症状

1. 髌下疼痛，上楼梯时加重。膝关节伸直时加重。

2. 膝关节伸直受限、屈曲畸形。

二、髌下皱襞综合征的临床体征

1. 膝关节伸直时髌腱近端压痛。

2. 皱襞增厚导致膝关节伸直受限。

三、髌下皱襞综合征的辅助检查

MRI 可发现沿皱襞线的脂肪垫异常（图 39-1）。

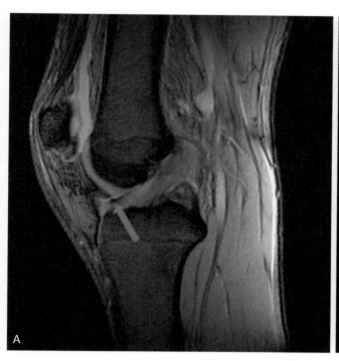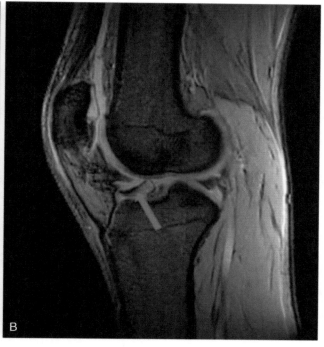

图 39-1　增厚的髌下皱襞（红色箭头）

四、髌下皱襞综合征的治疗

（一）非手术治疗

1. 镇痛／抗炎。
2. 物理治疗：局部按摩。
3. 关节内注射类固醇。

（二）手术治疗

手术治疗方法主要为关节镜下髌下皱襞切除术。

■ 要点

增厚的髌下皱襞可能撞击到髁间切迹和滑车，导致软骨损伤和功能障碍，以及膝关节前方疼痛。这种软骨损伤也可能会限制膝关节伸展。

第40章 髌股关节疼痛综合征

髌股关节疼痛综合征是一类非局部软骨缺损或髌股关节炎导致髌股关节疼痛的疾病，可能与髌股关节软骨软化有关。

髌股关节疼痛是一种常见的疾病。Smith 等通过系统评价和 Meta 分析评估了髌股关节疼痛的发病率，共纳入 23 项研究，据报道普通人群髌股关节疼痛的年患病率为 22.7%，青少年为 28.9%。

患病率如下。①整个青少年占 7.2%（95% CI：6.3% ～ 8.3%）；②女性青少年运动员占 22.7%（95% CI：17.4% ～ 28.0%）。

目前已经提出了许多导致髌股关节疼痛的因素，但存在个体差异。在生物力学方面，已经描述了髋、膝和足如何影响髌股关节的受力，在处置这类疾病时必须考虑这些因素。这些因素可分为外部因素和内部因素两部分。

1. 外部因素

（1）过度使用：包括频率、持续时间、强度。过度用力、活动量短时间加大。

（2）髌股关节受压的活动：长时间屈膝时加重，如看电影、坐在车里、深蹲、上/下楼梯。

1）上楼梯需要股四头肌向心收缩，可能不会引起症状。

2）下楼梯需要股四头肌离心收缩，增加髌骨关节压力，导致疼痛。

2. 内部因素

（1）核心肌群无力/不平衡。

（2）髋：肌肉无力，包括以下肌肉。①外展肌；②外旋肌；③伸肌。

（3）膝

1）股四头肌无力，股四头肌肌力不平衡。

2）股四头肌、髂胫束、髌骨支持带、腓肠肌紧张：膝关节屈曲时，髌股关节压力增加。

3）腘绳肌紧张：伸膝时增加髌股关节压力，可能与腘绳肌 - 股四头肌共同激活增加有关。

4）腘绳肌张力不平衡：股二头肌在髌股关节疼痛中表现出更多的活动。由于外侧腘绳肌收缩早于内侧腘绳肌，导致外侧和内侧腘绳肌之间的张力不平衡。

（4）足：过度旋前和踝背伸减小可导致髌股关节压力增加。

（5）由以下原因导致的髌骨对线不良、轨迹不良、高位髌骨。

以下原因导致的软组织失衡（过度松弛/过度紧张）：①外侧支持带或髂胫束过度紧张导致外侧轨迹不良；②内侧支持带过度松弛导致外侧轨迹不良；③股内侧肌和股外侧肌之间的股四头肌失衡可导致轨迹异常和异常负荷。

（6）骨：①股骨内旋。②胫骨外旋/内旋。③胫骨结节偏外。尸体研究表明胫骨结节偏外增加了外侧髌股关节接触压力，胫骨结节内移降低了该压力。④高位髌骨，低位髌骨。⑤膝外翻。

关于髌股关节疼痛的主要软组织影响因素，已经分为了不同的亚组，包括髋外展肌无力、股四头肌无力、髌骨过度活动、髌骨活动不足伴足旋前位、下肢两个关节的肌肉紧张。

因此，髌股关节疼痛的根本发病机制在病例中并不统一，因此症状可能不一致，需要个体化治疗方案。在许多情况下，可能需要尝试各种非手术方式，因为在个人层面上很难预测谁将从个体干预中获益，谁不能获益。

一、髌股关节疼痛综合征的临床症状

1. 疼痛

（1）膝前痛：主要包括以下情况。①中央：髌骨后面；②前外侧：由于股骨外侧髁上的髌骨外侧关节面受压；③前内侧：外侧支持带紧张引起内侧支持带牵拉受力。

（2）过度屈膝或长时间屈膝（久蹲、久坐）活动时疼痛加重。

（3）上下楼梯时疼痛加重。

2. 关节弹响。

3. 不稳定，打软腿。

二、髌股关节疼痛综合征的临床体征

1. 髌骨关节表面触痛。

2. 髌骨边缘触痛。

3. 髌股关节捻发音。

4. 压髌试验疼痛。

5. 股四头肌肌无力。

6. 腘绳肌或股四头肌紧张。

7. 髋外展肌／外旋肌无力。

8. 外侧支持带紧张，如髌骨外侧倾斜、内侧活动度降低。

9. 髂胫束紧张，如髌骨外侧倾斜、外侧关节面受压、小腿外旋。

10. 髌骨轨迹不良，如"J"形征、半脱位、脱位。

11. 膝外翻。

12. 膝反屈。

13. 股骨内旋。

14. 胫骨外旋。

15. 足扁平外翻畸形。

16. 屈曲挛缩：术后、外伤、腘绳肌紧张，导致股四头肌过度收缩。

17. 临床 Q 角增加，但这是有争议的：系统评价表明 Q 角与髌股关节疼痛的风险无关。

18. 下肢不等长：从髂前上棘到内踝的距离，双腿长度差距大于 15mm 被认为是差异显著。①长腿：足部和距下关节旋前；②短腿：足部旋后以平衡腿长。

三、髌股关节疼痛综合征的辅助检查

1. X 线检查

（1）正位：膝关节力线。

（2）侧位：评估髌骨高度，确定二分髌骨。

（3）轴位片：评估髌骨倾斜、退变。

（4）下肢全长位：进一步评估临床上检测到的冠状位下肢力线畸形。

2. MRI 检查

（1）髌股关节软骨。

（2）排除其他关节内病变。

（3）评估胫骨结节外移（图 40-1）。

（4）确定髌骨／股骨滑车关节软骨重叠，评估髌骨高度（图 40-2）。

3. CT 旋转力线：股骨／胫骨。

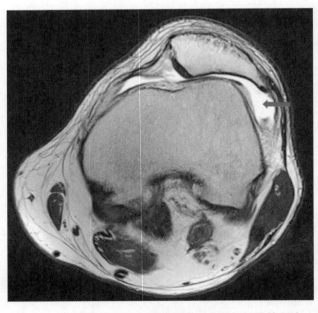

图 40-1 与髌股关节退变和髌骨外侧半脱位相关的积液

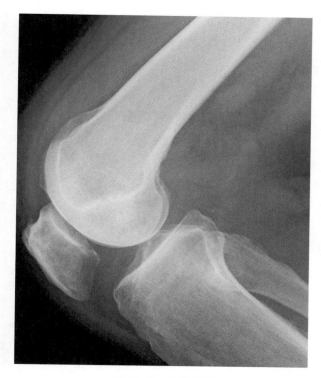

图 40-2　低位髌骨

四、髌股关节疼痛综合征的治疗

在考虑髌股关节疼痛综合征的治疗时，应采用个性化的方法，从而准确识别和解决可能影响 PF 生物力学的缺陷，确定初始可用的非手术治疗方法。此类缺陷可能涉及以下情况。①核心力量；②髋关节；③股骨；④膝关节；⑤胫骨；⑥踝关节；⑦足。

（一）非手术治疗

治疗总体目标是改善关节柔韧性、力线、肌肉控制和力量。同时疼痛控制措施旨在解决外周性疼痛和中枢性疼痛。此类措施如下。

（1）恢复膝关节运动，伸展和加强髋关节和膝关节周围肌肉。

1）股四头肌拉伸和肌力强化。

2）腘绳肌拉伸。

3）髋外展肌和外旋肌肌力强化。

4）髂胫束和外侧支持带拉伸。

（2）提高核心稳定性。

（3）本体感觉训练。

（4）膝关节伸膝装置。髌骨支具用于改善本体感觉和姿势控制，内侧髌骨胶带，内侧定向矫形支具。

（5）足矫形器

1）内侧弓支撑：足扁平外翻畸形。

2）足跟垫：解决腿长不等问题。

（6）疼痛控制

1）镇痛、经皮电刺激神经疗法、热疗、针灸。

2）心理支持治疗。

（7）类固醇、透明质酸、PRP 关节内注射。

（二）手术治疗

尽管已经提出了几种手术，但它们的有效性是有争议的，其结果许多时候是不可预测的。因此，需要高度谨慎地开展。

手术治疗旨在通过解决髌骨对位和轨迹异常来改善髌股关节的生物力学，目的是降低髌股关节面压力。此类手术应根据适应证准确掌握。

1. 胫骨结节移位

（1）前移，可减少髌股关节面压力和力。

（2）远端移位，可改善高位髌骨。

（3）内侧移位，可改善外侧髌骨轨迹不良。

2. 股骨／胫骨截骨术　纠正冠状位和旋转位的下肢力线畸形。

3. 外侧支持带松解（关节镜或开放式）　以减少外侧髌骨倾斜和轨迹异常。这可能在髌骨外侧高压综合征中起作用，这是一种由于髌骨外侧关节面和股骨滑车外侧部分之间受压而导致髌股关节疼痛的病症，也可能发生在没有局部软骨缺损或髌股关节炎的情况下。

五、髌股关节疼痛综合征的自然病史

既往研究报告，髌股关节疼痛综合征中的疼痛在许多情况下是可自行缓解的，但是很多患者可能会变成慢性的髌股关节疼痛综合征。①高达 90% 的患者在诊断本病 4 年后仍有症状；② 25% 的人在 20 年的随访中出现明显症状。

Nimon 等描述了一系列青少年特发性膝前疼痛非手术治疗的女性，在平均 16 年的随访中 22% 的人报告没有疼痛，71% 的人认为症状比就诊时好，大多数人（88%）很少或根本不使用镇痛药，而 90% 的人定期参加运动。约 25% 的人在就诊后的长达 20 年内仍然有明显的症状。没有任何特征可以预测哪些患者会持续存在症状。

原著者得出的结论是，青少年特发性膝关节前部疼痛的常规手术治疗是不合理的，因为绝大多数患者会自发改善，并且没有可靠的方法来识别那些不会自发改善的病例。

■ 要点

（1）很难在个体层面预测特定干预措施的效果。

（2）髌股关节过度负荷可能会对内外两个髌骨面的影响是相似的，或者一个多于另一个（通常外侧面多于内侧面）。

（3）Saltychev 等在系统评价和 Meta 分析中表明，没有证据表明单一治疗方式适用于所有髌股疼痛患者。相反，有一些证据表明某些方式可能对某些亚组患者有所帮助。

第41章 髌下脂肪垫功能障碍

髌下脂肪垫功能障碍指的是髌下（Hoffa's）脂肪垫（位于髌腱后面）的功能紊乱。可能与脂肪垫的以下情况相关。

（1）炎症。

（2）纤维化。

（3）软骨增生。

（4）骨质增生。

（5）急性创伤：膝关节前方的钝性损伤，膝关节内骨折，髌骨脱位。

（6）退变/慢性微创伤：①发生于脂肪垫的主体，由股骨和胫骨之间的撞击所致；②发生于脂肪垫的上部，由股骨和髌骨肌腱之间的撞击所致。

（7）肿瘤性病变：脂肪垫含有多能干细胞，可分化为软骨细胞或成骨细胞，从而产生软骨瘤或骨软骨瘤。

（8）手术：开放性或关节镜手术。

功能障碍可能原发于脂肪垫内，或继发于膝关节的其他疾病。

一、髌下脂肪垫功能障碍的临床症状

1. 膝关节前部、髌骨后的疼痛。

2. 膝关节伸展、过伸时加重。

3. 上下台阶时加重。

4. 膝关节弹响。

5. 髌骨下区肿胀。

二、髌下脂肪垫功能障碍的临床体征

1. 髌腱和周围区域触痛。

2. 髌下捻发音。

3. 股四头肌无力。

4. Hoffa 征阳性：膝关节从屈曲90°到伸展时，髌腱内侧和外侧边缘触痛。

5. 过伸试验阳性：膝关节被动过伸可再现髌骨下区的疼痛。

6. 髌骨力线不良：①高位髌骨；②髌骨向外错位/轨迹不正。

三、髌下脂肪垫功能障碍的辅助检查

1. X 线检查　评估髌骨的高度，脂肪垫的钙化，分别从前后位、侧位、轴位进行评估。

2. MRI 检查

（1）脂肪垫：水肿、纤维化、滑膜炎、肿块病变（图 41-1 和图 41-2）。

（2）膝关节股骨面软骨：撞击的痕迹。

（3）确定髌骨与股骨滑车的重叠部分、髌骨高度。

（4）膝关节前部疼痛的鉴别诊断：需与髌股关节软骨、髌腱及髌下皱襞相鉴别。还应与其他关节内病变相鉴别。

（5）评估胫骨结节外移。

四、髌下脂肪垫功能障碍的治疗

（一）非手术治疗

1. 恢复膝关节运动，加强关节周围肌肉肌力，减少对髌腱的应力。

2. 股四头肌的拉伸和肌力强化。

3. 髌腱黏膏支持带、支具。

4. 脂肪垫类固醇注射。

（二）手术治疗

手术治疗方法主要为脂肪垫切除术，包括开放式切除术和关节镜下切除术。

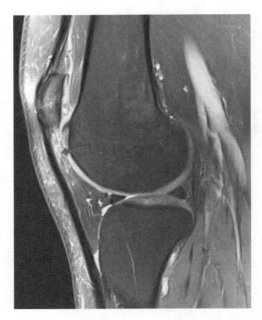

图 41-1　髌下脂肪垫水肿（红色箭头）伴高位髌骨

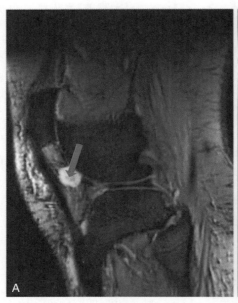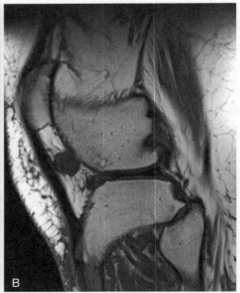

图 41-2　髌骨骨关节炎伴有髌下脂肪垫的坏死（红色箭头）

（邢更彦　梁豪君　译）

第42章　髌上脂肪垫功能障碍

髌上脂肪垫功能障碍是指浅层的髌上（股四头肌）脂肪垫（位于远端股四头肌后面，髌上隐窝前面）的功能障碍，可能由多种原因造成。

功能障碍可能是由于脂肪垫发生以下情况。

（1）急性创伤：膝前钝性损伤，关节内骨折。

（2）退变/慢性微小创伤：①重复过度屈曲造成的髌骨上极和股骨、脂肪垫和滑车之间的压迫；②骨刺或膝关节置换后股骨假体造成的撞击。

（3）肿瘤。

（4）术后造成的纤维化 。

一、髌上脂肪垫功能障碍的临床症状

1. 膝关节前方、髌上区疼痛，与远端股四头肌肌腱有关。

2. 膝关节屈曲时加重。

3. 上下楼梯时加重。

4. 弹响。

5. 髌上区域肿胀/弥散。

二、髌上脂肪垫功能障碍的临床体征

1. 股四头肌远端压痛。

2. 股四头肌肌力下降。

3. 髌骨对线不良：①高位髌骨；②髌骨轨迹外移。

三、髌上脂肪垫功能障碍的辅助检查

1. X 线检查　评估髌骨高度，股骨前方骨性突起，突出的股骨前部。主要包括正位、侧位和轴位 X 线检查。

2. MRI 检查

（1）脂肪垫：水肿、纤维化、滑膜炎、大片病损。

（2）肿块效应（脂肪垫深缘凸出）（图 42-1）。

（3）股四头肌远端肌腱末端病。

（4）其他关节内病损及引起膝前痛的病因。

四、髌上脂肪垫功能障碍的治疗

（一）非手术治疗

1. 恢复膝关节运动，加强关节周围肌肉，减少四头肌肌腱的受力。

2. 股四头肌拉伸及肌力增强。

3.（超声引导下）脂肪垫注射激素。

（二）手术治疗

手术治疗方法主要是脂肪垫切除，包括开放手术和关节镜手术。

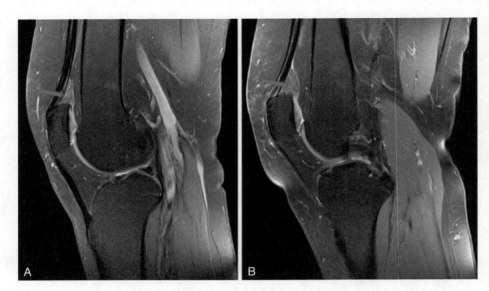

图 42-1　撞击（红色箭头）引起的双侧髌上脂肪垫水肿及肿块效应（深缘凸出）

第43章　股骨前脂肪垫功能障碍

股骨前脂肪垫功能障碍是指股骨远端前方脂肪垫（位于股骨远端前方，髌上隐窝后方）的功能障碍，可能由多种原因所致。

功能障碍可能是由于脂肪垫出现炎症或纤维化。也可能是以下原因引起的功能障碍。

（1）急性创伤：膝前钝性损伤，关节内骨折。

（2）退变 / 慢性微小创伤：①髌骨上方骨赘撞击（损伤脂肪垫中上部）；②髌股关节摩擦综合征，损伤脂肪垫外侧。

（3）肿瘤。

（4）术后造成的纤维化。

一、股骨前脂肪垫功能障碍的临床症状

1. 膝关节前部及髌上部位的疼痛。

2. 弹响 / 交锁。

二、股骨前脂肪垫功能障碍的临床体征

1. 髌上区压痛。

2. 髌骨对线不良：①高位髌骨；②髌骨轨迹外移。

三、股骨前脂肪垫功能障碍的辅助检查

1. X 线检查　评估髌骨高度，髌骨上方骨赘。包括正位、侧位、轴位 X 线检查。

2. MRI 检查

（1）脂肪垫：水肿、纤维化、滑膜炎、占位性病变。

（2）其他关节内病损及引起膝前痛的病因。

四、股骨前脂肪垫功能障碍的治疗

（一）非手术治疗

1. 恢复膝关节运动，加强关节周围肌肉力量。

2. 股四头肌拉伸及肌力增强，减轻髌股关节压力。

3.（超声引导下）脂肪垫注射类固醇。

（二）手术治疗

手术治疗方法主要为脂肪垫切除，包括开放手术和关节镜手术。

第44章 髌腱－股骨外侧髁摩擦综合征

髌腱－股骨外侧髁摩擦综合征是一种由于髌腱近端与股骨外侧髁反复摩擦造成的膝关节前方和外侧出现慢性疼痛的疾病。这导致在伸膝时脂肪垫受到撞击及髌腱微损伤。

髌腱的上后外侧和股骨髁之间的脂肪垫被挤压。这与高位髌骨有关，并导致髌下脂肪垫的上外侧部分水肿。

Li 等通过评估 MRI 图像描述了股骨外侧髁的前下部的 2 种形状，一种是尖锐的，一种是钝的。他们还发现髌骨高位患者尖锐的股骨外侧髁形态与股骨外侧髁摩擦综合征相关。

一、髌腱－股骨外侧髁摩擦综合征的临床症状

1. 疼痛：膝关节前外侧。
2. 活动尤其是膝关节过伸时加重，如进行体育活动时（如打篮球、打排球）。
3. 上下楼梯时加重。
4. 膝关节不稳，打软腿。

二、髌腱－股骨外侧髁摩擦综合征的临床体征

1. 压痛：出现在以下部位。①髌下脂肪垫近端。②髌腱近端。③股骨外侧髁前方。
2. 高位髌骨。
3. 髌骨对线 / 轨迹不良（外移）。

三、髌腱－股骨外侧髁摩擦综合征的辅助检查

1. X 线检查 正位、侧位、轴位评估。①高位髌骨；②髌骨外侧半脱位 / 倾斜。
2. MRI 检查
（1）水肿信号：位于以下部位。①髌股关节下外部；②髌下脂肪垫上外部；③髌骨外侧支持带及股骨外侧髁之间的软组织。
（2）髌腱部分撕裂。
（3）髌骨软骨缺损（图 44-1）。

四、髌腱－股骨外侧髁摩擦综合征的治疗

（一）非手术治疗

1. 恢复膝关节活动及关节周围肌力。
2. 股四头肌拉伸及肌力增强。
3. 髌骨外侧支持带拉伸。
4. 本体感觉训练。
5. 提升核心稳定性。
6. 髌骨贴扎及支具。
7. 关节内脂肪垫注射激素。

（二）手术治疗

虽然一些手术方式被报道，但是其有效性存疑，应尽量避免手术治疗。

手术目的如下。

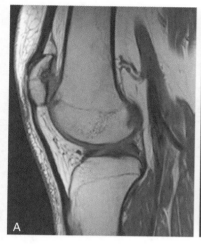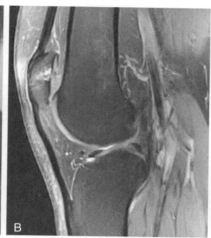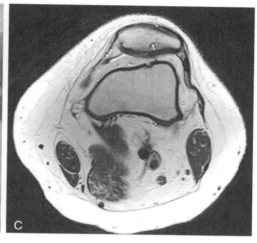

图 44-1　髌骨软骨损伤及软骨下囊肿，同时合并脂肪垫上部水肿

（1）高位髌骨：胫骨结节远端移位。

（2）髌骨外侧轨迹不良：胫骨结节内移，矫正膝关节外翻力线。

（3）脂肪垫炎症：手术切除。

第45章 二分/三分髌骨疼痛综合征

二分/三分髌骨疼痛综合征是指有些患者髌骨可能由2个或3个骨块组成,这些骨块之间的连接处产生疼痛的一种疾病。这是一种发育异常,在发育过程中髌骨骨化中心无法结合。骨块之间的连接处组织可能由纤维组织、纤维软骨和透明软骨组成。不同骨块之间可能有不同的活动性。

一、二分髌骨的流行病学特征

1. 总发病率为0.8%~6%。
2. 男性发病率是女性的3倍。
3. 只有1%~2%的二分髌骨会出现症状。

髌骨骨块活动可能会导致骨块连接处疼痛,这种疼痛的发作分为两类。

1. 急性发作 髌骨受到创伤后挤压骨块间隙所致。
2. 慢性发作 拉力所致。①股四头肌(股外侧肌)收缩;②膝关节屈曲时外侧支持带牵拉。

二、分型

Oohashi报道了不同类型的二分/三分髌骨及相对发病率。

(1)上外侧二分髌骨:83%。
(2)外侧二分髌骨:12%。
(3)上外侧及外侧三分髌骨:4%。
(4)上外侧三分髌骨:1%。

三、二分髌骨的临床症状

1. 大多数患者没有症状,多是进行膝关节影像学检查时偶然发现。
2. 膝前痛:①膝关节活动时加重;②剧烈活动时或剧烈活动后加重;③发病可能与髌骨创伤有关。

四、二分髌骨的临床体征

1. 局部压痛,多位于骨块处。
2. 髌股关节捻发感。
3. 股四头肌萎缩。

五、二分髌骨的辅助检查

1. X线检查 前后位,轴位(图45-1)。
2. CT扫描 明确骨块形状及大小(图45-2)。
3. MRI检查

(1)无症状二分髌骨:①在髌骨主体和骨块之间可见完整但变薄的软骨;②骨块间隙可见液体;③在骨块间隙可见软骨或纤维结合,或有液体;④髌骨主体及骨块无骨髓水肿征象或高信号(图45-3)。

(2)症状性二分髌骨:骨块可见骨髓水肿。

4 SPECT 明确软骨连接处是否为疼痛来源。

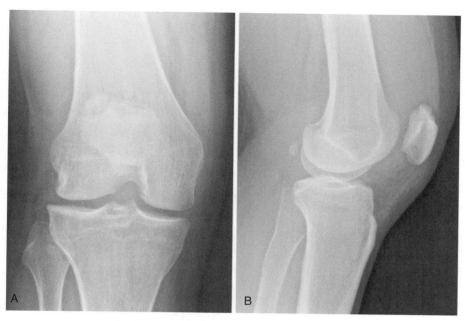

图 45-1　二分髌骨，在 X 线正位片中更明显

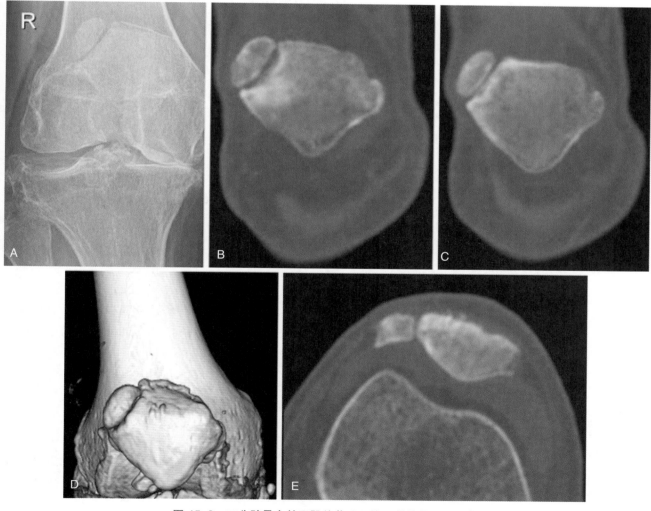

图 45-2　二分髌骨合并胫股关节 OA 的 X 线片及 CT 图像

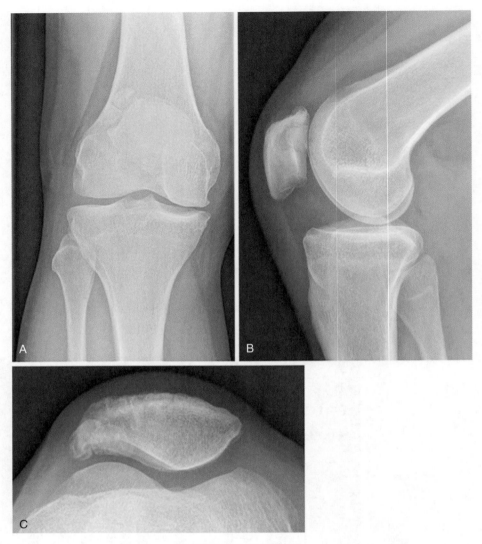

图 45-3 二分髌骨

六、二分髌骨的治疗

（一）非手术治疗

1. 观察。

2. 改变活动方式，休息，避免高强度活动。

3. 非甾体抗炎药：局部用药或全身用药。

4. 物理治疗：①拉伸外侧支持带 / 股外侧肌；②体外冲击波治疗。

5. 外部装置，如支具。

6. 低强度脉冲超声波，可促进骨块结合。

7. 骨块间隙注射：①黏弹补充剂；②激素。

（二）手术治疗

1. 骨块固定。

2. 骨块切除：行开放手术或关节镜手术。

3. 骨块旁软组织松解，如外侧支持带 / 股外侧肌。

4. 关节镜下保留骨块松解外侧支持带。

七、二分髌骨治疗的预后

Matic 等进行了一项系统评价，以确定最有效的干预措施，使有症状二分髌骨运动员恢复到以前的活动水平。他们纳入了 20 篇文章，共 125 例患者（130 个膝关节），结果如下。

（1）整体治疗效果：84% 的患者能够完全重返运动。

（2）接受手术治疗的患者：86% 的患者能够重新运动且无相关症状。

（3）切除疼痛骨块的患者：91% 的患者能够重新运动且无相关症状，9% 的患者能够重返运动，但有残留症状。

McMahon 在 1 篇类似的系统评价中报道 84% 的患者疼痛缓解，98% 的患者术后能够恢复到术前活动水平。

要点

（1）二分髌骨可能被误认为是膝部急性损伤后的骨折。骨块的位置和骨块间隙的皮质化可以帮助区分急性损伤。

（2）关节软骨在骨块之间的间隙通常是完整的，因此关节镜下识别骨块间隙可能是困难的。

（3）在考虑手术治疗之前应进行非手术治疗 6 个月。

第46章 膝关节滑囊功能障碍

膝关节滑囊功能障碍是指膝关节周围有一个或多个滑囊疾病的情况。滑囊内衬滑膜，因此任何可能影响滑膜的疾病都可能影响滑囊。

（1）炎症：过度使用，创伤，结晶性关节病（痛风）。

（2）感染。

（3）肿瘤病变：①良性肿瘤；②恶性肿瘤。

（4）出血：滑囊出血。

一、滑囊功能障碍的临床症状

1. 疼痛：可分为两类。①急性；②慢性。

2. 滑囊部位肿胀。

3. 下肢肿胀。当滑膜撕裂时可出现，与深静脉血栓表现类似。

4. 肿物压迫引起的症状，如血管堵塞，神经症状，肌腱弹响，骨破坏。

5. 关节活动受限，如腘窝囊肿限制膝关节屈曲。

二、滑囊功能障碍的临床体征

1. 滑囊部位可见肿胀。

2. 可触及肿胀：①囊性。②无搏动。③可压缩。④可变小。当膝关节屈曲时压迫腘窝滑囊可使其变小，但是伸直时不会。⑤发热、红、压痛。当存在急性炎症/感染时会出现。

3. 肿物压迫效应产生的体征，如无力/脉搏减弱，静脉淤血，神经相关体征。

4. 弥漫性腿部肿胀：当滑囊破裂时出现。

三、滑囊功能障碍的辅助检查

1. X线检查 评估会导致滑囊功能障碍的骨性异常，或继发于滑囊功能障碍的骨性异常及滑囊钙化。

2. MRI检查 评估滑囊性质、大小及与肿胀的关系。

3. 超声检查 可以对肿胀进行更局部化的评估及血供评估（图46-1～图46-4）。

四、滑囊功能障碍的治疗

炎症性滑囊炎可以采取非手术治疗或手术治疗。

（一）非手术治疗

1. 观察。

2. 抗炎。

3. 治疗原发疾病（如痛风）。

4. 关节穿刺抽液 ± 注射激素。

（二）手术治疗

手术治疗方法主要为切开引流 ± 滑囊切除。

1. 感染性滑囊炎 可以通过以下方式治疗。①抗生素治疗；②手术：切开引流 ± 囊肿切除。

2. 肿瘤性滑膜炎 根据肿瘤病变进行治疗。

3. 出血性滑膜炎 治疗引起出血的原发疾病，如果出现疼痛症状或压迫效应可行滑囊引流。

下面是一些膝关节周围特殊的炎症性滑囊炎。

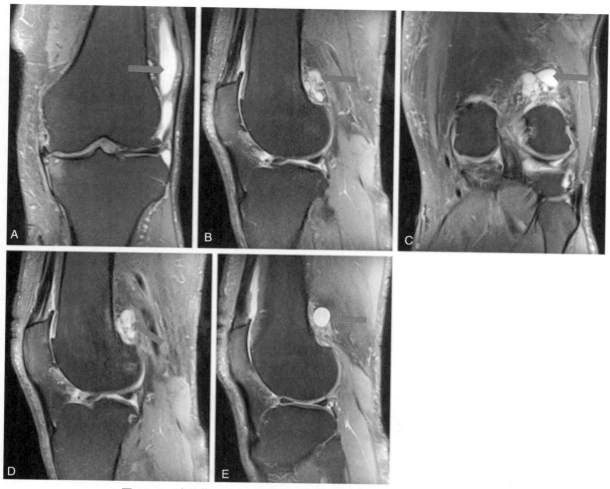

图 46-1　膝关节 OA 中与腓肠肌外侧头相关的多发囊肿（红色箭头）

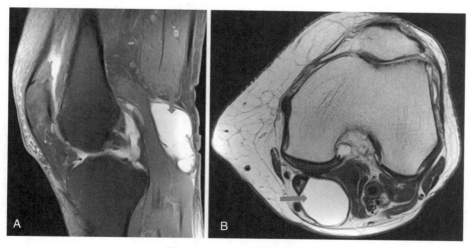

图 46-2　较大的腘窝囊肿

（1）腘窝囊肿：又称腓肠肌 - 半膜肌囊肿 / Baker 囊肿。它位于股骨内侧髁后面、腓肠肌内侧头和半膜肌之间。它通常通过关节囊后部的开口与膝关节腔相通。

它可沿半膜肌的远部向近端延伸或撕裂，并向远端延伸至小腿（类似于深静脉血栓）。患者通常容易被诊断为下肢深静脉血栓形成，直到检查发现他们有一个破裂的腘窝囊肿（图 46-5）。

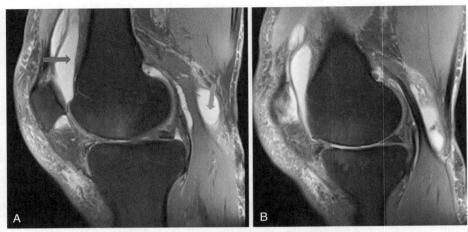

图 46-3　髌骨周围积液（红色箭头）及腘窝囊肿（蓝色箭头）

这类疾病大多通过观察治疗，但在症状严重的情况下需要采取干预措施。治疗方式如下。

1）非手术治疗：穿刺抽液及注射激素。

2）手术治疗：关节镜减压，或非常少的情况下采用开放手术切除。

（2）髌前滑囊炎，如女仆膝。表现为髌骨前肿胀（图 46-6 和图 46-7）。容易出现于长时间跪着的人（如女仆）。据报道，摔跤运动员、铺地毯和地板的工人也可出现这种情况。

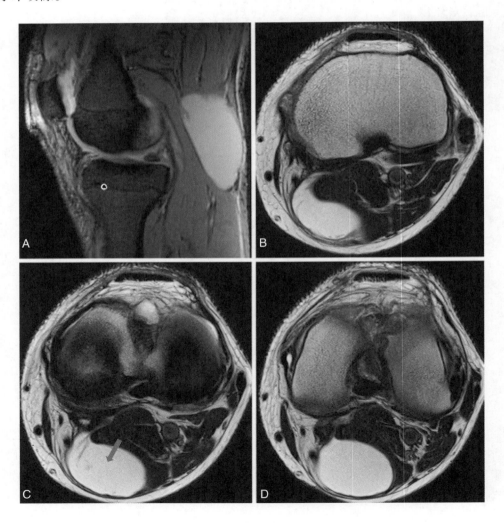

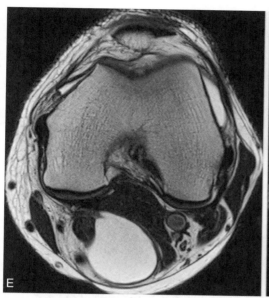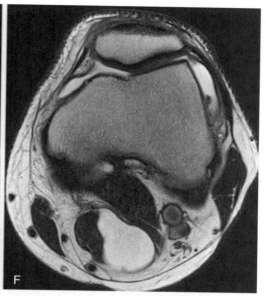

图 46-4　较大的腘窝滑囊合并退行性内侧半月板撕裂及轻微 OA。MRI 轴位图像显示其深部起源及位置（红色箭头）

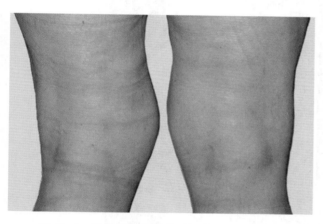

图 46-5　肿大的腘窝囊肿引起膝关节后方肿胀

（3）浅表髌下滑囊炎，如"牧师滑囊炎"。滑囊位于髌腱和皮肤之间。它表现为髌腱前方肿胀，低于髌前滑囊的位置。常出现于那些长时间深屈跪的人身上（如牧师），铺地毯和地板的人员。

（4）髌上滑囊炎：滑囊位于股四头肌远端和股骨干之间。横膈将髌上囊与膝关节腔分隔开来，这个横膈可持续存在到成年，限制两者之间的液体流动。髌上滑囊炎可以表现为髌骨近端疼痛肿胀。自发性破裂的临床表现类似深静脉血栓形成。关节镜下横膈切除术可能有助于改善症状。

（5）深部髌下滑囊炎：滑囊位于髌腱后部和胫骨近端之间，因此疼痛感觉可能更深，肿胀可能不是很明显。临床表现可能与髌腱病相似。有时会合并胫骨结节骨骺炎的骨性突起，另外在强直性脊柱炎的附着点病中也有报道。

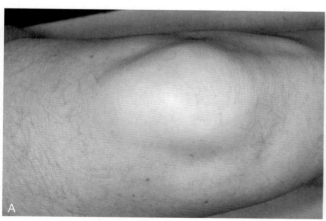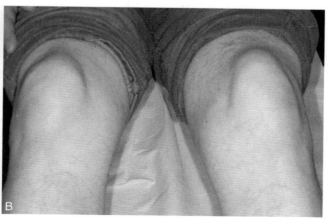

图 46-6　肿大的髌前囊肿

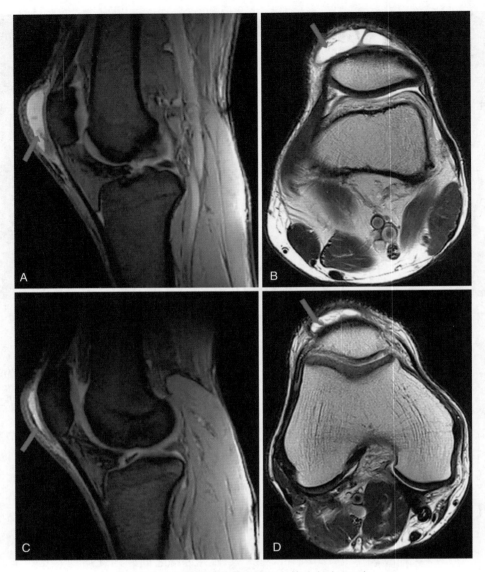

图 46-7　双侧髌前滑囊炎（红色箭头）（MRI）

（6）内侧副韧带滑囊炎：滑囊位于内侧副韧带（MCL）的浅层和深层之间。它可能引起膝关节内侧疼痛，外翻应力下会加重。也可能表现为靠近股骨、胫骨或胫股关节间隙的膝关节内侧肿胀。关节囊裂隙与膝关节相通可使 MCL 囊肿增大。MRI 显示 MCL 深层和浅表层之间的滑囊内充满积液。超声引导下穿刺抽液和（或）激素注射可能有助于缓解症状。在滑囊没有减小且与膝关节通过裂隙相通的情况下，关节镜下扩大裂隙可以使该滑囊减压。鉴别诊断包括半月板关节囊分离或半月板 - 关节囊撕裂导致的半月板周围囊肿。

（7）外侧副韧带滑囊炎 - 股二头肌滑囊炎：滑囊在外侧副韧带（LCL）远端 1/4 的外侧、前侧和前内侧延伸，靠近其在腓骨头的止点，深入到股二头肌长头的前方。在膝关节外侧稳定术中，该滑囊可以帮助辨认 LCL。

（8）鹅足滑囊炎：鹅足是指 3 个肌腱，即缝匠肌、股薄肌和半腱肌在胫骨近端的联合止点。这个滑囊位于鹅足肌腱、MCL 和胫骨近端之间。鹅足滑囊炎通常在以下情况下出现。①内侧间室 OA 或膝关节炎性关节病；②女性；③肥胖；④腘绳肌劳损；⑤冲击较强的运动，如跑步、打篮球、挥球拍运动；⑥糖尿病；⑦全膝关节置换术；⑧胫骨近端内侧骨软骨瘤。

1）鹅足滑囊炎的临床症状：主要为膝关节内侧疼痛。做以下动作时加重。①从坐位到站位；

②跷二郎腿（此时缝匠肌、股薄肌和半腱肌均需参与）。

2）鹅足滑囊炎的临床体征：①鹅足部及鹅足腱远端的压痛；②鹅足部的肿胀。

3）鹅足滑囊炎的辅助检查：①X线检查：如评估相关的骨性病变（胫骨内侧骨软骨瘤）；②超声；③MRI；④鹅足滑囊炎的治疗；⑤非手术治疗：a.休息、冰敷、抬高下肢；b.抗炎；c.治疗原发疾病，如关节病中的痛风结晶；d.超声引导下穿刺抽液及注射激素；⑥手术治疗；⑦极少采取，滑囊切除清理。

（宋　凯　徐志宏　译）

第47章 膝关节骨坏死

膝关节骨坏死是一种股骨远端、胫骨近端或髌骨血液供应中断的疾病。因此，骨骼会发生坏死。与股骨头或肱骨头坏死相比，膝关节骨坏死更为罕见。

有以下 3 种不同的膝关节骨坏死分型。①膝关节自发性骨坏死（spontaneous osteonecrosis of the knee，SPONK）；②继发性骨坏死；③术后骨坏死（包括关节镜术后骨坏死）。

这 3 种分型认为具有特定的潜在发病机制、临床和放射学特征，但在以上这些特征有一些重叠。因此，首先呈现共同特征，然后呈现其独特特征。

一、膝关节骨坏死的原因

1. 特发性（SPONK）。
2. 继发性：有以下几种情况。①创伤所致；②手术所致，如关节镜术后，或开放手术后入路中断血供，如髌骨坏死；③类固醇使用，包括关节内注射；④酗酒；⑤代谢性疾病，如 Gaucher 病；⑥血液疾病，如血红蛋白病、镰状细胞症；⑦结缔组织疾病，如狼疮；⑧炎症性关节炎，如类风湿关节炎；⑨感染性，如细菌性或非细菌性；⑩减压病，如沉箱病。

二、膝关节骨坏死的流行病学特征

1. SPONK　在 60 多岁的女性中更常见。
2. 继发性骨坏死　在年轻患者中更常见。

三、膝关节骨坏死的累及部位

1. SPONK 最常累及股骨内侧髁负重部分的软骨下骨，可能累及膝关节的其他部分。通常单侧发病。
2. 继发性骨坏死可能影响股骨或胫骨的任何部位，包括干骺端或骨干。继发性骨坏死可能影响双膝和多个关节。
3. 术后（关节镜）骨坏死似乎也最常见于股骨内侧髁，但也可能累及外侧间室和髌骨。

四、膝关节骨坏死的发病机制

血液供应中断可能涉及动脉流入或静脉流出。这可能是由于外部机械因素导致血管受压或中断，或由于血管腔内部阻塞。也可能是主要由损害骨骼的创伤性事件所致。

这 3 种类型的发病机制有以下不同。

（1）SPONK：可能是由于软骨下功能不全骨折，这与以下情况相关。①最常见的部位：如股骨内侧髁的承重部分，与高负荷力相关；②与半月板损伤或半月板部分切除术相关；③与 OA 和骨量减少相关。

（2）继发性骨坏死：认为是继发于多种因素所导致的血管闭塞。

（3）术后骨坏死：可能与以下情况相关。①与手术后改变的生物力学有关；②由于关节镜器械造成的创伤；③由于骨骼血液供应中断，如与髌骨骨坏死相关的脂肪垫切除术。

五、膝关节骨坏死的临床症状

1.膝关节疼痛

（1）休息和活动痛，负重时疼痛。

（2）夜间疼痛、影响睡眠。

（3）发病缓急。①急性 SPON：可能非常严重，以至于患者病情严重而急诊就诊；②继发性骨坏死逐渐缓慢发病；③关节镜检查或其他手术的时间关系（关节镜术后 6～8 周）。

2.僵硬。

3.乏力。

4.如果膝关节塌陷或关节炎，有可能出现弹响声。

5.如果有松动的软骨或骨软骨碎片，可能会有交锁或弹响声。

六、膝关节骨坏死的临床体征

1.膝关节活动时疼痛。

2.膝关节活动度下降：①因疼痛导致假性僵硬。②真性僵硬。

3.局部压痛。

4.积液 / 滑膜炎。

七、膝关节骨坏死的辅助检查

影像学检查

（1）X 线检查：疾病早期可能正常（图 47-1）。

（2）MRI 检查：SPONK、继发性骨坏死及术后骨坏死（图 47-2 和图 47-3）。

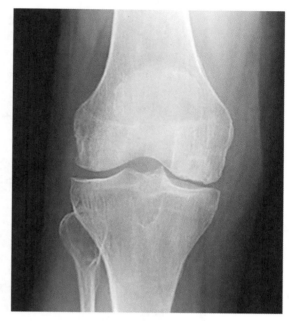

图 47-1　股骨内侧髁自发性骨坏死

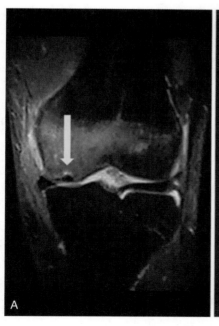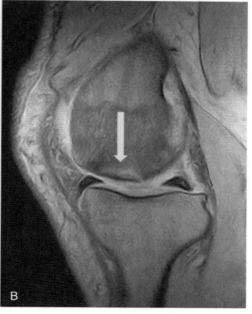

图 47-2　股骨内侧髁 SPONK 伴内侧半月板突出（MRI）

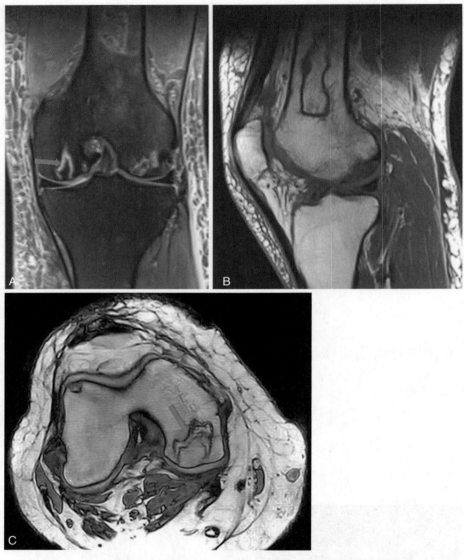

图 47-3　股骨远端继发性骨坏死，呈地图样表现（红色箭头）（MRI）

八、SPONK 的分期

1. Koshino 分期　Ⅰ期：无异常 X 线表现，但 MRI 上有骨髓信号改变；Ⅱ期：股骨髁凸面（承重部分）变平或软骨下骨影像学可见周围有硬化或以上两者；Ⅲ期：透射线区周围硬化环和软骨下骨塌陷；Ⅳ期：涉及胫股关节的退变。

2. Agglietti 改良分期　Ⅰ期：正常影像学表现；Ⅱ期：受累股骨髁变平；Ⅲ期：软骨下影像学可见病变伴周围有局限性硬化；Ⅳ期：大量硬化和软骨下骨塌陷；Ⅴ期：退行性变。

九、膝关节骨坏死的治疗

膝关节骨坏死的治疗取决于临床症状和疾病分期。

（一）非手术治疗

1. 观察。

2. 镇痛。

3. 消除危险因素。

4. 活动调整，尽量减少膝受累部分的负荷（胫股关节受累的情况下 6～12 周不负重）。

5. 物理治疗，以保持关节活动度，避免僵硬。

6. 外固定装置：①佩戴支具以减少相关间室

的负荷；②足部矫形器，以减少相关间室的负荷。

7. 双膦酸盐。其作用是减少骨吸收，从而限制塌陷和疾病进展，但目前尚没有强有力的证据证明它们的疗效。

（二）手术治疗

1. 保留关节　在没有发生退变的情况下选择此方法。①膝关节清理术，去除软骨瓣和游离体，如受影响区域钻孔，减压；②中心区域减压 ± 移植；③骨软骨损伤的表面重建，如微骨折，可采用移植技术、人工材料；④截骨术（胫骨高位 / 股骨远端），以减轻负荷。

2. 关节置换术　用于退行性改变。①部分置换术；②全膝关节置换。

十、膝关节骨坏死的自然病史

（一）SPONK

1. 预后与疾病程度（大小、深度、是否存在塌陷）呈负相关。

2. MRI 已出现改变，但 X 线仍表现正常的患者可能会出现自发溶解。

3. 内翻畸形和病变深度大于 20mm 的病变与预后较差。

4. 较小的病变和疾病早期的病变可能更容易自发消退。目前认为病变直径 < 3.5 cm 可能会自愈；3.5 ～ 5cm 不可预测；> 5cm 疾病可能会进展。

5. 胫骨内侧平台 SPONK 可能预后不良，并且大多数病变进展为退行性改变或塌陷。

（二）继发性骨坏死

据报道，在系统性红斑狼疮患者使用类固醇导致的无症状继发性坏死中，约 50% 的关节可发生自发修复，部分关节坏死完全消失。约 15% 的病变可能扩大，通常与类固醇使用的增加有关，22% 可能进展为塌陷。病变范围越大，预后越差。

🔲 要点

（1）在早期，膝关节骨坏死可能没有明显的特定体征，X 线检查可能显示正常，因此诊断可能被忽略。

（2）晚期表现很常见，因为在疾病实质性进展和出现退变之前，症状可能不明显。

（3）遇到以下情况时，应考虑缺血性骨坏死。

1）无明显诱因的膝关节疼痛。

2）缺血性骨坏死高危患者（60 岁女性，患有急性发作的非创伤性疼痛，关节镜术后持续疼痛，有类固醇使用或酗酒史）。

（4）继发性骨坏死可能在较大剂量类固醇治疗后很早发生（系统性红斑狼疮患者 1 ～ 5 个月，平均 3.1 个月）。

（5）骨坏死分级：将骨坏死分为塌陷前和塌陷后，可能更适合指导治疗。

1）在塌陷前，可以采取防止塌陷的干预措施，如限制负重、双磷酸盐、钻孔和减压。

2）在塌陷后，可采用表面置换技术、减轻载荷的截骨术或置换关节置换术。

第48章　膝关节软骨损伤

膝关节软骨（图 48-1）损伤是一种膝关节软骨被破坏的疾病，分类如下。

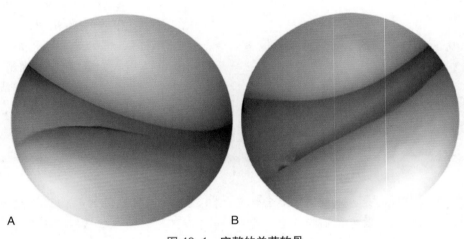

A   B

图 48-1　完整的关节软骨

1. 根据关节软骨受累程度　①局灶性；②弥漫性。

2. 根据损伤的解剖位置　①股骨髁；②股骨滑车；③胫骨平台；④髌骨；⑤混合性；⑥承重区与非承重区。

3. 根据损伤的累及厚度　①部分厚度损伤；②全层损伤不累及软骨下骨；③全层损伤并累及软骨下骨。

4. 根据受损软骨的稳定性　①稳定；②不稳定；③形成游离体。

5. 根据关节软骨损伤的外观　①纤维化/裂缝/裂隙；②形成软骨瓣；③软骨丢失并骨外露。

6. 根据关节软骨损伤的形态　①圆形；②矩形；③椭圆形；④其他。

7. 根据关节软骨壁的缺损　①完全包含；②部分包含；③不包含（开放式）。

一、软骨损伤的病因

1. 急性创伤，如剪切力、通过软骨/软骨下骨的压缩力。

2. 慢性反复微小创伤。

3. 感染。

4. 关节固定。

5. 关节不稳定，导致软骨负荷异常，一些区域代偿性负荷过重。

6. 力线异常，导致软骨负荷异常，一些区域代偿性负荷过重。

最初可能是软骨细胞和细胞外基质微损伤，但随着损伤的进展，可能导致软骨损伤不累及甚至累及软骨下骨。

二、软骨损伤的分级

软骨损伤的 Outerbridge 分级

Outerbridge 分级（最初描述髌骨软骨缺损）

经常使用以下划分标准。

0 级：正常。

Ⅰ级：软骨软化和肿胀（图 48-2）。

Ⅱ级：表面有裂缝的部分厚度损伤未达到软骨下骨或直径不超过 1.5cm（图 48-3）。

Ⅲ级：裂缝达到软骨下骨或直径超过 1.5cm（图 48-4）。

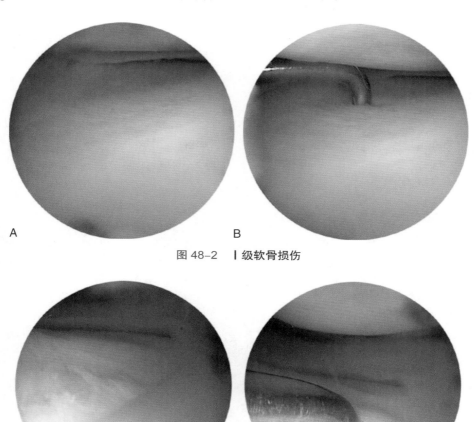

A　　　　　　　　　B

图 48-2　Ⅰ级软骨损伤

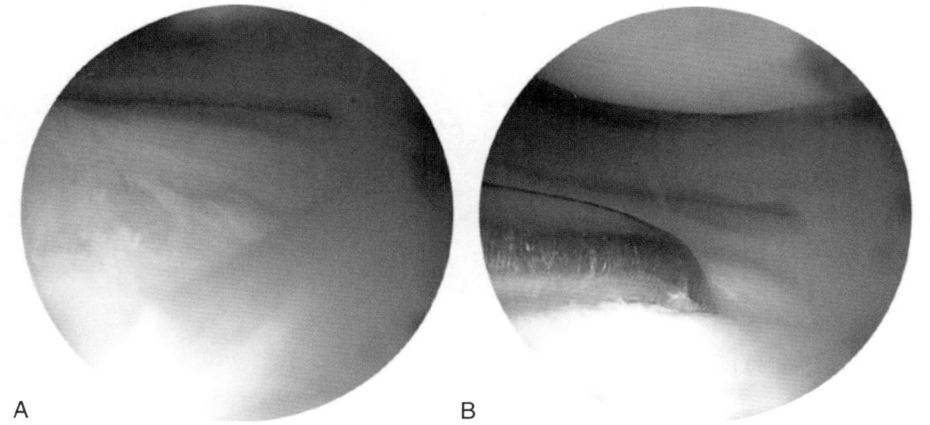

图 48-3　Ⅱ级软骨损伤

Ⅳ级：软骨下骨显露（图 48-5）。

三、软骨损伤的流行病学特征

1989～2004 年进行的一个涉及 25 124 例行膝关节镜手术的研究发现以下情况。

（1）60% 的病例出现软骨损伤。

（2）软骨损伤类型：①局灶性骨软骨或软骨损伤，占 67%；②骨关节炎，占 29%；③剥脱性骨软骨炎，占 2%；④其他，占 1%。

（3）单独软骨损伤：占 30%。

（4）软骨损伤的位置：①髌骨关节面，占 36%；②股骨内侧髁，占 34%。

（5）软骨损伤的严重程度：Outerbridge Ⅱ级软骨损伤最常见，占 42%。

（6）合并损伤：①内侧半月板撕裂，占 37%；② ACL 撕裂，占 36%。

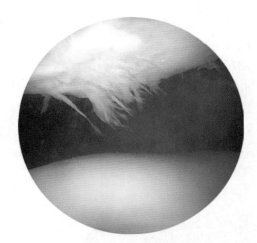

图 48-4　Ⅲ 级软骨损伤

（7）40 岁以下人群，有 1 ～ 3 处局限性（Outerbridge）Ⅲ 级和Ⅳ级软骨损伤，占 7%。

在 508 例原发性 ACL 损伤病例中，重建时观察到以下严重的软骨损伤类型（Outerbridge Ⅲ 级或Ⅳ级）。①股骨内侧髁，占 10%；②股骨外侧髁，占 5%；③胫骨内侧平台，占 1%；④胫骨外侧平台，占 3%；⑤髌骨，占 7%；⑥滑车，占 3%。

一项系统评价表明，急性 ACL 撕裂合并关节软骨损伤的发生率为 16% ～ 46%。

四、软骨损伤的临床症状

局部 / 弥漫性深部膝关节疼痛；膝关节活动性疼痛；屈膝髌骨负荷时疼痛更重，如蹲、长时间坐、跪、上下楼梯；丧失活动能力；间歇性肿胀（积液或滑膜炎）；膝关节声响（"咔嗒"声或弹响）；交锁（假性或真性，如果有游离体）。

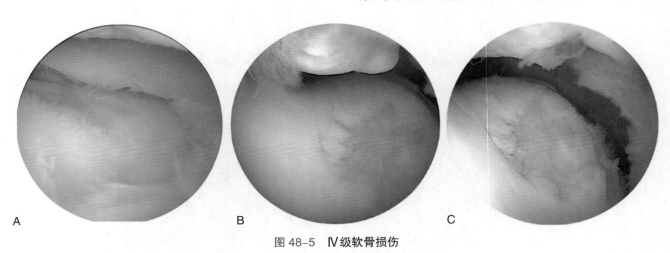

图 48-5　Ⅳ级软骨损伤

五、软骨损伤的临床体征

与失用有关的肌肉萎缩；弥漫性膝肿胀或积液；股骨、胫骨髁或髌骨压痛；相关力线异常，包括内翻畸形、外翻畸形、屈曲畸形；膝关节活动度损失：因疼痛引起的假性活动度丢失，真性僵硬；膝关节肌肉无力。

六、软骨损伤的辅助检查

1. X 线检查
（1）正位、侧位、轴位、切迹位。
（2）全长位评估力线。

2. MRI 检查
（1）确定软骨损伤的位置、大小和形状。
（2）确定相关软骨下积液的存在。
（3）评估是否存在松动、脱落的碎片。

七、局灶性软骨损伤的治疗

（一）非手术治疗

1. 观察。
2. 活动改良。
3. 简单镇痛。
4. 物理治疗：①加强膝关节周围肌肉；②保

持主动运动；③拉伸收缩的软组织以恢复丧失的运动。

5. 膝关节注射类固醇、黏弹剂、PRP。

（二）手术治疗

1. 关节镜下软骨损伤部分厚度或全层病灶清理（图 48-6）。

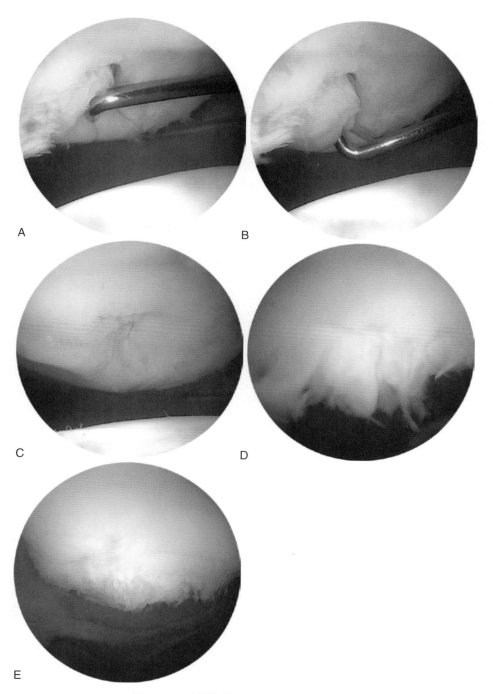

A B C D E

图 48-6 髌骨软骨损伤，清理至稳定边缘

2. 清除游离体。

3. 急性骨软骨损伤的固定。

4. 慢性全层病变的表面修复：①微骨折；

②人工支架覆盖微骨折；③自体软骨细胞移植（ACI）；④基质诱导自体软骨细胞移植（MACI）；⑤骨软骨移植（自体或同种异体）；⑥金属材料

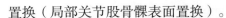

置换（局部关节股骨髁表面置换）。

5. 力线矫正手术（截骨）以减轻软骨损伤区域负荷：①股骨远端；②胫骨近端。

6. 膝关节置换术

（1）单髁置换：①内侧；②外侧；③髌股关节；④双髁置换。

（2）全膝置换术：有或无髌骨表面置换。

■ 要点

（1）病变的大小可以指导要使用的表面修复手术方法。

1）< 2.5cm²：微骨折。较大的缺损会增加软骨下接触和压力，易导致手术失败。

2）< 4cm²：ACI。

3）> 4cm²：骨软骨移植术。

（2）随机试验显示，微骨折与软骨细胞移植后的效果相似。

（3）以下情况应避免使用软骨修复术：①炎性关节病；②关节不稳定；③关节力线异常；④"对吻"损伤（指存在于相对关节表面的相似损伤）；⑤感染。

（4）关节间隙狭窄、骨赘、软骨下囊肿形成或软骨下存在硬化，表明关节退行性变，因此它们是单独治疗软骨损伤的相对禁忌证。

（5）微骨折的预后可能是：①14岁以下患者预后更好；②发病18个月后恶化。

（6）韧带不稳或力线不良可能需要通过矫正或稳定手术重建软骨表面解决。

（7）在处理髌股关节软骨缺损时，骨软骨移植效果不佳，这是供体和受体部位之间的厚度差异及髌骨平面的形状所致。

第49章　膝关节剥脱性骨软骨炎

剥脱性骨软骨炎（osteochondritis dissecans，OCD）是一种软骨下骨局部功能障碍导致部分软骨下骨及其上覆软骨分离的疾病。它可表现为带有骨软骨碎片的骨折（软骨下骨和软骨）。

一、剥脱性骨软骨炎的流行病学特征

青春期更常见，但可发生在任何年龄。男性比女性更常见。可累及膝关节的任何区域（股骨、胫骨、髌骨），但股骨内侧髁的外侧（承重）最常见（约85%的病例）。20%～30%为双侧。

二、剥脱性骨软骨炎的发病机制

其发病机制有以下几种。

（1）软骨下骨血管供应受损。

（2）关节软骨小裂口（由于急性创伤或慢性超负荷），导致滑液逸出进入软骨下骨。

（3）缺血（血管痉挛、脂肪栓塞、感染或血栓）导致骨坏死。

（4）导致软骨下骨折及邻近软骨下骨坏死的创伤。①急性创伤；②反复创伤。胫骨嵴和股骨内侧髁之间的反复接触/撞击伴胫骨内旋，使胫骨更可能在狭窄的股骨髁内旋转。

（5）生长中的骨骼骨化异常，生长板不规则，如软骨血供受损、软骨坏死和骨化受损。

（6）潜在的遗传倾向。

三、剥脱性骨软骨炎的临床症状

1. 深部膝关节疼痛。
2. 膝关节运动疼痛。
3. 活动功能丧失。
4. 间歇性肿胀。
5. 膝关节异常声响（"咔嗒"声/弹响）。
6. 交锁（假性或真性，如有游离体）。

四、剥脱性骨软骨炎的临床体征

1. 与失用有关的肌肉萎缩。

2. 受累区域局部压痛（屈膝时更容易触及股骨内侧髁）。

3. 膝关节积液或滑膜炎。

4. 相关力线不良，如内翻畸形、外翻畸形、屈曲畸形。

5. 丧失膝关节活动能力：因疼痛导致假性僵硬/真性僵硬。

6. 腿外旋行走以尽量减少胫骨内侧嵴和股骨内侧髁外侧（损伤的常见部位）之间的撞击（从而导致疼痛）。

7. 在膝关节从屈曲90°伸展至30°过程中，胫骨内旋诱发疼痛。通过外旋胫骨缓解疼痛（Wilson试验）。虽然大多数股骨内髁OCD患者没有出现这种情况，但如果出现这种情况，当检测结果为阴性时，可能意味着损伤已解决。

8. 如果伴有股四头肌或其他关节周围肌肉萎缩，则表明膝关节无力。

五、剥脱性骨软骨炎的辅助检查

1.X 线检查：①正位和侧位 X 线检查（图 49-1）；②髁间窝位，可以更好地评估股骨内侧髁；③全长位评估力线。

2.MRI：①确定病变的位置、大小和稳定性；②确定相关软骨下液体的存在；③评估是否存在松动、分离的碎片（图 49-2）。

3.关节镜下评估碎片稳定性。

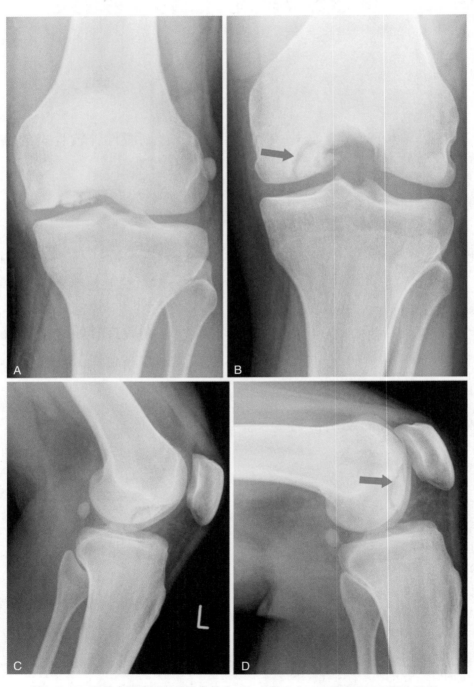

图 49-1　股骨内侧髁剥脱性骨软骨炎（红色箭头），髁间窝位显示更为明显

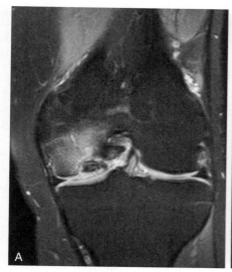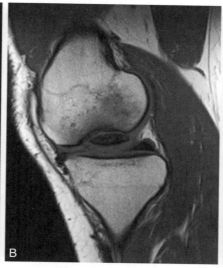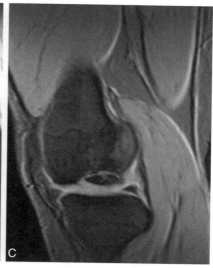

图 49-2　累及股骨内髁的剥脱性骨软骨炎（MRI）

六、剥脱性骨软骨炎的分级

（一）MRI 下 Dipaola 分级

Ⅰ级：关节软骨增厚但完整。

Ⅱ级：关节软骨破坏；软骨碎片后面的低信号边缘表明纤维附着。

Ⅲ级：关节软骨破坏；软骨碎片后面的高信号（与液体信号相同）表明碎片与下面的软骨下骨之间的附着丧失和滑液存在。

Ⅳ级：游离体形成（图 49-3）。

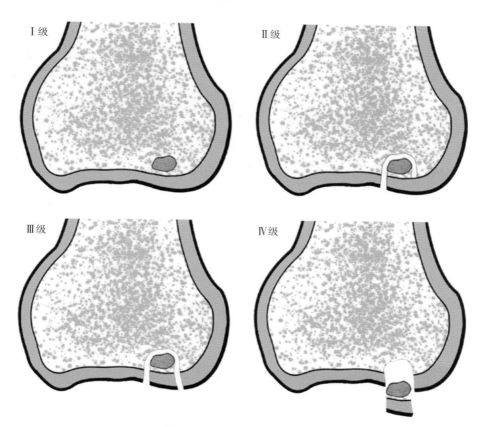

图 49-3　OCD 的 Dipaola 分级

这些发现有助于区分病变的稳定性。

（1）稳定病变：Ⅱ级和Ⅲ级。

（2）不稳定病变：周围软骨下骨和脱离碎片之间有积液。

（二）肉眼观 / 关节镜下 ICRS 分级

1 级：软骨完整但软化。

2 级：软骨部分不连续，关节镜下探查稳定。

3 级：完全不连续，探查时不稳定，但在原位，又称原位坏死。

4 级：碎片移位（基底上松动或形成游离体）。

七、剥脱性骨软骨炎的治疗

治疗方式包括非手术治疗和手术治疗。

处理时需要考虑以下因素。

（1）生长板开放或闭合：①对于未闭合的骨骺的 OCD，非手术治疗有很高的成功率和治愈率；②对于骨骺闭合的 OCD，采用非手术治疗的成功率较低，在这些患者中早期可考虑手术治疗。

（2）临床症状。

（3）患者依从性。

（4）骨软骨碎片稳定性。

（一）非手术治疗

1. 观察。

2. 单纯镇痛。

3. 在疼痛指导下进行活动调整，避免冲击活动，但保持活动范围和肌力。

4. 物理治疗：①加强膝关节周围肌肉；②保持运动；③拉伸收缩的软组织以恢复运动。

（二）手术治疗

1. 如果病变位于原位：①软骨下钻孔（顺行 / 逆行）（图 49-4）；②原位固定，如应用可吸收棒。

2. 如果病变松动 / 分离，重新复位并固定（如果手术可行）。

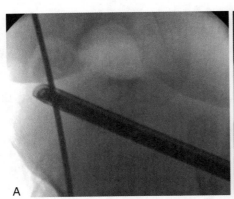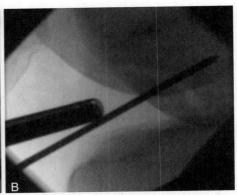

图 49-4　累及股骨内髁的剥脱性骨软骨炎病变的钻孔术（术中透视）

3. 如果病变松动分离，无法复位固定，则去除松动的骨软骨碎片、缺损清理和治疗软骨损伤：重新表面重建和（或）力线矫正和（或）关节稳定手术。

八、剥脱性骨软骨炎的自然病史

预后不良与以下因素有关：①骨骺闭合；② 20 岁以上；③不稳定病变。

Hevesi 等研究了 95 名骨骼发育不成熟的 OCD 患者（70 名男性，25 名女性，平均年龄 12.5 岁 ±2.0 岁），平均随访 14 年（2 ～ 40 年），其中 53 例手术治疗，42 例非手术治疗。在最后的随访中，13 例（14%）报告了持续性膝关节疼痛（8 例经手术治疗，5 例非手术治疗）。持续性膝关节疼痛的危险因素为女性、髌骨病变和不稳定病变。

（1）平均随访 28.6 年，4 例（8%）经手术治疗和 2 例（5%）经非手术治疗发展为症状性 OA。

（2）OCD 患者接受 TKR 的平均年龄为 52 岁，比他们所在机构的其他人群年轻。

Sanders 等研究了 86 名非手术治疗的 OCD 患者（平均年龄 21.4 岁）。在诊断后随访 12.6 年 ± 9.8 年，13 名患者（15%）诊断为关节炎。这相当于 5 年、10 年、25 年和 35 年的累积发病率分别为 5%、10%、20% 和 30%。关节置换术的累积发生率，5 年时为 1%，10 年时为 3%，25 年时为 8%，35 年时为 8%。BMI > 25kg/m^2、髌骨病变和成年人与关节炎风险增加相关。

■ 要点

（1）剥脱性骨软骨炎的治疗被认为与骨折的治疗类似，因此类似的原则可应用于剥脱性骨软骨炎的治疗（非手术或手术）。

（2）非手术治疗方式可能会有所不同，从石膏固定和非负重到膝关节完全负重自由活动，但限制高冲击和高需求活动，没有令人信服的证据表明哪种方法更佳。疼痛程度和潜在患者的依从性可以指导治疗方式的选择。

（3）一些患有骨骺闭合的剥脱性骨软骨炎的病例可能在骨骺闭合之前出现，但有些可能在骨骺闭合之后出现。

（蔡友治　译）

第50章 膝关节炎

以下几种类型的关节炎可能会影响膝关节。这些疾病如下所述。

1. 骨关节炎　膝关节软骨退行性变。

2. 炎症性关节炎　炎症使膝关节软骨遭到破坏。原因如下。①血清阳性关节炎，如类风湿关节炎；②血清阴性关节炎，如银屑病；③结晶性关节病，如痛风、假性痛风；④感染性关节炎；⑤反应性关节炎。

3. 神经源性关节病　由于患肢失去感觉神经支配导致膝关节软骨退行性变。

一、骨关节炎的间室受累

骨关节炎可局限于单间室或累及多间室。内侧间室受累最常见，外侧和髌股间室受累相对较少。

Felson 等对比了美国和中国放射学确诊的膝骨关节炎患者，结果如下。单纯内侧单间室骨关节炎占整体膝骨关节炎的比例为：①美国人为 85%；②中国人为 60%。

Wise 等通过对比白种人和非洲裔美国人的膝骨关节炎特征，结果如下。单纯内侧单间室骨关节炎占整体膝骨关节炎的比例为：①白种人为 79%；②非洲裔美国人为 64%。

Wang 等在一项针对等待全膝关节置换术治疗重度原发性骨关节炎的中国患者的研究表明，不同间室受累占整体膝骨关节炎的比例如下（图 50-1～图 50-7）。①内侧间室 92%；②外侧间室 32%；③髌股间室 34%；④单一外侧间室 7%。

二、骨关节炎的病因

1. 原发性。

2. 继发性：又包括以下三类。①创伤性；②骨坏死性；③不稳。

三、骨关节炎的发病机制

1. 被动过程　长期使用造成的磨损。然而老年患者也可能关节软骨正常，因此其他因素在骨关节炎的发病过程中可能也很重要。

2. 生物力学异常引起的超负荷　由于力线异常、失稳、失去半月板的保护、关节软骨因骨坏死而塌陷。

3. 主动过程　已证实有一种炎症成分，当其激活时，可能会导致关节软骨的破坏。Atukorala 等表明渗出性滑膜炎和髌下脂肪垫滑膜炎是预测放射学骨关节炎发生的重要因素。

以下几种情况可能会增加骨关节炎的发病风险。

（1）膝内翻和肥胖与内侧间室骨关节炎的发病风险增加有关。

（2）女性和外翻力线异常与外侧间室骨关节炎的发病风险增加相关。

（3）髌股关节炎，与髌骨失稳、髌骨力线异常和后交叉韧带损伤有关。

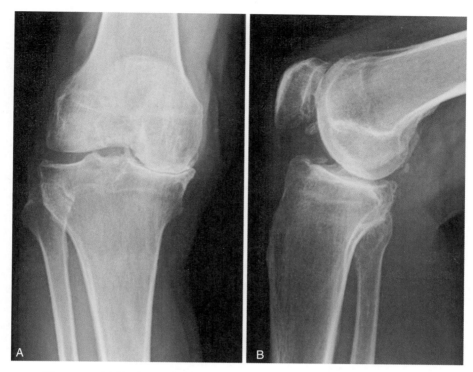

图 50-1　内侧间室骨关节炎（关节间隙变窄、软骨下骨硬化、骨赘形成）

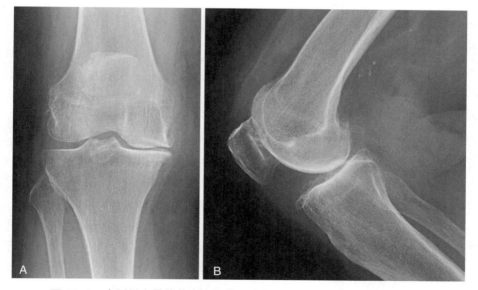

图 50-2　内侧间室骨关节炎（关节间隙变窄、软骨下硬化、骨赘形成）

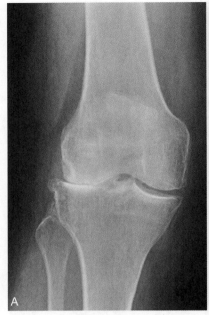
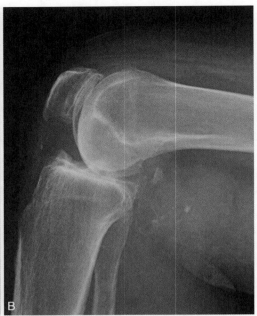

图 50-3　外侧间室骨关节炎

四、骨关节炎的临床症状

膝关节炎的临床症状包括：①膝关节深部疼痛；②活动度减小；③膝关节运动疼痛；④下肢无力；⑤失稳；⑥肿胀，如弥漫性、局部性；⑦卡锁/交锁；⑧捻发音，沉闷音。

五、骨关节炎的临床体征

1. 肌肉萎缩：与失用有关。

2. 弥漫性膝关节肿胀：病变范围从小到大为积液、滑膜炎。

3. 伴发滑囊炎引起的局限性膝关节肿胀，如腘窝、鹅足滑囊炎。

4. 力线异常：冠状面，内翻/外翻；矢状面，屈曲畸形、旋转畸形。

5. 压痛。

6. 捻发音。

7. 膝关节活动受限：假性僵硬，由疼痛引起；真性僵硬。

8. 膝关节无力：如合并股四头肌或其他关节周围肌肉萎缩和无力。

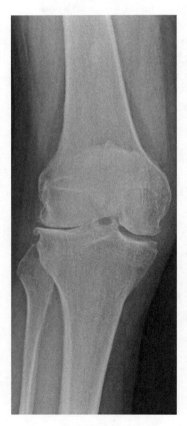

图 50-4　外侧间室骨关节炎伴外翻

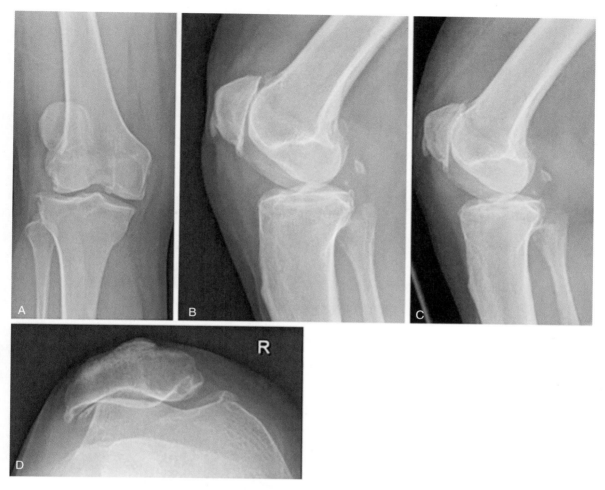

图 50-5　髌股骨关节炎伴外侧髌骨半脱位，保留胫股关节

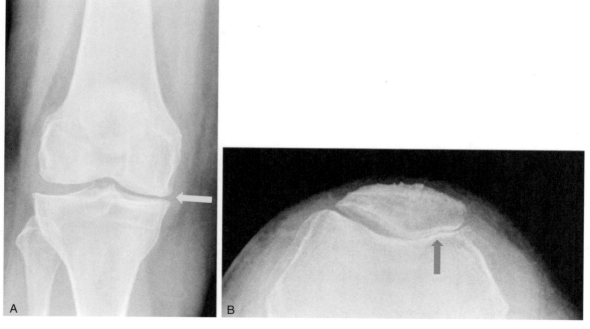

图 50-6　内侧（黄色箭头）和髌股（红色箭头）间室骨关节炎

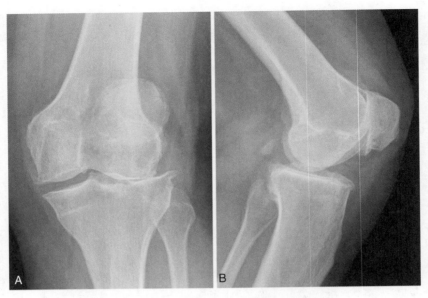

图 50-7　外侧和髌股间室骨关节炎

六、骨关节炎的辅助检查

这些检查的目的是确认骨关节炎的存在，将其与其他引起关节炎的原因相区别，确定骨关节炎严重程度，并提供信息以指导非手术或手术治疗（对线、骨量、软组织完整性）（图 50-8～图 50-14）。

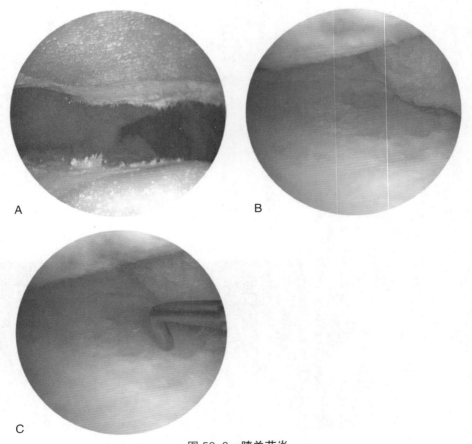

图 50-8　膝关节炎

A. 髌股关节；B 和 C. 内侧间室

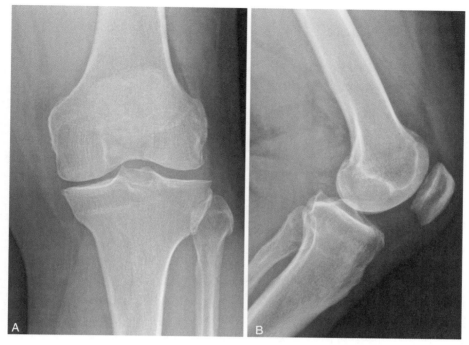

图 50-9　早期内侧间室骨关节炎伴关节间隙变窄（与外侧间室相比）

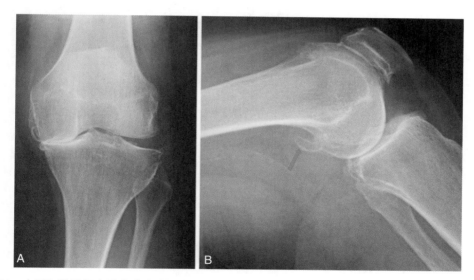

图 50-10　内侧和髌股间室骨关节炎伴股骨后方巨大骨赘（红色箭头），关节间隙消失和大量软骨下硬化

1. X 线片　正位 Rosenberg 位、侧位、轴位。

（1）骨关节炎：关节间隙狭窄、软骨下骨硬化、软骨下骨囊肿、骨赘形成。这与类风湿关节炎形成了鲜明对比。

（2）类风湿关节炎：关节间隙变窄、边缘侵蚀（发生在关节外部）、关节周围骨质减少、软组织肿胀、微小的反应性骨形成。

（3）下肢全长片评估力线。

2. CT 扫描　可详细评估以下内容。

（1）冠状 / 矢状 / 旋转力线。

（2）规划手术干预时的骨丢失和囊性区域。

3. MRI 检查　可确定早期关节软骨丢失（X 线片观察不到），相关病变可能通过微创手段进行干预治疗（滑膜炎、半月板撕裂）。

4. 白细胞骨扫描　可检测炎性成分。

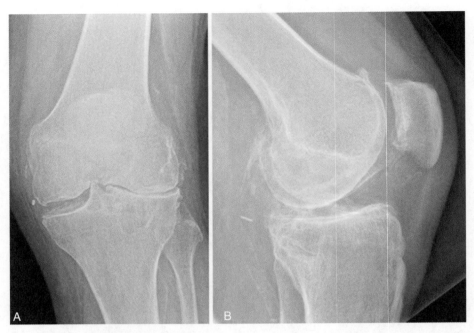

图 50-11　胫股和髌股骨关节炎伴关节间隙消失、骨赘形成、软骨下硬化、胫骨软骨下较大的退行性囊肿和外翻

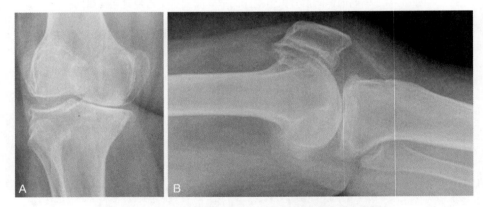

图 50-12　胫股和髌股骨关节炎伴较大的股骨内侧骨赘

七、骨关节炎的临床表型

Pan 等对 963 名参与者（平均年龄为 63 岁）的研究发现，将研究对象的流行病学特征、心理状况、生活方式和合并症情况与 MRI 检测到的膝关节结构病理改变相关联。该研究旨在识别膝关节疼痛表型，并最终确定了以下 3 类疼痛表型。

第 1 类：情绪问题患病率高，关节结构改变患病率低（25%）。

第 2 类：情绪问题患病率低，关节结构改变患病率高（20%）。

第 3 类：情绪问题患病率低，关节结构改变患病率低（55%）。

此外，与第 3 类患者相比，第 1 类和第 2 类患者体重指数更高，合并症更多，并且放射学膝骨关节炎和关节结构改变的患病率更高；与第 2 类和第 3 类患者相比，第 1 类患者疼痛更频繁，且部位更多发。

Pan 等得出结论：心理因素和结构改变相互作用，从而加剧疼痛感知，因此亟须一种个体化的治疗方法。

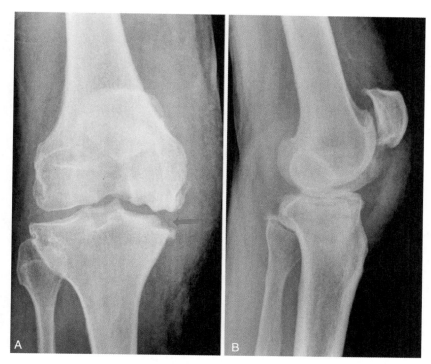

图 50-13　类风湿关节炎伴大量侵蚀和内侧间室扇形（红色箭头）

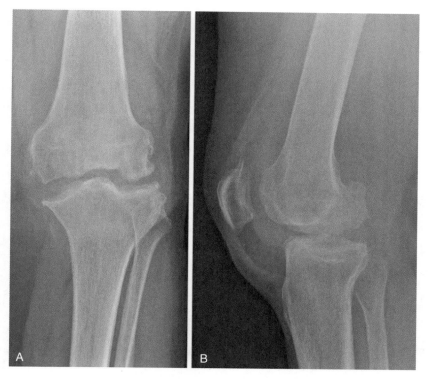

图 50-14　银屑病关节炎的广泛侵蚀

Knoop 等报道了以下 5 种不同的骨关节炎表型。①"轻度关节疾病表型"：轻度的骨关节炎放射学改变。②"强壮肌肉表型"：肌肉强壮但骨关节炎严重，常见于能够保持功能良好且活跃的创伤后骨关节炎年轻患者。③"非肥胖伴肌肉无力表型"。④"肥胖伴肌肉无力表型"。⑤"抑郁表型"。"抑郁表型"和"肥胖伴肌肉无力表现型"活动时比休息时疼痛和关节受限更严重。

Dell' Isola 等在系统评价中基于骨关节炎潜在病因报告了以下 6 种表型。①主要由明显的中枢机制导致的慢性疼痛，如中枢敏化；②炎症：炎症生物标志物水平升高；③代谢综合征：肥胖、糖尿病、其他代谢改变；④骨和软骨代谢：是局部软骨代谢改变；⑤机械过载：是由于生物力学紊乱，如内翻畸形；⑥轻度的关节疾病：临床症状轻微和进展缓慢。

识别可能存在的各种表型，可能有助于指导治疗（如在强壮肌肉表型中加强锻炼可能是无益的）。类似地，这也可能有助于识别不同患者对特定治疗方式的应答差异。

八、骨关节炎的治疗

（一）非手术治疗

1. 观察。
2. 简单镇痛。
3. 活动改善。
4. 运动，如理疗，目的如下。①强化膝关节周围肌肉；②保持主动运动；③拉伸挛缩的肌肉以保持活动度。
5. 关节腔注射，如类固醇、透明质酸、富血小板血浆。

（二）手术治疗

1. 关节镜清理术、部分半月板切除术、游离体取出术。
2. 矫正力线的手术，如截骨术。
（1）股骨远端：开放性楔形截骨、闭合性楔形截骨。
（2）胫骨近端：开放性楔形截骨、闭合性楔形截骨或双平面截骨术。
3. 膝关节置换术
（1）膝关节单髁置换术：包括内侧髁置换术、外侧髁置换术及髌股关节置换术。
（2）双间室置换术。
（3）全膝关节置换术，伴或不伴髌骨置换。
4. 关节切除成形术：如髌股关节炎髌骨外侧面切除术。
5. 胫股关节融合术用于失稳、神经病变及感染。

九、膝关节置换术治疗骨关节炎

膝关节置换术目前广泛应用于膝骨关节炎治疗，包括全膝关节置换（内侧和外侧胫股间室伴或不伴髌骨置换）和单间室置换（内侧或外侧单髁置换，髌股关节置换）（图 50-15 和图 50-16）。

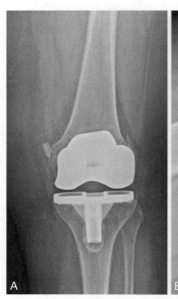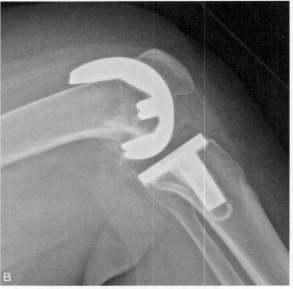

图 50-15　保留交叉韧带的全膝关节置换术，无髌骨表面重建

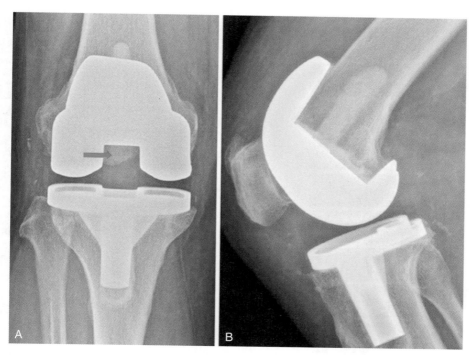

图 50-16 不保留交叉韧带的膝关节置换术（未置换髌骨）

在考虑选择全膝关节置换、单间室置换或是髌股关节置换时，可能需要考虑以下因素（图50-17）。①炎症病变是否局限于关节部分区域；②关节炎进展到膝关节其他部位的可能性；③软组织（韧带、肌肉）的完整性；④进行单髁置换（骨量、软组织、活动度）的技术操作可行性；⑤患者特征，如年龄、性别、体重指数。⑥假体在患者人群中的临床效果和功能结局。

进行胫股单间室膝关节置换术的先决条件如图 50-18 和图 50-19 所示。

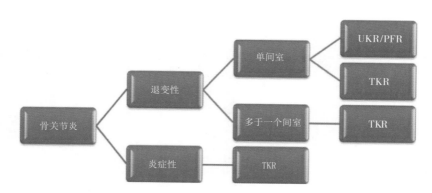

图 50-17 部分膝关节置换术可用于骨关节炎，但不适用于炎症性关节炎

UKR. 单间室置换术；PFR. 髌股关节置换术；TKR. 全膝置换术

（一）胫股关节单髁置换术

胫股关节单髁置换术仅置换胫股关节内侧（常见）或外侧间室（图 50-20）。

使用单髁置换术时应考虑以下情形。

（1）关节炎仅累及一侧间室，即临床症状原发部位。

（2）骨关节炎向其他间室进展的可能性。炎症性关节炎累及整个关节，因此不适用于单髁置换术。相比于内侧单髁置换，外侧单髁置换术术后疾病继续进展的可能性更高。

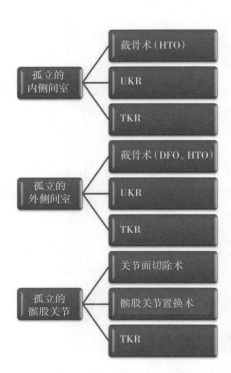

图 50-18 单间室膝关节炎的潜在关节置换术和其他选择

HTO. 胫骨高位截骨术；DFO. 股骨远端截骨术

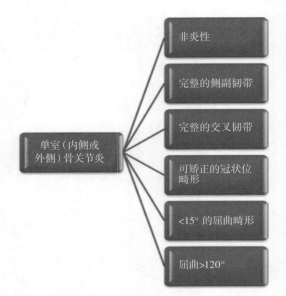

图 50-19 进行胫股单室膝关节置换术的先决条件

（3）进行单髁假体植入的技术可行性，需要适当的膝关节活动度及可矫正的畸形。

（4）韧带完整，以稳定膝关节。

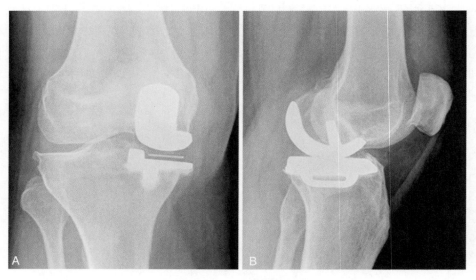

图 50-20 内侧胫股 UKR

禁忌证：炎症性关节炎。

已报道的胫股关节单髁置换术的禁忌证包括年龄＜60岁，体重＞82kg，参加重体力劳动，髌股关节软骨下骨显露。然而更多近期研究表明，有以上禁忌证的患者与无禁忌证的患者相比，手术效果相似甚至更好。

此外，外侧间室有大骨赘（外侧间室软骨厚度正常）不是内侧单髁置换术的禁忌证。

Hamilton 等对内侧单髁置换术结局与外侧间室骨赘的关系进行研究，发现有大骨赘的患者发生严重前交叉韧带损伤风险更高。然而，这与术后10年随访时患者关节功能预后情况或假体15年生存率无关。

（二）髌股关节置换术

髌股关节置换术适用于单纯髌股关节炎，这

种疾病常伴有髌股关节不稳（图 50-21）。目前已有几种假体用于临床，但效果不同。van der List 等在一篇系统评价中报道了髌股关节置换术的术后生存率和功能结局，发现 9619 名接受髌股关节置换术的患者中，900 名患者进行了翻修，假体的 5 年、10 年、15 年及 20 年生存率分别为 92%、83%、75% 及 67%。该研究还报道了 2587 名患者的功能结局，整体评分为满分的占 82%。

van der List 等在一篇系统评价中报道了髌股关节置换术失败的可能原因。①骨关节炎进展，占 38%；②持续疼痛，占 16%；③无菌性松动，占 14%；④髌骨轨迹不良，占 10%。

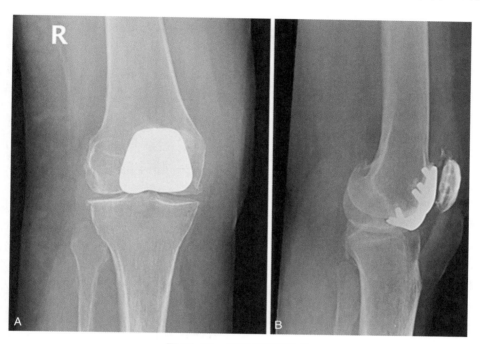

图 50-21 髌股关节置换术

持续疼痛是早期手术失败的主要原因，骨关节炎进展则是晚期手术失败的主要原因。与无滑车发育不良患者相比，滑车发育不良患者髌股关节置换术术后疾病进展可能较慢。

（三）双间室膝关节置换术

双间室膝关节置换术将置换 3 个膝关节间室中的 2 个，可用于累及 2 个膝关节间室的骨关节炎。其目的在于：保留交叉韧带、骨量，以及正常髌骨水平及活动轨迹。以期获得更好的关节本体感觉、更好的关节运动学、减少假体 / 骨界面处的压力、延长假体寿命，以及改善关节长期功能。

十、截骨术治疗内侧间室骨关节炎——膝内翻

治疗内侧间室骨关节炎的截骨术常包括胫骨近端—胫骨高位截骨术。这种术式旨在改善膝关节力线并减少骨关节炎胫股关节内侧间室的负荷。

胫骨高位截骨术的适应证：单间室关节炎（即临床症状原发部位）；膝关节活动度良好；韧带完整；关节内或关节外畸形。

胫骨高位截骨术的禁忌证：炎症性关节炎；严重肥胖；吸烟；重度关节炎。

以下患者将可能获得更好的疗效：①原发性或继发性单纯内侧间室骨关节炎；②内翻畸形 < 15°；③良好的关节活动度；④膝关节稳定。

绝对禁忌证：炎症性关节炎及严重的外侧胫股关节疾病。

以下患者可能疗效较差：①重度关节炎（轻度关节炎疗效更好）；②重度髌股关节炎；③≥ 15° 固定屈曲畸形；④ > 20° 固定内翻畸形；⑤关节不稳，前交叉韧带、后交叉韧带或后外侧复合体功能障碍；⑥年龄 > 65 岁；⑦体重指数 >

$27kg/m^2$；⑧术前膝关节屈曲 < 120°。

Nauide 等研究发现 50 岁以下且术前膝关节活动度 > 120° 的患者，胫骨高位截骨术术后 5 年、10 年及 15 年的生存率分别为 95%、80% 和 60%。

胫骨高位截骨术旨在实现 3° ~ 5° 的机械外翻或 8° ~ 10° 的解剖学外翻。Rudan 等发现股胫角矫正 6° ~ 14° 将获得更好的疗效，而股胫外翻矫正小于 5° 可能导致更高的失败率(62.5%)。

胫骨高位截骨技术

1. 胫骨高位开放楔形截骨术　在胫骨结节近端进行。截骨线从胫股关节线远端约 4 cm 的点向腓骨头尖端延伸，保留外侧胫骨皮质以充当铰链。骨骼分离程度应满足畸形矫正所需，间隙用天然或合成骨移植物填充。

2. 胫骨高位闭合楔形截骨术　常在胫骨结节近端进行。近端截骨线平行于胫股关节面，距胫股关节线约 2.5cm。远端截骨线是倾斜的，其远端向近端线延伸（楔形），以达到所需的矫正角度。因此，从 2 条截骨线之间移除了外侧的楔形物。保留胫骨内侧皮层作为远端胫骨围绕其旋转的铰链。然后将胫骨的远端部分向外侧移动，直到截骨表面贴合。

胫骨高位截骨术旨在保留解剖学层面的胫骨前后倾角，除非必须进行倾角改变（如前交叉韧带损伤）。

胫骨高位开放楔形截骨术和胫骨高位闭合楔形截骨术的比较如下。

（1）胫骨高位开放楔形截骨术

1）优点：不需要腓骨截骨或破坏近端胫腓关节；减少胫骨近端形态变化，因此更容易转换为行全膝关节置换术。

2）缺点：①骨不愈合。因为该术式会产生一个需要植骨的间隙，以便于截骨愈合。②作为潜在的薄弱结构，需要避免负重直到愈合。③下肢延长。④可能改变胫骨倾斜角。胫骨倾角增加导致胫骨相对于股骨前移更多。然而，可能会在后交叉韧带或后外侧复合体损伤时采用。⑤可能加重低位髌骨。因为胫骨平台和胫骨结节之间的距离变长，使髌骨向远端移动。

（2）胫骨高位闭合楔形截骨术

1）优点：截骨表面对位良好，结构坚固，因此允许早期负重。愈合率更高。

2）缺点：①需要腓骨截骨、破坏近端胫腓关节或腓骨头切除，这会增加腓总神经损伤的风险。②肢体缩短。③可能会改变胫骨近端的形态，因此更难转换为行全膝关节置换术。④可对抗髌骨下移。因为胫骨平台和胫骨粗隆之间的距离缩短，使髌骨向近端移动。⑤不太可能改变胫骨倾斜角，或可能会减小胫骨倾斜角，从而导致胫骨相对股骨后移增加，这与后交叉韧带过载有关，因此可能更适合前交叉韧带断裂。

十一、截骨术治疗外侧间室骨关节炎——膝外翻

截骨术治疗膝外翻畸形通常在股骨远端进行，因为外翻畸形认为是一种基于股骨的畸形（通常是股骨远端髁缺损）。膝外翻畸形也可能是由胫骨畸形或胫骨和股骨联合畸形所致。

股骨远端截骨术常用于以下情况。

（1）单纯外侧间室骨关节炎，但也可以在合并髌股关节骨关节炎的情况下进行。

（2）临床膝外翻畸形。

（3）为了使机械力轴线从内到外穿过约 50% 的胫骨。

预后不良见于以下情况。①体重指数 > $30kg/m^2$；②炎症性关节炎；③年龄 > 65 岁。

Ekeland 等对膝关节外侧间室骨关节炎行股骨远端开放楔形截骨术的患者进行研究，结果表明其 5 年和 10 年术后生存率分别为 88% 和 74%。

股骨远端截骨技术

1. 股骨远端开放楔形截骨术　在股骨外上髁近端约 4cm 施行，其截骨线紧靠内上髁近端，并保留约 1cm 的内侧皮质铰链。骨移植物可用于填充缺损，如自体移植物、同种异体移植物、骨替代物。患者 6 周内不能负重。

2. 内侧股骨远端闭合楔形截骨术　在股骨远端的内侧进行，并用钢板和螺钉、"U" 形钉固定或仅用石膏固定。

3. 外侧胫骨高位开放楔形截骨术　也可用于

胫骨近端关节面凹陷和外翻畸形愈合的情况，但在目前的临床实践中，该术式很少用于膝关节外翻畸形。然而最近 Eberbach 等通过评估外翻膝的几何结构对以上方法产生质疑。他们分析了 420 张来自膝外翻力线异常患者（机械股胫角≥ 4°）的站立位下肢全长 X 线片，并确定了理想的截骨位点（股骨远端或胫骨近端）。结果表明，约 41% 的外翻畸形源于胫骨，24% 源于股骨，27% 源于股骨合并胫骨畸形，8% 源于关节内因素或韧带。他们认为在 ±4° 的误差内重建直腿轴和解剖学术后关节线，矫正截骨的理想部位是：① 55% 的病例为胫骨近端；② 20% 的病例为股骨远端；③ 25% 的病例为胫骨和股骨联合（双平面截骨）。

如果希望关节线的变化在 ±2° 以内，理想的截骨部位是：① 41% 的病例为胫骨近端；② 14% 的病例为股骨远端；③ 45% 的病例为股骨远端和胫骨近端联合（双平面截骨）

因此，Eberbach 等也对外翻力线异常通常由股骨畸形引起这一公认的观点产生质疑。其结果表明在大多数情况下，外翻畸形可归因于胫骨畸形或股骨畸形合并胫骨畸形。因此，他们得出结论：大多数情况下，对外侧间室骨关节炎患者施行的内翻截骨术应该在胫骨进行，或者作为双平面截骨进行（以避免倾斜的关节线）。

十二、比较高位胫骨截骨术和单髁置换术

Santoso 和 Wu 在一项 Meta 分析中比较了胫骨高位截骨术与膝关节单髁置换术治疗内侧单间室骨关节炎，两组之间在以下方面无明显差异。①自由行走速度；②膝关节功能评分；③对侧胫股间室和髌股间室的疾病进展；④翻修率和需要行全膝关节置换术的比例。

相较于胫骨高位截骨术，膝关节单髁置换术术后患者疼痛轻、并发症少。他们得出结论：膝外翻胫骨高位截骨术可以为年轻患者提供更好的术后体育活动，而膝关节单髁置换术则适合老年患者，因为其术后康复时间短，且功能恢复更快。该研究未能判断哪种手术方法更优。

然而，胫骨高位截骨术和膝关节单髁置换术

仅在少数特定的内侧单间室膝骨关节炎病例中有相同的适应证。Dettoni 等描述了以下适应证。① 55 ～ 65 岁；②日常活动适中；③非肥胖患者；④轻度内翻畸形；⑤无关节不稳定；⑥具有良好的运动范围，固定屈曲畸形＜ 5°；⑦患有中度关节炎，累及单间室。

膝关节单髁置换术更适用于以下情况。①膝关节力线正常；②膝关节前后侧向均稳定；③患者需求低且不肥胖；④老年患者必须改善整体功能者。

胫骨高位截骨术多适用于：①存在内翻畸形；②年轻患者，尤其是有较高负重需求者；③伴有膝关节前后不稳定。

因此，患有膝内翻畸形和内侧间室骨关节炎的年轻活跃患者最适合行胫骨高位截骨术。

Roberston 和 W–Dahl 等研究了全膝关节置换术、胫骨高位截骨术术后行全膝关节置换术翻修率和膝关节单髁置换术术后行全膝关节置换术翻修率。结果表明，行胫骨高位闭合截骨术和膝关节单髁置换术术后的翻修率比全膝关节置换术高，而胫骨高位开放截骨术的翻修率和全膝关节置换术无差异。

Ekhtiari 等在一项系统评价中评估了患者行胫骨高位截骨术术后回归到工作和运动中的情况。总体而言，85% 的患者术后恢复工作，65% 的患者相较于术前相同或更高。约 90% 的患者在 1 年内重返工作或运动。

患者可在短时间内使用卸荷支具，并且这可以提示行胫骨高位截骨术的潜在价值。Minzlaff 等评估了症状性膝内翻力线异常中外翻支具的效果，以测试外翻胫骨高位截骨术术后的预期“卸荷效应”。他们让有症状的膝内翻患者佩戴外翻卸荷支具 6 ～ 8 周，在支撑前后监测受影响间室的疼痛表现，且这种疼痛表现与胫骨高位截骨术术后疼痛相关。他们的研究表明，短期使用卸荷外翻支具可以预测胫骨高位截骨术术后预期疼痛缓解的未来结局。

十三、膝关节单髁置换术、截骨术和全膝关节置换术的比较

1. 胫股单髁置换术相对于截骨术的优势

（1）膝关节单髁置换术旨在替换损坏的关节

软骨间室。相比之下，截骨术旨在将压力从受损侧膝关节间室转移到健侧间室。

（2）行膝关节单髁置换术者更便于再次行全膝关节置换术进行翻修，因为该术式不会改变胫骨近端或股骨远端的形状。

（3）术后患者疼痛缓解和功能恢复更佳，但高活动需求患者（年轻体力劳动者）使用寿命可能较短。

2. 胫股单髁置换术相对全膝关节置换术的优势

（1）更好的功能。膝关节的交叉韧带和非关节炎间室得以保留，因此预计术后膝关节功能将更接近自然膝关节的功能。

（2）保留骨。去除的骨量更少，更便于翻修。

（3）膝关节单髁置换术认为是一种延时的手段，直到患者的年龄足够大而适宜行全膝关节置换术。但越来越多的假设认为膝关节单髁置换术也可能获得更好的术后功能恢复。然而，这并没有在临床试验中得到可靠的证明。

3. 全膝关节置换术相对于膝关节单髁置换术和截骨术的优势

（1）终末手段。降低因关节炎进展而导致的翻修风险。

（2）可以在同时存在运动功能严重丧失（僵硬）、骨畸形和韧带断裂的情况下进行，因为该术式可同时解决这些问题。

Sun 等在一项系统评价和 Meta 分析中比较了膝关节单髁置换术术后行全膝关节置换术翻修和行初次全膝关节置换术的术后结局，共纳入 5 项研究、536 名患者。行初次全膝关节置换术组的功能和活动范围优于膝关节单髁置换术翻修组。与行初次全膝关节置换术相比，膝关节单髁置换术术后行全膝关节置换术翻修需要更多的垫块、柄、骨移植物及更厚的聚乙烯组件。然而，两组在翻修率、住院时间或并发症方面没有明显差异。他们得出结论：膝关节单髁置换术术后行全膝关节置换术翻修临床结局相对较差，并且比初次全膝关节置换术的手术操作更复杂。

全膝关节置换术具有一定的使用寿命，在超过 90% 的病例中，全膝关节置换术的假体的预计使用寿命超过 10 年，部分假体的预计使用寿命更长。然而，在具有以下特点的患者中，全膝关节置换术的假体预计使用寿命更短：①年轻、活动需求高的患者；②体重指数较高者。

因此，患者年龄越大，假体在无须翻修的情况下更可能具有更长的使用寿命。与初次手术相比，翻修手术在技术上的要求通常更高，原因如下。

（1）软组织因先前的手术而留下瘢痕。

（2）可能存在相关的骨丢失。这相当于有一颗形状改变且被牙冠覆盖的坏牙，每次牙冠松动和脱落时，都会造成牙质丢失，直到最终没有足够牙体可以戴上牙冠，唯一的选择是拔牙或种牙。同样，骨丢失意味着可能需要专门的假体（弥补骨丢失并且能稳固地锚定在股骨更近端或胫骨更远端）。在某些情况下，甚至可能需要融合或截肢（如发生感染）。

（3）翻修手术的并发症发生率高于初次手术。

十四、膝关节置换术的并发症

膝关节置换术的并发症包括：①感染；②神经损伤，如中线皮肤切开时损伤隐神经髌下支、存在外翻畸形时，手术可造成腓总神经损伤；③血管损伤，如腘窝血管靠近膝关节；④在准备骨表面的过程中发生骨折；⑤膝关节不稳定；⑥僵硬，如膝关节屈曲和（或）伸直功能减退；⑦假体松动；⑧假体磨损；⑨聚乙烯衬垫脱离或错位；⑩无法恢复力线结构；⑪复杂局部疼痛综合征；⑫截肢；⑬麻醉并发症。

在英国国家关节登记系统的记录中，造成骨水泥全膝关节置换术翻修的原因（按照降序排列）为：①关节假体无菌性松动/溶解；②感染。这是术后第一年最可能导致翻修的原因之一；③膝关节不稳；④疼痛和其他原因。

同样在英国国家关节登记系统的记录中，以下患者在初次骨水泥型全膝关节置换术术后行翻修术的比例较高：①年轻患者；②男性患者，尤其是接受初次手术时年龄 < 70 岁者。

相反，英国国家关节登记系统的记录表明，初次膝关节单髁置换术（内侧或外侧间室）后翻修的主要原因是：①进行性关节炎；②关节假体无菌松动/溶解；③疼痛。

在以下患者中膝关节单髁置换术术后翻修率

更高：①年轻患者；②女性患者，55 岁以下者除外。

十五、全膝关节置换术的结局

全膝关节置换术旨在改善疼痛，但不一定改善活动度。

Ritter 等研究显示，术前的活动范围是术后活动范围的主要预测因素。对于术前内翻明显的患者，去除后部的骨赘并松解深部的内侧副韧带、半膜肌腱和鹅足肌腱可以改善术后的活动范围。

研究表明，术前膝关节高度屈曲的患者术后可能无法屈膝，这可能是由于假体的设计及膝关节周围软组织张力的变化。一项前瞻性研究结果如下。

（1）在术前屈曲＞ 90° 的患者中，83% 的患者在全膝关节置换术术后屈曲度降低。

（2）在术前屈曲＜ 90° 的患者中，85% 的患者在全膝关节置换术术后屈曲度有所改善。

屈曲挛缩可以通过手术得到改善，但也可能会存在伸直受限。

Aderinto 等研究了全膝关节置换术术后固定性屈曲畸形的自然病史。他们发现术术前固定性屈曲畸形是术后 1 周和 6 个月时固定屈曲畸形＞ 10° 的预测因素。24% 的女性和 37% 的男性显示屈曲畸形＞ 10°。然而在全膝关节置换术术后 3 年中，膝关节伸直度逐渐改善，此时大多数患者遗留轻微的固定屈曲畸形或消失，即使是那些术前有严重固定屈曲畸形的患者。

Ritter 等评估了 5622 个膝关节屈曲挛缩与全膝关节置换术术后结局之间的关系，结果显示术后屈曲挛缩与较差的结局相关。此外，＞ 10° 的全膝关节置换术术后过伸畸形也与不良结局风险增加有关。

Evans 等通过一项系统评价和 Meta 分析研究了全膝关节置换术的国家登记报告。该研究分别纳入了 47 个全膝关节置换、共计 299 291 例患者的病例系列研究，以及 5 个单髁膝关节置换、共计 7714 例患者的病例系列研究。他们估计全膝关节置换术（14 个登记系统）的 25 年假体生存率约为 82%（95%CI：81% ～ 83%），单髁膝关节置换术（4 个登记系统）的 25 年假体生存率为 70%（95%CI：68% ～ 72%）。他们得出结论：汇总的登记系统数据显示约 82% 的全膝关节置换术和 70% 的单髁膝关节置换术术后假体生存率超过 25 年。

Lankinen 等研究了可能影响芬兰患者全膝关节置换术术后复工率的相关预测因素。在接受评估的患者中，87% 的患者在全膝关节置换术术后 1 年内重返工作岗位（平均 116 天）。非体力工作和自我评价良好的健康状况与较高的返岗率有关。

Skou 等对 100 例适合行全膝关节置换术的中重度膝关节骨关节炎患者进行了随机对照试验。患者被随机分配到接受 12 周非手术治疗后行全膝关节置换术（全膝关节置换术组），或仅接受 12 周非手术治疗（非手术治疗组），包括运动、教育、饮食建议、使用鞋垫和镇痛药物。在非手术治疗组中，13 名患者（26%）在 12 个月的随访期开始前接受了全膝关节置换术。在全膝关节置换术组中，1 名患者（2%）仅接受了非手术治疗。与非手术治疗组相比，全膝关节置换术的功能改善更明显，但严重不良事件的数量也明显高于非手术治疗组（分别为 24 名和 6 名）。

十六、全膝关节置换术术后上下楼梯管理

全膝关节置换术术后的最佳预测指标是在术前能否做到在没有扶手的情况下上下楼梯。

十七、全膝关节置换术术后的跪姿

相当大比例（30% ～ 80%）患者在全膝关节置换术术后患侧膝关节屈膝困难或无法屈膝，这是患者经常报告的"困扰"因素之一。以下情况可能导致无法屈膝。

（1）疼痛：伤害感受性，神经病理性。

（2）僵硬：膝关节屈曲受限。

（3）身体无力。

（4）"害怕损坏假体"。

然而，全膝关节置换术术后屈膝并没有生物力学或其他禁忌证，对于想恢复屈膝功能的患者应给予鼓励。男性患者和在职业或爱好上需要屈膝的患者在术后更有可能屈膝。关于髌骨表面置换是否会改善或损害术后屈膝的能力存在争议。

十八、复杂的初次全膝关节置换术

在评估膝关节炎患者并考虑行全膝关节置换术时，必须考虑可能增加手术复杂性的几个因素。在这种情况下，可能需要进一步的辅助检查，调整手术方案，或转诊到具有专科专家的医学中心。下面介绍一些可能的影响因素。

（一）下肢血管疾病

1. 动脉　血流减少。

2. 静脉　回流不畅、慢性静脉功能不全和脂性硬皮症性渗漏。

3. 淋巴管　回流减少，出现象皮病样外观。

治疗方法如下。

（1）血管检查：多普勒检查、血管造影。

（2）全膝关节置换术前的血运重建术。

（二）既往的膝关节瘢痕

既往膝关节瘢痕可能是手术或创伤所致。可能与以下因素有关。

（1）与软组织瘢痕有关。

（2）破坏全膝关节置换术中膝关节皮瓣的血管供应，导致皮肤 / 皮瓣坏死和伤口破裂。

治疗方法如下。

（1）整形外科评估：预先计划皮肤切口，以降低坏死的风险。

（2）考虑在全膝关节置换术术后通过局部皮瓣覆盖软组织。

（三）膝关节不稳

评估侧副韧带的完整性，尤其是内侧副韧带。

治疗方法包括：①软组织重建术；②使用限制性假体。

（四）下肢力线异常

1. 过度内翻或外翻畸形。

2. 骨畸形或软组织畸形。侧副韧带的完整性可能会受到损害。畸形一侧的韧带表现为紧张，而对侧表现为松弛。

3. 膝反屈：可能与以下情况有关。①骨畸形（外翻）；②关节囊 / 韧带松弛；③神经肌肉疾病。

治疗方法包括：①软组织松解；②选择性截骨；③假体垫块；④限制性假体。

（五）膝关节僵硬

膝关节僵硬主要表现为屈曲 / 伸展畸形。

治疗方法包括：①广泛的软组织松解；②选择性截骨。

（六）骨量丢失

可能是以下原因所致。①骨坏死；②骨折，包括创伤性骨折及应力性骨折；③退行性或其他原因导致的囊肿；④炎症性关节病中的侵蚀（图 50-22 和图 50-23）。

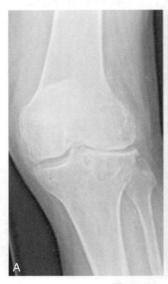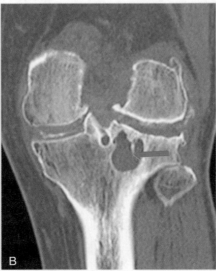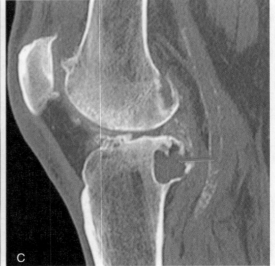

图 50-22　胫股和髌股骨关节炎伴胫骨软骨下退行性大囊肿（X 线检查和 CT 扫描）

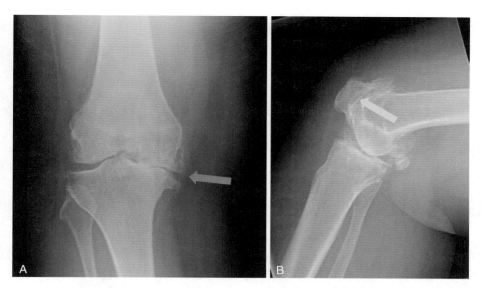

图 50-23　内侧间室（红色箭头）和髌股关节（黄色箭头）退变伴胫骨内侧平台和股骨内侧髁塌陷

可从以下几方面描述骨丢失。①深度；②大小；③位置：位于中央或外周；④包容性：包容性或非包容性，取决于周围骨皮质的受累情况。

治疗方法包括：①将假体从骨缺损部位移开；②填充骨水泥；③植骨，包括自体骨移植物、同种异体骨移植物；④使用金属加强块填补缺损、内植假体或定制假体；⑤使用有柄假体绕过缺损。

（七）髌股关节并发症

1. 髌股关节并发症　①髌骨不稳、脱位；②既往的髌骨切除；③低位髌骨。

2. 治疗方法　①髌骨稳定手术；②限制性假体；③选择性骨切除；④改变髌骨表面置换物的位置。

十九、膝骨关节炎中的不稳

1. 膝骨关节炎患者经常有膝关节不稳的症状（移位、失稳或打软腿）。

2. 膝骨关节炎的不稳定症状与客观评估的膝关节松弛度无关。

3. 膝骨关节炎患者的不稳与膝关节功能不良

有关。

伴有关节炎的膝关节不稳可能导致膝部的肌肉过度活动，增加压力负荷，从而增加骨关节炎进展或症状加重的风险。

二十、膝骨关节炎的急性发作

膝骨关节炎患者可能会出现急性发作的疼痛（图 50-24 和图 50-25），原因如下。

（1）骨赘骨折引起的骨折痛、形成的游离体等。

（2）假性痛风发作。由于焦磷酸钙结晶的沉积，在膝骨关节炎中更常见。

（3）明显外翻畸形中的膝关节内侧副韧带损伤。

（4）软骨下应力性骨折。

（5）骨关节炎的炎症发作。

Murphy 等对有症状的膝骨关节炎患者的发作情况进行了评估。约 80% 的患者在 7 天的监测期中至少经历了 1 次发作，其中 24% 的患者在超过 1/2 的监测时间内经历 1 次关节炎发作状态。

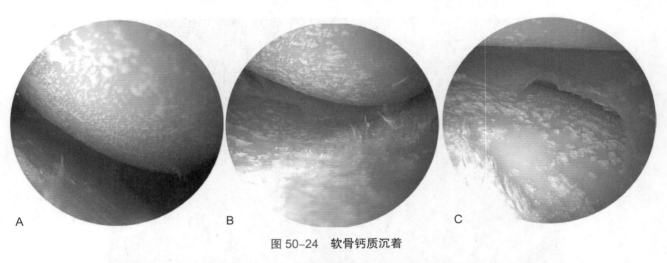

图 50-24 软骨钙质沉着

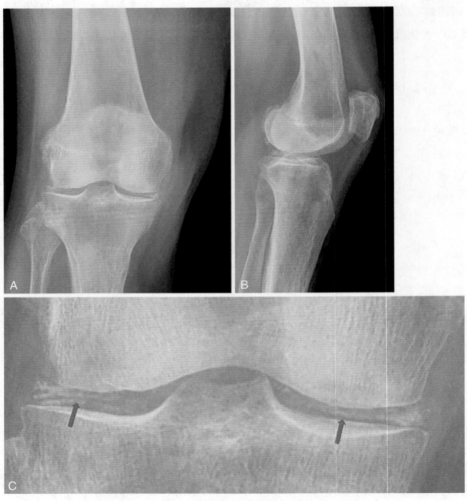

图 50-25 双侧半月板软骨钙质沉着（红色箭头）

■ 要点

（1）膝关节炎患者的疼痛不仅来自关节本身，还来自相关的软组织，这可能需要按照与无关节炎相同的方式进行治疗。

（2）术前放射学骨关节炎的严重程度与术后疼痛、功能改善和满意度有关。相比于更加严重的骨关节炎患者，X线片显示为早期骨关节炎的患者在接受全膝关节置换术术后疼痛和功能改善程度更低。因此在早期的放射学骨关节炎患者中使用全膝关节置换术应非常谨慎，即使他们的术前症状较重。同时也需要与患者讨论，并作为共同决策的一部分。

（3）膝关节置换术翻修率的解释需要谨慎。

1）对令人不满意的关节置换术进行翻修的决定不仅受到客观临床发现的影响，也受到患者和手术医师主观决策的影响。

2）低翻修率可能不能真正代表膝关节置换术的功能和其他临床结局。据报道，全膝关节置换术的翻修率很低，10 年生存率高达 95%～99%。然而，相当大一部分患者置换术术后可能会持续存在症状。① Baker 等对英格兰和威尔士的全膝关节置换术进行了评估，报告不满意率为 18%。② Bourne 等在一项针对加拿大的全膝关节置换术的横断面研究中报告不满意率为 19%。③ Price 等对 60 名年龄在 60 岁以下的全膝关节置换术患者随访至少 12 年，结果显示假体的生存率为 82%，但超过 40% 的患者存在至少为中度的持续疼痛。

（4）不伴有疼痛的严重关节破坏增加了神经病理性关节炎的可能性。

（5）不稳定性关节炎可见于接受手术或非手术治疗的不稳定病例中。

1）慢性的后交叉韧带撕裂与髌股关节炎有关。

2）前交叉韧带撕裂与骨关节炎风险增加有关，包括前交叉韧带重建术术后的病例。

（6）在感染性关节炎的情况下，最初的治疗目标是治疗感染。如果感染已经治愈，并且炎性标志物在相当长的一段时间内（1 年以上）保持在正常范围内，则可以考虑对既往有感染性关节炎的关节进行关节置换术。然而，即使在这种情况下，感染复发的风险可能持续存在。

（7）类风湿关节炎可能表现为以下 2 个阶段。

1）活动期：以活动性炎症和影像学关节侵蚀为特征。

2）稳定期：活动性炎症消退，可见类似于骨关节炎的影像学特征（软骨下硬化、关节间隙丢失、软骨下骨囊肿、骨赘）。

（8）炎症性关节炎往往累及整个关节。

1）要确定患者症状的来源可能更加困难。

2）手术时可能需要处理所有病变区域，如在全膝关节置换术中进行髌骨表面修整，使症状进展的风险降至最低。

3）炎症性关节炎累及关节滑膜和关节周围肌腱鞘，即使关节面已被置换，这些受累结构仍可能继续引起疼痛。

（曾　超　译）

第51章　膝关节置换术术后疼痛

膝关节置换术术后疼痛是一种膝关节置换术（部分或全膝）引起疼痛的疾病。这可能是剧烈疼痛，且会限制患者关节功能。

膝关节置换术术后疼痛发生的原因包括：①关节内/关节外；②软组织/骨；③神经性；④未置换部分膝关节炎的进展/发展；⑤与关节置换相关的因素，如不稳定、髌骨轨迹不良、磨损、固定松动、假体周围感染、僵硬及软组织撞击。

一、膝关节置换术术后疼痛的鉴别诊断

1. 髋、脊柱的牵涉痛。
2. 代谢性骨病。
3. 心理因素。

除了上述原因，膝关节未置换部分引起的疼痛也需要考虑，包括：①肌腱病；②滑囊炎；③炎症/晶体沉积性关节病；④滑膜疾病；⑤肿瘤。

Lim 等分析了 178 例初次全膝关节置换术（TKR）术后疼痛持续，1 年不缓解的原因，排除了感染因素，其他原因如下。

（1）关节内因素：包括无菌性松动、聚乙烯磨损、不稳定、复发性关节血肿、髌骨轨迹不良、肌腱撕裂、僵硬。

（2）关节外因素：包括脊神经卡压、髌骨关节炎（OA）/缺血性骨坏死（AVN）。

（3）原因不明。

二、膝关节置换术术后疼痛的临床症状

疼痛的性质、位置及其他特征如下（图 51-1 ～图 51-5）

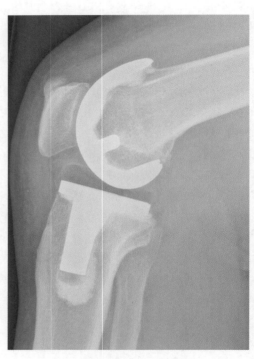

图 51-1　因股四头肌肌腱病引起的疼痛性 TKR（与髌骨上极骨刺相关）

（1）疼痛发生：持续性疼痛还是间断性疼痛，休息时疼痛是只有活动时疼痛。

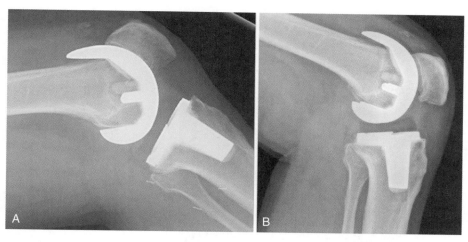

图 51-2　交叉韧带保留型膝关节置换术（髌骨未置换）。患者出现持续性疼痛和膝关节屈曲受限

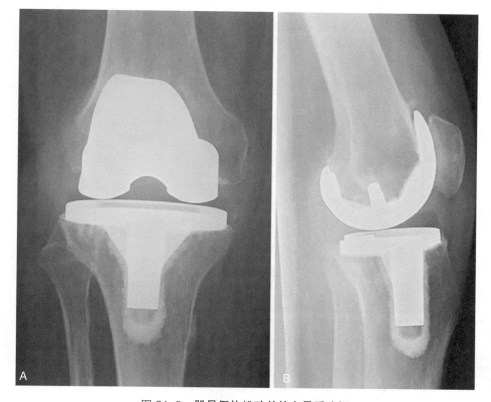

图 51-3　股骨假体松动并伴有骨质溶解

（2）疼痛发作的时间：①与术前相同，没有改善；②与术前不同，但自术后就出现；③术后有一段无痛期，接着有新的疼痛发作。

（3）疼痛发作的速度：急性的、渐进的。

（4）诱因：无诱因、受伤后、伤口愈合不良或伤口感染。

（5）与僵硬或不稳相关，引起较严重的功能丧失。

三、膝关节置换术术后疼痛的临床体征

1. 视、触、动。

2. 膝关节肿胀：如是否存在积液、滑膜炎。

3. 评估肌肉力量。

4. 评估膝关节稳定性。

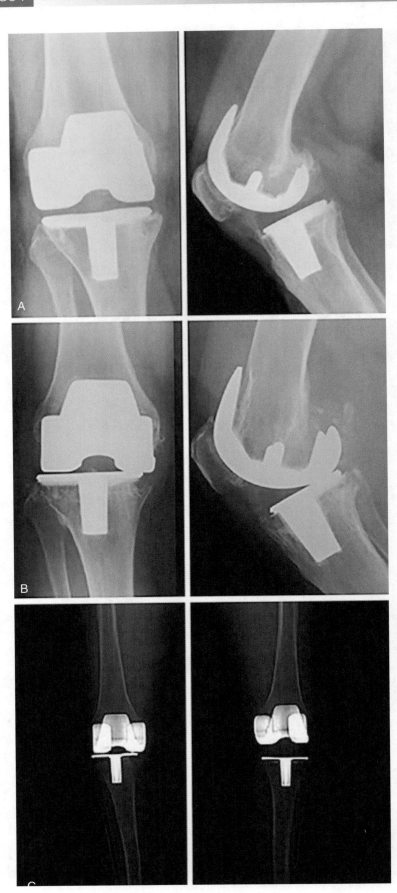

图 51-4 膝关节置换术术后聚乙烯衬垫磨损和胫骨松动

A. 术后首次 X 线片；B. 术后 15 年 X 线片；C. 同一患者同侧和对侧膝关节置换术术后 CT 图

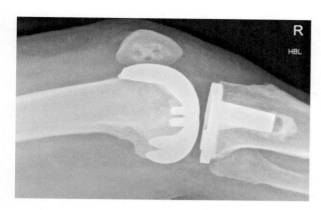

图 51-5　假体固定完好无损的 TKR，但有大量残余屈曲畸形导致慢性疼痛

四、膝关节置换术术后疼痛的辅助检查

1. 膝关节 X 线片：正位、侧位、轴位。

（1）评估假体位置，确定与术后即刻 X 线片相比是否有变化（提示松动）。

（2）确定关节炎是否有进一步的发展 / 进展。如果进行的是原位单髁置换或并非所有关节面的表面置换。

2. 髋关节和腰骶椎 X 线检查以排除牵涉性疼痛。

3. 全长位 X 线检查以评估下肢力线。

4. CT 扫描与三维重建。

（1）评估假体的旋转、矢状面、冠状面及下肢的整体力线。

（2）检查未置换部分的早期骨关节炎情况。

5. MRI 检查相关软组织病变（韧带、肌腱）。

6. 骨扫描：评估内容如下。

（1）假体感染。

（2）无菌性松动。

（3）下层软骨下骨负荷异常。

7. SPECT/CT 在解剖定位的热点以帮助确定疼痛的起源。

8. 神经传导检查 / 肌电图。

9. 麻醉下检查：评估活动范围和稳定性。

10. 膝关节穿刺。穿刺液用于评估以下内容。①微生物培养和药敏试验确定是否感染。②显微镜检查发现晶体沉积性关节炎，如痛风 / 假性痛风。

11. 关节镜检查：用于发现以下问题。①内植物磨损；②金属颗粒磨损；③滑膜炎；④关节表面之间的软组织卡压；⑤软组织撞击，如滑膜、脂肪垫。

12. 滑膜活检：用于评估以下问题。①微生物培养和药敏试验，以确定是否感染；②组织学检查，以排除肿瘤原因，如色素沉着绒毛结节性滑膜炎。

五、膝关节置换术术后疼痛的治疗

关节置换术术后疼痛的治疗目的如下。①改善疼痛；②解决导致疼痛的根本原因。

在某些情况下，人们可以接受控制疼痛的症状，而非解决疼痛的根本原因。

（一）非手术治疗

主要目的是解决疼痛和相关症状。

1. 疼痛

（1）口服镇痛药、非甾体抗炎药（口服、外用）。

（2）物理治疗，如局部超声、短波、针灸。

（3）膝关节类固醇注射，用于关节外病变。

2. 关节僵硬

（1）物理治疗，如进行伸展运动以拉伸挛缩的关节囊和韧带。

（2）充分的疼痛控制对于进行拉伸运动至关重要。

3. 关节不稳

（1）肌肉强化，本体感觉训练。

（2）应用支具，目的是提供机械支撑或辅助本体感觉。

4. 感染

（1）浅层感染：抗生素治疗、伤口清创。

（2）深层感染：抗生素治疗。

1）短期：单纯抗生素治疗。

2）长期：增加抑菌治疗。

（二）手术治疗

1. 膝关节僵硬　可采用手术治疗，方法如下。

（1）膝关节松解：在全身麻醉下，术者移动拉伸膝关节以撕裂粘连组织，让膝关节重新获得运动功能。

（2）关节镜松解：治疗关节粘连，去除关节内的所有粘连结构。

（3）关节切开松解术：切开、分离挛缩及粘连组织。用于骨折固定的装置可能会妨碍运动，需要移除。

（4）肌腱延长。

2. 膝关节不稳

（1）韧带缺损时需进行韧带重建。

（2）翻修手术：更换内植物，韧带有缺陷时使用限制性假体。

3. 感染

（1）浅层感染：对感染伤口进行清创。

（2）深层感染：关节镜冲洗；切开冲洗 ± 滑膜切除 ± 更换衬垫；翻修手术，包括一期翻修、二期翻修。

因感染而进行的翻修可分为一期翻修和二期翻修。

一期翻修：在一次手术内移除内植物，对骨进行清创，置入新假体。多次进行活检培养病原微生物并进行药敏试验，以指导术后抗生素用药。

二期翻修：第一次手术包含移除内植物，对骨进行清创，置入含抗生素的骨水泥。这是为了保持膝关节韧带的长度，预防挛缩，同时在局部释放抗生素以根除任何残留感染。多次进行活检培养病原微生物并进行药敏试验，以指导术后抗生素用药。一旦临床上感染消除，血液学指标（ESR、CRP）恢复正常水平，进行二期翻修以取出含抗生素的骨水泥并置入新假体。

4. 关节炎进展　膝关节有关节炎进展时应进行翻修手术。

5. 松动 / 磨损　可进行翻修手术。

（1）部分翻修手术：用于松动假体或磨损假体。

（2）全部翻修手术：用于全部假体。

📖 要点

（1）并非所有关节置换术术后疼痛都可归因于关节置换本身。在原本膝关节中引起膝关节疼痛的因素也可能在膝关节置换术术后引起患者疼痛。如果疼痛并非由膝关节置换术所致，不建议进行翻修手术，因为术后疼痛大概率会持续。

（2）疼痛发作的时间有助于解释疼痛的潜在原因。

1）如果疼痛与术前性质类似，那么疼痛有可能来源于其他部位（除了膝关节，如髋部或腰骶部疼痛）。

2）术后出现疼痛提示低度假体周围感染可能。

3）关节置换术术后疼痛缓解一段时间后又出现疼痛，提示关节炎进展、假体磨损或无菌性松动。

（3）Lewis 等对与 TKR 后持续性疼痛相关的预测变量进行了系统评价和 Meta 分析。他们纳入了 32 项研究，涉及近 30 000 名患者，并报告说夸大症状、心理健康、术前膝关节疼痛和其他部位的疼痛是 TKR 后持续性疼痛最显著独立预测因子。

（柴　伟　张浩冲　译）

第52章　膝关节置换术术后不稳

膝关节置换术术后不稳是指在接受关节置换术（部分或全膝关节）后一个关节面相对于另一个关节面发生能引起症状的移位。患者常主诉膝关节疼痛、恐惧或膝关节打软。此类不稳可发生在胫股关节或髌股关节连接处。大多数适用于天然膝关节的治疗原则亦适用于关节置换的膝关节。

一、膝关节不稳的分类

膝关节不稳的分类方式有很多，分类如下。

1. 根据涉及的关节　一个或多个关节可同时发生不稳。

2. 膝关节不稳的次数

（1）首次不稳：指第一次不稳定发作。

（2）复发性不稳：指超过一次不稳定发作。

3. 移位程度　包括以下两类。

（1）半脱位。

（2）（完全）脱位。

一个关节面可能发生半脱位，即发生移位但仍与对应关节面保持部分接触；或关节面完全脱位与其对应关节面完全失去接触。

4. 可复位性　包括以下两类。

（1）可自发复位。

（2）不可自发复位。

发生脱位后，关节面可能会自发复位或需要通过医学干预进行复位。

5. 根据两关节面之间的移位方向　如图 52-1 所示。

（1）髌股关节：髌骨相对股骨滑车的移位，包括向内脱位、向外脱位。

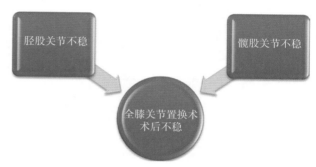

图 52-1　全膝关节置换术术后不稳可根据涉及的关节分为胫股关节不稳和髌股关节不稳

（2）胫股关节：胫骨相对股骨的移位。

1）矢状面：前/后移位。

2）旋转。

3）冠状面：内外翻。

4）多向不稳：在两个方向或超过两个方向的不稳定。

5）不稳的方向可以通过以下方式定义。①临床病史：以确定反复出现不稳症状的位置；②体格检查：视诊，以评估内外翻、屈伸松弛度和旋转松弛度；③X线检查和其他影像学检查。

6. 根据诱因

（1）医源性：发生在关节置换术后。

（2）创伤性：是由明确的较大的创伤造成的。

（3）非创伤性：无突发较大的创伤，逐步进展发生。

7. 根据不稳发生的频率

（1）初次：首次发生不稳。

（2）复发性：≥2 次发生不稳。

（3）永久性：总是处于不稳状态。

（4）间歇性：稳定与不稳定交替发生。

（5）习惯性：膝关节每次屈伸周期都会发生不稳。

8. 根据发生不稳时膝关节屈曲角度

（1）伸膝不稳。

（2）屈曲90°不稳。

（3）中度屈曲不稳。

（4）过伸不稳。

二、膝关节不稳的原因

膝关节不稳可能是由动态或静态稳定装置的损伤或功能障碍导致的。

（一）静态装置

1. 韧带　①分离；②撕裂；③过度拉伸。

2. 植入物（假体）　①厚度（尺寸）不匹配；②磨损。

（二）动态装置

1. 肌力弱。

2. 不协调。

3. 缺乏稳定的运动平台。

4. 肌肉异常激活。

5. 本体感觉缺失。

6. 膝关节过度松弛。

7. 核心力量弱。

8. 髋关节控制力不足。

9. 足踝关节控制力不足。

Song 等描述了全膝关节置换术术后的 6 类不稳，具体如下。①屈曲 / 伸展间隙不平衡；②假体位置不良；③孤立性的韧带功能障碍（侧副韧带 / 后交叉韧带）；④伸膝装置功能障碍；⑤假体松动；⑥整体松动。

Song 等在他们的病例系列研究中指出，30% 的膝关节不稳存在多重不稳定因素。

其中，屈曲不稳定发生于膝关节屈曲过程，可能的原因如下。

（1）屈曲间隙过松：是指在屈曲时股骨远端和胫骨近端的间隙过松。植入物的厚度和截骨后的间隙不匹配通常会导致屈曲间隙过松。

（2）后交叉韧带损伤

1）术前即存在或术中发生后交叉韧带损伤，但在术中未能解决，如在后交叉韧带损伤的膝关节中置入假体。

2）术后发生。

伸膝不稳发生于膝关节伸直过程，发生的原因如下。

（1）伸直间隙过松：是指在伸直过程中股骨远端和胫骨近端的间隙过松。植入物的厚度和截骨后的间隙不匹配通常会导致伸直间隙过松。

（2）侧副韧带（内或外）损伤

1）术前即存在或术中发生侧副韧带损伤，但在术中未能解决，如发生于软组织修复或重建时或在侧韧带损伤的膝关节中置入假体。

2）关节置换术后发生。

三、膝关节置换术术后不稳的临床症状

1. 异常的移位感：包括膝关节晃动感、弹进弹出、打软腿、倒塌感。

2. 交锁。

3. 疼痛，钝痛，下肢沉重。

4. 复发性积液 / 滑膜炎。

5. 下肢无力。

6. 异响，如咔嗒声。

7. "死腿综合征"，感觉异常。

8. 半脱位。

9. 脱位：少见。

以下这些症状会随着腿或膝关节的位置或活动而加重。①旋转不稳：当做转向或扭动等动作时；②屈曲不稳：当做下楼梯等动作时；③伸膝不稳：当负重情况下伸膝等动作时；④髌股关节不稳：当膝关节由完全屈曲到伸直，或由完全伸直状态转至屈曲时。

四、膝关节置换术术后不稳的临床体征

临床体格检查需评估以下内容。

（1）检查患肢是否有恐惧感、（半）脱位和复位等异常。

（2）胫股关节（屈伸和内外翻时）松弛度评估：应力试验；屈膝时胫骨后倒征检查。

（3）髌股关节松弛度评估：包括外侧、内侧两个方面。

（4）神经功能障碍。

（5）肌肉异常激活。

（6）核心力量或髋关节力量弱 / 不平衡。

（7）足踝力量弱 / 不平衡。

五、膝关节置换术术后不稳的辅助检查

不稳膝的辅助检查主要目的在于证实不稳的存在并查出原因，这些检查如下所述。

1. 影像学检查　①X 线片（正位、侧位和轴位）；②应力位片；③下肢全长片以评估力线；④CT 评估假体对线情况，包括旋转对线；⑤ MRI/ 超声：评估关节周围韧带和肌腱的完整性。

2. 神经生理检查　①神经传导检查；②肌电图；③炎症指标，膝关节滑液或滑膜组织活检以排除感染；④全身麻醉下体格检查；⑤关节镜下检查：评估植入物的磨损（图 52-2，图 52-3）。

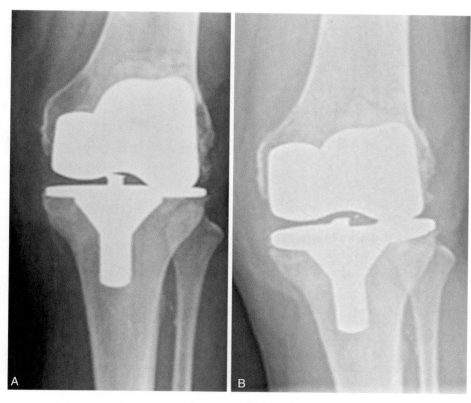

图 52-2　全膝关节置换术后由于急性内侧副韧带损伤造成的内侧不稳

六、膝关节置换术术后不稳的治疗

治疗策略取决于以下情况。①症状的严重程度和频率；②不稳的原因；③不稳的方向；④功能损害。

治疗的目的在于改善关节稳定性，减少远期发生脱位和半脱位的风险。手术可能可以改善功能丢失、恐惧感或疼痛。

（一）非手术治疗

1. 调整活动方式，避免产生不稳的膝关节或腿的姿势。

2. 使用一些外固定：绷带，支具和足踝矫形器。

3. 理疗：以减少以下情况发生。①核心力量的不平衡（增强核心力量）；②骨盆控制力差（加强骨盆肌肉力量）；③外展、伸直和外旋肌群肌力差导致的髋关节控制力差；④足踝控制力差；

⑤本体感觉训练；⑥股四头肌和腘绳肌肌力不足（加强肌肉力量和平衡锻炼）。

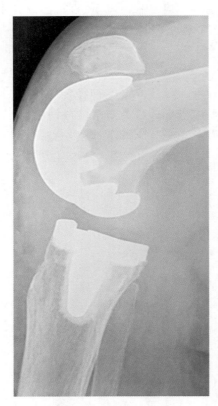

图 52-3　全膝关节置换术术后矢状面不稳

4. 若怀疑有感染，及时使用抗生素。

（二）手术治疗

如果通过非手术治疗，症状仍无法改善且患者有结构性损伤（且是可修复的），此时需考虑手术治疗。

如果不稳的潜在病因是感染，则必须考虑早期手术干预。

（三）膝关节置换术术后胫股关节不稳

手术方案选择如下。

（1）软组织手术：韧带重建，松解挛缩组织。

（2）假体手术：翻修术。更改植入物厚度、植入物位置重置以改变对线、使用限制性假体。

（3）两者结合。

（四）膝关节置换术术后髌股关节不稳

髌股关节不稳通常方向为外侧，可能的原因有支持带不平衡、股骨/胫骨假体位置不良（假体过度内旋或放置位置过于靠内）、如果进行了髌骨置换没有将髌骨假体放于正中、髌骨假体过厚、膝关节残余分外翻。手术方案如下。

（1）软组织处理：松解过紧的外侧支持带、松解侧副韧带以改善膝关节对线、重建内侧髌股韧带。

（2）骨性结构处理：远端伸膝装置重排（胫骨结节移位）。

（3）假体处理：包括翻修术、重置假体（改变对线/假体位置）、更改假体尺寸。

（4）以上处理方法结合使用。

■ 要点

（1）大量的膝关节松弛发生在全膝关节置换术术后，且与患者的主观满意度没有相关性。因而，膝关节松弛在临床上需要谨慎解释。

（2）不稳发生的时间可帮助揭示不稳的潜在原因。

1）若关节置换术术后不稳与术前不稳类似，应考虑以下 2 种原因。①源于膝关节的问题，且该问题术中并未得到解决；②并非直接源于膝关节或假体的原因（如神经功能障碍）。

2）若不稳仅术后发生，那可能不稳的原因是手术造成。

3）若不稳发生于关节置换术术后，且在术后较长一段时间内关节稳定，那可能的原因有：①植入物磨损；②植入物松动；③后交叉韧带损伤；④感染。

（3）针对膝关节置换术术后不稳的翻修手术结果通常难以预测（如屈曲不稳和半屈曲不稳），并且这类手术应谨慎对待。应尽可能先进行非手术处理。

（朱晓波　雷鹏飞　译）

第53章　膝关节滑膜软骨瘤病

膝关节滑膜软骨瘤病是一种在膝关节（滑膜关节）内形成软骨性质游离体的疾病，原因如下。

1. 原发性　滑膜细胞化生为软骨细胞，继而形成软骨体并增大，软骨体可能会钙化或骨化。结节可位于滑膜内，或松散地附着在滑膜上，或完全游离。

2. 继发性　膝关节骨软骨骨折、退行性关节炎或骨坏死导致关节表面破损或骨赘脱落，形成游离体。这些游离体提供了一个中央病灶，然后被软骨覆盖并可能变大。结缔组织细胞出现增生，随后软骨化生。

原发性滑膜软骨瘤病可分为以下三个阶段。①局限于滑膜；②活动性滑膜伴游离体；③非活动性滑膜伴残留游离体。

滑膜软骨瘤病一般只累及一个关节（通常是膝关节），并且是在关节内。但它也可能涉及一些关节外组织，如腱鞘或滑囊，甚至可能累及髌下脂肪垫。有记录表明，全膝关节置换术后的残留滑膜可引起滑膜软骨瘤病（图53-1）。

一、滑膜软骨瘤病的临床症状

滑膜软骨瘤病的临床症状包括膝痛；咔嗒声、闷响音或捻发音；交锁；僵硬；可见或可触及的肿胀。

二、滑膜软骨瘤病的临床体征

滑膜软骨瘤病的临床体征包括可见肿胀；局部压痛；膝关节活动受限，如主动运动和被动运动。

三、滑膜软骨瘤病的辅助检查

1.X线检查：异常钙化体。

2.MRI 检查：能显示非钙化软骨体（X线片不可见）。

3.活检和组织学检查。

四、滑膜软骨瘤病的鉴别诊断

1. 骨软骨损伤　如创伤性损伤，OCD。
2. 肿瘤性病变　如滑膜肉瘤、骨膜软骨瘤。

五、滑膜软骨瘤病的治疗

（一）非手术治疗

非手术治疗方法有观察、改良活动、镇痛，以及物理疗法，主要是改善被动活动。

（二）手术治疗

1. 游离体取出术（关节镜/开放）+膝关节滑膜切除术。

如果只去除游离体，残留的滑膜可能会产生更多的游离体。但如果滑膜病变不活跃就不会发生进展。

2. 在与膝关节炎相关的滑膜软骨瘤病中，关节炎可能是干预的重点（关节置换术），而不是软骨瘤病本身。在滑膜软骨瘤病的背景下，TKR有助于改善疼痛，但可能与高复发风险（25%）和其他并发症风险（僵硬，需要翻修手术）相关。

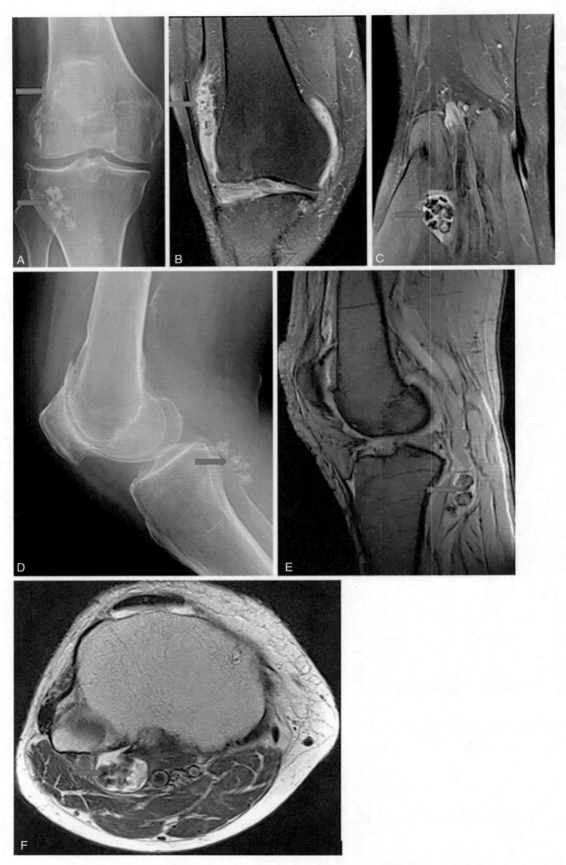

图 53-1 与胫腓上关节（红色箭头）和髌上囊（绿色箭头）相关的滑膜软骨瘤病，伴髌股和胫股退变

■ 要点

（1）由于游离体的磨损，膝关节内游离体可能导致继发性关节炎（卡在关节面之间造成损伤）。

（2）如果没有明显的退行性改变，应寻找受伤史，因为看似原发性滑膜软骨瘤病可能是继发性疾病。

（3）滑膜软骨肉瘤的恶性转化是一种罕见但公认的并发症，伴有侵袭性的临床表现或影像学特征时（如关节周围软组织受累或软骨肿块浸润），存在快速恶化的临床表现，或滑膜切除术后出现迅速复发时需要考虑。

（4）滑膜软骨瘤病可发生在全膝置换术后，需要与疼痛、肿胀或活动受限的病因相鉴别。

第54章 膝关节色素沉着绒毛结节性滑膜炎

膝关节色素沉着绒毛结节性滑膜炎是一种滑膜增生、滑膜巨细胞聚积、细胞内和细胞外含铁血黄素沉积的疾病。该疾病可能涉及滑膜关节、腱鞘或滑囊。色素沉着绒毛结节性滑膜炎通常只累及一个关节，并且是关节内的，多见于膝关节。但也可能累及关节外组织，如肌腱鞘或滑囊。在全膝关节置换术（TKR）后，也有关于色素沉着绒毛结节性滑膜炎的报道，可能是由残留的滑膜引起的。也有报道在骨折固定装置植入后引起的。

虽然色素沉着绒毛结节性滑膜炎最初仅局限于滑膜，但由于压力作用或巨噬细胞和破骨细胞样巨细胞释放炎性介质，导致骨和关节软骨改变，以及侵蚀和骨溶解。同样，也可能侵入并破坏邻近的软组织。集落刺激因子 –1 参与了它的发病机制。

色素沉着绒毛结节性滑膜炎最常见于 20 ～ 40 岁的女性。最常见的关节是膝关节，其次是髋关节。

膝关节内色素沉着绒毛结节性滑膜炎可能是以下 2 种生长模式中的 1 种。

（1）局限型结节：通常累及膝关节前方。

（2）弥漫型绒毛：累及膝关节多个部位。

色素沉着绒毛结节性滑膜炎的发病机制尚不明确，可能的原因如下。

（1）损伤诱导的滑膜炎症和增生。

（2）肿瘤（良性）：极有可能。

一、色素沉着绒毛结节性滑膜炎的临床症状

色素沉着绒毛结节性滑膜炎的临床症状有膝痛、咔嗒声或闷响声、反复肿胀、交锁、僵硬、可见或可触及的肿胀。

二、色素沉着绒毛结节性滑膜炎的临床体征

色素沉着绒毛结节性滑膜炎的临床体征有可见或可触及的肿胀、局部压痛、膝关节主动和被动活动减少。

三、色素沉着绒毛结节性滑膜炎的辅助检查

1. X 线检查　可见关节周围侵蚀或在疾病晚期退行性变化。

2. MRI 检查　T_1 加权像呈低信号或中信号，T_2 加权像呈低信号。MRI 上的发现主要归因于受累组织中沉积的含铁血黄素具有磁敏感性。

3. 关节镜评估、活检和组织学检查　大体上可见铁锈色的肥大滑膜 / 铁锈色积液。

四、色素沉着绒毛结节性滑膜炎的鉴别诊断

需与炎性关节病、血友病性关节炎、血色病、含铁血黄素沉着症、关节内出血引起的滑膜炎、未钙化的滑膜软骨瘤病、结核性关节炎，以及肿瘤性病变，如滑膜肉瘤进行鉴别。

五、色素沉着绒毛结节性滑膜炎的治疗

（一）非手术治疗

非手术治疗方法有观察、改善活动、镇痛、物理疗法，主要是改善被动活动。

（二）手术治疗

1.手术切除滑膜：关节镜 ± 开放性滑膜切除术。

2.关节内放射性核素注射或关节外照射作为手术切除后的辅助治疗，以降低复发的风险。

3.弥漫型色素沉着绒毛结节性滑膜炎复发率高（高达48%），但局限型色素沉着绒毛结节性滑膜炎复发率低（9%）。

4.在与膝关节退行性变或关节炎相关的色素沉着绒毛结节性滑膜炎病例中，退变或关节炎可能是干预的主要重点，采用关节置换术及滑膜切除术，而不是单纯的滑膜切除术。TKR 伴 PVNS 已证明与术后僵硬和感染的高风险相关。

■ 要点

（1）色素沉着绒毛结节性滑膜炎恶变是一种非常罕见但已公认的情况，伴有侵袭性的临床表现或影像学特征（如关节周围软组织受累或骨浸润）时需要考虑。它可能与良性色素沉着绒毛结节性滑膜炎同时出现，或在既往同一部位的良性色素沉着绒毛结节性滑膜炎之后出现。这类肿瘤可能具有局部侵袭性或转移性。

（2）已有报道，在骨科内植物（置换或内固定器械）植入后出现色素沉着绒毛结节性滑膜炎。

（张　磊　朱彦霖　付维力　译）

第55章 近端胫腓关节病

近端胫腓关节病通常指发生在近端胫腓关节的一类疾病。因为近端胫腓关节是一个滑膜关节，它可能受到任何涉及滑膜关节的疾病的影响。这些疾病可以单独出现，也可以与同侧胫股关节疾病发生相关。

（1）骨关节炎：胫腓关节软骨退变。①常与胫股关节骨关节炎并存；②可能与腘绳肌紧张有关；③可能为创伤后引起。

（2）炎症性关节炎。

（3）感染性关节炎。

（4）结晶性关节病，如痛风，多为假性痛风。

（5）肿瘤因素。

（6）滑膜疾病，如滑膜囊肿、滑膜软骨瘤病、色素绒毛结节性滑膜炎。

一、近端胫腓关节病的临床症状

尽管上述导致近端胫腓关节病的病因多种多样，但其临床表现大致相似。

（1）关节内或关节外疼痛：负重或旋转时症状加重。

（2）症状逐渐出现或创伤后加重。

（3）由于局部激惹或肿块压迫原因导致腓总神经症状。

二、近端胫腓关节病的临床体征

近端胫腓关节病通常具有相似的临床体征，例如：①近端胫腓关节局部压痛；②近端胫腓关节捻发音；③近端胫腓关节肿胀；④与腓总神经相关的神经体征。

三、近端胫腓关节病的辅助检查

1. X 线检查。

2. MRI 检查。

3. CT 扫描。

四、近端胫腓关节病的治疗

近端胫腓关节病有以下几种治疗方式。

（一）非手术治疗

1. 观察。

2. 改善运动方式。

3. 镇痛。

4. 理疗，包括局部冰敷或热疗、关节被动运动、膝关节周围肌群力量训练及拉伸、腘绳肌拉伸，以及处理胫股关节运动受限。

5. 近端胫腓关节内类固醇药物注射。

（二）手术治疗

1. 近端胫腓关节切除和（或）腓骨稳定术。

2. 近端胫腓关节融合术。

3. 近端胫腓关节稳定 ± 置换术。

（张里程　译）

第56章　膝关节前交叉韧带不稳

膝关节前交叉韧带不稳定（ACL instability）是一种由于 ACL 功能障碍导致的胫股关节有症状性不稳定的疾病。

一、ACL 不稳的原因

ACL 断裂可能是由于以下原因。

1. 先天性 / 发育性 ACL 断裂。

2. 继发性 ACL 断裂

（1）急性较大创伤：最常见。

（2）自发性：少见，如合成代谢类固醇滥用；慢性重复性微创伤，可见于重复拉伸 ACL 的运动员。

ACL 断裂可能会是孤立性的单韧带损伤、伴随其他韧带功能不全 / 损伤、伴随骨性结构异常，如发育性、创伤性、退行性疾病。

虽然 ACL 不稳可能是多发韧带不稳的一部分，也可能是先天性或发育性的，但本章主要阐述单纯的创伤性膝关节前向不稳。

对创伤性 ACL 断裂的分类描述如下。

1. 根据 ACL 断裂的类型进行分类

（1）ACL 从股骨止点撕脱：软组织撕脱；骨性撕脱。

（2）ACL 从胫骨止点撕脱：软组织撕脱；骨性撕脱。

（3）ACL 实质部撕裂。

2. 根据 ACL 断裂程度进行分类

（1）完全断裂：双束均断裂。

（2）部分断裂：包括以下两类。①单束断裂；②部分纤维断裂。

3. 根据导致 ACL 断裂的受伤机制进行分类

（1）接触性：受伤时与其他个体、物体或表面存在接触。

（2）非接触性：大多数 ACL 损伤发生于非接触性损伤。

二、ACL 断裂的风险因素

1. 与活动相关的因素　进行易诱发非接触或接触伤害的运动，如使用防滑鞋滑雪。

2. 与患者个体相关的因素　女性，股骨髁间窝狭窄，膝外翻角较大，股四头肌 / 腘绳肌肌力较弱，伸膝着地的方式。

三、ACL 断裂相关的关节内损伤

Cimino 等研究了 328 例系列滑雪事故导致的急性 ACL 断裂患者半月板损伤的发生率。75 例（23%）同时存在半月板损伤。其中 43 例（13%）外侧半月板损伤，32 例（10%）内侧半月板损伤，32 例（43%）半月板损伤为关节囊处的红区损伤。

在其他体育运动中报告的半月板损伤率为 53% ～ 65%。

Chen 等评估了 66 例年轻成人急性（受伤后 1 个月内）ACL 撕裂患者的半月板和软骨损伤的发生率。半月板损伤 30 例（46%），其中外侧半月板损伤 19 例（29%），内侧半月板损伤 8 例（12%），内侧和外侧半月板同时损伤 3 例（5%）。28 例（42%）存在软骨损伤，采用 Outerbridge 分级标准分级：17 例（26%）为 Ⅰ 级，11 例（17%）为 Ⅱ 级。

认识这些与 ACL 相关的关节内损伤具有以下重要临床意义。

（1）解释一些持续存在的症状可能错误地归因于 ACL 断裂。

（2）需要单独干预或在治疗 ACL 损伤的同时予以干预治疗。

（3）这些损伤对长期预后会产生影响。

四、ACL 断裂的影响

韧带只有在两端牢固固定时才会拉紧。这类似于悬挂的一根绳子，有时它可能会在损伤一部分（部分撕裂）时仍能提供支撑，但如果它完全断裂则会坠落。同样如果 ACL 断裂，它可能会影响其维持胫骨与股骨相对位置的能力。当 ACL 功能障碍时，可能会出现胫骨相对于股骨的过度移位（胫股关节半脱位），表现为胫骨相对于股骨的前移；胫骨相对于股骨的内旋。

五、ACL 断裂相关创伤史

导致出现临床症状、表明可能存在 ACL 断裂的创伤具有以下特征。

（1）较大创伤病史（患者很容易回忆起）。

（2）患者感觉或听到膝关节"砰"的一声。

（3）无法站立、行走或继续活动。

（4）膝关节立即肿胀。

（5）损伤机制与 ACL 撕裂相一致。①接触性损伤（过度伸展、外翻）/非接触性损伤：最常见（过度伸展、外翻、旋转）；②旋转胫骨，迫使其外翻和内旋。

（6）需要医疗救助。

六、ACL 不稳的临床症状

1. 急性期的临床表现

（1）膝关节疼痛、肿胀、弥漫性压痛。

（2）膝关节活动受限，运动时疼痛，难以负重。

2. 慢性期的临床表现

（1）由于膝关节内的异常移位而发出咔嗒声、嘎嘎声。

（2）感觉到膝关节内的异常移位：打软腿，感觉膝关节"摇晃"，甚至"蹦进蹦出"。

（3）在转身或扭转时感到恐惧（害怕膝关节错位）。

（4）隐约的膝关节疼痛。

（5）"死腿综合征"、腿沉重、感觉异常。

（6）膝关节间歇性肿胀。

（7）旋转或扭转活动可引起或加重症状。

在急性损伤发生以后，急性疼痛可能会逐渐改善，膝关节活动逐渐恢复，患者可能会留有不稳定感或其他症状。

七、ACL 不稳的临床体征

1. 膝关节前向松弛：Lachman 试验，前抽屉试验。

2. 轴移试验。

3. 伴有 Beighton 评分较高的全身韧带松弛。

八、ACL 不稳的辅助检查

针对 ACL 不稳的辅助检查旨在确认 ACL 断裂，确定 ACL 断裂的类型，确定其他相关的结构损伤（韧带、骨、半月板、软骨）（图 56-1 ～图 56-4）。这些评估方法如下。

1. 影像学检查

（1）X 线检查：可显示 ACL 起止点的撕脱骨折、Segond 骨折、前外侧韧带 / 关节囊胫骨止点的撕脱骨折。

（2）MRI 检查：评估 ACL 的完整性；显示骨挫伤，通常在胫骨近端的后方发现。

（3）CT 扫描：针对胫骨嵴撕脱骨折，CT 可以确定骨碎片的范围，查看粉碎情况及其他相关的胫骨近端骨折。

2. 全身麻醉下的体格检查　麻醉消除疼痛恐惧并允许肌肉放松，有利于评估关节移位和松弛程度。

3. 关节镜评估　ACL 直接可视化探查。

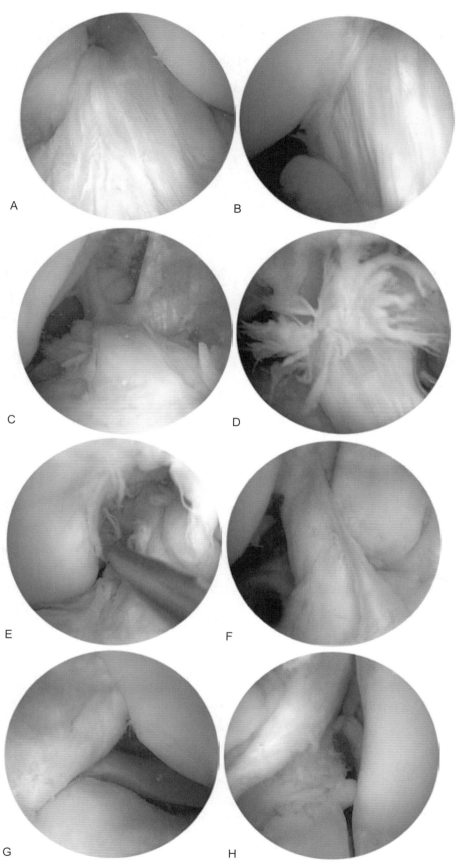

图 56-1　A 和 B. 右膝完整的 ACL；C ～ F. 右膝 ACL 断裂；G. 左膝完整的 ACL；H. 左膝 ACL 断裂

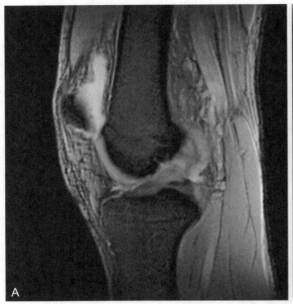
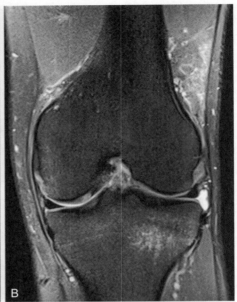

图 56-2　ACL 断裂（MRI 扫描）

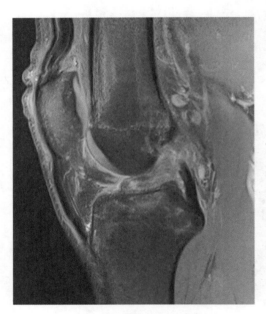

图 56-3　ACL 断裂并粘连到 PCL 上

九、ACL 不稳的治疗

初步治疗的目标如下。

（1）通过休息、冰敷、加压、抬高（RICE）原则，减少膝关节急性炎症。

（2）恢复活动度，包括胫股、髌股关节。

（3）股四头肌、腘绳肌激活。

（4）本体感觉训练。

（5）参与特定活动。

进一步的治疗旨在改善持续的不稳定症状，从而改善患者的功能或降低进一步不稳的风险。这取决于以下情况。①症状的严重程度、频率；②潜在原因；③患者的功能需求。

（一）非手术治疗

1. 观察。

2. 改变活动方式，避免不稳定的姿势。

3. 物理治疗：①核心失衡时，核心强化；②髋部肌肉无力时，增强髋部肌肉；③针对本体感觉，本体感觉训练；④腘绳肌肌无力时，应加强腘绳肌肌力。

4. 膝关节外固定：ACL 支具。

需要注意的是，非手术治疗并不是专门针对 ACL 断裂，而是通过增强膝关节动态稳定结构的功能（加强肌力更好的控制和协调）来提高稳定性。

（二）手术治疗

1. 韧带重建　将移植物固定在股骨和胫骨的骨隧道内。固定可通过多种方式实现，包括悬吊式（如带袢纽扣板）和非悬吊式装置（如界面螺钉固定）。可以使用的各种移植物类型和技术。①自体移植物：如腘绳肌肌腱、骨-髌腱-骨、股四头肌肌腱；②同种异体移植物；③人工合成移植物；④单束与双束技术（图 56-5 和图 56-6）。

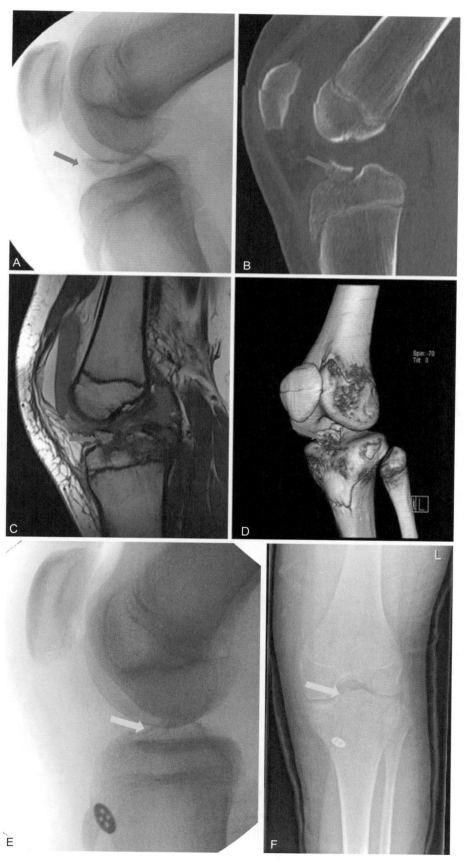

图 56-4　ACL 胫骨近端止点撕脱骨折（红色箭头），用缝线和纽扣钢板重新固定（黄色箭头）

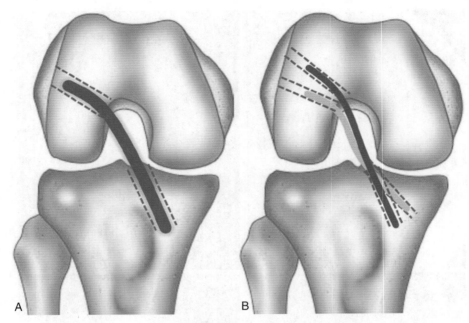

图 56-5　A. 单束 ACL 重建；B. 双束 ACL 重建

2. 韧带修复

（1）胫骨髁间嵴骨折。

（2）股骨侧软组织撕脱伤：韧带修复 ± 内支架技术。

治疗膝关节 ACL 缺损的目的如图 56-7 所示。

ACL 重建手术可通过以下方式进行。

（1）机械性作用：物理上限制了胫骨相对于股骨的前移和旋转。

（2）本体感觉机制：值得注意的是，尽管用于重建 ACL 的移植物（通常是腘绳肌移植物）可能会伸展，但患者的膝关节仍可以保持临床稳定性。这可能是因为移植物有助于本体感觉的恢复，从而使肌肉控制膝关节。研究表明前交叉韧带重建后的膝关节功能稳定性与本体感觉控制呈正相关，而不是移植物的紧张度（图 56-8 和图 56-9）。

（3）与已经伸展的移植物相比，移植物过于紧张会限制关节的运动，可能会给患者带来很多麻烦。

Higuchi 等研究表明，ACL 重建术后 Lachman 试验显示，膝关节静态被动稳定性与膝关节功能性评分水平之间没有相关性。

十、ACL 关节外手术

当 ACL 撕裂时，可能会额外破坏能够限制胫骨相对股骨旋转的关节外结构。因此有学者建议，除了重建 ACL 外，重建这些关节外限制性结构有助于进一步提高旋转稳定性。虽然这种额外的关节外重建可能不是所有关节内 ACL 重建的必要条件，但在以下情况下可以考虑。

（1）尽管移植物位置良好且无实质性再损伤，但重建的 ACL 仍然失效的翻修病例。

（2）膝关节过度松弛。

（3）伴前外侧结构损伤的 ACL 慢性撕裂（经影像学确诊）。

目前已经报道以下几种关节外手术。

1. MacIntosh 手术　将一条髂胫束（ITB）从近端分离，从外侧副韧带（LCL）深层穿过，然后穿过 LCL 股骨附着点后方的骨和骨膜隧道，在穿过外侧肌间间隔后折返，再次穿过 LCL 深层，并在 Gerdy 结节处缝合回髂胫束（ITB）自身，整个路程呈一个环形（图 56-10）。

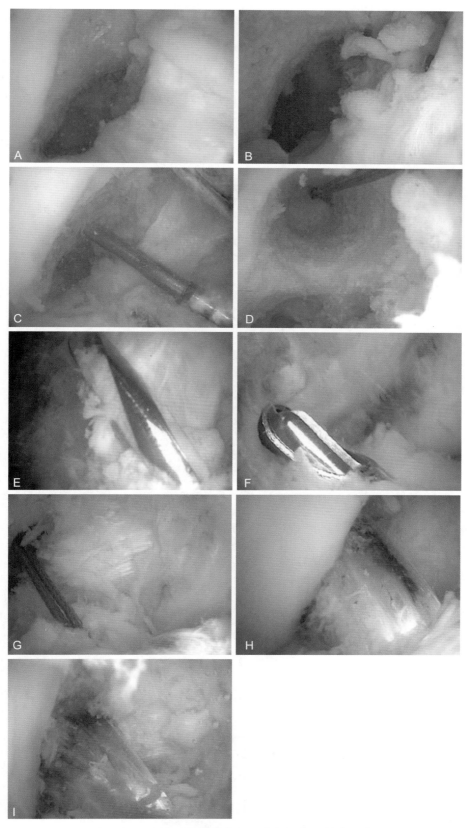

图 56-6 用半腱肌和股薄肌肌腱进行 ACL 单束重建

A. 股骨髁间窝外侧壁清理；B. 外侧壁成形术；C. 插入为制备股骨骨道的定位导丝；D. 股骨隧道（用于将移植物拉入的缝线）；E. 胫骨隧道顺行钻孔（从胫骨外表面至胫骨平台）；F. 切除胫骨隧道内口残余的 ACL 残端；G. 拉移植物，穿过胫骨隧道进入股骨隧道；H 和 I. ACL 移植物就位

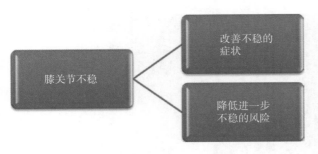

图 56-7　治疗膝关节 ACL 缺损的目的

2. Lemaire 手术　将 ITB 条从近端分离，经过 LCL 深层，并通过腓肠肌外侧头附着处的股骨隧道，然后移植物被带回到远端，再次穿过 LCL 深层并固定在 ITB 上（图 56-11）。

3. 外侧 1/3 髌腱固定术　将带有髌骨块的外侧 1/3 髌腱近端游离取出，穿过 LCL 深层，固定在 LCL 股骨起点处的骨槽内。

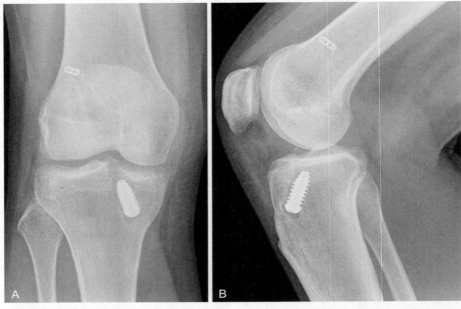

图 56-8　采用同侧腘绳肌肌腱移植物单束重建前交叉韧带，股骨侧用缝线钢板悬吊固定，胫骨侧用金属界面螺钉固定

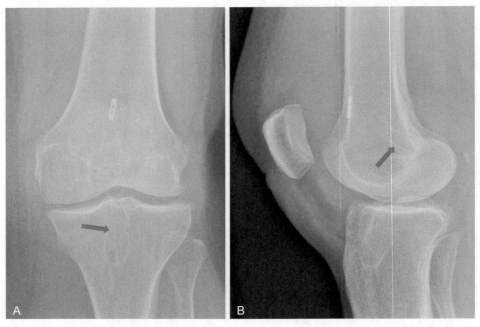

图 56-9　单束 ACL 重建。使用非金属的界面螺钉进行胫骨端固定，并使用缝线钢板在股骨端悬吊固定。胫骨和股骨隧道壁呈皮质状结构（红色箭头）

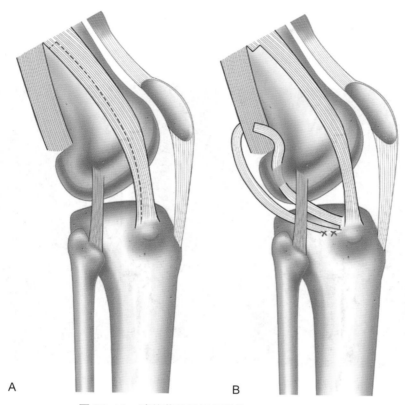

图 56-10　膝关节前外侧韧带的 MacIntosh 重建

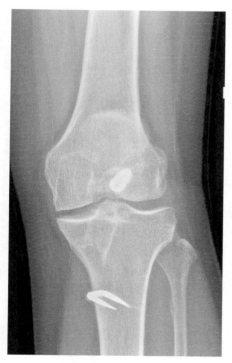

图 56-11　同侧腘绳肌肌腱单束重建前交叉韧带，用非金属界面螺钉和金属骑缝钉固定胫骨端，股骨隧道用金属界面螺钉固定

十一、创伤后 ACL 损伤治疗的注意事项

在考虑 ACL 断裂的治疗时，必须考虑以下的一些因素。

（一）ACL 损伤的自然病史

我们需要认识到，没有接受手术而日常生活中没有膝关节不稳定的 ACL 损伤患者占相当大比例。Noyes 等研究了 ACL 断裂对积极运动个体的影响，并描述了三组患者的结果（称为三分法则）。

（1）应对组（约 1/3）：代偿良好，无须手术干预，能重返剧烈运动。

（2）适应组（约 1/3）：通过调整其活动方式进行代偿（但在休闲运动中有症状）。

（3）非应对组（约 1/3）：未予以治疗，膝关节持续不稳定（包括步行活动中膝关节不稳定），需要进一步干预。

在随后的一项研究中，他们观察了接受康复计划的慢性 ACL 松弛患者。超过 1/3 的患者在日常活动或休闲运动中没有症状或症状轻微，但在剧烈运动中有一些症状。1/3 的患者病情加重，未能完成该康复计划，他们主诉在日常活动中经常出现疼痛、肿胀或打软腿的症状，不能参加休闲运动。超过 1/3 的患者（36%）没有从康复计划中获益，需要重建 ACL（图 56-12）。

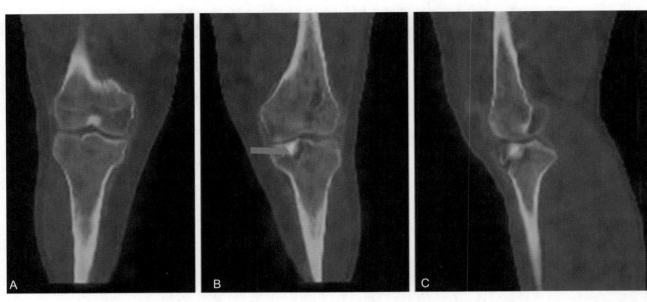

图 56-12　在一名前交叉韧带重建后数年出现疼痛的患者中，SPECT 显示内侧室摄取增强（红色箭头）与负荷过重相关

持续的不稳可能导致以下情况。①限制个体实现高水平运动功能的能力；②导致进一步的半月板撕裂或进一步的软骨损伤，这两者都与膝关节关节炎的进展有关。

相当一部分 ACL 撕裂的患者会发展为继发性退行性改变（关节炎）。Cinque 等对 ACL 重建后影像学发现膝骨关节炎（OA）的患病率进行了 Meta 分析，纳入 38 项研究（4108 名患者）。ACL 重建后 OA 的患病率随术后时间的增加而明显增加，估计患病率如下。5 年患病率为 11%（6%～19%）；10 年患病率为 21%（15%～28%）；20 年患病率为 52%（29%～74%）。

ACL 撕裂后施行手术之前增加的时间和患者年龄的增长与更高的 OA 发生率有关。

Lie 等对 ACL 撕裂 10 年后膝关节 OA 的患病率和风险因素进行了系统评价，放射学发现 OA 的患病率为 0%～100%。研究表明胫股关节症状性膝关节 OA 的发生率为 35%，髌股关节症状性膝关节 OA 的发生率为 15%，半月板切除术是 OA 的持续危险因素。

同样，Claes 等系统分析了 ACL 重建后 OA 的患病率，并进行了至少 10 年的随访。共纳入 16 项研究（1554 例重建），其中 453 例（28%）表现为 OA 的影像学征象，在进行半月板切除术的患者中 OA 发生率为 50%，在未行半月板切除术的患者中 OA 发生率仅为 16%。

（二）ACL 不稳患者的就诊时机

患者可能在 ACL 断裂后的不同阶段出现在临床医师面前。

（1）急性期：受伤后立即出现。

（2）亚急性期：在急性损伤得到缓解后，患者已经接受了一个疗程的物理治疗，但仍持续出现严重的不稳定，这限制了日常活动或更剧烈的活动 / 运动。

（3）慢性期：经过长时间的日常活动和更剧烈的活动后，患者可能会经历严重的不稳定发作，导致膝关节炎骤然发作或进一步的相关损伤（半月板、软骨）。

因此如何处理潜在 ACL 断裂的方法可能会因上述情况而有所不同。

（三）ACL 重建的手术时机

ACL 重建手术可能在以下时期施行。

（1）急性期：在受伤后的最初几天内。

（2）亚急性期：一旦急性炎症消退，包括膝关节伸展在内的关节运动得到恢复。

（3）慢性期：患者恢复正常功能，只有在出现进一步的实质性不稳定发作时才考虑进行手术干预。

急性和亚急性 ACL 重建旨在减少进一步不稳定发作的风险，以及由此导致的进一步半月板损伤或软骨损伤，而慢性期 ACL 重建旨在解决持续的不稳定症状。

考虑到 ACL 重建的自然转归，如果对所有 ACL 断裂的个体进行手术，那么相当一部分人可能会接受不必要的外科手术。此外，对 ACL 损伤后早期重建的担忧是，它可能会对受伤的膝关节造成二次伤害，容易导致关节内粘连（关节纤维变性）和膝关节运动功能丧失。尽管最近的研究对此提出了质疑，但这些研究未能说明早期手术与关节纤维变性风险增加之间的关联。此外，如果在恢复正常关节活动度（特别是伸展）之前进行 ACL 重建，这可能会导致慢性运动功能障碍。然而，由于膝关节专家初始评估的延后性及预约手术导致的延迟，在许多医疗机构中，急性期进行 ACL 重建实际上是不可能的。

在慢性期 ACL 重建的担忧是，膝关节可能会存在持续不稳定，从而导致半月板和软骨进一步损伤。

临床决策是具有挑战性的。目前还没有可靠的方法预测患者个体能否在 ACL 损伤的情况下正常生活，以及哪些患者能在急性炎症消退，活动范围恢复，进行早期重建术后受益。

但是以下患者膝关节持续不稳定风险（虽然不是绝对的）可能会增加，建议接受早期手术。①年轻、运动需求高的患者，他们计划重返涉及大量膝关节旋转的活动；②尽管进行了物理治疗，但早期仍有严重膝关节不稳的患者。

（四）老年患者的 ACL 断裂

ACL 损伤可能发生在老年患者中。老年患者可能比年轻患者更能耐受 ACL 损伤，因此可能需要更高的干预阈值。显然在持续不稳定的情况下，无论年龄如何，手术干预都是合适的。

Kim 等运用 Meta 分析比较了 40 岁以上和 40

岁以下人群的 ACL 重建结果。结果显示，在 ACL 重建后，两组之间的临床、功能和松弛测量结果没有显著性差异。

（五）半月板撕裂相关的 ACL 断裂

以下几点需要予以考虑。

（1）与单独的半月板修复相比，联合 ACL 重建时半月板修复愈合率更高。

（2）与半月板修复术相比，半月板切除术具有更好的疗效和更低的再次手术率。

（3）与单独的半月板修复术相比，半月板修复加 ACL 重建术具有更好的结果。

一种选择是同时处理半月板撕裂和 ACL 断裂。研究表明，在 ACL 重建时进行半月板修复的愈合率可能高于单独进行的半月板修复。此外，稳定的膝关节可能会限制过大的剪切力，从而降低半月板修复的失败率。

然而，在某些情况下，可能是半月板撕裂导致大部分症状，而不是 ACL 断裂本身。要区分 ACL 断裂引起不稳定的症状和由于同时存在半月板撕裂（如桶柄样撕裂）导致的间歇性交锁可能是困难的。在不进行 ACL 重建的情况下，通过关节镜手术处理半月板撕裂，可能会使大多数症状得到缓解，从而避免需要进行更广泛的手术；在可能进行半月板部分切除而非半月板修复的情况下，这种方法可能更可取。

（六）力线不良相关的 ACL 断裂

力线不良可能会对 ACL 重建移植物产生过大应力，导致重建术后功能障碍。因此，在这种情况下，可以考虑 ACL 重建联合胫骨近端截骨术。

（1）内翻对线不良：开放楔形胫骨高位截骨术。

（2）胫骨平台后倾：前方闭合楔形胫骨近端截骨术。

Kim 等评估了在进行 ACL 重建的原发性内翻膝关节中胫骨高位外翻截骨术是否必要。结果显示，ACL 重建后的稳定性和功能评分并未因原发性内翻而发生不利改变。因此他们建议，如果没有内侧间隔关节炎或内翻应力，胫骨截骨矫正术对进行 ACL 重建的原发性内翻膝关节并不重要。

（七）骨关节炎相关的 ACL 断裂

在某些情况下 ACL 断裂可能与 OA 有关。这可能是由单间室关节炎或更广泛的关节炎所致。在这种情况下重要的是确定患者症状的主要原因是 OA 还是 ACL 不稳？佩戴辅助关节稳定的支具可能有助于区分这两者。同样，解决关节炎的疼痛可能有助于区分哪些是患者问题的主要来源。在这种情况下，手术干预可能采取：①全膝关节置换术（TKR）；②单髁关节置换术伴 ACL 重建；③胫骨截骨术伴 ACL 重建。

十二、ACL 重建术后重返运动

Mohtadi 和 Chan 系统评价关节镜下 ACL 重建后参加竞技运动（足球、橄榄球、冰球、篮球、高山滑雪、滑板滑雪和棒球）的运动员的专项运动表现结果和（或）重返运动的预后研究的 15 项研究。结果显示，大多数高水平或职业运动员在 ACL 重建后恢复到了损伤前的运动水平。他们还指出，某些专项运动在术后表现上有明显的下降。

关于重返运动的一个担忧是 ACL 再次损伤的风险。在 ACL 重建后的前 2 年风险最大。多达 1/3 的年轻运动员在这段时间内再次遭受 ACL 损伤。与第二年相比，第一年 ACL 再次损伤的发生率要高得多。Nageli 和 Hewett 在一项评估重返运动时间的系统评价中报告，运动员在 ACL 重建后约 2 年达到了膝关节健康和功能的基线水平。在此基础上，他们提出，推迟近 2 年重返运动可能会大大降低 ACL 再次损伤的发生率。然而，这必须与运动员的要求和愿望相平衡，在与患者沟通中这是一个需要认真考量的重要问题。

■ 要点

（1）为了确定 ACL 断裂患者的确切症状，详尽的病史采集是必要的。ACL 断裂可能会导致疼痛或交锁（由于 ACL 残端的机械效应），或由于进行性的关节纤维化而导致关节活动受限，而主要旨在解决不稳问题的手术干预对此类问题可能效果不佳。

（2）从股骨起点撕脱的 ACL 可以愈合（粘连）到后交叉韧带（PCL）。这可能会使 ACL 撕裂的诊断更加困难，原因如下。

1）对胫骨施加前向力时，临床检查可能出现终末阻挡感（Lachman 试验或前抽屉试验）。

2）膝关节屈曲时，关节镜下可能不容易看到股骨侧撕脱和由此产生的外侧空壁征。只有在用探针探查或将腿部置于 4 字位时才能看到。

（3）在考虑手术干预时，重要的是要认识到其目的是改善膝关节稳定性，而不是改善疼痛，这点将作为手术决策的一部分来传达给患者，与患者充分沟通交流。

（4）没有强有力的临床证据表明双束重建比单束重建在功能上具有更强的优势。

（5）腘绳肌肌腱和髌腱移植物已证明具有类似的长期结果。

（6）关于股骨侧软组织 ACL 修复（± 内支架）的作用的证据非常有限，因此应该高度谨慎地看待这一点。

（7）过度松弛可能导致 ACL 重建预后较差。Magnussen 等评估了 2325 名患者术前膝关节高度松弛对初次单纯 ACL 重建结果的影响。通过 Lachman 试验、前抽屉试验或轴移试验评估是否高度松弛。32% 的病例在其中一项试验中表现为高度松弛。①Lachman 试验高度松弛率：14.4%；②轴移试验高度松弛率：26.5%；③前抽屉试验高度松弛率：10.0%；④随访 6 年，重建前 Lachman 试验和轴移试验显示高度松弛与 ACL 移植物翻修率明显增加相关。高度松弛患者报告的评分结果较低，但并不具有临床意义。

（8）Magnussen 等在一项相关研究中表明，ACL 慢性撕裂（> 6 个月）、全身韧带松弛，以及外侧或内侧半月板撕裂的存在，与 Lachman 试验、轴移试验、前抽屉试验显示的膝关节松弛程度增加相关（图 56-13，图 56-14）。

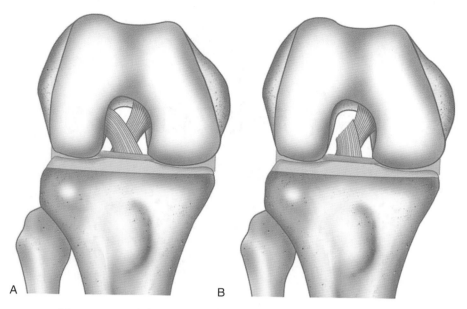

图 56-13　A. 完整的 ACL；B. ACL 从股骨起点撕脱并粘连到 PCL 上

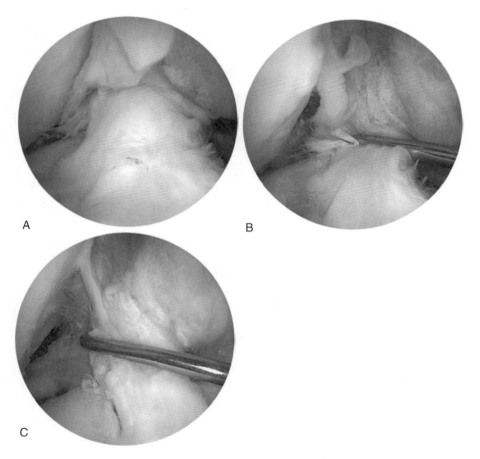

图 56-14　ACL 股骨起点撕脱并粘连到 PCL 上

A. 当膝关节屈曲时，这种撕脱可能不明显，易误认为是完整的 ACL；B. 探针探查 ACL 可能有助于识别股骨髁间窝外侧的空壁征；C. 将腿置于 4 字位置并探查 ACL 残端，更容易识别撕裂

（刘　宁　译）

第57章 膝关节后交叉韧带不稳

膝关节后交叉韧带不稳是一种由于后交叉韧带（posterior cruciate ligament，PCL）功能障碍导致胫股关节不稳定的症状。

一、后交叉韧带不稳的原因

1. 后交叉韧带功能障碍的原因 ①先天性或发育性；②继发性：如自发性创伤：罕见。

慢性反复的微创伤常见于运动员反复牵拉后交叉韧带。急性较大创伤最常见。

2. 后交叉韧带断裂的原因 ①单韧带损伤；②与其他韧带损伤相关；③与骨骼异常有关，如发育性、创伤性、退化性。

虽然后交叉韧带不稳定可能是多韧带不稳定的一部分，可能与先天性或发育有关，本章主要讨论单一的创伤后后交叉韧带不稳定。

创伤性后交叉韧带断裂的分型如下。

（1）根据损伤的类型

1）股骨端的后交叉韧带撕脱：软组织撕脱，骨性撕脱。

2）胫骨端的后交叉韧带撕脱：软组织撕脱，骨性撕脱。

3）实质部撕裂。

（2）根据损伤的完整性

1）完全损伤：两束均损伤。

2）部分损伤：单束损伤。部分韧带纤维损伤。

（3）根据受伤机制

1）接触性：膝关节屈曲位时与另一名运动员或物体相撞，导致胫骨相对于股骨向后移位（仪表盘损伤：驾驶员坐在膝关节固定的位置，仪表盘向后顶住胫骨；运动员在膝关节屈曲的情况下摔倒，胫骨相对于股骨向后移位）。大多数后交叉韧带损伤是接触性损伤。

2）非接触性：膝关节屈曲并内旋、内翻扭伤或外翻伴旋转扭伤也与后交叉韧带撕裂有关。

二、后交叉韧带断裂的影响

就像是挂着的绳子，韧带只有在骨两端牢固连接时才会绷紧。绳子可能会失去部分张力（部分撕裂），但仍能提供支撑；但如果完全断裂，则绳子连接的物体可能会坠落。同样，如果后交叉韧带损伤，可能会影响其维持胫骨相对于股骨位置的能力。后交叉韧带功能障碍时，可能会出现以下胫骨相对于股骨的过度移位（胫股关节半脱位）的情况。①胫骨相对于股骨的后向移位；②胫骨相对于股骨的外旋增加。

三、后交叉韧带损伤相关的关节内损伤

Hamada 等对 61 例急性孤立性后交叉韧带损伤患者进行关节镜下检查，结果如下。

（1）17 例（28%）半月板撕裂。其中 3 例内侧半月板撕裂，11 例外侧半月板撕裂，3 例内侧和外侧半月板撕裂。其中大部分（10 例）是外侧半月板前角的纵裂。

（2）32 例（52%）关节软骨损伤。其中 7 例软骨损伤深度大于关节软骨厚度的 1/2，3 例软骨

损伤累及软骨下骨。其中大部分（19 例）软骨损伤累及股骨内髁。

Ringler 等在 48 例孤立性 PCL 损伤患者中使用 MRI 评估了与之相关的关节内病变的发生率，结果如下。

（1）69% 的孤立性后交叉韧带损伤为实质部损伤。

（2）27% 为近端（股骨侧）撕脱。

（3）25% 有半月板撕裂。

（4）23% 有局灶性软骨损伤，通常累及股骨内侧髁的中间 1/3 和内侧滑车。

四、创伤事件的临床病史

出现以下症状的损伤特征可能表明后交叉韧带损伤。①较大创伤事件的病史（患者很容易回忆起的事件）；②患者感觉 / 听到膝关节断裂声；③膝关节屈曲，胫骨遭受向后推的损伤机制；④患者无法站立 / 行走；⑤膝关节肿胀；⑥需要医疗救助。

五、后交叉韧带不稳的临床症状

1. 急性表现　疼痛、膝关节肿胀、弥漫性的膝关节压痛。

2. 慢性表现

（1）异常移位的感觉：打软腿，感觉"摇晃"。

（2）减速活动时不稳定（下楼或下山，直线跑后减速），膝关节扭转时不太稳定。

（3）由于膝关节的异常移位而发出咔嗒声、嘎嘎声。

（4）髌股关节疼痛，膝前疼痛，膝后疼痛。

（5）"死腿综合征"，沉重腿，感觉异常。

（6）间歇性肿胀。

急性损伤后，急性疼痛可能会改善，膝关节活动恢复，患者会感到不稳或其他症状。

六、后交叉韧带不稳的临床体征

1. 胫骨相对于股骨的后沉，胫骨内侧髁台阶的减少 / 缺失。

2. 膝关节后向松弛：后抽屉试验阳性。

3. 反向轴移试验阳性。

七、后交叉韧带不稳的辅助检查

后交叉韧带不稳的辅助检查旨在确认后交叉韧带损伤，确定后交叉韧带损伤的类型，并确定任何相关的结构损伤（韧带、骨、半月板、软骨）。这些辅助检查具体如下。

放射学评估

（1）X 线检查：应力位膝关节力线、隧道位、前后位、侧位片能提示损伤中的撕脱骨折、内侧"Segond 骨折"，评估对位不良、胫骨后倾，以及慢性损伤中内侧间室和髌股关节是否存在骨关节炎。

（2）MRI：在 MRI 检查时，膝关节处于伸直状态，完整的后交叉韧带呈弯曲和松弛状态，而前交叉韧带则呈拉紧和绷直状态。

后交叉韧带损伤时，骨挫伤通常发生在胫骨近端的前方。

在慢性后交叉韧带损伤时，后交叉韧带可能看起来完好无损，但膝关节存在不稳定。因为 MRI 成像只能进行静态评估。以下情况可能提示后交叉韧带损伤：①后交叉韧带形态的不连续；②后交叉韧带软组织撕脱；③后交叉韧带增厚＞7mm（图 57-1 和图 57-2）。

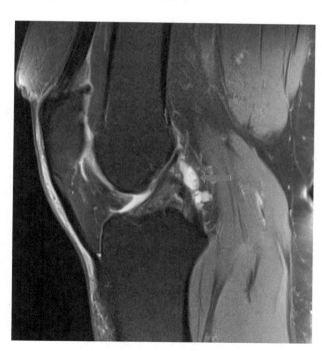

图 57-1　后交叉韧带撕裂伴囊肿

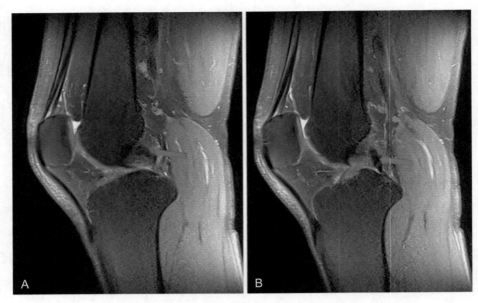

图 57-2　撕裂导致后交叉韧带扭曲（红色箭头）

慢性后交叉韧带损伤常可见到韧带连续性完好。Jung 等报道了 72% 的慢性后交叉韧带损伤病例连续性存在，受伤 6 个月以上的病例中连续性存在率更高。然而，连续性存在并不等同于功能完整，因为后交叉韧带虽然可能已经愈合，但是长度异常可能导致功能障碍。

对胫骨端撕脱骨折进行 CT 扫描，以确定骨碎片和其他相关胫骨近端骨折的范围。①在全身麻醉下进行关节移位和松弛度检查，以消除疼痛并使肌肉放松；②关节镜检查评估。

八、后交叉韧带不稳的治疗

早期处理的目标如下。①使用休息、冰敷、加压、抬高（RICE）原则减轻膝关节急性炎症；②恢复运动度，如胫股 / 髌股关节；③股四头肌 / 腘绳肌激活；④本体感觉训练；⑤特定活动的激活。

进一步的处理旨在改善持续不稳症状，从而改善患者的功能或降低进一步不稳的风险。这取决于以下情况。①症状：包括严重程度、频率；②潜在的病损；③个体的功能需求。

（一）非手术治疗

1. 观察。
2. 调整活动，避免引起不稳的姿势。

3. 康复治疗：要解决以下情况。
（1）核心肌力不平衡：可强化核心肌力。
（2）髋部肌肉无力：可增强髋部肌群。
（3）本体感觉：可进行本体感觉训练。
（4）股四头肌肌无力：可加强股四头肌肌力，将胫骨向前拉。
4. 外固定支具：如 PCL 支架。

需要注意的是，非手术治疗并没有明确解决后交叉韧带损伤问题，而是旨在通过增强膝关节动态稳定功能（通过更强的肌力、更好的控制和协调）来提高稳定性。

（二）手术治疗

1. 修复　撕脱骨折复位固定术；股骨侧软组织撕脱伤的修复。

2. 重建　使用固定在股骨和胫骨骨隧道中的移植物进行重建。固定可通过多种方式实现，包括悬吊式（如纽扣钢板）和非悬吊式（如界面挤压螺钉固定）（图 57-3）。可以使用以下几种移植物和技术。①自体肌腱，如腘绳肌肌腱，骨 - 髌腱 - 骨，股四头肌肌腱；②同种异体肌腱；③人工材料；④单隧道与双隧道。

后交叉韧带重建手术可能通过以下方式起作用：①限制胫骨相对于股骨平移的机械效应；②本体感受机制。

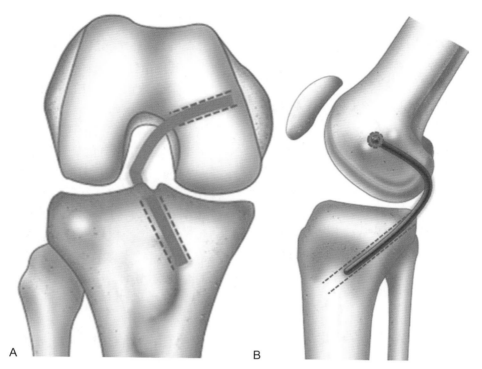

图 57-3　后交叉韧带单束重建

九、创伤后后交叉韧带损伤治疗的注意事项

关于后交叉韧带损伤的处理，必须考虑以下几点。

（一）后交叉韧带损伤的自然病史

应认识到以下问题。

（1）一部分没有进行后交叉韧带手术的患者也能够恢复膝关节功能，且没有任何膝关节不稳症状。

（2）持续存在不稳定可能。限制个体实现高水平运动的能力。

（3）相当大部分后交叉韧带损伤的患者会继发膝关节退行性变（关节炎）。

Jung 等通过对 46 例完全性后交叉韧带撕裂患者进行不稳定性测量和 MRI 检查，评估损伤 PCL 的愈合过程，结果如下。① 13 例（28%）显示后交叉韧带形态接近正常；② 20 例（44%）显示连续性恢复，但后交叉韧带形态变形；③ 13 例（28%）显示后交叉韧带不连续；④与病史小于 6 个月的病例相比，病史超过 6 个月的病例 MRI 检查显示

更连续；⑤ MRI 上连续性接近正常的病例在 KT-1000 关节测定和应力位 X 线片上显示出比不连续的病例具有更好的稳定性结果；⑥存在并发的其他韧带损伤对恢复后交叉韧带连续性具有统计学意义的负面影响。

Shelbourne 等评估了 68 例非手术治疗的急性孤立性 PCL 损伤患者。44 例患者接受了受伤后平均 14.3 年（10 ～ 21 年）的客观和主观评估。所有 68 例患者接受了平均 17.6 年的主观随访。研究结果如下。

（1）患侧股四头肌的平均肌力是健侧的 97%。

（2）所有患者的膝关节活动度均在正常范围。

（3）放射学检查的总体等级评定如下。59% 正常；30% 接近正常；9% 出现异常；2% 出现严重异常。

（4）放射学显示膝关节任何间室的 OA 等级与 PCL 松弛程度没有相关性。5 名患者（11%）的内侧关节间隙狭窄 > 2mm。

（5）后交叉韧带受伤后平均 17 年患者的主观功能评分较高。

（6）不同后交叉韧带松弛度的患者的主观评

分之间没有明显差异。

Shelbourne 得出结论：孤立性后交叉韧带损伤后的长期随访结果显示，患者活动、肌肉力量、膝关节活动度和主观评分均良好。中重度 OA 的发生率为 11%。随访结果与后交叉韧带松弛程度无相关性。

Torg 等评估了后交叉韧带受伤后的自然过程。43 名患者纳入研究，从受伤到接受评估的平均间隔为 6.3 年（1 ～ 37 年）。其中 14 例为膝关节单方向后向不稳，29 例为多方向不稳。研究证实，合并有其他异常（髌骨软骨软化症、半月板紊乱、股四头肌萎缩或退变）的后交叉韧带损伤会导致更糟糕的功能结果。

（二）患者就诊的时机

患者就诊时可能处在后交叉韧带损伤后的不同阶段。

（1）急性期：受伤后立即就诊。

（2）亚急性期：急性损伤缓解并进行了一个疗程的物理治疗，但仍存在严重的不稳定性，限制日常活动。

（3）慢性期：患者恢复正常活动，但出现进一步的不稳。

（4）慢性期：经过长时间的治疗，患者经历了严重的不稳，导致膝关节症状发作或进一步的相关损伤（半月板 / 软骨）。

因此，根据上述不同情况，应对的方法可能有所不同。

（三）后交叉韧带重建的手术时机

后交叉韧带重建的手术时机如下。

（1）急性期：在受伤后的最初几天。

（2）亚急性期：急性炎症消退，包括伸膝功能在内的膝关节活动度恢复。

（3）慢性期：患者恢复正常功能，只有在出现进一步实质性不稳定时才考虑进行手术治疗。

鉴于后交叉韧带损伤的自然病史，如果对所有后交叉韧带撕裂的病例进行手术，那么相当大一部分手术可能是不必要的。

（四）合并伤

众所周知，后交叉韧带损伤大部分合并有关节内的其他急性创伤。

识别此类相关合并损伤很重要，原因如下。①可能会错误地归因于后交叉韧带的持续症状；②需要针对后交叉韧带撕裂进行单独或额外的特定干预；③决定患者的长期预后。

Wang 等研究了 4169 例诊断为后交叉韧带撕裂的患者，发现：有后交叉韧带撕裂的患者继发半月板撕裂（1.1%）、OA（2.7%）和随后的 TKR（0.9%）的累积发生率在统计学上明显高于无后交叉韧带撕裂的患者。后交叉韧带重建患者半月板撕裂（0.4%）、OA（2.3%）和随后 TKR（0.5%）的累计发生率明显低于未重建的患者（分别为 2.4%、3.5%、1.7%，$P < 0.05$）。通过协变量调整，在损伤 1 年内进行重建的后交叉韧带损伤患者与未进行重建的患者相比，出现后遗症的风险明显降低。

（五）OA 相关的后交叉韧带损伤

后交叉韧带不稳可能会导致半月板进一步撕裂，增加关节间室压力（主要是内侧间室和髌股关节），增加退行性变的风险，从而导致 OA。

因此，后交叉韧带损伤可能与 OA 相关。这可能是单间室关节炎或更广泛的关节炎。后交叉韧带损伤与发生髌股关节和内侧间室关节炎的风险增加有关。

在这种情况下，重要的是要确定患者症状的主要原因是什么，是关节炎还是后交叉韧带不稳。

对 PCL 损伤的膝关节进行支具稳定性支撑试验可能有助于区分两者。同样，解决关节炎的疼痛也可能有助于区分两者。

（六）力线不良相关的后交叉韧带损伤

力线异常可能会对后交叉韧带重建的移植物施加过大的力，导致重建失败。因此，在这种情况下，可以考虑结合后交叉韧带重建和胫骨近端截骨术。

（1）内翻力线不良：胫骨高位开放楔形截

骨术。

（2）减小 / 纠正胫骨倾斜：胫骨近端前方开放楔形截骨术。

十、后交叉韧带非手术和手术治疗后重返运动

Agolley 等前瞻性评估了 46 例在受伤后 4 周内经 MRI 证实存在孤立性后交叉韧带损伤的运动员（Ⅱ级或Ⅲ级损伤）。治疗方案包括初期支具固定，然后进行个体化康复方案。结果如下。①恢复专项运动训练的平均时间为 10.6 周；②完全恢复竞技运动的平均时间为 16.4 周（10～40 周）；③ 42 人（91%）在受伤后 2 年运动水平相同 / 更高；④ 32 人（70%）在受伤后 5 年运动水平相同 / 更高；⑤ 38 人（83%）在受伤后 5 年参加竞技运动水平的比赛。

Lee 等评估了 52 例经胫骨隧道后交叉韧带重建术的患者的临床结果，采用新鲜冷冻同种异体移植物并保残重建，平均随访（29.5±8.6）个月。术后主观评分和功能测试明显改善。恢复完全运动的平均时间为（9.7±5.1）个月。38 例（73.1%）和 45 例（86.5%）患者可分别在 9 个月和 24 个月后恢复之前的体育活动。运动评估问卷显示，分别有 48% 和 69.2% 的患者在 9 个月和 24 个月后可以不受限制地参与体育运动和比赛，并且没有疼痛。

Devitt 等通过系统评价来确定单纯后交叉韧带重建后患者的运动恢复率和功能结果。其中纳入 14 项研究。从受伤到手术的中位时间为 10.6 个月（6 周至 21 年）。主观和客观评分明显改善，膝关节松弛程度也明显改善。然而，只有 44%（95% CI：23%～66%）的运动员恢复至受伤前运动水平，运动恢复率较低。

■■ 要点

（1）后交叉韧带损伤的非手术治疗通常能取得成功，导致大多数病例可能首选非手术治疗。

（2）没有强有力的临床证据表明双束重建比单束重建具有功能优势，两者的长期疗效相当。

（3）不同的移植物（腘绳肌肌腱、髌腱、股四头肌肌腱和同种异体移植物）疗效相当。

（4）移位的后交叉韧带骨撕脱伤（通常是胫骨侧撕脱骨折）应考虑进行急性手术。

（5）在考虑手术干预时，重要的是要认识到其目的是改善膝关节稳定性，而不是改善疼痛。

（郑佳鹏　译）

第58章 膝关节内侧副韧带不稳

内侧副韧带（MCL）功能异常导致有明确症状的胫股关节不稳。

一、内侧副韧带不稳的原因

1. 内侧副韧带损伤的原因　继发性，如急性严重创伤。

2. 内侧副韧带损伤的表现　①单纯内侧副韧带损伤；②合并其他韧带功能障碍或损伤；③合并其他骨性异常，如发育、创伤、退变等。

虽然内侧副韧带不稳可能是多韧带不稳定的一部分，本章主要讨论创伤后单纯内侧副韧带不稳。

创伤性内侧副韧带损伤分型如下。

（1）根据韧带损伤部位：①浅层内侧副韧带；②深层内侧副韧带；③后斜韧带（POL）；④上述韧带合并断裂。

（2）根据韧带的损伤程度：①部分损伤，即韧带纤维部分断裂；②完全损伤，即韧带纤维全部断裂（图58-1）。

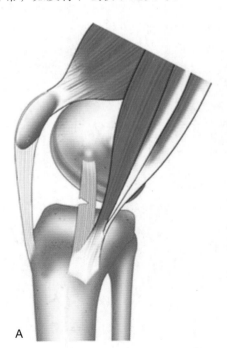 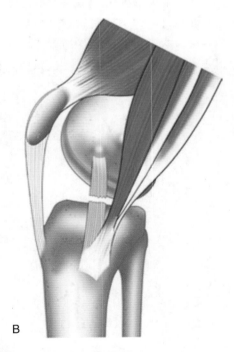

图 58-1　内侧副韧带部分撕裂（A）及完全撕裂（B）

（3）根据损伤类型

1）内侧副韧带股骨起点撕脱：包括以下2种。

①软组织撕脱；②骨性撕脱（图58-2）。

2）内侧副韧带胫骨止点撕脱：包括以下2种。

①软组织撕脱；②骨性撕脱（图 58-2）。

　　3）实质部撕裂。

　　（4）根据受伤机制

1）接触性，即与他人或其他物体接触，更常见。

2）非接触性。

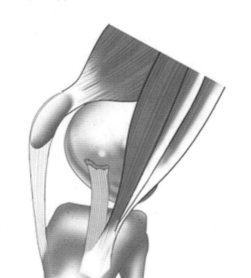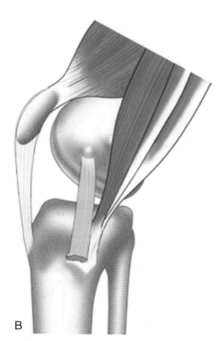

图 58-2　A. 内侧副韧带股骨起点撕脱；B. 内侧副韧带胫骨止点撕脱连同鹅足肌腱

二、内侧副韧带损伤的影响

　　韧带只有在其两端牢固固定时才能绷紧，这与绳索两端固定时才能悬挂物体。绳索部分断裂时仍然提供支撑力，但是完全断裂时则无法悬挂任何物体。同样，内侧副韧带断裂则会损害其维持胫骨相对股骨位置的能力。在内侧副韧带功能障碍时，胫骨相对于股骨的过度位移（胫股关节半脱位）可能导致以下问题。①胫骨相对于股骨的外侧（外翻）移位；②胫骨相对于股骨外旋移位。

三、临床病史相关创伤事件

　　出现以下情况并有相应症状提示内侧副韧带损伤。

　　（1）明确的创伤史（患者可以轻松回忆起的创伤史）。

　　（2）患者感觉到或听到膝内侧断裂砰响声。

　　（3）对内侧副韧带造成过度拉伸损伤的机制：①接触（膝关节侧方撞击，如踢足球、橄榄球运动时）或非接触运动（如滑雪）；②外翻或合并外旋损伤。

　　（4）受伤后难以行走或站立。

　　（5）需要医疗干预。

四、内侧副韧带不稳的临床症状

　　1. 急性表现

　　（1）疼痛，膝关节肿胀，关节内侧压痛。需要触诊内侧副韧带起止点及中部，并与半月板撕裂造成的膝关节后内侧压痛相鉴别。

　　（2）膝关节内侧淤青。

　　2. 慢性表现

　　（1）内侧疼痛。

　　（2）膝关节异常移位而引起的弹响声。

　　（3）关节不稳感：感觉关节"摇晃"，打软腿。

　　（4）侧向不稳定：外翻。

　　（5）旋转不稳定：转向时不稳定。

（6）"死腿综合征"，腿沉重，感觉异常。

（7）关节交锁：可能合并半月板损伤。

急性损伤期过后患者急性疼痛可以得到改善，膝关节活动逐步恢复，可能残留关节不稳或合并其他症状。

五、内侧副韧带不稳的临床体征

1. 急性期膝关节内侧肿胀及淤青。

2. 膝关节外翻松弛度增加：重要的判断体征。

（1）外翻应力时膝关节内侧开口程度。

（2）是否有牢固的终末感。

（3）以下体位关节外翻松弛度是否增加。①膝关节屈曲 20°～30° 时，外翻增加则提示浅层内侧副韧带损伤；②膝关节伸直时，外翻增加预示更严重的损伤（内侧副韧带浅层＋后斜韧带±外侧副韧带损伤）。

（4）膝外翻。

（5）外旋增加：拨号试验在 30° 和 90° 时为阳性。

（6）前抽屉试验：足外旋时前抽屉阳性时提示后斜韧带撕裂（或合并前交叉韧带撕裂）。

六、内侧副韧带不稳的辅助检查

针对内侧副韧带不稳的辅助检查的目的如下。

（1）明确是否存在内侧副韧带损伤。

（2）明确以下问题。

1）内侧副韧带损伤的位置。

2）内侧副韧带损伤的类型：是部分或完全。

（3）当内侧副韧带从胫骨止点撕脱时，必须明确鹅足肌腱是否位于撕脱的内侧副韧带及其胫骨止点之间。该情况可能会影响内侧副韧带损伤非手术治疗的愈合过程。

（4）明确是否存在相关结构损伤，如韧带、骨性、半月板及软骨。

辅助检查具体如下。

1. 放射学检查

（1）X 线检查：可能发现撕脱性骨折，评估力线情况。

（2）MRI 检查。

（3）CT 扫描：如果计划通过矫正手术治疗慢性损伤，需评估力线。

（4）应力位片：如果仅用前后位平片难以诊断时可在膝关节施加外翻压力，通过对比健侧而帮助确认患侧关节内侧开口程度。研究结果如下。

1）与健侧相比，在屈曲 20° 时开口＞3.2mm 提示内侧副韧带浅层完全撕裂。

2）与健侧相比，在屈曲 0° 时开口＞6.5mm 或屈曲 20° 时＞9.8mm 提示膝关节内侧结构完全损伤（浅层、深层和后斜韧带）。

2. 全身麻醉下检查 全身麻醉以消除疼痛并使肌肉放松，评估患者膝关节移位及松弛程度。

3. 关节镜评估 内侧间室分布，探查相关的损伤，鉴别可能造成相同临床表现的内侧半月板撕裂与深层内侧副韧带损伤。

七、内侧副韧带不稳的治疗

早期治疗的目标如下。

（1）通过休息、冰敷、加压、抬高患肢等方法（RICE 原则）减轻急性炎症反应。

（2）恢复活动度（胫股关节及髌股关节）。

（3）股四头肌及腘绳肌激活。

（4）本体感觉训练。

（5）激活特定活动。

（6）外固定装置：膝关节支具固定 6～8 周以限制外翻，但允许关节自由屈伸活动和承重。

1）部分断裂：限制作用于内侧副韧带的外翻力，从而改善疼痛并允许早期活动（但必须佩戴支具）。

2）完全断裂：限制作用于内侧副韧带的外翻力，从而使内侧副韧带在接近正常长度的位置愈合。

进一步的治疗旨在减轻内侧副韧带不稳产生的持续症状，从而改善患者功能。这取决于是否存在潜在断裂，是部分断裂还是完全断裂。

（一）非手术治疗

非手术治疗适用于无明显关节松弛的部分内侧副韧带损伤，或运动需求低的患者。

（1）观察。

（2）调整运动，避免不稳姿势。

1）不完全损伤：根据疼痛程度进行完全负重锻炼。

2）完全断裂：侧方稳定支具固定下可完全负重并允许活动，限制内侧副韧带外侧应力及伸膝至 30°。完全性损伤时佩戴支具 6 周。

（3）理疗：可解决以下问题。

1）核心不稳：加强核心锻炼。

2）髋部肌肉无力：加强髋部肌肉锻炼。

3）本体感觉：本体感觉训练。

4）内侧腘绳肌锻炼：内侧动态稳定装置。

应当指出的是，非手术治疗不是仅以治疗内侧副韧带断裂为目的，而是旨在通过增强动态稳定结构的功能（如通过锻炼其力量、控制性和协调性）来提高膝关节整体稳定性。

（二）手术治疗

内侧副韧带具有良好的愈合潜力，因此大多数孤立的内侧副韧带断裂最初都采取非手术治疗。而手术治疗常用于以下情况。

1. 急性损伤

（1）内侧副韧带从其胫骨止点完全撕脱，翻转至鹅足肌腱止点浅层，相当于拇指掌指关节尺侧副韧带断裂后的 Stener 病变。

（2）断裂的韧带移位并嵌顿于膝关节内侧间室中。

2. 慢性损伤　患者存在明显且持续的膝关节不稳症状。

手术方式包括以下几种。

（1）损伤结构重新附着（可使用移植物增强）：①撕脱骨折固定；②软组织撕脱。

（2）重建：使用能够固定于股骨和胫骨的移植物（图 58-3）。

1）解剖或非解剖重建。

2）单纯浅层内侧副韧带重建或合并后斜韧带重建。

3）移植物

A. 自体移植物：如腘绳肌肌腱。腘绳肌肌腱可以保留其胫骨止点，将近端分离并固定在股骨远端。

B. 同种异体移植物。

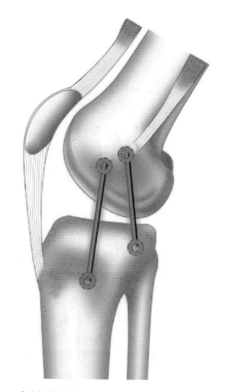

图 58-3　内侧副韧带重建（内侧副韧带浅层和后斜韧带的解剖重建）

C. 人工移植物。

八、创伤后内侧副韧带损伤治疗的思考

为建立内侧副韧带断裂的标准化治疗，必须考虑以下因素。

（一）自然病史

通常情况下，大多数内侧副韧带完全断裂也以非手术治疗为主。因此重要的是膝关节受伤后的急性期内明确内侧副韧带是否损伤。

Reider 等报道了对 35 名运动员通过早期功能康复治疗Ⅲ级单纯性内侧副韧带损伤的 5 年结果。内侧副韧带损伤后，患者佩戴膝关节侧向铰链支具（以提供外侧的支撑），允许关节屈曲和伸展。患者先在泳池中进行关节活动度训练，然后进行股四头肌和抬腿锻炼，当膝关节可恢复 90° 的屈曲时进行抗阻锻炼，患者完全恢复后可以重返正常体育运动。患者随访通过纽约特种医院评分量表进行评价，总分50分。平均随访时间为5.3年（范围为2.5～8年），平均得分45.9分（范围为41～50分）。原著者认为此结果与以往通过手术或固定的治疗结果相似。

Mok和Good对25例接受非手术治疗的急性完全性内侧副韧带断裂合并外侧副韧带损伤的患者进行前瞻性评估，患者佩戴支具并接受康复治疗。患者平均年龄为27.6岁（范围为15～53岁），平均随访时间为24.2个月（范围为12～48个月）。25名患者均有较好或很好的结果，其能在1年时间恢复至受伤前的运动水平，并恢复了膝关节内侧的稳定性。原著者认为即使在外侧副韧带断裂的情况下，非手术治疗也可以恢复膝关节内侧的稳定性。

（二）患者的就诊时机

内侧副韧带损伤患者就诊时可能处于不同阶段。

（1）急性期：受伤后立即就诊。

（2）慢性期：患者受伤后已经恢复了正常活动，但感觉关节不稳。

因此，内侧副韧带损伤的治疗方法也因上述就诊时间而不同。

（三）内侧副韧带损伤合并力线不良

力线不良可能会使内侧副韧带重建移植物承受过度的应力，从而导致重建后功能不理想。因此，慢性内侧副韧带不稳的情况可以考虑内侧副韧带重建联合股骨远端截骨（单次或二次手术）。外翻可以考虑开放/闭合性股骨远端楔形截骨术。

要点

（1）在急性损伤时，内侧副韧带完全性撕裂时的疼痛可能较部分撕裂时轻（因为韧带完全撕裂时不受力）；关节积液可能在内侧副韧带部分撕裂时出现，而非完全撕裂时。内侧副韧带完全撕裂时常因关节囊破裂而造成积液漏出至周围皮下组织。

（2）急性损伤时可通过简单拨号试验进行诊断，内侧副韧带撕裂时该试验可能得到阳性结果。

（3）即使合并其他相关的韧带损伤，如外侧副韧带断裂，内侧副韧带损伤仍以非手术治疗为主。

（4）临床上通过施加外翻力得到的胫股关节内侧的开口程度在量化时可能会存在困难，因而终末阻挡感是否存在可能是更为可靠的体征。

（5）尽早进行膝关节活动可以通过胶原蛋白的重组来促进愈合，并可以最大限度地减少僵直，因此这对于非手术治疗的内侧副韧带撕裂尤为重要。

（6）已有研究表明，单纯性深层内侧副韧带股骨端止点损伤是造成高水平足球运动员持续疼痛的原因之一。因股骨止点未愈合而导致的慢性疼痛可能需要探查和修复。

（郑 江 王逸群 译）

第59章　膝关节后外侧角韧带不稳

膝关节后外侧角韧带不稳是一种由于膝关节后外侧角（posterolateral corner，PLC）韧带功能障碍引起胫股关节不稳症状的损伤。

一、后外侧角韧带不稳的原因

后外侧角韧带损伤可分为两类。

（1）先天性：多为韧带松弛的一部分。

（2）继发性：由严重的急性创伤所致。

后外侧角韧带损伤表现如下。①孤立的，单根韧带损伤；②伴有其他韧带功能障碍/损伤；③伴有骨性异常，如发育性、创伤性、退行性。

虽然后外侧角韧带不稳通常是多韧带不稳的一部分，本章节讨论的是孤立的创伤后后外侧角韧带不稳。急性膝关节损伤会有关节积血表现。①孤立的后外侧角韧带损伤约占韧带损伤的2%；②87%的后外侧角韧带损伤伴有多韧带损伤。后外侧角韧带损伤最常见的合并损伤为后交叉韧带损伤，其次为前交叉韧带损伤。

创伤性后外侧角韧带损伤分类如下。

（1）根据撕裂的韧带：①外侧副韧带（LCL）；②腘肌肌腱；③腘腓韧带；④股二头肌肌腱；⑤上述组合。

（2）根据每一韧带撕裂的程度：①部分断裂，即韧带纤维部分断裂；②完全断裂，即韧带纤维全部断裂。

（3）根据撕裂的类型

1）后外侧角韧带结构从其起点撕脱：软组织撕脱、骨性撕脱。

2）后外侧角韧带结构从其腓骨或胫骨止点撕脱：软组织撕脱；骨性撕脱，如腓骨头、胫骨Gerdy结节。

3）韧带实质部撕裂。

（4）根据导致撕裂的损伤机制：①接触性损伤，如与他人或物体接触；②非接触性损伤。

二、后外侧角韧带不稳的分型

Hughston分型基于膝关节完全伸直时内翻应力下评估内翻不稳或旋转不稳。Ⅲ级损伤与PCL撕裂有关（表59-1）。

表59-1　后外侧不稳的Hughston分型基于膝关节完全伸直时内翻应力下评估内翻或旋转不稳

分级	内翻或旋转不稳	伴有后外侧角韧带损伤
Ⅰ级	0～5mm或0°～5°	后外侧角韧带完整
Ⅱ级	5～10mm或6°～10°	后外侧角韧带完整
Ⅲ级	>10mm或>10°（软性终末阻挡）	后外侧角韧带撕裂

三、后外侧角韧带撕裂的影响

韧带在牢固附着于两端时保持紧张，类似于悬挂的绳索。绳索可能部分断裂但仍可提供支持，一旦完全断裂则会失效。与此类似，如果后外侧角韧带断裂，无法维持胫骨相对股骨的位置。随着后外侧角韧带失效，胫骨相对股骨的移位增大（胫股关节半脱位），可能发生以下情况。①胫骨相对于股骨的内翻移位；②胫骨相对于股骨的外旋。

四、后外侧角韧带不稳的临床病史

以下导致症状发作的损伤特征提示后外侧角韧带断裂。

（1）较大创伤事件（患者易记起）。

（2）患者感觉到/听到膝关节内断裂声。

（3）损伤机制：具体如下。①膝关节屈曲时胫骨外旋；②过伸：单纯的膝关节过伸会引起 PLC 损伤和 ACL 部分损伤但不会引起 PCL 损伤；③大腿前内侧受到暴击；④内翻损伤；⑤轴移动作。

（4）患者不能或难以站立、行走。

（5）需要医疗救助。

五、后外侧角韧带不稳的临床症状

1. 急性表现　疼痛，膝关节肿胀，膝关节后外部压痛。

2. 慢性表现

（1）由于膝关节异常移位发出"咔嗒"声或沉闷的响声。

（2）异常移位的感觉，如打软腿、"腿打晃"。

（3）做以下动作时膝关节不稳定。①下楼梯；②轴移动作；③在不平整的路面行走。

（4）"死腿综合征"，腿发沉，感觉异常。

（5）如果伴有腓总神经功能障碍则有神经功能障碍的症状。

损伤急性期过后，急性疼痛可改善，膝关节活动度恢复，患者会残留膝关节不稳定或其他症状。

六、后外侧角韧带不稳的临床体征

1. 内翻松弛增加。

2. 拨号试验阳性。

3. 反轴移试验阳性。

4. 内翻外冲步态。

5. 神经功能障碍，如腓总神经。

七、后外侧角韧带不稳的辅助检查

后外侧角韧带不稳辅助检查的目的是证实后外侧角韧带损伤，确定后外侧角韧带损伤的类型，明确其他结构的合并损伤（韧带、骨、半月板、软骨）。这些检查具体如下。

放射学检查

（1）X 线检查：可发现撕脱骨折，评估力线不良。

（2）MRI 检查：① PLC 结构不连续；② MRI 对慢性病例的敏感度较低，因此其结果必须谨慎解释。损伤后超过 12 周，MRI 的诊断率只有 26%。

（3）CT 扫描：①评估粉碎性骨性撕脱损伤；②评估力线，以计划慢性损伤的手术规划。

（4）全身麻醉下检查：全身麻醉下患者无疼痛且肌肉放松，评估关节移位和松弛。膝关节屈曲 20° 时，内翻开口增大 ≥ 2.7mm，提示 LCL 完全撕裂；内翻开口增大 ≥ 4mm，提示后外侧角韧带的Ⅲ级损伤。

（5）关节镜下评估：外侧间室增宽（外侧探查"关节镜通过征"），探查合并损伤。

八、后外侧角韧带不稳的治疗

初期治疗的目的如下。① RICE 原则，即休息、冰敷、加压包扎、患肢抬高，以减轻膝关节的急性炎症反应；②恢复关节活动度，如胫股关节、髌股关节；③股四头肌/腘绳肌激活；④本体感觉训练；⑤特定活动的准备；⑥外固定，如应用支具。

进一步处理是为了缓解持续的不稳定症状并改善功能或降低进一步失稳的风险，取决于是否存在潜在的断裂，如是部分撕裂还是完全撕裂。

（一）非手术治疗

非手术治疗适用于关节轻微松弛的 PLC 部分损伤或功能要求较低的患者。

（1）观察。

（2）活动调整，避免不稳定的体位。

（3）物理治疗：①核心不平衡，可增强核心力量；②髋关节肌肉力弱，可增强髋关节肌肉力量；③本体感觉训练；④增强腘绳肌（股二头肌）肌力；⑤外固定装置，如应用支具。

需要注意的是，非手术治疗并不能解决 PLC 断裂，但可通过增强动力稳定装置的功能来改善稳定性（通过增强肌肉力量更好地控制和协调）。

非手术治疗对 II 级损伤的效果较好，但对 III 级损伤的效果较差。

（二）手术治疗

1. 手术治疗适用于以下情况

（1）急性损伤：完全撕裂 / 移位的损伤。

（2）慢性损伤：患者持续有明显的不稳症状。

2. 手术方法选择

（1）断裂结构的再附着 ± 移植物增强：包括撕脱骨折的固定、软组织撕脱的修复。

（2）重建：将移植物固定在股骨和胫骨内的骨隧道（图 59-1）。可选择以下几种移植物和重建技术。①自体移植物，如腘绳肌肌腱；②同种异体移植物；③人工合成移植物；④解剖重建与非解剖重建。

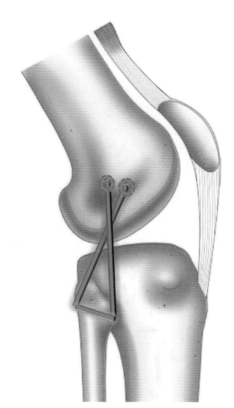

图 59-1　后外侧角韧带重建

重建技术包括解剖重建和非解剖重建。

1）非解剖重建：以加强未损伤的后外侧角韧带结构，包括关节囊外髂胫束悬吊，股二头肌肌腱固定。

2）解剖重建：重建损伤的结构，包括 Larsen 重建，如移植物穿过腓骨悬吊重建 LCL 和腘肌肌腱。

早期手术（损伤后 3 周内）对断裂结构再附着的可能性较大，修复优于使用移植物重建。重要的是对膝关节急性损伤不可漏诊后外侧角韧带损伤。

九、创伤后后外侧角不稳治疗的注意事项

治疗后外侧角韧带损伤需考虑以下几个方面问题。

（一）自然病史

1. 后外侧角韧带断裂如果不予治疗，功能结果较差。

2. 后外侧角韧带损伤手术治疗效果也有限。

3. 持续的不稳定可能会出现以下问题。①限制达到高水平运动功能的潜力；②易继发半月板损伤或软骨损伤，两者皆与骨关节炎的进展相关。

Geeslin 等通过系统评价文献比较急性 III 级后外侧角韧带损伤的临床治疗结果，纳入 8 项研究共 134 例患者，其中 5 项研究报告了平均手术时间（15 ～ 24 天），另外 3 项研究报告了手术在 3 周内完成。结果如下。基于内翻应力检查或放射学检查的客观评价，整体成功率为 81%，失败率为 19%。在 2 项研究中，大部分病例行 LCL 及腘肌肌腱修复，随后分期行交叉韧带重建。45 例患者有 17 例失败（38%）。在其余研究中，急性期局部组织转位、混合修复或重建实质部撕裂组织，或重建所有撕裂结构的失败率为 9%。结论：与急性期更为积极的处理相比，急性 III 级后外侧角韧带损伤的修复及分期治疗合并的交叉韧带损伤术后后外侧角韧带失败率较高。

Moulton 等通过系统评价研究慢性 III 级后外侧角韧带损伤的手术治疗策略。纳入 15 项研究全部

456 例患者。50% 以上患者合并后交叉韧带 - 后外侧角韧带损伤。每项研究患者的年龄为 25 ～ 40 岁，手术时间为 5.5 ～ 53 个月。结论：基于客观的稳定性（辅助检查或应力位片客观评估），整体成功率为 90%，失败率为 10%。

（二）患者就诊时机

患者后外侧角韧带断裂后就医时处于不同的阶段。

（1）急性期：损伤后即刻。

（2）慢性期：伤后回归正常活动后体验到进一步的不稳定。

因此，如何处理潜在的后外侧角韧带损伤可能根据以上情况而有所不同。对慢性损伤而言，重建较修复更为恰当。此外，合并力线不良的慢性病例可能需要与软组织手术同时解决。

（三）后外侧角韧带损伤合并力线不良

力线不良可能对后外侧角韧带重建的移植物产生过度的应力，导致重建失效。因此，慢性后外侧角韧带不稳的病例，可能要考虑后外侧角韧带重建联合胫骨近端截骨术。内翻力线不良者，可行撑开胫骨高位截骨术。

■ 要点

（1）拨号试验在急性损伤时较易操作。

（2）完整的临床病史对于确定后外侧角韧带损伤患者的确切症状至关重要。

（3）尚无有力的临床证据支持某一种重建技术优于另外一种。

（张　磊　译）

第60章 膝关节多发韧带损伤不稳

膝关节多发韧带损伤不稳是由于 2 处或 2 处以上膝关节韧带损伤失效导致的有症状的胫股关节不稳定。这可能包括累及 ACL、PCL、MCL 或 PLC 的损伤。

一、膝关节多发韧带损伤不稳的原因

膝关节多发韧带损伤可能是以下原因所致。

（1）先天性：多发韧带功能不全的一部分。

（2）继发性：严重的急性损伤所致，最常见。

膝关节多发韧带损伤可能是并发于骨性异常，如发育性、创伤性、退变性。

尽管多发韧带损伤可见于先天性 / 发育性疾病，本章重点讨论创伤后多发韧带损伤。

创伤后多发韧带损伤可以按照以下不同标准分别阐述。

1. 根据累及韧带的解剖 如表 60-1 所述。

表 60-1 膝关节多发韧带损伤的解剖分类

KD Ⅰ	损伤累及单一交叉韧带和侧副韧带
KD Ⅱ	损伤累及 ACL 及 PCL，侧副韧带完整
KD Ⅲ M	损伤累及 ACL、PCL、MCL
KD Ⅲ L	损伤累及 ACL、PCL、PLC
KD Ⅳ	损伤累及 ACL、PCL、MCL、PLC
KD Ⅴ	膝关节脱位伴周围骨折

Moatshe 等报道了来自一家一级创伤单中心治疗 303 例膝关节脱位患者的韧带损伤类型。受伤时年龄为（38±15）岁，男性占 65%，女性占 35%。本组患者高能量损伤和低能量损伤的分布均等。其多韧带损伤的组合类型如下。

（1）ACL + PCL + 内侧韧带结构损伤：占 52%。

（2）ACL + PCL + PLC 损伤：占 28%。

（3）所有四组韧带均损伤：占 12%。

（4）ACL + PCL 损伤，同时侧副韧带保持完整：占 5%。

合并损伤的结构如下。① 37% 的患者合并半月板损伤。② 28% 的患者合并软骨损伤。③急性损伤患者合并软骨损伤的可能性明显低于慢性损伤患者（OR=0.28; 95% CI：0.15 ~ 0.50）。④腓总神经损伤发生于 19% 的患者（11% 为部分损伤，8% 为完全损伤）。⑤血管损伤发生于 5% 的患者。⑥有合并 PLC 损伤的患者发生腓总神经损伤的可能性较无合并 PLC 损伤者高 42 倍。⑦ KD Ⅲ –L 型膝关节多发韧带损伤患者发生腘动脉损伤的可能性比其他类型韧带损伤高 9 倍。

2. 根据单一韧带的损伤程度

（1）部分损伤：部分比例的韧带纤维受损。

（2）完全损伤：所有韧带纤维均受损。

3. 根据韧带的损伤类型

（1）受累及的韧带自股骨起点撕脱：韧带软组织撕脱、骨性撕脱。

（2）受累及的韧带从胫骨止点撕脱：韧带软组织撕脱、骨性撕脱。

（3）韧带实质部撕裂。

4. 根据导致韧带断裂的损伤机制

（1）接触性损伤：包括与另外的运动员，或场地表面，或其他物体发生接触导致损伤。

（2）非接触性损伤。

多发韧带损伤通常源于膝部非常高能量的损伤，可并发膝关节半脱位或脱位。①半脱位：股骨与胫骨关节软骨表面有错位但仍保持部分关节面的接触；②完全脱位：股骨与胫骨关节软骨表面无接触。

膝关节脱位大多源于公路交通事故，而运动损伤或普通跌倒摔伤所致仅占很小的比例。有些膝关节完全脱位可以自行复位。

二、多发韧带损伤的影响

一条韧带只有在两端有坚强的附着时才可收紧。这就好比悬吊的绳子。绳子可以在失去部分完整性时（部分撕裂）仍然提供支持，而在完全撕裂时悬吊的物体就会坠落。在膝关节多发韧带损伤时胫骨相对于股骨会在多个方向上发生显著的移位（膝关节多发韧带损伤不稳）。

三、患者就诊时机

出现在临床医师面前的患者可以处于膝关节多发韧带损伤的任何阶段。①急性：如刚受伤不久。②慢性：如在患者重返正常活动后发现有进一步的不稳症状。这可能由于忽视的损伤，或急性期采取非手术治疗后出现的状况。

因此，采取何种方法处理多发韧带损伤，随以上状况的不同而存在差异。

四、膝关节多发韧带损伤不稳的创伤病史

仔细询问创伤的病史非常重要，即使是初次接诊处于慢性阶段的患者，因为这有助于明确膝关节遭遇损伤的程度。

以下导致临床症状的损伤特征可能提示膝关节多发韧带损伤的存在。

（1）有严重的创伤事件（患者很容易回忆的创伤事件）。

（2）患者可感到或听到膝关节内突然断裂或响声。

（3）损伤机制：通常是高能量，可以为接触性损伤或非接触性损伤。

（4）患者伤后无法站立或行走。

（5）病情需要医疗救助。①膝关节可能已经脱位，并且需要医疗救助帮助复位；②膝关节可能曾感觉到脱位，但随后自行复位。

五、膝关节多发韧带损伤不稳的临床症状

1. 急性期症状　疼痛、肿胀、膝关节周围压痛、关节活动受限，关节负重能力受损。

2. 慢性期症状　①膝痛；②膝关节弹响，关节异常移位导致的弹动；③感觉到关节异常的移位：打软腿，感到"摇摆不稳定"；④多个方向的异常移位；⑤过度内外翻导致的外冲或内冲步态；⑥"死腿综合征"，腿部沉重感，感觉异常；⑦神经或血管功能障碍症状。

在急性损伤发生后，急性期疼痛可能会有所缓解，膝关节活动范围逐渐恢复，患者遗留有关节不稳定感及其他症状。

六、膝关节多发韧带损伤不稳的临床体征

1. 急性期表现

（1）肿胀、膝关节周围压痛、活动受限、负重功能受限。

（2）血管神经功能障碍。

（3）膝关节多个方向存在松弛／需要确定有无固定的终末阻挡感。

2. 慢性期表现

（1）膝关节肿胀积液／滑膜炎。

（2）膝关节周围压痛。

（3）膝关节粘连、僵硬。

（4）膝关节周围肌肉失用性萎缩。

（5）神经功能障碍。

（6）膝关节在多个方向存在松弛性增加。

明确有无固定的终末阻挡感。①内／外翻导致

内/外冲步态；②神经功能障碍体征。

七、膝关节多发韧带损伤不稳的辅助检查

对于膝关节多发韧带损伤不稳进行辅助检查的目的在于：①确定是否存在多发韧带损伤及其类型；②对于每一条损伤的韧带，应确定损伤的位置及损伤的程度；③进一步明确所有的合并损伤，如韧带、骨、半月板、软骨损伤；④评估是否合并有血管/神经功能障碍；⑤如果考虑慢性期病例的韧带重建，应评估下肢力线。

评估方法如下。

1. 影像学检查

（1）普通 X 线检查：可显示撕脱骨折，评估力线。

（2）MRI 检查。

（3）血管多普勒检查/CT 血管造影：在急性期有利于确定有无合并血管损伤。

（4）CT 扫描：以评估力线，用于慢性损伤患者的术前规划。

（5）神经传导检查/肌电图：评估是否合并神经损伤。

2. 全身麻醉下查体　患者在全身麻醉下无疼痛且肌肉松弛，评估关节移位与松弛度。

3. 关节镜评估　镜下直视可见外侧或内侧胫股关节间室分离，且有利于发现合并损伤（图60-1）。

八、膝关节多发韧带损伤不稳的治疗

膝关节多发韧带损伤不稳的治疗受诸多因素的影响，如患者损伤的程度、症状及就诊时机。

（一）急性期

初始治疗的目的如下所述。

（1）遵循 RICE（休息、冰敷、加压和抬高患肢）原则，以减轻膝关节急性期炎症。

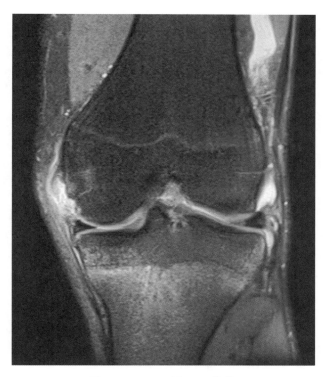

图 60-1　MCL 及 ACL 损伤

（2）如果膝关节处于脱位状态，立即复位。

（3）如果膝关节在位或在脱位后已经获得复位，可通过以下措施维持复位。

1）临时的稳定方法：①支具/石膏固定；②外固定架，如果支具/石膏不足以提供足够的稳定性时使用。

2）长期的稳定方法：①韧带手术治疗；②恢复膝关节活动范围（胫股关节/髌股关节）；③股四头肌/腘绳肌激活训练；④本体感觉训练。

（二）慢性期

慢性期就诊的患者膝关节通常处于复位状态，患者表现为反复发作得不稳定或因不稳定而导致的功能障碍。

在处理慢性期的膝关节多发韧带损伤时，有以下几种选择。

（1）手术治疗每一条损伤的韧带。

（2）对所有的韧带损伤均采用非手术治疗，适用于功能要求低的患者或医疗条件不适合的患者。

（3）对某些损伤韧带进行非手术治疗，而某些损伤韧带进行手术治疗。

（三）非手术治疗

非手术治疗适用于关节松弛度较小的韧带部分损伤患者，或功能要求较低的患者。

（1）观察。

（2）调整活动，避免可导致不稳定的体位。

（3）佩戴外固定装置，适用于慢性膝关节不稳的患者。

（4）理疗：重点解决以下情况。

1）核心肌力失平衡：核心肌力强化训练。

2）髋部肌肉肌力减弱：髋部肌肉强化训练。

3）本体感觉：本体感觉训练。

4）股四头肌和腘绳肌强化训练：强化动态稳定结构。

应该注意的是非手术治疗并非特异性地解决多韧带损伤，而是旨在通过加强肌力、获得更好的控制力和协调性强化动态稳定结构的功能，以提高膝关节稳定性。

（四）手术治疗

手术干预主要适用于以下情况。

1. 急性期损伤　大多数病例适合手术治疗。

2. 慢性期损伤　患者持续存在严重的关节残余不稳定症状。

针对每一条损伤韧带的治疗存在以下几种选择。

（1）恢复损伤韧带结构的再附着，伴或不伴应用移植物的增强手术。①撕脱骨折的固定；②软组织的撕脱损伤。

（2）重建：应用移植物。

1）自体移植物：腘绳肌肌腱。腘绳肌肌腱可以保留其胫骨附着点，向近侧分离，然后固定于股骨远端。

2）同种异体移植物。

3）人工移植物。

（3）慢性损伤的力线不良纠正手术。

对于急性损伤病例，重新恢复韧带附着的手术，附加或不附加移植肌腱增强，附加或不附加韧带重建的手术，可用于以下情况。

（1）韧带中段实质部的损伤：需要韧带重建手术。

（2）撕脱性损伤：可行恢复韧带附着手术。

对于慢性损伤病例，采用韧带重建手术。

九、膝关节多发韧带损伤不稳治疗的注意事项

在考虑对膝关节多发韧带损伤不稳实施确定性治疗时，需要注意以下几点。

（一）对所有损伤韧带或某些韧带进行手术治疗

应该认识到以下几点。

（1）仅对某些损伤的韧带实施手术治疗而其他损伤的韧带则通过非手术治疗促进其愈合，因此选择性手术治疗是可供选择的治疗方法。

（2）对所有的损伤韧带均施行手术治疗。

PLC 损伤可明显增加重建 ACL（在内翻、内旋应力下）和 PCL（在内翻应力下）重建移植物的应力，导致其失效。因此，PLC 损伤的诊断和治疗是非常重要的。

（二）膝关节多发韧带损伤合并力线不良

下肢力线不良可导致多发韧带重建移植物的应力过度增加，导致韧带重建手术的失效。因此，对于慢性多发韧带不稳的病例，在韧带损伤的同时应考虑联合实施股骨远端截骨或胫骨截骨（一期或分期手术）。

十、膝关节多发韧带不稳的预后

Hatch 等评估了 31 例膝关节多发韧带损伤患者（共 33 个膝关节）重建术后最少 12 个月（12 ～ 111 个月）的生活质量，报道有膝关节韧带损伤手术史的患者生活治疗明显逊于无膝关节韧带手术史者。

Everhart 等对膝关节多发韧带损伤患者重返工作或运动比例的研究进行了系统评价，纳入 21 项研究共 524 例患者，并报道以下结果。重返高水平运动的比例为 22% ～ 33%。重返各种水平运动的比例为 54%，其中研究中所有患者均行手术治疗后重返运动的比例为 59%（114/193 例）；研究中患者行手术或非手术治疗后重返运动的比例为 46%

（64/139 例）。无调整或几乎无调整地重返工作的比例为 62%（146/200）。重返各种工作的比例为 88%（190/215）。

结论：膝关节多发韧带损伤患者手术治疗后重返运动的比例为 60%，重返高水平运动的比例更低。重返工作通常是可能的，但是需要工作场所或工作种类的调整。肥胖、非手术治疗、更加严重的损伤程度及合并血管损伤者功能恢复的功能结果更加糟糕。

Hanley 等调查了膝关节多发韧带损伤术后合并膝关节僵硬的因素，报道膝关节脱位和手术治疗累及 3 条或以上韧带损伤，此 2 个因素与膝关节僵硬明显相关。

要点

对于急性期膝关节多发韧带损伤不稳，及时发现是否存在 PLC 损伤非常重要。在急性期进行拔号试验很容易发现 PLC 损伤。

（徐青镭　译）

第61章 髌股关节不稳

髌股关节（patellofemoral，PF）不稳是指髌骨与股骨滑车之间存在异常轨迹。大多数异常情况是髌骨相对于滑车向外侧脱位，仅有少部分情况是向内侧脱位。因此，本章主要涉及髌骨向外侧脱位，同时兼顾髌骨内侧脱位。

一、髌股关节不稳的分类

1. 根据发病时间 先天性；继发性。

2. 根据移位程度 部分脱位，即半脱位；完全脱位，即脱位。

3. 根据脱位的频率

（1）静态的：髌骨固定性的脱位。

（2）动态的：髌骨间歇性的脱位，包括习惯性髌骨脱位（每次屈伸膝都脱位）偶发性髌骨脱位。

4. 根据脱位的发生次数

（1）初次髌骨脱位：脱位首次发作。

（2）反复髌骨脱位：反复不稳定，发生不止一次脱位。

5. 根据是否受主动意识控制

（1）受意识控制：患者可以通过肌肉收缩或膝关节处于特定位置（屈膝使股四头肌紧张和选择性收缩股外侧肌）主动使髌骨半脱位/脱位。

（2）不受意识控制：患者无法达到上述情况。

6. 根据是否可复位

（1）可自行复位。

（2）不可自行复位：需要医疗干预复位。

脱位后，髌骨自发再次脱位或脱位后卡锁，需要医疗干预复位（通过闭合或切开复位）。

7. 根据髌骨相对于股骨滑车的脱位方向

（1）外侧脱位：最常见。

（2）内侧脱位。

脱位的方向可通过以下方式确定。

（1）临床病史：明确导致髌股关节不稳定的姿势。

（2）体格检查：①视诊；②触诊；③髌骨脱位诱发试验。

如果患者在脱位间期就诊（就诊时脱位已复位），医师应详细评估以下情况。

（1）在复位前发生脱位时获得的任何放射学检查。

（2）复位前髌骨脱位时获得的临床发现。通常髌骨脱位的诊断依靠临床诊断，因为在拍摄X线片前髌骨往往已经复位。

（3）在患者或临床医师对脱位髌骨进行复位前X线检查。

二、髌股关节不稳的原因

髌股关节不稳可能是由于稳定的韧带损伤，原因如下。

1. 严重创伤

（1）接触性损伤：膝关节遭受外部暴力，直接作用于膝关节。

（2）非接触性损伤：扭转暴力，外翻暴力。

（3）医源性损伤：膝关节或股骨手术。

2. 非创伤性 继发于软组织或骨性结构异常。

3. 静力性稳定结构异常

（1）内、外侧髌股韧带张力失衡：过度松弛或紧张。

（2）骨性发育不良：股骨滑车 / 髌骨。

（3）旋转力线不良：如股骨过度内旋、胫骨外旋。

（4）冠状面力线不良：如胫股关节外翻。

（5）矢状面力线不良：如高位髌骨，即髌骨与股骨滑车相对高度异常。

股骨滑车与髌骨发育不良分类如下。

（1）股骨滑车发育不良 Dejour 分型如图 61-1～图 61-3 所示。

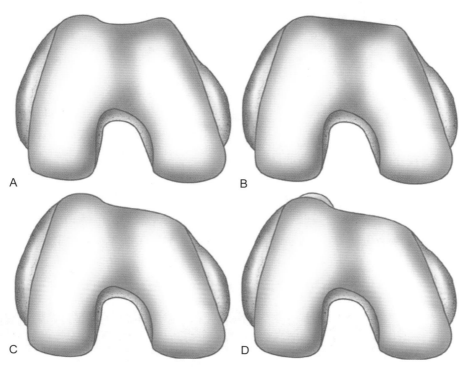

图 61-1　股骨滑车发育不良 Dejour 分型

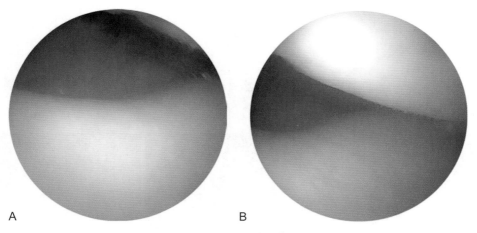

图 61-2　U 形滑车

A 型：滑车沟浅。

B 型：滑车低平或凸起。

C 型：滑车不对称，滑车内侧面发育不良，外侧低平或凸起。

D 型：滑车不对称，滑车近端凸起。

（2）髌骨发育不良 Wiberg 分型：如图 61-4 所示。

Ⅰ型：内侧关节面呈凹形，外侧关节面也呈凹形，内外侧关节面大小几乎一致，对称性髌骨，约占 16.1%。

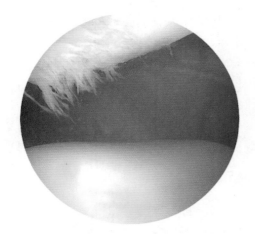

图 61-3　滑车低平

Ⅱ型：内侧关节面较外侧小，外侧关节面呈凹形，但内侧关节面扁平或轻度凹形，约占 80%。

Ⅲ型：内侧关节面明显小于外侧且几乎垂直，约占 12.9%。

也有扁平或凹形的髌骨（外侧和内侧关节面之间没有分离）与髌股关节不稳定相关。

（1）动力稳定结构异常：包括躯干、髋、膝、踝 / 足。①减弱；②不协调；③缺乏稳定的作用平台。

（2）以上因素联合作用：畸形基础上发生创伤在临床中髌股关节不稳定多是非创伤性的，或在已有畸形的基础上受到创伤。

三、髌股关节不稳的临床症状

1. 髌股关节疼痛

（1）慢性疼痛：原因具体如下。①髌骨轨迹不良；②髌股关节超载；③软骨损伤。

（2）急性疼痛：原因具体如下。急性髌骨半脱位或脱位（图 61-5 ～图 61-8）。

2. 髌股关节弹响。

3. 感觉髌股关节活动度过大。

4. 髌股关节不稳：打软腿、交锁。

5. 可见髌骨相对股骨明显向外或向内移位。

6. 当髌骨脱位时，膝关节活动受限。

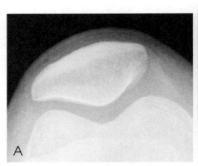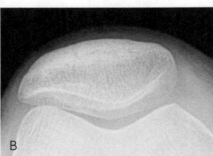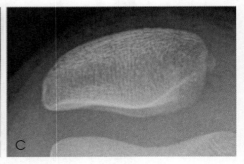

图 61-4　髌骨形态可根据 Wiberg 分型

A. 内外侧关节面相似；B. 外侧关节面较内侧大；C. 内侧关节面垂直

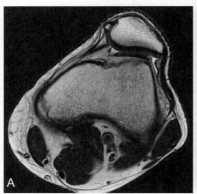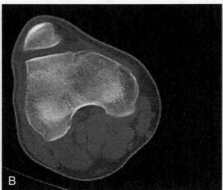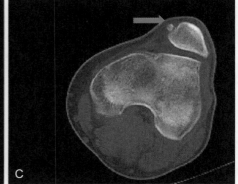

图 61-5　滑车发育不良、髌骨外侧半脱位、MPFL 撕脱损伤后内侧小骨块

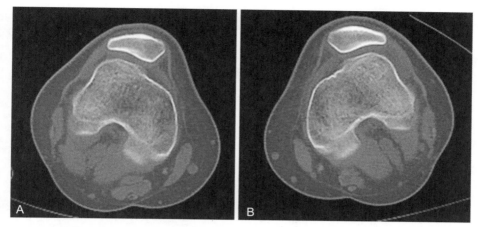

图 61-6　双膝髌骨向外侧半脱位，与股骨前倾和滑车发育不良相关（滑车凸出，内侧髁发育不良）

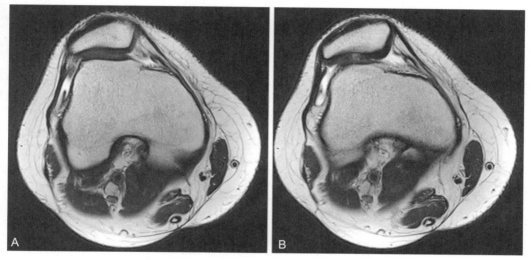

图 61-7　外侧髌骨半脱位，与滑车发育不良相关（滑车凸出，内侧髁发育不良）

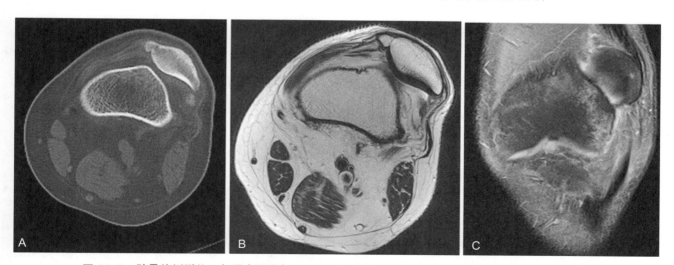

图 61-8　髌骨外侧脱位，与滑车面凸起、MPFL 撕脱骨折相关。髌骨在屈膝全周期中仍持续脱位

四、髌股关节不稳的临床体征

1. 视诊及触诊发现髌骨相对于股骨移位　①静力性；②动力性：屈伸膝时髌骨轨迹不良，明显的倒 "J" 形征。

2. 膝关节及下肢力线不良

（1）冠状面：膝外翻、足外翻。

（2）旋转：股骨前倾角增加、股骨内旋、胫骨外旋。

（3）矢状面：高位髌骨。

3. 韧带紧张度增加　髌骨外侧支持带、髂胫束。

4. 过度松弛　①髌骨内侧支持带松弛；②全身性松弛。

五、髌股关节不稳的辅助检查

1. X 线检查　前后位、侧位及切线位可以显示髌骨相对于股骨滑车的位置，当有临床指征时拍摄双下肢全长位片以评估冠状位力线。

2. CT 扫描

（1）下肢旋转：精确评估股骨和胫骨之间的相对旋转关系。

（2）滑车发育不良。

3. MRI 检查

（1）下肢旋转。

（2）评估胫骨结节外偏：即胫骨结节 – 股骨滑车沟（TT–TG）距离。

（3）滑车发育不良。

（4）显示合并软组织损伤：如内侧髌股韧带撕裂。

一些放射学指标用于评估与不稳定性相关的解剖变异，具体如下。

（一）矢状位评估

1. 侧位 X 线检查评估 Caton–Deschamps 指数（图 61-9）　用矢状面 X 线检查测量髌骨关节面下缘与胫骨前上角之间的距离，通常为 1。≥ 1.2 为高位髌骨；≤ 0.6 为低位髌骨。

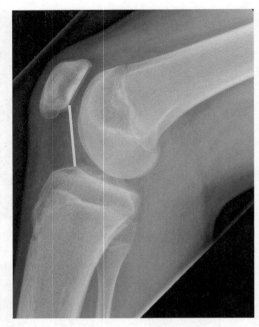

图 61-9　Caton–Deschamps 指数：髌骨关节面下缘至胫骨平台上 / 前缘的距离（黄线的长度）除以髌骨关节面的长度（红线）

2. 髌骨关节重叠　在矢状面 MRI 上测量髌骨关节面长度。同时测量与滑车软骨重叠的髌骨软骨的长度。重叠可以用绝对值（＜ 6mm 认为代表高位髌骨）或整个髌骨关节软骨的百分比表示。

（二）冠状位评估

股骨 – 胫骨解剖轴，辨别膝关节是否存在外翻畸形。

（三）轴位评估

1. TT–TG 值　用于评估胫骨结节相对于滑车沟的位置（外侧偏移）。正常膝关节的数值为：CT 测量值为（15.5 ± 1.5）mm，MRI 测量值为（12.5 ± 2）mm。

2. 股骨滑车沟角　是指从滑车最深处中心沿滑车内侧面画线与沿外侧滑车面画线之间的夹角。可以通过 X 线（髌骨轴位）、轴位 CT（骨性滑车沟角）或轴位 MRI（软骨性滑车沟角）进行评估。Tan 等对无症状和髌股关节不稳定膝关节的滑车沟角数值进行系统评价。结果显示所有研究中的软骨性滑车沟角都大于骨性滑车沟角。

（1）无症状组患者的平均软骨性滑车沟角为

142°（95%CI：140°～144°），髌股关节不稳定组患者的平均软骨性滑车沟角为156°（95%CI：154°～159°）。

（2）无症状组患者的平均骨性滑车沟角为134°（95%CI：131°～136°），髌股关节不稳定组患者为148°（95%CI：144°～153°）。

3. 股骨前倾角　是指沿股骨颈长轴（股骨颈前后皮质中点到股骨头中心之间的连线）与穿过股骨远端后髁的线之间的角度。通过轴向 CT 或 MRI 扫描进行评估。股骨前倾角的正常范围为（15±7）°。

4. 胫骨扭转　是指沿胫骨近端后髁的连线与穿过踝关节中心的连线（穿内外踝连线）之间的角度。胫骨外旋正常范围为（25±7）°。

在评估放射学指标时，重要的是要了解它们的局限性。此外，重要的是要认识到各种放射学指标之间可能存在一定的关系，因此不应单独评估这些指标。已证明高位髌骨与滑车发育不良有关。同样，股骨和胫骨扭转、滑车发育不良、TT-TG 和冠状面机械轴之间也可能有潜在相关性（图 61-10）。

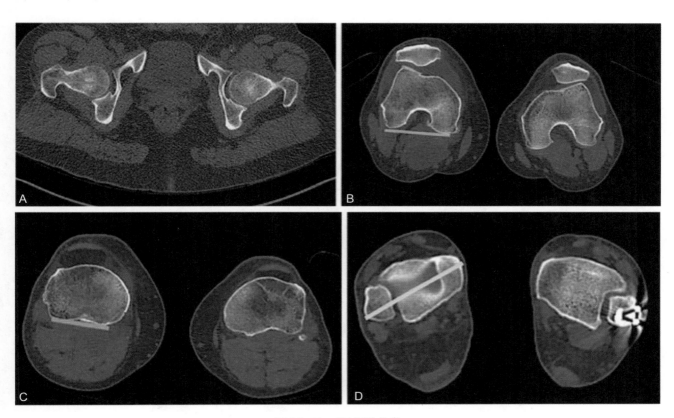

图 61-10　CT 评估旋转

确定穿过股骨颈中部（红线）、股骨后髁（绿线）、胫骨后髁（蓝线）和穿踝轴（黄线），并测量它们之间的夹角

六、髌股关节不稳的治疗

对于急性创伤性髌骨脱位患者，目的是复位髌骨。

（1）使用镇静药或全身麻醉。

（2）伸膝时向内侧推移复位髌骨。

对于表现为慢性髌骨不稳定的患者，进一步的治疗取决于患者的症状、功能需求、髌骨不稳定的程度、髌骨不稳定的发生频率及潜在病因。

慢性髌骨不稳定的表现：①髌股关节不稳定；②髌股关节不稳定和疼痛。

（一）非手术治疗

1. 观察。

2. 镇痛。

3. 运动方式调整。

4. 物理治疗：用于躯干、髋、膝、踝、足等部位。

（1）强化：包括核心肌群、髋关节外展肌 / 外旋肌、股四头肌。

（2）拉伸：包括髂胫束和髌骨外侧支持带。

5. 外固定

（1）膝关节支具：①纠正冠状面力线不良。②髌骨带，支具。

（2）足部矫形器：内侧足弓支撑、足跟鞋垫。

（二）手术治疗

若非手术治疗症状无改善，且患者存在结构性病变，则需考虑手术治疗。

手术治疗髌骨稳定性可以根据手术结构分为：①软组织手术；②骨性手术；③软组织联合骨性手术。

以下问题至关重要。

（1）手术只能处理结构缺陷，因此其他导致不稳定的因素可能仍然需要通过非手术治疗改善。

（2）纠正结构缺陷可能有助于以下功能的改善。①增强肌力、平衡；②本体感受。

以下几种手术方式旨在解决紊乱。

（1）MPFL 撕裂：可行 MPFL 重建术（图 61-11）。

（2）滑车发育不良：可行滑车成形术，以加深滑车沟（图 61-12）。

（3）高位髌骨：可行胫骨结节远端移位术（远端）（图 61-13）。

（4）胫骨结节相对于股骨滑车沟外偏：可行胫骨结节内移术（图 61-14）。

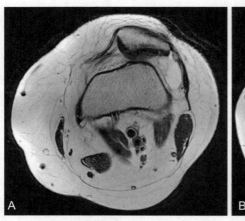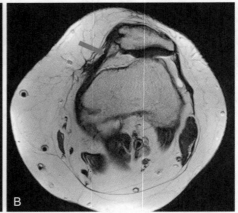

图 61-11　髌骨不稳定伴 MPFL 撕裂（A）可行 MPFL 重建（红色箭头）（B）

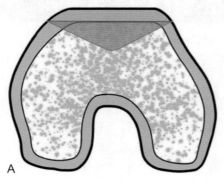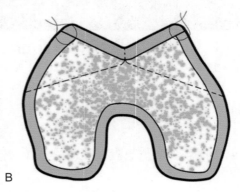

图 61-12　股骨滑车成形术

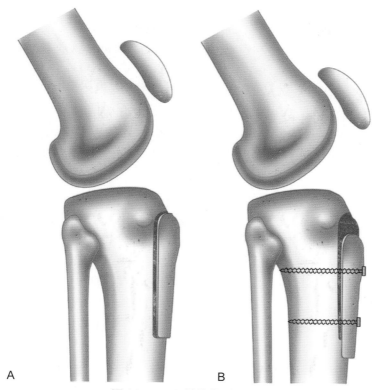

A　　　　　　　　　　B

图 61-13　胫骨结节远端移位术

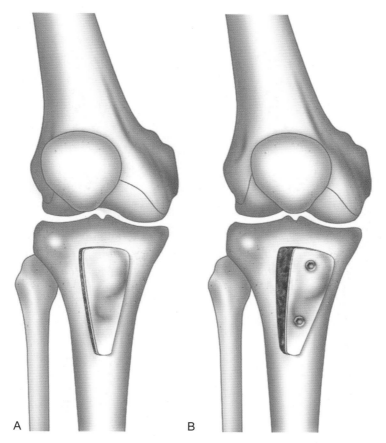

A　　　　　　　　　　B

图 61-14　胫骨结节内移术

（5）膝关节外翻：可行股骨远端内翻截骨术（闭合或撑开楔形截骨）。撑开截骨也可能降低髌骨高度（而闭合截骨不会影响髌骨高度），若合并髌骨高位，此方法值得推荐。

（6）股骨内旋增加：可行股骨外旋截骨术。

（7）胫骨外旋增加：可行胫骨内旋截骨术。

（8）髌骨发育不良：可行髌骨截骨术。

（9）髂胫束/髌骨外侧支持带挛缩：松解挛缩组织。

手术治疗或非手术治疗的选择也应考虑以下情况，但不是绝对的。

（1）间歇性的、发作频率较低、不影响生活的不稳定，应可采用非手术治疗。

（2）发作频繁、影响生活、非手术治疗无效的不稳定，应采用手术治疗。

已经描述了多种 MPFL 重建技术（图 61-15），具体如下。

（1）使用自体移植物，同种异体移植物，或人工韧带。

（2）使用一束股四头肌肌腱。

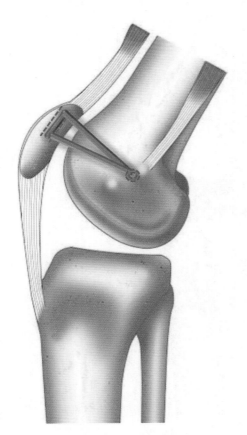

图 61-15　MPFL 重建术

七、髌股关节不稳的特殊情况

对于某些特殊的不稳定，必须考虑以下因素。

（一）首次髌骨脱位患者

首次髌骨脱位与随后增加的髌股关节不稳定风险有关，尤其是在年轻患者中。对于第一次髌骨脱位患者，适用于以下情况。

（1）复位髌骨，进行手术干预，以稳定髌骨，从而减少后续脱位的风险（如 MPFL 修复或重建）。可能适用于：①所有第一次髌骨脱位患者；②进展为复发性髌骨脱位风险较大者。

（2）复位髌骨，观察和康复；只有在发生复发性髌骨脱位时才考虑手术干预。

目前还没有高质量证据支持哪种方法更好，因此原著者更倾向于后者，因为这是侵入性最小的方法。

一些评分系统可评估进展为复发性髌骨不稳定的危险因素。

（1）复发性髌骨不稳评分提供了基于患者年龄、骨骼成熟度、滑车发育不良及 TT-TG 优于髌骨长度比等复发性不稳相关的风险的信息。它将病例分为低、中、高风险类别，对应的 10 年复发性髌股关节不稳定发生率分别为 0、31% 和 79%。

（2）Balcarek 等描述的"髌骨不稳定严重程度评分"包括 6 个危险因素：年龄（＜16 岁）、双侧不稳定、滑车发育不良、髌骨高度、TT-TG 和髌骨倾斜。每个危险因素得分 1～2 分，当总分＞4 分时，复发性髌股关节不稳定的风险会增加 5 倍。

（3）Huntington 等最近的一项 Meta 分析报道，首次髌骨外侧脱位后发生复发性脱位的总发生率为 33.6%，复发风险增加的因素包括：①年轻患者；②骨骺未闭合；③滑车发育不良；④TT-TG 值增加；⑤高位髌骨。

（4）在报道多种危险因素的研究中，复发性髌股关节不稳发生率为 8%～14%，但有 2 个危险因素时发生率增加到 30%～60%，有 3 个危险因素时发生率增加到 70%～79%。

尽管这些评分系统可以提示复发性髌股关节不稳定的发生风险，但不能在个体上准确预测，因此不能完全依赖其指导治疗。

（二）不稳与过度松弛

松弛是一种不同于不稳定的生理状况，但可预示髌骨不稳定的发展。

松弛关节有更长、更易拉伸的韧带，允许关节面之间发生更多的移位或允许更大的关节活动度。大多数关节过度松弛的患者没有不稳定，可以保持关节处于原位（通过动态的肌肉控制）。因此没有表现出关节异常活动的症状。

过度的关节移位不等于不稳定。同样，也有可能存在髌骨不稳定而没有过度松弛。然而，过度松弛可能会增加髌骨不稳定的风险，并可能与术后改善髌骨稳定性结果较差有关。

关节过度松弛的原因如下。

1. 先天性

（1）良性关节过度活动综合征：可能影响高达 20% 的人口，更常见于女性、亚洲人和非洲人。

（2）结缔组织疾病：① Ehlers–Danlos 综合征；② Marfan 综合征；③成骨不全。

2. 继发性　反复微损伤引起的韧带拉伸。

全身性关节松弛本身不需要治疗，通常无症状。

八、髌股关节内侧不稳

髌股内侧不稳是一种使髌骨相对于股骨滑车向内侧有异常移位的情况。

（一）髌股内侧不稳的原因

1. 医源性：①外侧支持松弛；②胫骨结节内偏；③ MPFL 重建时移植物固定过紧。
2. 过度松弛：如结缔组织病。

3. 股外侧肌功能障碍。

大多数髌骨内侧不稳定的患者有手术史，内侧髌股结构过度收紧或髌骨外侧支持结构被破坏。自发性内侧髌股不稳定非常罕见。

（二）临床症状

1. 患者可能出现屈膝时髌骨突然的外侧移位。然而，这不是关节向外侧脱位，而是已经发生的内侧半脱位在伸膝时复位。
2. 疼痛。
3. 异常响声。
4. 不稳定。
5. 畸形。
6. 活动受限。

（三）临床体征

1. 伸膝时髌骨内侧半脱位，屈膝时向外侧移位和复位。
2. 髌骨向内侧被动移位增加。
3. 髌骨向外侧被动移位减小。
4. 内侧恐惧测试：在伸膝到屈膝的过程中对髌骨施加内侧力，会引起疼痛和恐惧。

（四）髌股关节体态的治疗

1. 非手术治疗　主要是理疗，目的是增强股外侧肌肌力及治疗核心或髋部肌群无力。
2. 手术治疗

（1）直接修复外侧支持带。

（2）外侧支持带重建，如使用自体髂胫带、髌腱或其他天然或合成移植物。

（3）内侧支持带松解。

（4）如果 MPFL 移植物过紧，翻修或松解 MPFL 移植物。

要点

（1）需要区分髌骨脱位或半脱位时的疼痛和不稳定症状。前者可以通过较少的干预得到改善，并且可以避免行稳定性手术。此外，稳定性手术和由此引起的髌股关节僵硬可能会加剧疼痛。

（2）在处理复发性髌骨不稳定时，可以采用以下两种方法中的一种。

1）根据潜在的病理情况，可以进行多种手术。这可能包括软组织和更广泛的骨性手术。支持证据为已有的成功报道和明确的手术适应证。

2）可采用循序渐进的方法。如果创伤性较小的手术失败，则需进行创伤性较大的手术。MPFL 重建可以单独进行；如果失败，翻修手术则需要解决其他解剖畸形。支持证据包括：避免广泛侵入性的骨性手术；已有报道证明单纯的 MPFL 重建是有效的，即使存在严重的滑车发育不良，胫骨结节外偏或髌骨倾斜；认识到存在髌骨不稳定相关的解剖畸形的患者，不会出现不稳定症状；出现髌骨不稳定并有相关解剖畸形的患者，通常在首次脱位前无症状。

（3）髌骨脱位合并骨软骨骨折可能需要早期手术。通常需要固定，如果引起卡锁等机械症状，则需要切除。

（4）加深的股骨滑车成形术可能与骨关节炎高发生率相关，因此需要谨慎使用。Von Knoch 等报道，在行加深的肌骨滑车成形术术后 8.3 年，骨关节炎的发生率为 30%。

（5）外侧松解在髌骨不稳定中的作用存在争议，生物力学研究表明，由于髌骨所受压力减小，外侧松解可能会加重而不是改善髌骨的不稳定。然而，最近的 Meta 分析表明，外侧松解作为一种单独的术式，在降低髌骨脱位发生率上是有效的。

（6）Nomura 等表明，与对照组相比，髌骨活动度过大和全身关节松弛更常见于复发性髌骨脱位患者，髌骨活动度过大较全身关节松弛是髌骨脱位更显著的诱发因素。

（吴　关　译）

第62章 近端胫腓关节不稳

近端胫腓关节不稳是指近端腓骨相对于胫骨发生的异常移位。

一、近端胫腓关节不稳的原因

1. 近端胫腓关节不稳的因素

（1）先天性/发育性。

（2）继发性：①自发性的，伴有全身韧带松弛；②急性创伤。

2. 近端胫腓关节不稳的原因

（1）韧带功能障碍/损伤。

（2）伴有发育性、创伤性、退行性的骨性异常。

3. 近端胫腓关节不稳分类

（1）根据不稳的严重程度：①半脱位；②脱位。

（2）根据不稳的方向：①前外侧脱位；②后内侧脱位；③上脱位。

（3）根据损伤机制分型

1）接触性：直接暴力损伤。

2）非接触性：膝关节屈曲状态下扭转暴力损伤。

二、创伤事件的临床病史

以下创伤特征可能提示近端胫腓关节损伤。

（1）严重创伤史。

（2）患者感到或听到膝关节声响。

（3）受伤机制。

1）前外侧脱位：膝关节过度屈曲，足背伸及内翻位。运动包括滑雪、打英式橄榄球、踢足球、滑轮滑、摔跤、跳伞、打橄榄球、打篮球、打排球。

2）后内侧脱位：膝关节轻度屈曲位。

三、近端胫腓关节不稳的临床症状

1. 急性期表现

（1）膝关节外侧疼痛、肿胀、临床畸形，如腓骨头突出。

（2）腓总神经功能障碍的症状。

2. 慢性期表现

（1）踝关节/足部运动加重膝关节外侧疼痛。

（2）视诊及触诊发现腓骨头突出。

（3）踝关节/足部运动加重腓骨头异常移位从而引起膝关节异响。

（4）腓骨头压痛。

（5）腓总神经功能障碍的症状。

四、近端胫腓关节不稳的临床体征

1. 腓骨头相对于胫骨的移位：可见或可触及的畸形。

2. 近端胫腓关节压痛。

3. 膝关节屈曲90°时，给予向前或向后的压力腓骨头可轻度半脱位或脱位。

4. 腓总神经功能障碍的体征。

五、近端胫腓关节不稳的辅助检查

1.影像学检查：与健侧对比，可提高诊断准确性。

（1）X线检查：前后位、侧位。可发现撕脱骨折。评估腓骨头相对于胫骨的位置。

（2）MRI检查：可评估韧带损伤情况。

（3）CT扫描：选择轴位检查以确定腓骨头是否存在脱位或半脱位。

2.全身麻醉下检查。

六、近端胫腓关节不稳的治疗

早期治疗目标如下。

（1）用闭合或切开的方法复位脱位的关节。

1）闭合性复位：前外侧脱位时屈曲膝关节并在腓骨头上施加向后方的力。

2）如果闭合复位难以成功则选择切开复位方法。

（2）通过以下方法维持稳定。①通过过膝支具或管形石膏固定4周；②临床通过克氏针或螺钉临时固定胫腓骨。

进一步的手术治疗目的在于改善慢性的持续不稳定症状或者疼痛，从而改善患者的功能。这取决于以下情况。①症状的严重程度及发作频率；②潜在因素；③患者的功能需求。

（一）非手术治疗

1.观察。

2.改良运动方式，避免不稳定姿势。

3.理疗：加强腓肠肌和腘绳肌（股二头肌）肌力。

（二）手术治疗

1.近端胫腓关节融合术。

2.腓骨头切除术，如果有相关的压迫腓总神经的症状时。

3.韧带重建保持关节稳定性。

要点

（1）急性损伤时应检查下胫腓联合和骨间膜是否损伤，因为它们可能共存并需要处理。

（2）膝关节屈曲时，由于股二头肌后部牵拉损伤可能发生自发复位，患者一段时间后才会出现慢性残留症状。

（张里程　译）

第63章　膝关节过伸 - 反屈

膝关节过伸是一种膝关节过度伸直的疾病（过伸角度＞10°或15°）。膝关节的伸直受到静态和动态因素的影响。在正常情况下，这些因素相互协调平衡，以确保膝关节伸直，但不会过度伸直。任一因素的破坏都可能导致膝关节过度伸直。膝关节过伸（反屈）会导致膝关节局部出现棘手的症状。此外膝关节反屈的出现，可能在处理其他膝关节疾病时也具有临床意义。

膝关节反屈可根据以下情况进行分类。

1. 根据出现的时间

（1）先天性：先天性膝关节脱位。

（2）继发性：①特发性；②创伤后；③手术后，如股骨远端或胫骨近端骨牵引。

2. 根据病因涉及的结构

（1）软组织因素：①韧带；②肌肉。

（2）骨性因素：①股骨；②胫骨。

（3）合并软组织和骨性因素。

3. 根据潜在进展过程

（1）韧带

1）良性韧带过度松弛。

2）结缔组织疾病。

3）韧带断裂：①后方关节囊。②后斜韧带。尸体研究表明，这是限制膝关节过伸的主要韧带结构。③后外侧角韧带。

4）韧带紧张：髂胫束在外翻膝胫股关节退变中的作用。外翻膝的患者在伸膝时髂胫束会绷紧，导致胫骨（和膝关节）过度伸直。

（2）肌肉：这可能是由于股四头肌和腘绳肌运动拮抗不平衡，也可能是对下肢其他肌肉病变的代偿性反应。

1）膝关节伸肌痉挛（股四头肌过度活动）使胫骨过伸。

2）膝关节屈肌无力，腘绳肌肌腱拉长。

3）股四头肌无力：患者可能会过度伸直，以锁定膝关节来代偿肌肉无力。

4）踝关节背伸受限，如呈"马蹄"畸形。

5）伸髋肌群无力，髋关节过度屈曲。肌肉功能障碍原因如下。

A. 肌病。

B. 神经系统原因：包括以下原因：①上运动神经元病变：卒中、脑瘫、多发性硬化症。②下运动神经元病变：脊髓灰质炎。

（3）骨性结构

1）胫骨后部相对于胫骨前部过度生长。①由于胫骨近端骨骺不对称闭合；②胫骨后倾角减小。

2）股骨后部相对于股骨前部过度生长。

（4）炎性关节病：如图63-1所示。

一、膝关节过伸 - 反屈的临床症状

1. 膝前疼痛由于膝前结构的压力增加和激惹/撞击胫股关节、脂肪垫、髌股关节而导致。

2. 膝后疼痛：膝后结构张力增加引起。

3. 不稳定的症状。

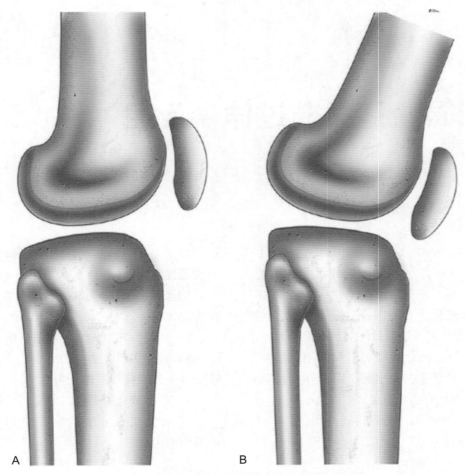

图 63-1　由于胫骨前倾增加导致的膝关节反屈

二、膝关节过伸 - 反屈的临床体征

1. 膝关节反屈。
2. 许多情况下伴有膝外翻畸形。
3. 韧带不稳定。
4. 肌无力 / 消瘦。
5. 肌肉紧绷。
6. 本体感觉差。
7. 前方关节间隙和髌下脂肪垫压痛。

三、膝关节过伸 - 反屈的治疗

治疗取决于其致病原因和涉及的结构。

（一）非手术治疗

1. 观察。

2. 外固定：抗膝过伸支具、踝 / 足部矫形器。
3. 物理治疗
（1）肌肉力量：核心肌、髋关节、膝关节（股四头肌和腘绳肌肌力再平衡）。
（2）增强本体感觉。
（3）生物反馈，包括听觉、视觉。

（二）手术治疗

1. 胫骨近端截骨术：前方开放楔形截骨增加胫骨后倾（图 63-2）。
2. 股骨远端截骨术。
3. 后方关节囊膜重叠或增强缝合以紧缩后方关节囊。
4. 抗膝过伸支具可能有助于截骨术术后的预后。

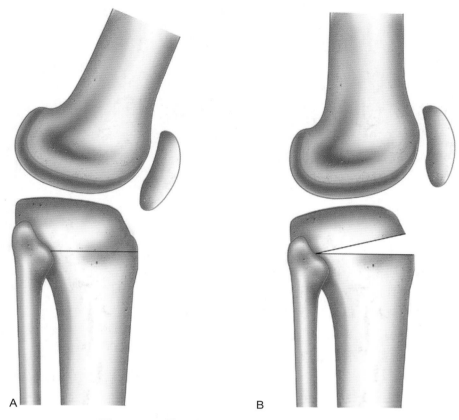

图 63–2 胫骨近端前方开放楔形截骨以改善膝过伸

四、膝关节过伸 – 反屈的临床意义

除上述症状外，膝关节反屈的存在可能会影响以下几种膝关节疾病。

（1）全膝关节置换术（total knee replacement，TKR）时，由于膝反屈存在，可能需要使用限制性假体，以确保膝关节稳定性。

（2）存在膝反屈（5°～20°）且无任何严重韧带不稳定、神经肌肉疾病或炎性关节病的患者，采用保留交叉韧带的 TKR，平均随访 4.5 年，具有良好的疗效。

（3）术前存在膝反屈，证明是行膝关节单髁置换术（unicompartmental knee replacement，UKR）后预后不佳的一个预测因素。

（4）与膝关节固定屈曲挛缩畸形患者相比，膝关节过伸患者行 TKR，术后 2 年预后更差。

（5）与 ACL 损伤风险增加相关。

（6）与 ACL 重建术术后移植物失败和需要翻修的风险增加相关。

（7）膝关节过伸与 ACL 移植物撞击髁间窝和重建后失败的风险增加相关。

第64章 创伤后膝关节僵硬

创伤后膝关节僵硬是膝关节丢失活动度的疾病。可能发生在特定的且通常严重的膝关节损伤后。常见于股骨远端、胫骨近端或髌骨骨折后。患者可能已行手术来稳定骨折，但仍然会出现膝关节僵硬。如股四头肌撕裂、交叉韧带撕裂、半月板撕裂等软组织损伤后也可能会出现膝关节僵硬。

创伤后膝关节僵硬可能是单纯的软组织因素、骨性因素或两者的组合。

阻碍运动造成膝关节活动度丢失可能与若干机械性因素有关。

（1）关节囊、韧带或肌腱挛缩，这可能是由以下原因造成的。①这些组织因外力而扭伤，导致其出现炎性反应和挛缩；②手术修复断裂的肌腱，可能导致肌腱缩短；③为了保护软组织修复或骨折愈合，将膝关节制动在某一特殊的体位，从而导致肌腱或韧带短缩；④髌下挛缩综合征。

（2）关节内粘连（关节软骨面之间的粘连）或关节周围肌肉、肌腱与膝关节骨性结构之间的粘连。

（3）移位的骨折碎块与膝关节或周围软组织撞击，或降低关节面之间的匹配性（如胫骨平台压缩性骨折），从而限制膝关节活动。

（4）撕裂移位的半月板碎片。

一、创伤后膝关节僵硬的临床症状

1. 膝关节活动度丢失。
2. 疼痛。

二、创伤后膝关节僵硬的临床体征

1. 膝关节在一个或多个方向上运动丧失或减少。
2. 主动和被动运动均受到影响。

三、创伤后膝关节僵硬的辅助检查

1. X线检查（膝关节前后位和侧位片）：评估膝关节骨性结构形态和关节面的关系。
2. CT扫描和三维重建：评估膝关节骨性结构形态，并寻找移位/不愈合的骨折。
3. MRI检查相关软组织损伤（半月板、韧带）。
4. 炎性指标：如ESR、CRP、白细胞计数，以排除潜在感染。

四、创伤后膝关节僵硬的鉴别诊断

需与疼痛引起的假性膝关节僵硬、膝关节炎进行鉴别。

五、创伤后膝关节僵硬的治疗

（一）非手术治疗

治疗原则为对症治疗。

1. 疼痛

（1）口服镇痛：口服或局部使用非甾体抗炎药。

（2）物理治疗：局部超声波、强脉冲治疗、针灸。

（3）膝关节注射类固醇药物。

2. 僵硬

物理疗法：拉伸练习，旨在拉伸挛缩的关节囊和韧带，消除粘连。

充分的疼痛控制对于进行拉伸训练至关重要，即使在有骨块明显移位的情况下，拉伸软组织也可以部分抵消骨性阻挡导致的僵硬，从而改善关节活动度。

（二）手术治疗

持续性僵硬可通过手术治疗。

1. 手法松解　在全身麻醉后医师活动并拉伸膝关节，撕裂挛缩的组织以恢复活动度。骨折愈合后即可进行手法松解。与伸膝功能丢失相比，手法治疗更容易改善膝关节屈曲功能。

2. 关节镜下松解

（1）去除关节内粘连。

（2）清除有机械性阻挡作用的游离体、撕裂的半月板组织或其他关节内病变。

（3）关节囊松解。

3. 切开松解

（1）分离 / 延长挛缩的组织（关节囊松解）。

（2）切除粘连组织。

（3）去除参与撞击的内植物。①屈膝功能丢失：行股四头肌松解可以改善。②伸膝功能丢失：通过后方关节囊松解来改善。

4. 截骨术和重排移位的骨折碎块　解决骨性结构造成的机械性阻挡。

5. 膝关节置换术　改善关节表面的匹配性。

（杨国勇　译）

第65章 腓总神经功能障碍

腓总神经功能障碍是一种腓总神经功能受损的情况，涉及运动、感觉成分或两者兼有。这可能完全累及主神经干，也可能部分累及一个或多个分支（浅支或深支）。认识腓总神经的解剖结构对于解释神经功能障碍的临床发现，以及在膝关节手术干预中神经损伤风险降至最低至关重要。

一、腓总神经功能障碍的原因

腓总神经病变可分为内源性和外源性病变。

1. 内源性 ①神经炎；②全身系统性疾病，如糖尿病、酗酒所致；③神经病变，如 Charcot-Marie-Tooth 病；④肿瘤，如神经鞘瘤、神经内囊肿。

2. 外源性 包括压迫、牵拉及裂伤。

外源性病变的原因如下。

（1）压迫：① Fabellar 压迫综合征；②膝关节骨折移位；③肿块病变，如骨、软组织、血管；④外部压力，如血栓预防袜、下肢石膏、手术时体位，急剧减重。

（2）牵拉：由脱位的胫股关节或近端胫腓骨关节引起。

（3）裂伤

1）穿透性创伤：如刺破的伤口。

2）膝关节骨折移位。

3）外科手术

A. 开放性膝关节手术：后外侧角韧带手术，膝关节置换术。

B. 髋关节手术：在坐骨神经损伤中，腓总神经部分最常受影响。

C. 膝关节镜手术：半月板修复。

二、腓总神经功能障碍的临床症状

1. 垂足。

2. 膝关节神经源性疼痛。

3. 腿部无力。

4. 感觉障碍，如感觉减少、改变、缺失，在腿和足的前部和外侧多见。

三、腓总神经功能障碍的临床体征

1. 小腿、踝关节和足伸肌肌肉无力：足下垂。

2. 腓骨肌无力：足外翻。

3. 肌肉萎缩。

4. 小腿周围感觉障碍。

四、腓总神经功能障碍的辅助检查

1. X 线检查：评估是否有骨破坏、骨肿块病变。

2. 超声检查。

3. MRI 检查：①寻找因占位性病变压迫神经的原因；②评估腿无力的其他原因，如腰骶神经根损伤。

4. 肌电图检查：评估肌肉是否出现去神经支配。

5. 神经传导试验。

五、腓总神经功能障碍的治疗

1. 观察，等待恢复。

2. 控制疼痛，保持被动运动。

3. 如 3 个月左右仍未痊愈，可进行手术治疗。①神经减压；②神经修复、电缆式神经移植术、神经转位；③肌腱转位。

第66章 腓浅神经功能障碍

腓浅神经功能障碍是一种腓浅神经功能受损的病变，涉及其运动、感觉成分或两者兼有。对腓浅神经解剖结构的认识对于解释临床中出现的神经功能障碍，以及在膝关节和小腿手术干预中将神经损伤的风险最小化是至关重要的。

一、腓浅神经功能障碍的原因

腓浅神经病变可分为内源性障碍和外源性障碍。

1. 内源性障碍

（1）神经炎。

（2）全身系统性疾病，如糖尿病、酗酒所致。

（3）神经病变，如 Charcot-Marie-Tooth 病。

2. 外源性障碍 包括压迫、牵拉及裂伤。外源性障碍的病变原因如下。

（1）压迫

1）肿块：来自近端胫腓关节的神经节。

2）膝关节骨折移位，如胫骨、腓骨骨折移位。

3）经下肢深筋膜突起，如肌肉疝。

4）踝关节骨折。

（2）牵拉：由脱位的胫股关节或近胫腓关节引起。

（3）裂伤

1）穿透性创伤刺破的伤口。

2）膝关节骨折移位，如胫骨、腓骨骨折移位。

3）外科手术

A. 开放性手术：膝关节后外侧角韧带手术，胫骨骨折固定，筋膜切开术。

B. 关节镜下手术：半月板修复。

C. 踝关节手术：腓骨远端骨折固定，开放性或关节镜下踝关节手术。

二、腓浅神经功能障碍的临床症状

1. 小腿和足背神经性疼痛。

2. 脚无力。

3. 感觉障碍，如感觉减少、改变、消失。足背，不包括第 1 趾蹼空间背侧感觉障碍。

三、腓浅神经功能障碍的临床体征

1. 腓骨肌无力，如足外翻时。

2. 肌肉萎缩。

3. 小腿和足部周围感觉障碍，如足背，不包括第一趾蹼空间背侧处。

四、腓浅神经功能障碍的辅助检查

1. X 线检查。

2. 超声检查。

3. MRI 检查。①寻找因占位性病变、腓骨肌萎缩 / 脂肪浸润引起的神经压迫；②评估腿无力的其他原因，如腰骶神经根损伤、腓总神经或坐骨神经引起。

4. 肌电图检查：用于评估肌肉是否存在去神经支配。

5. 神经传导试验。

五、腓浅神经功能障碍的治疗

1. 观察，等待恢复。

2. 控制疼痛，保持被动运动。

3. 如 3 个月左右仍未痊愈，可进行手术，如神经减压、神经修复、电缆式神经移植术、神经转位。

第67章 腓深神经功能障碍

腓深神经功能障碍是一种腓深神经损伤的病变，涉及运动功能、感觉功能或两者兼有，可能完全累及其主干，或部分累及一个或多个分支。对腓深神经解剖的认知对于解释其功能障碍的临床表现，以及减少膝关节、小腿和足部手术的神经损伤风险是至关重要的。

一、腓深神经功能障碍的原因

腓深神经损伤原因可分为内源性和外源性两类。

1. 内源性

（1）神经炎。

（2）全身性疾病，如糖尿病、酗酒所致。

（3）神经病变，如 Charcot-Marie-Tooth 病。

2. 外源性 包括压迫、牵拉及裂伤。外源性损伤的原因如下。

（1）压迫：①占位性病变；②膝关节骨折移位。

（2）牵拉：胫股关节或近端胫腓关节脱位。

（3）裂伤

1）穿透性损伤：如锐器伤。

2）膝关节骨折移位：如胫骨/腓骨骨折移位。

3）外科手术

A. 开放性手术，如后外侧角韧带手术。

B. 关节镜检查，如半月板修复。

C. 胫骨/足部手术。

二、腓深神经功能障碍的临床症状

1. 足部下垂。

2. 膝关节神经源性疼痛。

3. 腿部无力。

4. 感觉障碍，如感觉减少、异常、缺失。足背部第1、2 跖骨间上方感觉障碍。

三、腓深神经功能障碍的临床体征

1. 小腿肌肉、踝关节及足部伸肌无力，如足部下垂、跗趾下垂、足内翻障碍。

2. 肌肉萎缩。

3. 感觉障碍，如足背部第1、2 跖骨间上方感觉障碍。

四、腓深神经功能障碍的辅助检查

1. X 线检查。

2. 超声检查。

3. MRI 检查：①寻找占位性病变等导致神经受压迫的原因；②评估腿部无力的其他原因，如腰骶棘神经根、腓总神经根或坐骨神经根损伤。

4. 肌电图检查，以评估肌肉是否去神经支配。

5. 神经传导检查。

五、腓深神经功能障碍的治疗

1. 观察，等待恢复。
2. 控制疼痛，并保持被动运动。

3. 若 3 个月内未恢复，则行手术治疗，如神经减压术、神经修复、电缆式神经移植术、神经转位、肌腱转位。

第68章 胫神经功能障碍

胫神经功能障碍是一种胫神经损伤的病变，涉及运动功能、感觉功能或两者兼有，可能完全累及主干，或部分累及一个或多个分支。对胫神经解剖的认知对于解释其功能障碍的临床表现，以及减少膝关节和胫骨手术的神经损伤风险是至关重要的。

一、胫神经功能障碍的原因

胫神经损伤原因可分为内源性和外源性两类。

1. 内源性　①神经炎；②全身系统性疾病，如糖尿病、酗酒所致；③神经病变。

2. 外源性　①压迫；②牵拉；③裂伤。

外源性损伤的原因如下。

（1）压迫：①腘动脉瘤；②膝关节/胫骨骨折移位。

（2）牵拉：胫股关节脱位。

（3）裂伤：①穿透性损伤，如锐器伤；②膝关节骨折移位；③手术，如膝关节后方、胫骨、小腿、踝关节手术。

二、胫神经功能障碍的临床症状

1. 膝关节或下肢神经源性疼痛。

2. 腿部无力。

3. 感觉障碍，如感觉减少、异常、缺失，可见于足底。

三、胫神经功能障碍的临床体征

1. 小腿肌肉、踝关节及足底屈肌无力。

2. 胫骨后肌无力，如足内翻障碍。

3. 肌肉萎缩。

4. 足底感觉障碍。

四、胫神经功能障碍的辅助检查

1. X线检查。

2. 超声检查。

3. MRI检查：①寻找占位性病变等导致神经受压迫的原因；②评估腿部无力的其他原因，如腰骶棘神经根或坐骨神经根损伤。

4. 肌电图检查：评估肌肉是否去神经支配。

5. 神经传导检查。

五、胫神经功能障碍的治疗

1. 观察，等待恢复。

2. 控制疼痛并保持被动运动。

3. 若3个月内未恢复，则行手术探查。①神经减压术；②神经修复、电缆式神经移植术、神经转位；③肌腱转位。

第69章　隐神经功能障碍

隐神经功能障碍是一种隐神经功能受损的病变，隐神经是一种单纯感觉神经。这可能是由于完全累及神经干，或部分累及一个或多个分支。认识隐神经的解剖结构对于解释神经功能障碍的临床发现及在膝关节和小腿手术干预中减少神经损伤的风险是至关重要的。

一、隐神经功能障碍的原因

隐神经的病变可解释为内源性和外源性两类。

1. 内源性　①神经炎；②全身疾病，如糖尿病、酗酒所致；③神经病变。

2. 外源性　①压迫；②牵拉；③裂伤。

外源性损伤的原因如下。

（1）压迫

1）股血管压迫：如异常分支、动脉瘤所致。

2）收肌管压迫：肿块病变。

3）神经穿过股内侧肌和股大收肌之间的筋膜。膝关节外翻或胫骨内旋易于发生。

4）外部压迫：如膝关节支具、夹板、冲浪板所致。

5）由于手术或创伤包裹的瘢痕组织。

6）半月板修复时用缝合材料包裹（后内侧）。

7）直接急性钝性创伤。

（2）牵拉：①膝关节术中牵拉；②膝关节骨折／胫骨骨折移位。

（3）裂伤

1）穿透性创伤，如刺伤。

2）膝关节／小腿骨折移位。

3）手术：如股动脉手术或插管，隐静脉摘取，隐静脉切断，隐静脉剥离或激光消融，腘绳肌肌腱获取，关节镜手术，半月板修复手术。

二、隐神经功能障碍的临床症状

1. 走路时"腿僵硬"以减少屈膝引起的疼痛。

2. 膝关节和（或）下肢内侧的神经源性疼痛。

3. 感觉障碍，如感觉减少、改变、缺失，或痛觉过敏。出现在大腿内侧、小腿和膝关节前方。

三、隐神经功能障碍的临床体征

1. 沿着神经走行轻触时引起压痛、感觉症状。

2. 触诊收肌管压痛。

3. 大腿内侧、小腿、膝关节前方、踝关节内侧、足背（不包括足趾）的感觉改变。

4. 在功能障碍部位或远端 Tinel 征阳性。

5. 可扪及神经瘤。

6. 复杂区域疼痛综合征体征，如轻触时有触痛，皮肤变色。

7. 疼痛和感觉症状可牵涉腹股沟近端。

8. 因膝关节过伸和膝关节外展而导致症状加重。

四、隐神经功能障碍的辅助检查

1. X 线检查。

2. MRI 检查：①寻找由于占位性病变而引起的神经压迫；②评估神经功能障碍的其他原因，如腰骶脊神经或股神经的神经根损伤。

3. 超声检查：评估神经，并指导诊断性局部麻醉注射。

4. 神经传导检查。

5. 肌电图检查评估有无运动神经受累。

6. 诊断性局部麻醉神经阻滞，以确定症状是否有所改善。

五、隐神经功能障碍的治疗

1. 观察，等待恢复。

2. 控制疼痛。

3. 物理疗法：①保持关节运动；②神经松动术（滑动、伸展）；③肌筋膜松解；④针灸。

4. 周围神经注射：①类固醇；②生理盐水，如神经水分离术。

5. 神经消融术：①冷冻消融术；②脉冲射频。

6. 神经阻滞。

7. 如果非手术措施失败且症状严重，则进行手术治疗，如神经减压术、神经松解术、神经瘤切除术、神经切除术。

■ 要点

隐神经易被收肌管或其出口处卡住。

第70章　髌下神经功能障碍

髌下神经功能障碍是一种髌下神经功能受损的病变，而髌下神经是一种纯粹的感觉神经。这可能是完全累及神经，也可能是部分累及其一个或多个分支。认识髌下神经的解剖结构对于解释神经功能障碍的临床表现及在膝关节手术中最大限度地减少神经损伤的风险至关重要。

一、髌下神经功能障碍的原因

髌下神经损害可分为内源性和外源性两类。

1. 内源性　①神经炎/特发性；②系统性疾病，如糖尿病、酗酒所致；③神经系统疾病。

2. 外源性

（1）压迫：①缝匠肌和股骨内侧髁之间；②膝关节骨折移位/胫骨骨折；③膝关节钝挫伤；④手术后瘢痕组织压迫。

（2）牵拉：胫股关节脱位。

（3）裂伤：①穿透性创伤，如刺伤；②膝部骨折移位；③手术，如膝关节镜检查、膝关节前入路（膝关节置换术、鹅足肌腱切取）。

二、髌下神经功能障碍的临床症状

1. 沿着神经走行的路线进行轻触诊。①压痛；②感觉症状。

2. 膝关节前部周围的神经源性疼痛。

3. 感觉障碍，如感觉减少/改变/消失：见于膝关节前部。

三、髌下神经功能障碍的临床体征

1. 膝关节前部感觉障碍。

2. Tinel 试验在功能障碍部位或远端呈阳性。

3. 明显的神经瘤。

4. 复杂区域疼痛综合征，如轻触压痛、皮肤变色。

四、髌下神经功能障碍的辅助检查

1. X 线检查。

2. 超声检查。

3. MRI 检查：①寻找占位性病变导致的神经受压原因。②评估导致感觉障碍的其他原因，如腰骶脊神经、股神经或隐神经的神经根损害。

4. 神经传导检查。

5. 肌电图检查：确认有无运动神经受累。

五、髌下神经功能障碍的治疗

1. 观察，等待康复。

2. 控制疼痛，保持被动运动。

3. 物理疗法：①保持关节运动；②神经松动术（滑动、伸展）；③肌筋膜松解；④针灸。

4. 神经周围注射：①类固醇；②生理盐水，采用神经水分离术。

5. 神经消融术：①冷冻消融；②脉冲射频。

6. 如果非手术治疗失败，症状令人困扰，则需进行手术治疗，如神经减压术、神经松解术、神经瘤切除术、神经消融术。

■ 要点

（1）诊断通常是临床诊断，根据临床发现和相关病史。

（2）神经容易被缝匠肌和股骨内侧髁卡住。

（3）在全膝关节置换术中，由于髌下神经损伤而导致的感觉改变是常见的，可能会影响患者的满意度。

（4）与正中或更偏外侧的切开相比，髌旁内侧切开可能会带来更高的神经损伤风险。

（5）James 等对 76 例行初次全膝置换患者采用标准正中线皮肤切开及内侧髌旁关节切开术寻找髌下神经。在关节切开术中，所有膝关节均可见到髌下神经，其距髌骨下极远端的平均距离为 2.82cm（95%CI: 2.58 ～ 3.06cm）。结论：在标准的全膝置换内侧髌旁入路中，普通骨科医师经常遇到髌下神经，因此患者存在受伤的风险。

（6）Subramanian 等报道，全膝置换术术后 81% 的患者出现外侧皮瓣麻木，只有 19% 的患者瘢痕周围皮肤感觉正常。73% 的病例麻木面积较大。随访 2 年，只有 50% 的患者皮肤麻木完全恢复，这表明很大一部分患者皮肤麻木比较持久。

第71章　坐骨神经功能障碍

坐骨神经功能障碍是一种坐骨神经功能受损的病变，涉及运动障碍、感觉障碍或两者兼有。这可能是完全累及主神经干，也可能是部分累及部分成分，最常见的是累及腓总神经。认识坐骨神经的解剖结构，对于解释神经功能障碍的临床表现，以及在下肢手术中最大限度地减少神经损伤的风险至关重要。

一、坐骨神经功能障碍的原因

坐骨神经损伤可分为内源性和外源性两类。

1. 内源性　①神经炎，或特发性；②全身性疾病，如糖尿病、酗酒所致；③神经系统疾病。

2. 外源性

（1）压迫：①梨状肌综合征；②骨折移位，如发生在膝关节的胫骨、髋部的股骨；③膝关节钝挫伤；④手术后瘢痕组织压迫。

（2）牵拉：①髋关节脱位；②髋关节或股骨近端手术。

（3）裂伤：①穿透性创伤，如刺伤、臀部注射，因此应避开内下象限注射；②股骨近端骨折移位；③手术，如发生在髋部或股骨的裂伤。

二、坐骨神经功能障碍的临床症状

1. 沿着神经走行的路线进行轻触诊。①压痛；②感觉症状。

2. 神经源性疼痛。

3. 感觉障碍，如感觉减轻、改变、消失。

三、坐骨神经功能障碍的临床体征

1. 感觉障碍。

2.Tinel 试验在功能障碍部位或远端呈阳性。

四、坐骨神经功能障碍的辅助检查

1. X 线检查。

2. 超声检查。

3. MRI 检查：①寻找因占位性病变，如血肿导致神经压迫原因；②评估导致神经功能障碍的其他原因，如腰骶椎脊神经根受损、腰骶丛功能障碍。

4. 神经传导检查。

5. 肌电图检查：区分坐骨神经或更近端或更远端的病变。

五、坐骨神经功能障碍的治疗

1. 观察，等待康复。

2. 控制疼痛，保持被动运动。

3. 物理疗法。①保持关节运动；②神经松动术（滑动、伸展）；③肌筋膜松解；④针灸。

4. 如果非手术治疗失败，症状影响患者生活质量，则应进行手术治疗，如神经减压术、神经松解术、神经瘤切除、肌腱移位术。

（陈　伟　译）

第72章 膝关节肌筋膜激痛点

肌筋膜激痛点是指骨骼肌或筋膜有一些区域绷得很紧，可能引起疼痛和其他临床症状，触诊时有压痛。压痛点也可能反映肌肉内因肌肉负荷过重（异常姿势、过度使用、创伤）而继发的过度敏感区域。

一、肌筋膜激痛点的临床症状

1. 局部肌肉或筋膜痛，因膝关节运动而加剧。
2. 膝关节周围常见区域：①股四头肌；②腘绳肌；③腓肠肌头；④髂胫束。
3. 压痛点远处牵涉性疼痛，可能类似于神经性疼痛、神经根性疼痛。然而，激痛点涉及的疼痛的分布不遵循特定的神经分布规律。
4. 假性下肢僵硬或无力。
5. 自主神经现象，如出汗、红斑。
6. 感觉改变，对疼痛增加敏感（痛觉过敏），轻触痛。

二、肌筋膜激痛点的临床体征

1. 触诊时引起疼痛的肌肉或筋膜点压痛，包括牵涉痛。

2. 因疼痛导致假性肌肉无力或膝关节僵硬。
3. 因牵涉的肌肉或筋膜牵拉而加重疼痛。

三、肌筋膜激痛点的辅助检查

目的是排除其他原因。
（1）X线检查、超声检查、MRI检查。
（2）神经传导试验。

四、肌筋膜激痛点的治疗

1. 观察。
2. 抑制压痛点。
3. 消除任何致病因素。
4. 物理疗法：①手法治疗，如按压激痛点或按摩；②逐步拉伸受累肌肉；③姿势矫正；④放松紧张的肌肉；⑤核心加强。
5. 注射治疗：①干针针刺；②生理盐水；③局部麻醉；④类固醇；⑤肉毒毒素。
6. 超声波。
7. 经皮神经电刺激。
8. 皮肤降温。
9. 局部热疗。

■ 要点

（1）肌筋膜激痛点的诊断依靠临床诊断，在处理膝关节疼痛时必须考虑，特别是在放射学检查未发现异常时。

（2）牵涉性疼痛可能有神经来源，但也可能起源于激痛点。

（3）已有研究表明，相当数量的膝骨关节炎患者存在激痛点，对这些激痛点进行的治疗，可能会对疼痛带来实质性改善。

（4）Henry等研究了25例存在肌筋膜疼痛等待全膝关节置换术的关节炎患者，对激痛点注射观察疼痛的反应。所有患者肌筋膜激痛点均以腓肠肌内侧头为主。激痛点注射可显著减轻疼痛并立即改善活动能力，随访时这种效果持续8周。

（吴　爽　杨　勇　梁家侨　译）

参考文献